Widmung

Dieses Buch ist für meinen Vater, ein Naturtalent in Sachen Lernen. Er hat mich gelehrt, das Lernen um seiner selbst willen zu lieben.

Nerys Purchon

Dieses Buch widme ich Dan, Dominic und Emily, ohne deren Geduld und Unterstützung ich dieses Werk nie hätte vollenden können. Danke für euer Verständnis und eure Liebe. Für meine Großeltern, die meinen Weg ihr Leben lang begeistert und voller Freude unterstützt haben und es auch jetzt noch durch ihre spirituelle Anwesenheit tun. Für meine Schwester, die nie zögert, all das zu sagen, was ich überhaupt nicht hören möchte, und mich dadurch immer weiter anspornt. Dafür liebe ich dich nur noch mehr! Dieses Buch ist all jenen gewidmet, die neu in die Welt der Aromatherapie eintreten. Ich hoffe, mein Buch hilft Ihnen und inspiriert Sie dazu, das Wissen dieser uralten Heilkunst in Ihren Alltag zu integrieren. Möge es Ihnen einen »duften« Einstieg in die Welt der Aromatherapie schenken. Namaste.

Lora Cantele

Danksagungen

Danke dir, Philippa, dafür, dass du eine so geduldige und hilfsbereite Fern-Freundin und Agentin bist und die umsichtige, positive, inspirierte und taktvollste Redakteurin. Es gab so viele Tage, an denen dieses Buch zum Scheitern verurteilt gewesen wäre, wenn du mir nicht am anderen Ende meines Faxgerätes mit Rat und Tat zur Seite gestanden hättest. Ganz besonderer Dank geht an Jan Purser für den Massage-Teil, der einem Text entstammt, den sie für das Buch »Aromatherapy Secrets« geschrieben hat.

Nerys Purchon

Ich möchte Nerys Purchon danken, die meine Aromatherapie-Ausbildung beeinflusst hat, lange bevor mir das bewusst wurde, und Kris Wrede, die den Startschuss für meine Reise gegeben hat und meine immerwährende Mentorin ist. Robert Tisserand, Gabriel Moja, Ann Harmon und Erin Smith danke ich für ihre Weisheit und Geduld, ebenso meinen vielen Freunden und Kollegen, von denen ich jeden Tag dazulerne und die mir helfen, mein Handwerk zu perfektionieren. Judith Finlayson und Tracy Bordian danke ich, denn sie haben mich in der Spur gehalten und mit ihrer Magie dazu beigetragen, dieses Buch Wirklichkeit werden zu lassen. Und schließlich auch noch ein Dankeschön an Jane Colby für die Erfahrung unter der toskanischen Sonne, mit der sie mich an mein Vorhaben erinnerte und mir half zu erkennen, dass ein Wunsch, den ich einst einem Post-it anvertraut hatte, in Erfüllung gegangen war.

Lora Cantele

Lora Cantele – Nerys Purchon

Aromatherapie und ätherische Öle

ÜBER 400 REZEPTE FÜR BEAUTY, GESUNDHEIT UND IHR ZUHAUSE

Aus dem Englischen übersetzt
von Kristina Wrede und Dr. Renate Benz

TRIAS

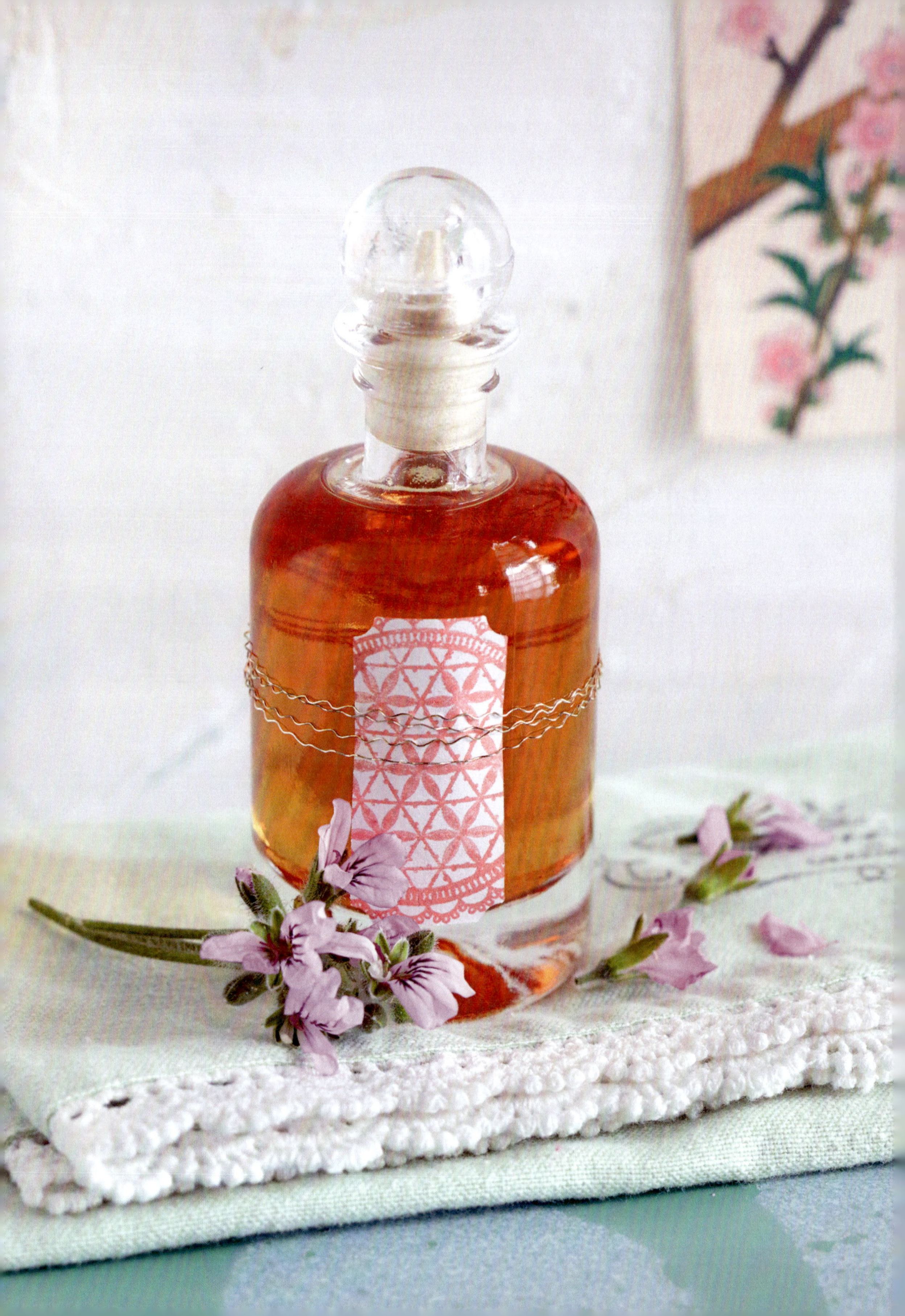

Vorwort zur ersten (englischen) Auflage

Einige der schönsten Jahre meines Lebens habe ich auf einer kleinen Farm namens Rivendell verbracht, auf der mein Ehemann Prakash und ich gemeinsam mit unseren Familien und Freunden ein kleines Unternehmen betrieben, das tierversuchfreie Naturkosmetik herstellte. Ich lernte, den schweren Duft in der Luft zu lieben, den die wärmende Morgensonne früh am Tag aus den Kräutern hervorkitzelte. Und ich lernte, dass die Pflanzen an kalten und nassen Tagen nur wenig Duft verströmten, auch wenn wir ihre Blätter zerrieben. Ebenso entdeckte ich, dass ich mich an manchen Tagen zu bestimmten Pflanzen ganz besonders hingezogen fühlte. Im Nachhinein erkannte ich stets, dass es genau die Pflanzen waren, die ich zu diesem Zeitpunkt gebraucht hatte. Wir begannen, immer mehr ätherische Öle in unseren Produkten zu verwenden. Das war in den späten 1970er Jahren gar nicht so einfach, denn es gab nur wenige Firmen, die hochwertige Öle verkauften. Mithilfe unserer starken australischen Sonne entwickelten wir auch eine optimale Methode zur Herstellung wirklich intensiver Infusionen. Sie schaffte es, die wertvollen Essenzen davon zu überzeugen, ihre Pflanzen zu verlassen und sich großzügig im Öl aufzulösen.

Doch irgendwann war es an der Zeit, weiterzuziehen. Wir verließen unser Haus und die acht Hektar Land und wurden zu Wohnmobil-Nomaden – und ganz Australien zu unserem Kräuterbeet und Garten. Jetzt ziehen wir gemütlich mit unseren zwei kleinen Hunden kreuz und quer durch Australien (und verursachen dabei an jeder Steigung einen Stau), um den kalten Winter im Süden und den heißen Sommer im Norden zu vermeiden. Es ist egal, wohin wir fahren – überall werden unsere Bedürfnisse erfüllt. Wenn wir am Abend haltmachen, zünden wir unseren kleinen Ölofen an, stellen den Kessel auf Gaskocher oder Lagerfeuer und fühlen uns zuhause. Vor gar nicht allzu langer Zeit pflückten wir an den herbstlich gefärbten Hängen der Snowy Mountains Brombeeren für unser Abendbrot und Brombeertriebe zum Trocknen für unsere Apotheke. Das Johanniskraut blühte und wir sammelten die leuchtend gelben Blüten, die sich auf wunderbare Weise in ein sattes rubinrotes Öl verwandeln, das eingerieben schmerzenden Muskeln so guttut. In einem Wald in Victoria sammelten wir Andorn, den wir trockneten, um ihn bei Husten zur Hand zu haben. Meine Kräuter- und Ölapotheke reist nun in einer hölzernen Truhe mit mir und wird jeden Tag auf vielfältige Weise eingesetzt. Und Tag für Tag wachsen meine Liebe zu und mein Wissen über diese magischen Essenzen. Reibe ich an einem Blatt oder einem Blütenblatt, fühle ich mich so aufgeregt wie Aladin, wenn er die Wunderlampe rieb und den Geist freiließ. Mein Geist ist das Öl, das freigelassen alle möglichen Wunder für mich vollbringen wird. Vieles von dem, was dieses Buch umfasst, sind Dinge, die ich während dieser Zeit gelernt habe. Ich hoffe, es wird Ihnen eine große Hilfe und – was noch wichtiger ist – Inspiration sein.

Die Rezepte sind einfach, schnell zubereitet und meist gar nicht teuer. Die Öle selbst sind der größte Kostenfaktor. Wenn Sie berücksichtigen, wie viel Sie pro Jahr ausgeben für Haut- und Haarpflegeprodukte, Düfte, Haushaltsreiniger und Desinfektionsmittel, Insekten- und Ungeziefersprays und Heilmittel, werden Sie feststellen, dass die Investition für Öle und Co. vergleichsweise gering ist. Und Sie werden sich reich fühlen, wenn Ihre Freunde und Ihre Familie die Geschenke der Natur zur Verbesserung ihrer Lebensqualität verwenden. Es ist eine ganz besondere Erfahrung zu erleben, wie Rohstoffe sich in schöne und reichhaltig duftende Salben, Parfüme, Duftsäckchen, Aromasprays oder andere wundervolle Dinge verwandeln.

Nerys Purchon, Bunbury, Westaustralien, Januar 1999
(Nerys Purchon verstarb am 15. Januar 2011.)

Vorwort zur zweiten (englischen) Auflage

Meine Reise in die Welt der ätherischen Öle begann wie viele andere: als Suche nach einer alternativen Pflegemethode. Als ich mit meinem Sohn schwanger war, hatte ich einen Autounfall (ich saß auf dem Rücksitz). Nach dem Unfall hieß es, ich könne meinen Rücken nur noch zu 75 % belasten. Ich litt unter ständigen Schmerzen. Fast genau ein Jahr später, zufälligerweise genau am letzten Tag meiner Physiotherapie, wurde ich erneut in die gleiche Art von Autounfall verwickelt. Dieses Mal wurde mir gesagt, ich könne meinen Rücken nur noch zu 65 % einsetzen.

Mein Arzt meinte, der Rücken werde nie wieder gesund werden. Die Schmerzen jedoch müssten sich durch fortwährende Physiotherapie in den Griff bekommen lassen. Ich war frischgebackene Mama und wusste, dass es immer schwerer werden würde, mehrmals pro Woche zum Therapeuten zu gehen, mal ganz abgesehen von den Kosten! Ein Freund, mit dem ich über meine Sorgen sprach, schenkte mir eine wunderbare Aromaölmischung, die eine seiner Freundinnen gegen meine Rückenschmerzen zusammengestellt hatte. Damals konnte ich kaum mehr als 10 Minuten am Stück sitzen. Nachdem ich meinen Rücken mit dem Aromaöl behandelt hatte, stellte ich fest, dass ich viel länger schmerzfrei sitzen konnte.

Bei einer anderen Gelegenheit gab mir eine Freundin eine Mischung ätherischer Öle, die mir und meinem Sohn beim Einschlafen helfen sollte – und sie wirkte! Erst einige Zeit später, als ich meine Sachen für einen Umzug zusammenpackte, stellte ich fest, dass beide Ölmischungen von ein und derselben Person hergestellt worden waren, der Aroma-Alchimistin Kris Wrede. Mein Mann und ich fuhren zu ihr. Kaum hatten wir ihre Wohnung betreten, waren wir von den beeindruckendsten Aromen umhüllt. Sie zeigte uns ihr Zuhause und ihr Produktions-»Labor« und erklärte uns viel über Aromatherapie. Nach diesem Besuch stand für mich fest, dass ich mich auf die Reise ins Land der Aromaöle begeben musste. Seit ich zum ersten Mal von ätherischen Ölen gehört hatte, war mir klar, dass Aromatherapie das bestgehütete Geheimnis der Welt war – das unbedingt geteilt werden musste.

Ätherische Öle sind seit 1997 ein Teil meines täglichen Lebens geworden. Meine Kinder bitten mich jetzt um Lavendel für ihre Kratzer und Schnittwunden, um ihr Roll-On, wenn sie nicht einschlafen können, und um ihre »Halscreme« gegen Halsschmerzen. Mein Mann benutzt seit Jahren Aromaöle gegen den Stress bei der Arbeit. Unsere Pflegeprodukte stellen wir mit viel Liebe selbst in unserer Küche aus diesen wunderbaren Geschenken der Natur her.

Nachdem ich viele Jahre die Aromakunde studiert, mit Klienten gearbeitet und ihre Erfolge gesehen habe, ermuntere ich nun andere, diesen »duften« Weg zu beschreiten. Ich finde meine Erfüllung darin, anderen zu dienen, sowohl als Therapeutin als auch als Aromatherapie-Ausbilderin.

Wenn Sie dieses Buch lesen und einige der Mischungen ausprobieren, ist das ein guter erster Schritt, um die Vorzüge der Aromatherapie kennenzulernen. Bei den Rezepten haben wir darauf geachtet, dass sie einfach zuzubereiten sind mit Zutaten, die Sie im Supermarkt oder Reformhaus finden, und Küchengeräten, die Sie sowieso zuhause haben.

Ich möchte Sie dazu anregen, Ihrer Gesundheit und Ihrem Wohlbefinden mit Naturheilkunde Gutes zu tun, indem Sie die Aromatherapie in Ihren Alltag integrieren.

Lora Cantele, Boulder, Colorado, April 2014

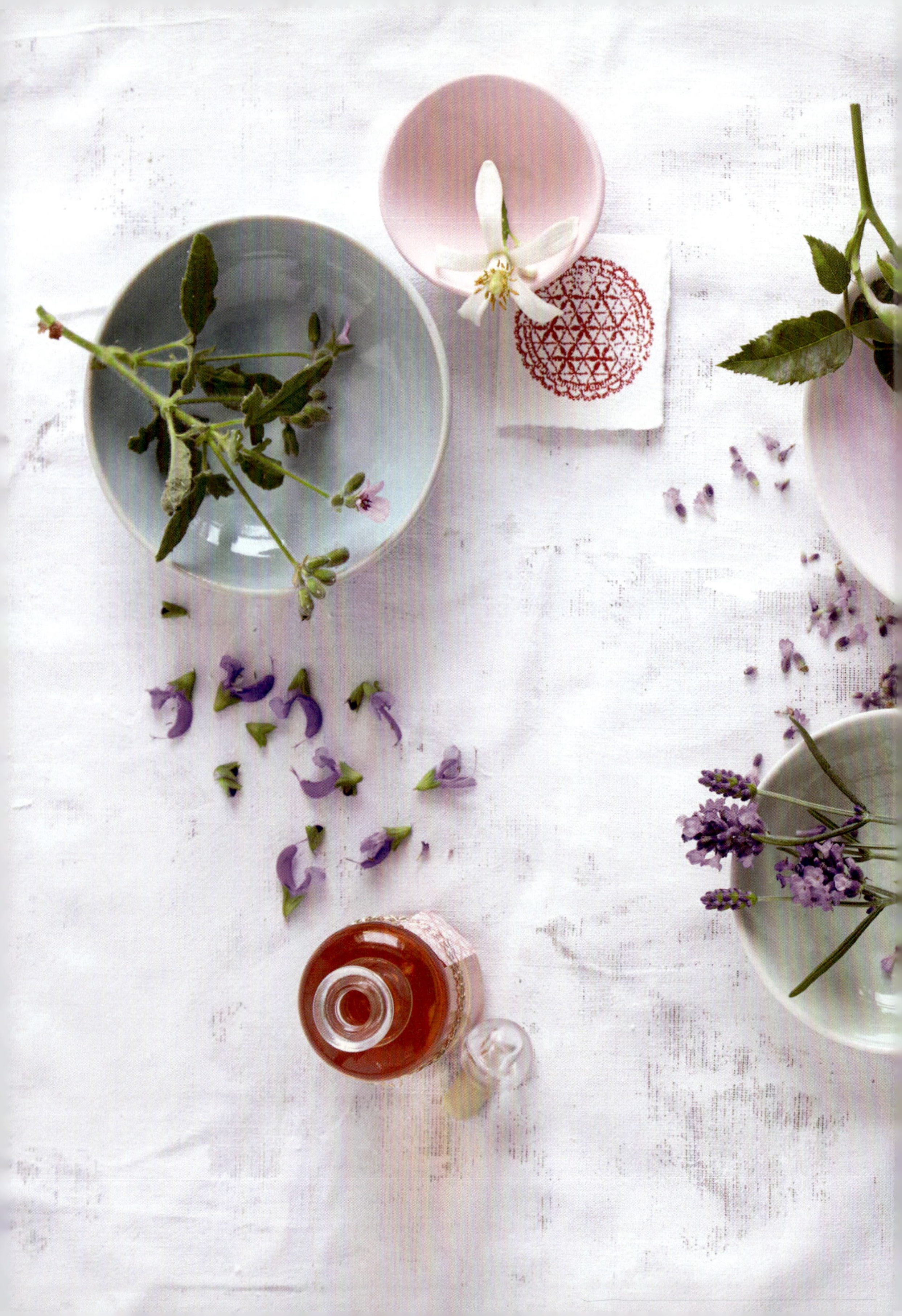

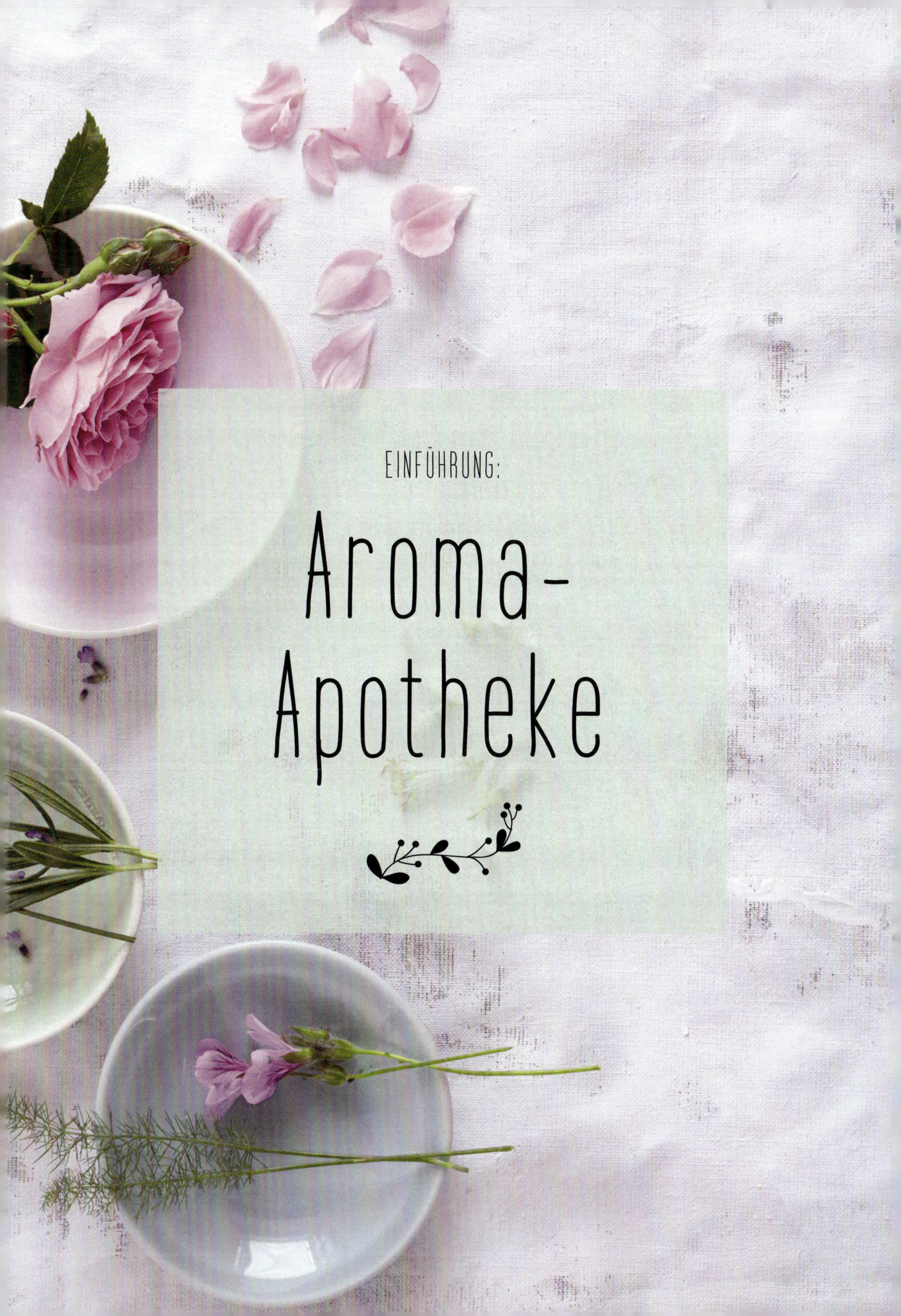

EINFÜHRUNG:

Aroma-Apotheke

Zur Verwendung ätherischer Öle

Ätherische Öle werden gern als die Lebenskraft oder Essenz der Pflanzen bezeichnet. Die Aromatherapie verwendet ätherische Öle zum Schutz, zur Heilung und um Schönheit zu schenken.

Am häufigsten werden diese Öle bei Massagen eingesetzt, doch dieses Buch wird Ihnen noch viele weitere Möglichkeiten zeigen, Ihre Gesundheit und Ihr Wohlbefinden mithilfe von Aromaölen zu steigern. Das Herrliche an ätherischen Ölen ist, dass sie jedem zur Verfügung stehen. Und es ist so einfach – wenn Sie wissen, wie sie anzuwenden sind und sich an die entsprechenden Methoden und Verfahren halten.

Ätherische Öle werden schon seit Jahrhunderten verwendet. Viele Bücher legen nahe, dass, abgesehen von ihrem religiösen Nutzen, ätherische Öle in früheren Zeiten, also lange bevor Hygienemaßnahmen in unserer Gesellschaft eingeführt wurden, vor allem dazu dienten, unangenehme Gerüche an Menschen und Orten zu überdecken. Dieser Gedanke jedoch tut all jenen Unrecht, die schon damals Aromaöle verwendeten, und historische Belege zeugen davon, dass ihre Heilkraft durchaus bekannt war. Kräuter, Aromaöle und andere Naturheilverfah-

WAS SIND ÄTHERISCHE ÖLE?

Naturreine Aromaöle werden durch Destillation oder Kaltpressung der Aromastoffe oder Essenzen (aber auch auf anderem Weg) aus Pflanzen gewonnen. Es handelt sich um stark duftende, flüchtige Öle (das heißt, sie verdunsten an der Luft). Im Gegensatz zu Speiseölen oder fetten Ölen fühlen sich Aromaöle nicht ölig an.

ren bildeten die Grundlage der medizinischen Versorgung, bevor die Wissenschaft Wege fand, Arzneistoffe synthetisch herzustellen.

Unser Geruchssinn existiert seit Urzeiten und er ist der Sinn, der die stärksten Erinnerungen in uns auslösen kann. Er ist mit unserem limbischen System verknüpft, jenem Teil des Gehirns, das für das Gedächtnis, die Atmung, die Blutzirkulation und den Hormonhaushalt verantwortlich ist. Wer von uns wurde nicht schon einmal durch den Hauch eines besonderen Geruchs gedanklich an einen bestimmten Ort oder zu einer bestimmten Person oder zu einem besonderen Moment zurücktransportiert? Auf der anderen Seite kann ein stechender Geruch auch ganz leicht Übelkeit auslösen. Und wen von uns hat nicht schon einmal der Duft nach frisch gebackenem Brot oder frisch aufgebrühtem Kaffee dazu verleitet, in einer Bäckerei einzukehren? Unser fantastischer Geruchssinn ist verantwortlich dafür, dass wir Wein und Speisen genießen können. Ohne ihn könnten wir kaum etwas schmecken.

Aromaöle – kleine Alleskönner

Heutzutage sind Kräuter und Aromaöle sehr beliebt und aufgrund wissenschaftlicher Nachweise auch als Heilmittel anerkannt. Wir wissen mittlerweile, warum und wie bestimmte ätherische Öle heilen, während sich uns andere Öle noch nicht erschlossen haben. Skeptiker werden Sie verhöhnen, wenn Sie keine »wissenschaftlichen« Beweise für die Wirkung dieser Öle liefern können. Gleichzeitig jedoch kann kein Arzt bislang erklären, wie Aspirin es schafft, Schmerzen zu lindern. Ist das nicht ironisch? Denn der Hauptbestandteil von nichtsteroidalen Antirheumatika (NSAID) und schmerzlindernden Cremes ist eine synthetische Form der Salizylsäure und ihrer Derivate (z. B. Methylsalicylat), die in natürlicher Form im ätherischen Öl der (Zucker-)Birke (Betula lenta) und des Wintergrüns (Gaultheria procumbens) sowie in anderen Pflanzen enthalten sind.

Dieses Buch ersetzt nicht den Besuch bei einem Arzt oder Heilpraktiker. Die Rezepte sollen dazu beitragen, diagnostizierte Beschwerden zu lindern bzw. ihre Heilung zu unterstützen. Denken Sie bitte stets daran, dass auch leichte Symptome zu schweren Erkrankungen führen können! Wenn die Krankheitszeichen sehr schwer sind oder schon längere Zeit bestehen, müssen Sie sich damit unbedingt in professionelle Behandlung begeben.

Basierend auf traditionellem Wissen und aktuellen wissenschaftlichen Untersuchungen soll dieses Buch Ihnen stichhaltige Informationen liefern zum sicheren und verantwortungsbewussten Einsatz von Aromaölen zur Linderung alltäglicher Gesundheitsbeschwerden. Ätherische Öle können dem Körper helfen, kleinere Wehwehchen zu heilen, sie können Immunsystem, Organe und Drüsen stärken, Bakterien, Pilze und Viren bekämpfen, Stress verringern und die Muskeln stärken, straffen und entspannen. Tatsächlich helfen sie dem Körper, sich selbst zu heilen. Darüber hinaus können sie die Lebensfreude steigern, indem sie Ihnen unter anderem dabei helfen, Haut und Haare schön und gesund und Ihr Zuhause sauber und duftend zu halten.

Allergien, Sensibilisierung und ätherische Öle

Bei der Destillation werden den Pflanzen Proteine entzogen, sodass diese in den ätherischen Ölen nicht mehr enthalten sind. Da nur Proteine allergische Reaktionen auslösen, ist die Wahrscheinlichkeit sehr gering, dass ein ätherisches Öl eine solche allergische Reaktion hervorruft. Trotzdem kann es passieren, dass die Proteine in Ihrer Haut auf ein aufgetragenes Aromaöl reagieren.

TIPP

Wenn Sie ätherische Öle zerstäuben oder vernebeln, genügt eine Anwendung von jeweils 15–20 Minuten.

Um den Hautkontakt zu vermeiden, kann der Duft eines ätherischen Öls auch eingeatmet werden. Manche Bestandteile könnten die Atemwege reizen, doch bislang gibt es keinen belegten Fall einer allergischen Reaktion durch das Einatmen eines Aromaöls (und sollte solch eine Re-

SPIELEN SIE MIT IHREN MÖGLICHKEITEN

Wenn wir Sie für die Aromatherapie begeistern können, sollten Sie die Bezugsquellen (Seite 478) erkunden. Mit zunehmender Erfahrung können Sie die Rezepte variieren. Und vergessen Sie nicht, dass auch fette Öle (Seite 147) einen therapeutischen Nutzen haben. In Kombination mit Aromaölen können sie deren Wirkung verstärken.

PATCH-TEST (PFLASTERTEST)

Vor der ersten Verwendung eines ätherischen Öls ist es ratsam, einen Hauttest (den sogenannten Patch- oder Pflaster-Test) durchzuführen. Dieses Vorgehen ist jedoch umstritten. Denn der Patch-Test kann zwar eine Überempfindlichkeit gegen ein Aromaöl anzeigen, sagt aber nichts darüber aus, ob das Öl an sich reizend wirkt oder ob es eine (echte) allergische Reaktion auslöst. Außerdem kann der Test auch ein sogenanntes falsch positives oder falsch negatives Ergebnis anzeigen. Im schlimmsten Fall verursacht solch ein Patch-Test selbst die Sensibilisierung.

Die Entscheidung für (oder gegen) den Test liegt allein bei Ihnen. Wenn Sie ihn anwenden möchten, gehen Sie folgendermaßen vor: Geben Sie 1 Tropfen des zu testenden Öls auf 1 TL (5 ml) Traubenkern- oder Mandelöl. Vermischen Sie die Öle gut und tragen Sie eine kleine Menge davon auf die Ellenbeuge auf. Bedecken Sie die Stelle mit einem Pflaster und kontrollieren Sie nach 24 Stunden, ob es eine Hautreaktion gibt. Zeigt sich ein Ausschlag, waschen Sie die Stelle sofort mit Wasser und Seife und verwenden Sie das getestete ätherische Öl nicht in Ihren Mischungen.

aktion auftreten, dann liegt es wahrscheinlich daran, dass synthetische Duftöle verwendet wurden). Wenn Sie unter Atemwegserkrankungen leiden, sollten Sie Zitrus- und Kieferndüfte nicht über einen längeren Zeitraum einatmen (z. B. Grapefruit, Zypresse, Kiefer), da diese Öle die Atemwege reizen können.

Wichtig ist auch zu wissen, dass ätherische Öle auf verschiedene Weisen vom Körper abgebaut (metabolisiert) und ausgeschieden werden. Ein Öl, das über längeren Zeitraum verwendet wird, kann sich im Körper anreichern und braucht länger, um abgebaut und ausgeschieden zu werden. Darum möchte ich Ihnen ausdrücklich empfehlen, dass Sie sich auch Auszeiten ohne jegliche Aromaölmischungen gönnen. Es gibt eine Reihe von Anwendungsmustern, die in der Aromatherapie gelehrt werden. Das einfachste (das etwa bei chronischen Beschwerden oder langfristiger Verwendung eingesetzt wird) ist: 5 Tage anwenden, 2 Tage pausieren. Viele Menschen, die regelmäßig Aromaöle verwenden, lassen einfach das Wochenende aus. Um die Wahrscheinlichkeit einer Sensibilisierung zu verringern, setzen Sie ein Antioxidans wie

Vitamin E zu. Es bremst die Oxidation und kann allergische Reaktionen und Überempfindlichkeiten gegenüber ätherischen Ölen verringern, die reich an d-Limonenen sind. Geben Sie auf jeden Teelöffel (5 ml) Ihrer Mischung (inklusive Trägeröl) 1 Tropfen Vitamin E (mit verschiedenen Tocopherolen).

> **TIPP**
> *Was bei einem Menschen hilft, wirkt beim anderen vielleicht überhaupt nicht. Kopfschmerzen etwa kann der eine mit Aspirin lindern, während der andere dafür Ibuprofen braucht. Die Mittel sind zwar chemisch unterschiedlich, können aber bei ähnlichen Beschwerden eingesetzt werden. Ätherische Öle wirken im Wesentlichen genauso. Während ein Mensch Lavendel entspannend und beruhigend findet, wirkt beim anderen Römische Kamille besser. Sollte also ein Rezept in diesem Buch bei Ihnen nicht wirken, probieren Sie ein anderes aus. Oder passen Sie die Mischung an, indem Sie andere Öle mit ähnlichen Eigenschaften verwenden (Vorschläge dazu finden Sie zu Beginn jedes Abschnitts im Teil 2: »Anwendungen«).*

Hinweise für Einsteiger

Zunächst mag Ihnen der Preis für ätherische Öle sehr hoch erscheinen. Wenn Sie jedoch berücksichtigen, wie wenig Sie davon verwenden und wie viel Rohstoffe es braucht, um eine kleine Menge Öl zu erhalten (für 20 ml Thymianöl etwa benötigt man 100 kg Pflanzenmaterial!), dann merken Sie schnell, dass das Kosten-Nutzen-Verhältnis wirklich angemessen ist. Und immerhin ist dies auch eine Investition in die Gesundheit und das Wohlbefinden Ihrer ganzen Familie.

Kaufen Sie zunächst nur einige wenige Öle und ergänzen Sie diese dann allmählich. Die fünf wichtigsten ätherischen Öle (Seite 30) sind ein Vorschlag für ein gutes Einsteigerset. Bei jeder Anwendung nennen wir die Aromaöle, die die jeweiligen Beschwerden lindern können. Sollten Sie eines der genannten Öle nicht besitzen, verwenden Sie ein anderes aus der Liste.

Für die meisten Massageöl-Rezepte benötigen Sie Traubenkern- oder Mandelöl als Träger- oder Basisöl, denn diese sind preiswert und fast überall erhältlich. Manche Rezepte erfordern ein anderes Trägeröl, weil es die Wirkung der Ölmischung deutlich steigert.

Vorsichtsmaßnahmen im Umgang mit ätherischen Ölen

— Niemals schlucken oder einnehmen! Nur Ärzte, Heilpraktiker oder Aromatherapeuten dürfen ätherische Öle für die innere Einnahme verordnen.
— Für die Verwendung ätherischer Öle im Mund- und Rachenraum werden zuweilen Lösungen zum Gurgeln oder in Mundspülungen verwendet. In diesen Fällen achten Sie bitte auf die korrekte Verdünnung und spucken Sie die Flüssigkeit vollständig aus, wenn Sie

ANWENDUNGSBEISPIELE FÜR ÄTHERISCHE ÖLE

- *Mit Trägeröl gemischt ergeben sie ein Massageöl.*
- *Mit Wasser gemischt können Sie sie für Kompressen verwenden.*
- *In winzigen Mengen, mit einer Trägersubstanz wie Milch gemischt, ergeben sie einen Badezusatz.*
- *Mischen Sie sie mit Alkohol, um Duftwasser oder Parfüm herzustellen.*
- *Mit einem Trägeröl gemischt ergeben sie ein Insektenschutzmittel.*
- *Geben Sie ätherisches Öl in Kosmetika, Lotionen und Heilsalben.*
- *Verwenden Sie sie als Zusatz in Shampoo, Haarspülung oder Haarwasser.*
- *Verstärken Sie damit Duftpotpourris.*
- *Verleihen Sie einem Raumspray antibakterielle und antivirale Eigenschaften.*
- *Verwenden Sie sie als Zusatz zu Reinigungsmitteln für Böden und Möbel.*
- *Stellen Sie damit ein »grünes« Reinigungsmittel für Spülen und Küchenoberflächen her.*
- *Geben Sie sie in einen Aromazerstäuber oder eine Duftlampe zur Verbesserung der Luft in einem Krankenzimmer.*
- *Erfrischen Sie sich am Morgen, indem Sie ein paar Tropfen Aromaöl in der Dusche verteilen.*
- *Genießen Sie ihre belebende oder entspannende Wirkung in einem Tascheninhalator oder Duftstein.*

mit der Anwendung fertig sind. Ätherische Öle sollten niemals in Eigentherapie innerlich eingenommen werden!

- Bewahren Sie ätherische Öle unbedingt außerhalb der Reichweite von Kindern auf. Schon kleinste Mengen können lebensbedrohliche Folgen haben. (Siehe dazu die Hinweise unter »Sofort-Maßnahmen bei unerwünschten Reaktionen auf ein Öl«, Seite 212),
- Lesen Sie die Warnhinweise, die bei jedem ätherischen Öl aufgeführt werden (siehe Kapitel »Die Öle«, Seite 29). Einige ätherische Öle dürfen nicht in der Schwangerschaft verwendet werden, andere sind in größeren Mengen toxisch und wieder andere verursachen Wechselwirkungen mit bestimmten Medikamenten.

- Die meisten Aromaöle sind so stark, dass sie mit einem Trägeröl gemischt werden müssen, zum Beispiel Mandel- oder Traubenkernöl. Erst dann können sie auf die Haut aufgetragen werden.
- Verwenden Sie ätherisches Öl und Trägeröl immer im korrekten Verhältnis: Die Gesamtmenge an Aromaöl wird selten 3–4% der Gesamtmischung übersteigen und einige Öle werden in deutlich stärkerer Verdünnung verwendet (siehe »Leitfaden für das Mischen ätherischer Öle«, Seite 23). Die in diesem Buch enthaltenen Rezepte wurden an die beabsichtigte Verwendung und Anwendungsdauer angepasst. Mittel, die Sie längerfristig anwenden können, etwa Massageöle und Lotionen, haben eine 1,5%ige Verdünnung. Zubereitungen, die nur einmalig oder kurzzeitig genutzt werden sollen, könnten Öle auch in höherer Konzentration enthalten. Im Zweifelsfall verwenden Sie eine 1,5%ige Verdünnung bzw. 3 Tropfen pro 2 Teelöffel (10 ml) Trägeröl oder Lotion.
- Verwenden Sie nur erstklassige Öle. Achten Sie darauf, dass auf dem Etikett »100% naturreines ätherisches Öl« deklariert wird. Denn es gibt auch viele minderwertige synthetische Duftöle auf dem Markt. Diese synthetischen Öle werden auch als Aromaöle, Duftöle oder Parfümöle bezeichnet. Sie besitzen keine therapeutischen Eigenschaften.
- Lassen Sie sich nicht irreführen von Angaben wie »naturidentisches Öl« oder »nach DAB«. Es gibt auf der ganzen Welt keine Prüf- oder

ACHTEN SIE AUF DAS ETIKETT

Achten Sie beim Kauf von ätherischen Ölen auf die Angaben auf dem Etikett, das folgendes enthalten sollte:

- *den Namen des Öls, z. B. »Teebaum«*
- *den botanischen Namen (z. B. »Melaleuca alternifolia«), Chargennummer, Herkunftsland, Anbau (kbA!), Herstellungsverfahren, verwendeter Pflanzenteil*
- *Anwendungs- und Warnhinweise, wie etwa:*
  - *»Zur äußerlichen Anwendung.«*
  - *»Darf nicht in die Hände von Kindern gelangen.«*
  - *»Darf höchstens in 3%iger Verdünnung verwendet werden.« (Bzw. in der angegebenen Verdünnung. Manche Öle etwa dürfen nur in 0,5%iger Verdünnung angewendet werden.)*
  - *»Nicht in der Schwangerschaft oder Stillzeit verwenden.«*

Zertifizierungsbehörde für ätherische Öle und die Bezeichnung ist nicht geschützt. Daher können Sie sich auf die Angabe »ätherisches Öl« allein leider nicht verlassen. Was es jedoch gibt, sind seriöse Siegel für Öle aus kontrolliert biologischem Anbau, beispielweise Agriculture Biologique, »Knospe« Bio Suisse (einer der höchsten Biostandards der Welt) oder Demeter.
— Achten Sie vor allem auf die Dosierung und Anwendungsdauer (siehe »Zur Verwendung ätherischer Öle«, Seite 12). Wie bereits erwähnt, ist es bei einer Langzeitanwendung wichtig, Pausen einzulegen. Nach 2–3 Wochen sollten Sie auf ein Öl umsteigen, das ähnliche Eigenschaften hat, damit Sie den Körper nicht übermäßig belasten.
— Beachten Sie die Mengenangaben! Achten Sie genau auf die Warnhinweise und Vorschläge zur Mengenangabe, die in diesem Buch genannt werden. Es kann einen erheblichen Unterschied machen, ob Sie 1 oder 2 Tropfen eines Öls verwenden!

△ VORSICHT

— *Bei der gleichzeitigen Einnahme bestimmter Medikamente wurden unerwünschte und gefährliche Wechselwirkungen beobachtet. Dies betrifft unter anderem Blutverdünner, Diabetes- und Herzmedikamente sowie Antidepressiva. Wann immer die Verwendung eines Öls gefährlich werden kann, finden Sie einen entsprechenden Hinweis beim jeweiligen Steckbrief.*

Nur in sachkundige Hände!

Die folgenden ätherischen Öle dürfen von Ihnen in Eigentherapie oder von Aromatherapeuten ohne Heilerlaubnis nicht verwendet werden, da sie hohe Anteile giftiger, betäubender, abtreibender oder krebserregender chemischer Substanzen enthalten:

— Alant (Inula helenium)
— Arnika (Arnica montana)
— Beifuß (Artemisia herba)
— Birke (Zuckerbirke, Betula lenta)
— Birkenähnliche Duftraute (Agothosma betulina)
— Bittermandel (ungereinigt) (Prunus amygdalus)
— Calmus (Acorus calamus)
— Costuswurzel (Saussurea costus syn. Saussurea lappa)
— Eichenmoos (Evernia prunastri)
— Estragon (Artemisia dracunculus)
— Flohminze/Polei-Minze (Mentha pulegium)
— Garten-Bohnenkraut (Satureia hortensis)
— Kampfer (weiß, braun, gelb) (Cinnamomum camphora), siehe »Ravintsara« (Seite 103)
— Meerrettich (Armoracia rusticana)
— Sadebaum (Juniperus sabina)
— Sassafras (Sassafras albidum)
— Senf (Brassica nigra)

ACHTEN SIE AUF DIE QUALITÄT

Ätherische Öle, die im Handel erhältlich sind, unterliegen keinerlei gesetzlichen Bestimmungen, was ihre Art und Qualität betrifft. Deshalb ist es wichtig, bekannte Marken und Firmen zu wählen. In namhaften Naturkostläden und bei seriösen Aromatherapeuten findet man in der Regel nur solche ätherischen Öle, die für den Hausgebrauch geeignet sind. Auf Märkten jedoch könnten Sie auf Öle stoßen, die Gesundheitsrisiken bergen.

- Thuja (Thuja occidentalis und Thuja plicata)
- Wermut (Artemisia absinthium)
- Wintergrün (Gaultheria procumbens)
- Wurmsamenöl (Chenopodium ambrosioides)
- Zimtkassie/Cassiazimt (Cinnamomum cassia)
- Zitronenverbene/Zitronenstrauch (Aloysia tryphilla)

Gefahr erkannt – Gefahr gebannt

Auch wenn Sie ätherische Öle mit größter Sorgfalt verwenden, können gelegentlich Probleme auftreten, vor allem in folgenden Bereichen:

FOTOTOXIZITÄT

Beim Auftragen auf die Haut können bestimmte chemische Substanzen eine übermäßige Reaktion auf Sonnenlicht verursachen, die bis zu 12 Stunden und länger anhalten kann. Die Kombination von ätherischen Ölen und Sonnenlicht kann je nach Stärke des verwendeten Öls zu Verbrennungen oder dunklen Hautveränderungen führen, die mild bis sehr schwer ausgeprägt sein können. Selbst in einer 0,4%igen Verdünnung können bestimmte Aromaöle fototoxisch wirken. Beachten Sie die Warnungen vor möglicher Fototoxizität in den Steckbriefen der jeweiligen Öle.

SENSIBILISIERUNG

Unter Sensibilisierung versteht man das allmähliche Eintreten einer allergischen Unverträglichkeitsreaktion auf einen Stoff, auch wenn dieser nur in winzigen Mengen benutzt wird. Es kann sein, dass die Sensibilisierung bei der ersten Anwendung kaum in Erscheinung tritt. Bei häufiger Verwendung wird die Reaktion jedoch in der Regel kontinuierlich stärker und eine Überempfindlichkeit stellt sich ein. Beachten Sie unbedingt die Warnhinweise auf dem Etikett des Öls. Mithilfe eines Patch-Tests (Seite 15) können Sie feststellen, ob Sie überempfindlich auf ein bestimmtes Aromaöl geworden sind.

HAUTREIZUNG

Im Gegensatz zur Sensibilisierung, die sich über einen längeren Anwendungszeitraum entwickeln kann, reagieren manche Menschen sofort auf bestimmte Aromaöle (natürlich auch auf andere Stoffe). In diesem Fall können unmittelbar nach der ersten Anwendung Hautreizungen und Entzündung auftreten, und zwar an der Stelle, an der das Öl aufgetragen wurde. Diese verschwinden allmählich, sobald das Öl entfernt wird. Die Schwere der Reaktion hängt einerseits von der Menge des Öls und von der Verdünnung ab, andererseits auch von der Empfindlichkeit der jeweiligen Person. Die Hautirritationen können bei einigen Aromaölen mild ausfallen, bei anderen aber auch sehr ernst sein. Wenn Sie empfindliche Haut haben oder häufig allergisch reagieren, sollten Sie vor der Anwendung eines unbekannten Stoffes zunächst den Patch-Tests (Seite 15) machen.

SO VERMEIDEN SIE OXIDATION

Wenn ätherische Öle nicht richtig gelagert werden, oxidieren sie. Daher sollten sie stets gut verschlossen in einer dunklen Glasflasche an einem kühlen Ort aufbewahrt werden. Schließen Sie den Deckel sofort nach Gebrauch, denn je länger Sie das Gefäß geöffnet lassen, desto mehr kann das Öl mit Sauerstoff reagieren. Füllen Sie das Öl regelmäßig in kleinere Flaschen um und reduzieren Sie so den verfügbaren Raum für Sauerstoff in der Flasche. Manche ätherische Öle reagieren stärker oder leichter als andere. Die Verwendung oxidierter Öle auf der Haut kann zu Sensibilisierung führen.

Ausstattung für Hobby-Aroma-therapeuten

Die Mischungen sind nur so gut wie die Zutaten und Arbeitsgeräte, die Sie verwenden. Die folgenden Tipps sollen Ihnen bei der Zubereitung helfen.

— Lagern Sie Zutaten und Arbeitsgeräte in einem separaten Schrank oder einer Kiste, sodass alles bereit und zur Hand ist, wenn Sie es brauchen. Falls Sie kleine Kinder haben, schließen Sie alle ätherischen Öle aus Sicherheitsgründen stets weg.
— Benutzen Sie die Arbeitsgeräte, die Sie für die Herstellung der Rezepte verwenden, für nichts anderes, da der starke Duft der ätherischen Öle von Holzlöffeln und anderen Utensilien aufgenommen wird. Lebensmittel, die damit in Berührung kommen, würden durch die starken Aromen verderben. Bienenwachs und Lanolin lassen sich nur schwer aus Pfannen und Schüsseln entfernen.
— In manchen Rezepten in diesem Buch wird ein Simmertopf erwähnt, doch ein Wasserbad funktioniert ebenfalls. Stellen Sie dazu einen kleineren (Stiel-)Topf oder eine hitzebeständige Schüssel auf einen Topf mit siedendem Wasser, ohne dass er das Wasser berührt. Die Zutaten werden in den oberen Topf oder die Schüssel gegeben, sodass sie, ohne anzubrennen, sanft erwärmt oder geschmolzen werden können.
— Stellen Sie sicher, dass die Arbeitsgeräte gründlich sauber sind, bevor Sie beginnen. Je sauberer sie sind, desto weniger verunreinigt werden Ihre Dufterzeugnisse sein und desto länger bleiben diese frisch.
— Sämtliche Glasbehälter sollten vor der Benutzung sterilisiert werden. Waschen Sie sie mit heißem Wasser und Spülmittel, spülen Sie sie gut aus und trocknen Sie sie im Ofen bei ca. 100 °C. Alternativ kochen Sie Flaschen oder Tiegel 20 Minuten lang in Wasser ab, bevor Sie sie im Ofen trocknen (legen Sie ein gefaltetes Tuch auf den Topfboden, damit die Tiegel nicht herumhüpfen. Selbstverständlich können Sie auch einen Dampf-Sterilisator, einen Mikrowellen-Sterilisator oder einen Dampfgarer verwenden.
— Wenn Sie nur eine sehr geringe Menge an Creme oder Lotion herstellen möchten, können Sie sie direkt in dem Tiegel, in dem sie aufbewahrt werden soll, zubereiten.

♡ TIPP

— *Verwenden Sie Ihre üblichen Küchenutensilien nicht für aromatherapeutische Rezepturen. Käsekuchen mit Teebaumaroma ist zwar etwas ganz Neues, aber nicht unbedingt etwas für Gourmets!*

NOTWENDIGE ARBEITSGERÄTE

- Mixer, Küchenmaschine oder Schneebesen
- Mörser und Stößel oder Kaffeemühle
- Küchenwaage, die bereits 1 Gramm und sehr genau misst
- Einkoch-, Zucker- oder Laborthermometer (wenn möglich zwei)
- Große und kleine Kochtöpfe (nicht aus Aluminium)
- Simmertopf (nicht aus Aluminium)
- 2 oder 3 Glasmessbecher mit Ausguss
- Ein Messbecher-Set (60, 80, 125, 250 ml)
- Ein mehrteiliges Messlöffel-Set
- 25-ml-Becherglas (mit Ausguss und Maßeinteilung)
- 2–3 Rührschüsseln
- Kleine Schalen aus Glas, Porzellan oder auch Edelstahl (also einem Material, das nicht mit ätherischem Öl reagiert). Für das Mischen geringer Zutatenmengen sind Schnapsgläser und kleine feuerfeste Schälchen bzw. Auflaufförmchen ideal.
- Seifengießformen (mit mehreren Einzelformen)
- Große und kleine Trichter
- Grob-, Mittel- und Feinmaschensiebe
- Papier-Kaffeefilter
- Seihtuch, Mulltuch oder Musselin (sowohl grob- als auch feingewebt) zum feinen Abseihen
- Graduierte Einweg- oder Glaspipetten
- Glasrührstäbchen (zum Mischen ätherischer Öle)
- Holzlöffel
- Gummispatel
- Große und kleine scharfe Messer
- Schere
- Wiederverschließbare (luftdichte) Tiegel und Fläschchen in verschiedenen Größen
- Etiketten für Tiegel und Fläschchen
- Wasserfester Stift mit feiner Spitze
- Geschirrhandtücher

Leitfaden für das Mischen ätherischer Öle

Es ist wichtig, ätherische Öle sorgfältig abzumessen. Sieht ein Rezept 2 Tropfen Öl vor, machen 4 Tropfen es keinesfalls besser! Zum genauen Messen können Sie graduierte (Einweg-)Pipetten in der Apotheke oder in Online-Shops kaufen (siehe »Bezugsquellen«, Seite 478). Der folgende Leitfaden nennt die Standardmengen für Behandlungen und Anwendungen. Im Teil 2 dieses Buches, im Kapitel »Beschwerden und Anwendungsbeispiele« (Seite 171), finden Sie die exakten Mengenangaben für die konkreten Beschwerden.

Möglicherweise fällt Ihnen dabei auf, dass die Rezepte in Teil 2 vereinzelt mehr oder weniger Öl als in den folgenden Empfehlungen verwenden. Der Grund dafür ist, dass einige Beschwerden weniger oder mehr als die Standardmengen der ätherischen Öle erfordern. Sobald Sie mit den Aromaölen vertraut sind, werden Sie die erforderlichen Mengen selbst einschätzen können; bis dahin ist es am besten, sich an den folgenden Richtwerten zu orientieren. In Teil 1, »Die Öle« (Seite 29), finden Sie Hinweise zur jeweils sicheren Höchstmenge.

MASSAGEÖLE UND LOTIONEN

Ganzkörperanwendungen: 4 Tropfen ätherisches Öl oder Ölmischung pro 2 TL (10 ml) Trägeröl oder Lotion (2 %)

Äußerliche/lokale Anwendung: 6 Tropfen ätherisches Öl oder Ölmischung pro 2 TL (10 ml) Trägeröl oder Lotion (3 %)

KOMPRESSEN

- 4–6 Tropfen ätherisches Öl oder Ölmischung in Wasser (unabhängig von der Größe der Kompresse)
- 4–6 Tropfen ätherisches Öl oder Ölmischung pro 1 TL (5 ml) Trägeröl oder Lotion

SALBEN

3–4 Tropfen ätherisches Öl oder Ölmischung pro 1 TL (5 ml) Salbengrundlage (3–4 %)

LOTIONEN

30–40 Tropfen ätherisches Öl oder Ölmischung pro 20 TL (100 ml) Lotion (1,5–2 %)

GESICHTSCREMES

1 Tropfen ätherisches Öl oder Ölmischung pro 2 TL (10 ml) Creme (0,5 %)

GESICHTSDAMPFBAD

1–2 Tropfen ätherisches Öl oder Ölmischung in 3–4 Tassen (750 ml–1 l) Wasser

VOLLBAD
4–6 Tropfen ätherisches Öl oder Ölmischung (je nach Alter) pro 1 TL (5 ml) Milch, Honig oder neutral-milder Flüssigseife

GURGELLÖSUNG/MUNDSPÜLUNG
2–3 Tropfen ätherisches Öl oder Ölmischung in 1 Tasse (125 ml) Wasser

HAND-/FUSSBÄDER
6–8 Tropfen ätherisches Öl oder Ölmischung, je nach Alter (siehe Tabelle »Altersgerechte Aromaöle«, Seite 355)

SITZBÄDER
3–4 Tropfen ätherisches Öl oder Ölmischung pro 1 TL (5 ml) Trägeröl

AROMASPRAYS
- 75 Tropfen ätherisches Öl oder Ölmischung in 1 TL (5 ml) Wodka oder pflanzliches Glycerin und 1 Tasse (250 ml) gefiltertes oder destilliertes Wasser (3 %)
- Wenn Sie Solubol verwenden, fügen Sie 300 Tropfen (3 TL bzw. 15 ml) zu den ätherischen Ölen hinzu und füllen den Rest der Flasche mit gefiltertem bzw. destilliertem Wasser auf.

INHALATIONEN
- 1–2 Tropfen ätherisches Öl oder Ölmischung auf ein Tuch geben (je nach Alter, siehe Tabelle »Altersgerechte Aromaöle«, Seite 355)
- 3–5 Tropfen ätherisches Öl oder Ölmischung in einen Zerstäuber bzw. eine Duftlampe geben.

UMRECHNUNGSTABELLE TROPFEN – PROZENT

(Prozentangaben sind Näherungswerte)

- *1 Tropfen auf 1 TL (5 ml) = 1 %*
- *2 Tropfen auf 1 TL (5 ml) = 2 %*
- *3 Tropfen auf 1 TL (5 ml) = 3 %*
- *20 Tropfen auf 20 TL (100 ml) = 1 %*
- *40 Tropfen auf 20 TL (100 ml) = 2 %*
- *60 Tropfen auf 20 TL (100 ml) = 3 %*

TIPP

— *Im Zweifelsfall hilft folgende Faustregel: 3 Tropfen ätherisches Öl oder Ölmischung pro 2 Teelöffel (10 ml) Trägeröl oder Lotion.*

INHALATOR/RIECH- BZW. INHALIERSTIFT

Bis zu 21 Tropfen ätherisches Öl oder Ölmischung pro Füllung bzw. Wattestift

INSEKTENSCHUTZMITTEL

4 Tropfen ätherisches Öl oder Ölmischung pro 2 TL (10 ml) Grundlage (2–2,5 %)

SHAMPOO, HAARSPÜLUNG, DUSCHGEL ODER SCHAUMBAD

12–50 Tropfen ätherisches Öl oder Ölmischung pro 1 Tasse (250 ml) Grundlage (0,5–1 %)

Beginnen Sie zunächst mit weniger Öl und erhöhen Sie die Menge, sobald Sie sich daran gewöhnt haben.

REINIGUNGSMITTEL FÜR BÖDEN UND MÖBEL

4 TL (20 ml) ätherisches Öl oder Ölmischung (oder was sonst noch gut riecht!) pro 4 Tassen (1 l) Grundlage (2 %)

DAS ABMESSEN GRÖSSERER ÖL-MENGEN

Ätherische Öle werden in Tropfflaschen verkauft. Sie können entweder die Tropfen zählen oder den Tropfeinsatz entfernen und eine Pipette verwenden (siehe »Bezugsquellen«, Seite 478), um Milliliter (ml) abzumessen. Rechnen Sie dabei wie folgt um (Circa-Werte):

- *54 Tropfen = 2 ml*
- *65 Tropfen = 2,5 ml*
- *135 Tropfen = 5 ml*
- *200 Tropfen = 7,5 ml*

Wie man ätherische Öle aufbewahrt

- Bewahren Sie ätherische Öle in dunklen Flaschen auf, um sie vor schädlichem Licht zu schützen. Wir empfehlen Blau- oder Braunglasflaschen.
- Die Flaschen sollten so voll wie möglich sein, weil Luft die Öle verderben kann. Nachdem Sie ein ätherisches Öl verwendet haben, füllen Sie den Rest in eine kleinere Flasche um, die nur wenig Platz für Luft bietet.
- Beschriften Sie die Flaschen sorgfältig, da einige ätherische Öle sehr ähnlich riechen.
- Lagern Sie ätherische Öle in einer Schachtel an einem kühlen, trockenen und dunklen Ort.

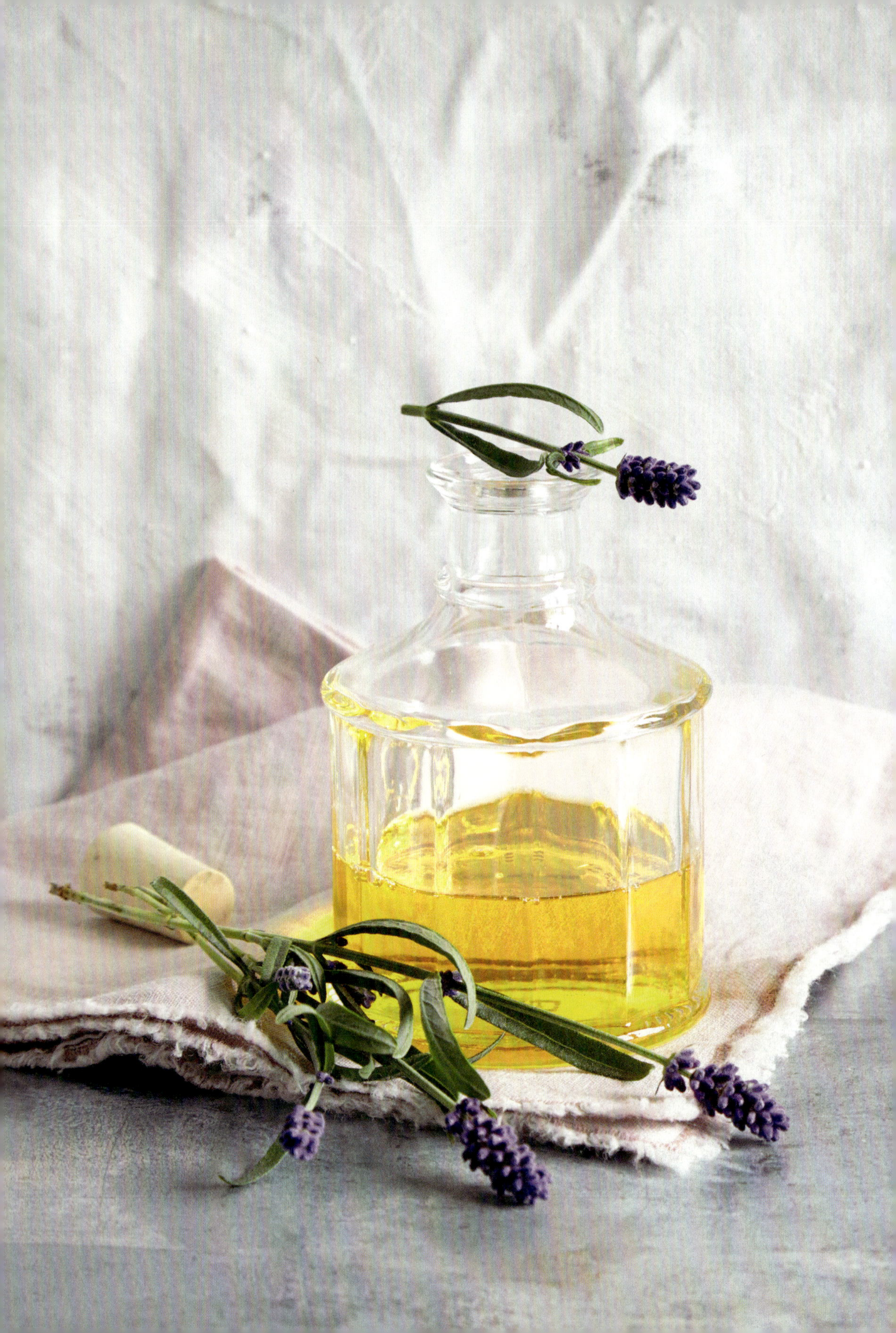

TEIL 1:

Die Öle

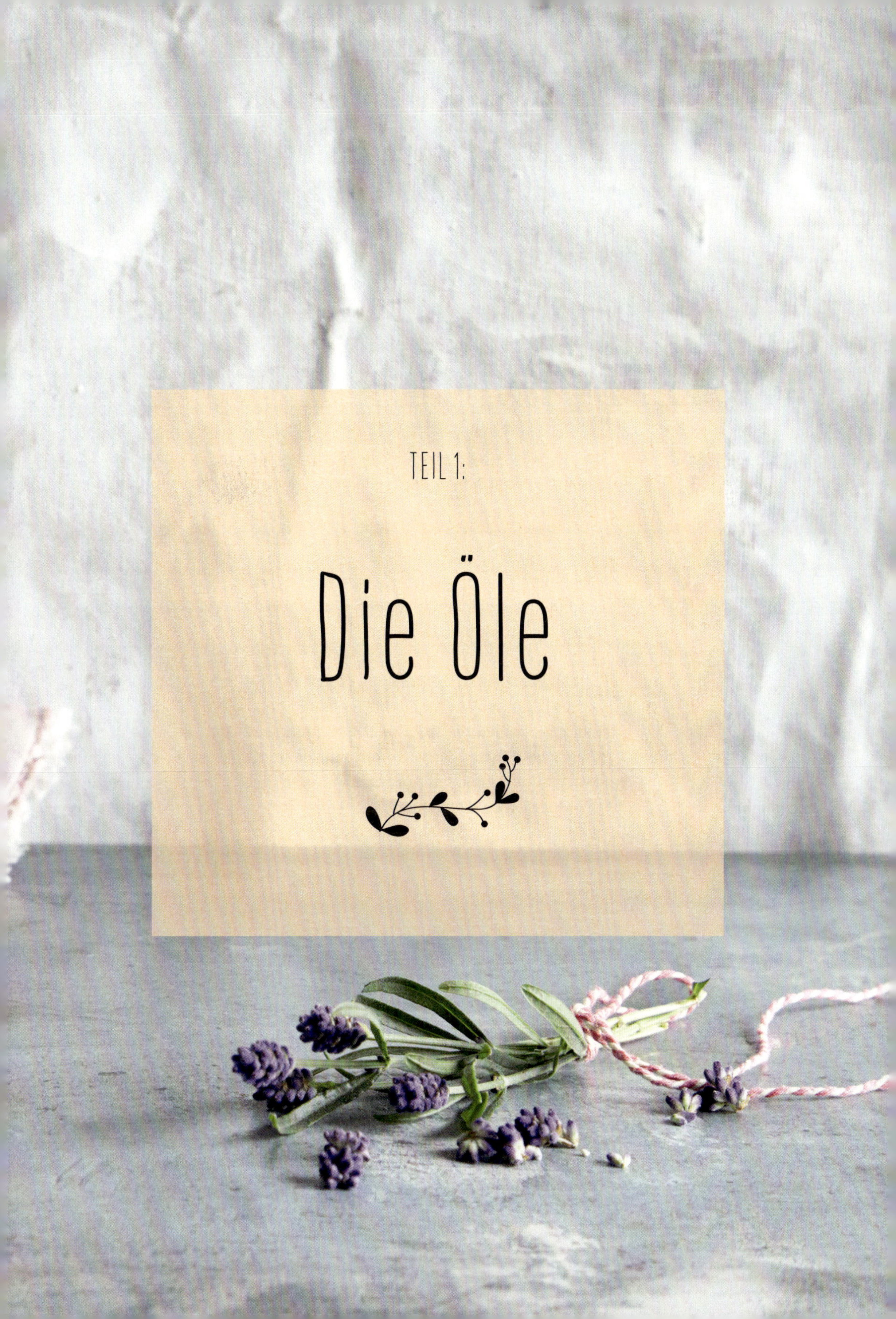

Eigenschaften ätherischer Öle

Die meisten ätherischen Öle besitzen heilende Wirkung, einige sind jedoch wirksamer als andere. In diesem Teil finden Sie die Steckbriefe der wichtigsten ätherischen Öle, Ölauszüge, Trägeröle sowie Hydrolate, die Sie größtenteils in den Rezepten dieses Buches wiederfinden werden.

Behalten Sie beim Lesen bitte stets im Hinterkopf, was Sie im Einstiegskapitel bereits über die Verwendung ätherischer Öle und die entsprechenden Vorsichtsmaßnahmen erfahren haben.

Wenn Sie sich zu Beginn nur einige wenige ätherische Öle leisten können, sollten Lavendel und Teebaumöl auf jeden Fall dazugehören, gefolgt von Geranium, Römischer Kamille und Zitrone. Sie werden sehen, dass diese außergewöhnlichen Öle im Kapitel »Beschwerden und Anwendungsbeispiele« (Seite 171), sehr häufig verwendet werden. Insbesondere Lavendel ist für seine sanfte und sichere Wirkung für die ganze Familie bekannt.

DIE FÜNF WICHTIGSTEN ÄTHERISCHEN ÖLE

Wenn Sie sich zu Beginn nur einige wenige ätherische Öle leisten können oder wollen, sollten diese auf jeden Fall dazu gehören (in der Reihenfolge ihrer Bedeutung):

1. *Lavendel*
2. *Teebaum*
3. *Römische Kamille*
4. *Zitrone*
5. *Geranium*

Im Allgemeinen wird davon ausgegangen, dass beim Mischen ätherischer Öle Synergieeffekte gewollt sind bzw. es darum geht, die positiven Eigenschaften der verschiedenen Öle zu kombinieren. Tatsache ist: Das Ganze ist mehr als die Summe seiner Teile. Wenn Sie drei oder vier Öle mit den gleichen oder ähnlichen therapeutischen Eigenschaften vermischen, erhalten Sie eine Ölmischung, die wirkungsvoller ist als die einzelnen Zutaten.

Wissenschaftliche Untersuchungen belegen diese Theorie, andere jedoch haben das Gegenteil nachgewiesen, nämlich einen Antagonismus. Synergie und Antagonismus wirken entgegengesetzt und sind schwer vorherzusagen. Synergieeffekte treten zufällig auf und es ist nie sicher, dass sie in einer Mischung tatsächlich auftreten werden. Ebenfalls wichtig ist der »Faktor Absicht«: Viele Aromatherapeuten arbeiten ganzheitlich und visualisieren ihre Klienten als gesund und erfolgreich, während sie ihnen therapeutische Ölmischungen zusammenstellen. Dahinter steht der Glaube, dass eine Mischung, wenn sie mit einer bestimmten Absicht hergestellt wird, stärker wirkt. Was auch immer Sie glauben, es ist in jedem Fall sinnvoll, nicht mehr als drei oder vier Öle in einer Ölmischung zu verwenden, bis Sie jedes einzelne ätherische Öl sehr gut kennen und wissen, wie es wirkt.

Der botanische Name

Der Name eines ätherischen Öls ist sehr wichtig. Wählen Sie Aromaöle, auf deren Etikett der botanische Name der Pflanze, aus der das Öl gewonnen wurde, genannt wird. Diese botanischen Namen stehen in der Regel in Kursivschrift. An erster Stelle steht der Gattungsname, dann der Name der Art. Es ist einfacher, ein passendes qualitativ hochwertiges Öl zu wählen, das die gewünschten therapeutischen Eigenschaften hat, wenn Sie sich mit den botanischen Namen auskennen.

Da viele Pflanzen sehr ähnliche Namen haben, ist es wichtig, dass Sie den botanischen Namen kennen, wenn Sie ein ätherisches Öl kaufen. Sonst könnte es passieren, dass Sie das falsche Öl erwischen.

Hier ein paar Beispiele:

— Calendulaöl (Calendula officinalis) wird nur in kleinen Mengen produziert und ist schwer zu finden. Tagetesöl (Tagetes patula, T. minuta, T. erecta) wird oft als Calendula- oder Ringelblumenöl angeboten. Tagetesöl wird aus französischen, afrikanischen und mexikanischen Studentenblumen hergestellt. Die beiden sollten nicht verwechselt werden, denn Tagetes hat nicht die gleichen therapeutischen Eigenschaften wie Calendula und ist stark fototoxisch.

- Zedernholz- bzw. Atlaszedernöl (Cedrus atlantica) ist das Öl, das in der Aromatherapie verwendet werden sollte. Doch häufig wird Thujaöl (Thuja occidentalis) als Zedernöl oder Zedernblattöl verkauft. Dieses Öl ist hochgiftig, weil es hohe Mengen an Alpha- und Betathujon enthält, ein starkes Nervengift, das bei oraler Einnahme bereits zu Todesfällen geführt hat. Weißzedernöl darf nie mit Atlaszedernöl verwechselt werden.
- Zitronenstrauch bzw. Zitronenverbene (Aloysia tryphilla) ist schwer erhältlich; das unter diesem Namen angebotene Öl wird häufig als eine Mischung anderer Zitrusöle angeboten. Echtes Zitronenverbenenöl kann gefährlich sein, darum könnte es in diesem Fall sicherer sein, die Mischung zu verwenden.
- Melissenöl (Melissa officinalis) ist sehr teuer, da riesige Mengen an Pflanzenmaterial nur eine winzige Menge an Öl ergeben. Oft ist das auf dem Markt angebotene Melissenöl mit anderen zitronigen Düften gepanscht.

Was bedeutet der Chemotyp?

Häufig wird eine weitere Eigenschaft des Aromaöls genannt, der Chemotyp. Er wird mit der Abkürzung »Ct.« nach dem botanischen Namen aufgeführt, zum Beispiel »Hyssopus officinalis Ct. Pinocamphon«.

LESEN SIE DIESE ABSCHNITTE!

- *Im Kasten »Achten Sie auf das Etikett« (Seite 18) wird erklärt, warum es wichtig ist, auf den botanischen Namen eines Öls zu achten.*
- *Der Abschnitt »Vorsichtsmaßnahmen im Umgang mit ätherischen Ölen« (Seite 16) macht deutlich, welche Eigenschaften ätherischer Öle Probleme verursachen können und wie Sie diese vermeiden.*
- *»Nur in sachkundige Hände« (Seite 19) listet ätherische Öle mit toxischen Bestandteilen auf, die nur von einem gut ausgebildeten und erfahrenen Aromatherapeuten verwendet werden dürfen.*

Die Bezeichnung »Chemotyp« nach einem Pflanzennamen bezieht sich auf die Leitsubstanz in einem ätherischen Öl, also dem Inhaltsstoff, der entweder vorwiegend enthalten ist oder der die Wirkung des jeweiligen Öles maßgeblich prägt. Öle aus der gleichen Pflanze, also gleichen Namens, können je nach Umweltbedingungen unterschiedliche Zusammensetzungen aufweisen – und damit auch unterschiedliche Wirkungen (und unerwünschte Nebenwirkungen).

Die wichtigsten ätherischen Öle und ihre Eigenschaften

Die folgende Tabelle führt die Eigenschaften der wirksamsten Aromaöle auf, die in Eigentherapie angewendet werden können. Die Fachbegriffe zu den therapeutischen Wirkungen werden erläutert. Die Tabelle enthält pro Kategorie nur die wichtigsten Öle, entsprechend ihrer jeweiligen Wirkung. Immer dann, wenn ein bestimmter Chemotyp für eine Behandlung förderlich ist, werden der botanische Name und/oder der Chemotyp (Seite 32) genannt.

FACHBEGRIFF	EIGENSCHAFT ODER WIRKWEISE	ÄTHERISCHE ÖLE
Adstringent	Wirkt Gewebe-straffend und zusammenziehend.	Balsamtanne (Tanne), Benzoe, Myrrhe, Rose, Sandelholz, Wacholder, Weihrauch, Zedernholz, Zypresse
Antibiotisch	Bekämpft Infektionen im Körper.	Bergamotte, Cajeput, Cistrose, Echter Lorbeer, Eukalyptus (alle), Immortelle, Litsea cubeba, Majoran, Manuka, Myrte, Neroli, Niaouli, Petitgrain, Pfefferminze, Ravensara, Rosenholz, Sandelholz, Teebaum, Weihrauch, Ysop, Zimt, Zitrone, Zypresse
Antidepressiv	Wirkt stimmungsaufhellend.	Balsamtanne (Tanne), Basilikum, Bergamotte, Cistrose, Douglasie, Grapefruit, Immortelle, Jasmin, Lavandin Super, Lavendel, Lemongras, Mandarine, Muskatellersalbei, Neroli, Pfefferminze, Rose, Rosmarin, Wacholder, Weihrauch, Ylang Ylang, Zypresse
Antiemetisch	Hilft, Brechreiz und Übelkeit zu verringern und zu bekämpfen.	Bergamotte, Cardamom, Ingwer, Pfeffer (schwarz), Pfefferminze, Spearmint, Sternanis, Zitrone
Antimykotisch	Verhindert und bekämpft Pilzinfektionen.	Agonis fragrans, Lavendel, Myrrhe, Myrte, Teebaum

FACHBEGRIFF	EIGENSCHAFT ODER WIRKWEISE	ÄTHERISCHE ÖLE
Antiphlogistisch	Wirkt entzündungshemmend.	Agonis fragrans, Baldrianwurzel, Bergamotte, Cardamom, Cistrose, Citronella, Eukalyptus (E.citriodorus, E.radiata, E.staigeriana), Geranium, Immortelle, Kiefer, Lavendel, Lemongras, Melisse, Myrrhe, Myrte, Narde, Niaouli, Orange, Patchouli, Perubalsam, Petitgrain, Pfefferminze, Römische Kamille, Rose, Schafgarbe, Spearmint, Teebaum, Thymian Ct. Linalool, Wacholder, Weihrauch, Zingiber montanum (Plai), Zitrone
Antiseptisch	Hilft, einige pathogene Bakterien abzutöten oder zu bekämpfen.	Die meisten ätherischen Öle haben antiseptische Eigenschaften, die folgenden jedoch sind besonders geeignet: Bergamotte, Cistrose, Eukalyptus, Lavendel, Manuka, Niaouli, Ravensara, Wacholder, Weißtanne
Antitoxisch	Wirkt Giften entgegen.	Bergamotte, Pfeffer (schwarz)
Antitranspirant/ schweißhemmend	Verringert das Schwitzen.	Muskatellersalbei, Zypresse
Antiviral	Tötet oder hemmt das Wachstum bzw. die Vermehrung von Viren.	Bergamotte, Douglasie, Eukalyptus, Lavendel, Manuka, Palmarosa, Ravensara, Teebaum
Aphrodisierend	Steigert das sexuelle Verlangen.	Jasmin, Muskatellersalbei, Neroli, Patchouli, Rose, Rosenholz, Sandelholz, Vetiver, Westindisches Sandelholz (Amyris), Ylang Ylang
Betäubend/ Analgetisch	Lindert oder mindert den Schmerz, indem es nervenbetäubend wirkt.	Cajeput, Eukalyptus smithii, Lavandin grosso, Lemongras, Majoran, Pfefferminze, Rosmarin Ct. Cineol, Schafgarbe, Speik-Lavendel, Teebaum, Waldmajoran, Weihrauch, Weißtanne
Blutreinigend	Reinigt das Blut.	Fenchel, Karottensamen, Möhrensaat, Muskatellersalbei, Rose, Wacholder
Cholagog	Regt die Bildung von Galle und den Gallenfluss an.	Kamille, Lavendel, Pfefferminze, Rosmarin, Spearmint
Deodorierend	Reduziert Gerüche.	Douglasie, Eukalyptus, Lavendel, Lemongras, Litsea cubeba, Patchouli, Petitgrain, Zypresse
Diaphoretisch/ schweißtreibend	Führt zu vermehrtem Schwitzen.	Basilikum, Bay, Cajeput, Kamille, Manuka, Pfefferminze, Ravensara, Rosmarin, Spearmint, Teebaum, Wacholder, Ysop, Zitrone
Digestiv	Fördert die Verdauung, lindert Verdauungsbeschwerden.	Cardamom, Kamille, Majoran, Pfeffer (schwarz), Rosmarin, Sternanis
Durchblutungssteigernd	Erzeugt lokale Rötung und Erwärmung der Haut durch Erhöhung des Blutflusses im betreffenden Bereich.	Eukalyptus, Ingwer, Majoran, Pfeffer (schwarz), Rosmarin, Thymian, Wacholder, Weißtanne

FACHBEGRIFF	EIGENSCHAFT ODER WIRKWEISE	ÄTHERISCHE ÖLE
Emmenagog	Fördert und reguliert die Menstruationsblutung.	Basilikum, Kamille, Majoran, Muskatellersalbei
Expektorans	Schleimlösend und auswurffördernd im Bereich der Bronchialschleimhäute.	Balsamtanne, Benzoe, Eukalyptus, Ingwer, Lavandin grosso, Lavendel, Majoran, Myrrhe, Myrte, Perubalsam, Sandelholz, Saro, Teebaum, Weihrauch
Febrifugal	Wirkt kühlend und fiebersenkend.	Bergamotte, Eukalyptus, Kamille, Lavendel, Narde, Pfefferminze, Ravensara, Schafgarbe, Teebaum
Galaktogog	Erhöht die Milchproduktion und/oder den Milchfluss.	Basilikum, Fenchel, Sternanis
Gastrotonisch	Unterstützt und stärkt das Verdauungssystem.	Angelikawurzel, Basilikum, Bergamotte, Kamille, Karottensamen, Muskatellersalbei, Muskatnuss, Pfeffer (schwarz), Pfefferminze, Rosmarin, Sternanis, Zimt
Gerinnungsfördernd	Hilft, Blutungen zu stoppen, wirkt blutstillend.	Geranium, Rose, Schafgarbe, Zitrone
Harntreibend	Regt den Harnfluss an.	Fenchel, Geranium, Kamille, Petersilie, Wacholder, Zedernholz
Heilend	Wirkt wundheilungsfördernd.	Balsamtanne (Tanne), Benzoe, Bergamotte, Geranium, Kamille, Lavendel, Myrrhe, Rosmarin, Teebaum
Hepatisch	Stärkt die Leber und regt den Leberstoffwechsel an.	Angelikawurzel, Fenchel, Grapefruit, Immortelle, Muskatellersalbei, Perubalsam, Pfefferminze, Rose, Rosmarin, Saro, Veilchen, Zitrone
Hypertensiv	Erhöht den Blutdruck.	Muskatellersalbei, Pfeffer (schwarz), Pfefferminze, Rosmarin, Ysop
Hypotensiv	Senkt den Blutdruck.	Knoblauch, Lavandin Super, Lavendel, Majoran, Melisse, Schafgarbe, Westindisches Sandelholz (Amyris), Ylang Ylang
Immunmodulierend	Stärkt die körpereigene Abwehr.	Agonis fragrans, Cistrose, Eukalyptus, Immortelle, Lavendel, Manuka, Palo Santo, Ravensara, Rosenholz (Amyris), Teebaum, Zitrone, Zitronenmyrte
Karminativ	Wirkt gegen Blähungen, blähungstreibend.	Angelikawurzel, Anismyrte, Cardamom, Fenchel, Ingwer, Koriander, Kümmel, Limette, Pfeffer (schwarz), Pfefferminze, Spearmint, Sternanis
Psychovegetativ stärkend	Stärkt das Nervensystem.	Angelikawurzel, Baldrianwurzel, Basilikum, Kamille, Majoran, Melisse, Muskatellersalbei, Narde
Sedativ	Reduziert körperlichen Stress und beruhigt das Nervensystem.	Baldrianwurzel, Benzoe, Bergamotte, Jasmin, Kamille, Katzenminze, Lavandin Super, Lavendel, Mandarine, Majoran, Melisse, Muskatellersalbei, Narde, Neroli, Rose, Weihrauch, Ylang Ylang

FACHBEGRIFF	EIGENSCHAFT ODER WIRKWEISE	ÄTHERISCHE ÖLE
Spasmolytisch	Beugt Krämpfen oder Spasmen im Darm oder der Gebärmutter vor oder lindert sie.	Ingwer, Kamille, Lavendel, Majoran, Muskatellersalbei, Niaouli, Orange, Pfefferminze, Wacholder, Waldmajoran
Stimulierend	Erhöht das Energielevel, beschleunigt die Funktion der Nebennieren und anderer Drüsen.	Basilikum, Bergamotte, Eukalyptus, Geranium, Pfeffer (schwarz), Pfefferminze, Rosmarin, Zypresse
Styptisch/blutstillend	Stoppt oder verringert äußere Blutungen.	Benzoe, Schafgarbe, Zitrone, Zypresse
Tonisch	Stärkt und belebt den ganzen Körper oder ein bestimmtes Organ.	Angelikawurzel, Basilikum, Bergamotte, Agonis fragrans, Geranium, Ingwer, Lavendel, Majoran, Myrrhe, Nelke, Neroli, Pfeffer (schwarz), Rose, Rosmarin, Saro, Teebaum, Thymian, Wacholder, Zitrone
Uterin	Strafft und stärkt die Gebärmutter.	Jasmin, Melisse, Muskatellersalbei, Myrrhe, Rose, Weihrauch
Vasodilatatorisch	Wirkt gefäßerweiternd.	Lemongras, Majoran, Melisse
Vasokonstriktorisch	Wirkt gefäßverengend.	Kamille, Rose, Zypresse
Wundheilend	Fördert die Wundheilung.	Bergamotte, Citronella, Eukalyptus, Lavendel, Neroli, Patchouli, Petitgrain, Rosenholz, Weihrauch, Zypresse

Die wichtigsten Öle von A bis Z

Ätherische Öle werden häufig im Rahmen therapeutischer Massagen eingesetzt und sind in der Pharma- und Parfümindustrie sowie in der Kosmetikbranche weit verbreitet.

Es handelt sich dabei um leicht flüchtige und trotz ihres Namens nicht fettende Stoffe, die in Pflanzen vorkommen und an der Luft verdunsten. Die Moleküle dieser wertvollen Essenzen sind so klein, dass sie durch die Haut in die Blutbahn gelangen können. Darum werden sie in vielfältiger Weise verwendet, unter anderem als Massageöle, Kompressen, Sprays, Diffussoren, Inhalationssticks, natürliche Parfüme und Düfte, Desinfektions- und Reinigungsmittel sowie Heilsalben, Schönheits- und Pflegeprodukte.

Die ätherischen Öle einer Pflanze können in ihren Blättern (Eukalyptus), Blütenblättern (Rose), ihrem Holz (Sandelholz) oder Schale (Zitrusfrüchte), ihrem Harz (Myrrhe), ihren Samen (Karotte) oder ihrer Wurzel bzw. ihrem Rhizom (Ingwer) enthalten sein. Manche Pflanzen sondern dieses Öl aus, wodurch ihr typischer Geruch entsteht, der Vögel und Insekten anzieht (z. B. Ysop, der Bienen anlockt, die die Pflanzen und Blumen in Ihrem Garten bestäuben). In anderen Fällen tritt das ätherische Öl erst aus, wenn ein Teil der Pflanze zerstoßen oder getrocknet wird (wie etwa bei der Baldrianwurzel). Es gibt Pflanzen, deren Öl im Gummi oder Harz enthalten ist, und die es spenden, wenn die Rinde eingeritzt wird (so zum Beispiel der Mastixstrauch).

Aromaöle sind so individuell wie erlesene Weine. Ein Merlot schmeckt in der Regel wie ein Merlot und doch schmeckt jeder Merlot anders. Sogar jeder Jahrgang einer Merlot-Rebe kann unterschiedlich schmecken. Und der Geschmack des Weins hängt davon ab, auf welchem Boden der Rebstock steht, wann die Trauben geerntet werden und wie viel Regen oder Sonnenschein sie im Laufe ihres Wachstums erhalten haben. So ist es auch mit den ätherischen Ölen. Wo und unter welchen Bedingungen eine Pflanze gewachsen ist, beeinflusst die Qualität des Öls ebenso wie die Art ihrer weiteren Verarbeitung (ob etwa das Pflanzenmaterial bei der Destillation frisch oder getrocknet war, zu welcher Tageszeit es geerntet und wie es gelagert wurde). Diese Faktoren entscheiden über den chemischen Hauptbestandteil des Öls, den Chemotyp, und somit über seine therapeutischen Eigenschaften.

Die Ölporträts im folgenden Kapitel werden Ihnen helfen, sich im Umgang mit ätherischen Ölen sicher zu fühlen. Sobald Sie die Öle kennen, können Sie geeignete Alternativen auswählen und Ihre eigenen Rezepte zusammenstellen.

Angelikawurzel *Angelica archangelica*

Angelika ist eine große, ansehnliche zweijährige Pflanze, die seit Langem für ihren medizinischen und kulinarischen Nutzen wertgeschätzt wird. Ihre jungen zarten Stängel werden oft kandiert und zum Dekorieren von Kuchen und Desserts verwendet.

Das reichhaltige und duftende Aromaöl wird aus den Wurzeln und Samen gewonnen. Die ganze Pflanze wurde einst zum Schutz gegen die Pest genutzt. Eine bekannte Geschichte erzählt von einem Mönch, der träumte, ein Engel besuche ihn. Dieser befahl ihm, das Kraut zur Heilung pestkranker Menschen zu nutzen, und so kam es zum Namen Angelika (bzw. Engelwurz).

Das ätherische Öl der Angelikawurzel (daher der Name) wird durch Wasserdampfdestillation aus den Wurzeln und Samen gewonnen. Es hat einen süßen, schweren, angenehmen Duft, der mit Basilikum, Geranium, Grapefruit, Kamille, Lavendel, Limone und Mandarine harmoniert. In der Parfümindustrie wird es als Duft für Seifen, Parfüme und Kölnisch Wasser eingesetzt. Außerdem wird Angelikawurzel zur Herstellung der köstlichen Liköre Chartreuse und Benedictine verwendet.

Angelikawurzel hat auch medizinischen Nutzen. Eine 2013 durchgeführte Studie zeigte, dass die Inhalation von Angelikaöl sowohl den Suchtdruck auf Nikotin senkt als auch die Rauchpausen verlängerte. Eine Laborstudie an Mäusen ergab, dass Angelikawurzelöl gegen Krampfanfälle wirkt und mit antiepileptischen Medikamenten vergleichbar ist. 2005 stellte eine weitere Laborstudie eine krebshemmende Wirkung fest.

DONG QUAI

Ein naher Verwandter der Angelica archangelica ist das in der chinesischen Medizin seit Langem benutzte und mittlerweile auch bei uns für seine östrogenartige Wirkung bekannte Kraut Dong Quai (Angelica sinensis).

ANWENDUNG

- Angelikawurzelöl eignet sich hervorragend für alle Hautpflegeprodukte. Es erhöht die Spannkraft und macht raue, trockene Haut weich und glatt. Zudem wirkt es entzündungshemmend und kann auf gereizter Haut sowie bei Psoriasis (Schuppenflechte) angewendet werden.
- Angelikaöl ist ein wertvoller Bestandteil von Massageölmischungen, da es blutreinigend und lymphstimulierend wirkt. Es entzieht dem Körper überschüssige Flüssigkeit, erhöht den Energiepegel und beschleunigt generell die Drüsenfunktionen. Es wirkt schweißtreibend und somit entgiftend und stärkt den Körper, insbesondere das Herz.
- Angelikawurzelöl wirkt verdauungsfördernd und stärkt das gesamte Verdauungssystem. Es steigert den Appetit, d. h., es unterstützt die Behandlung von Blutarmut und Magersucht, und hilft Menschen, sich von langer und schwerer Krankheit zu erholen. Es wirkt leberstärkend. Es löst Blähungen, mildert Krämpfe und hilft bei Magenverstimmungen, Magengeschwüren und Koliken.
- Angelikawurzelöl ist ein hilfreiches Mittel bei Atemwegserkrankungen. Es wirkt schleimlösend, auswurffördernd und fiebersenkend bei Erkältung, Bronchitis, Grippe und Brust- oder Rippenfellentzündung.
- In Badezusätzen, Massageölen und Kompressen regt Engelwurz den Harnfluss an und wirkt desinfizierend bei Blasen- und Harnwegsinfektionen. Außerdem wird ihr nachgesagt, dass sie den Blutfluss der Menstruation reguliert und Periodenschmerzen lindert, indem sie krampflösend auf die Gebärmuttermuskulatur wirkt und die Östrogenbildung anregt.
- Angelikawurzel lindert Erschöpfung und Stress und stärkt die Nerven. Sie stärkt und erfrischt den müden Geist. Ebenso kann sie Kopf- und Zahnschmerzen sowie Migräne lindern.

△ VORSICHT

- *Tragen Sie nicht mehr als 1 Tropfen Angelikawurzelöl in 2 Teelöffel (10 ml) Trägeröl auf Hautbereiche auf, wenn Sie innerhalb der folgenden 12 Stunden in die Sonne oder in ein Sonnenstudio gehen möchten (siehe »Fototoxizität«, Seite 20).*

Atlaszeder, Zedernholz *Cedrus atlantica*

Die Atlaszeder ist ein sehr hoher, majestätischer, pyramidenförmiger Baum, der im Atlasgebirge in Algerien wächst. Der Baum wird wegen seines wohlriechenden Holzes, das Insekten vertreibt und zur Herstellung von Truhen und anderen Möbelstücken zur Aufbewahrung wertvoller Gegenstände genutzt wird, sehr geschätzt. Im alten Ägypten wurde das Öl bei der Einbalsamierung von Leichen zur Mumifizierung verwendet; aus dem Holz wurden die Sarkophage gezimmert. Das ätherische Öl wird mit Wasserdampf aus den Blättern bzw. Nadeln und dem Holz (Sägemehl) der Atlaszedern destilliert. Im deutschsprachigen Raum wird nur das Öl aus dem Holz verwendet, das schlechter verträgliche Nadelöl nicht. Verwechseln Sie Atlaszeder nicht mit Bleistiftzeder bzw. virginischer Zeder (Juniperus virginiana), die zur Gattung der Wacholder gehört. Atlaszeder hat einen warmen, süßen und holzigen Duft, der ein wenig an Sandelholz erinnert. Das Öl harmoniert mit Benzoe, Bergamotte, Zypresse, Weihrauch, Wacholder, Lavendel, Zitrone und Rosmarin.

△ VORSICHT

— *Verwechseln Sie Atlaszeder nicht mit Weißzeder oder Thuja (Thuja occidentalis). Thujaöl kann Krampfanfälle auslösen.*

ANWENDUNG

— Zedernholzöl ist antibakteriell, verhindert und bekämpft Pilzinfektionen, wehrt Insekten ab und wirkt leicht adstringierend. Dank dieser Eigenschaften eignet es sich hervorragend für Ölmischungen, Dampfanwendungen und Masken zur Behandlung verschiedener Hautleiden wie Akne, Ekzemen, Dermatitis, Pilzinfektionen, wunden Stellen und Psoriasis (Schuppenflechte). Es wirkt gewebestraffend und ist gut gegen fettige Haut. Dank seiner desinfizierenden und adstringierenden Wirkung und des eher maskulinen Dufts kann es hervorragend in Aftershaves u.Ä. verwendet werden. Es eignet sich auch bestens für Insektenschutz-Mischungen.

— Atlaszedernöl ist kreislaufanregend und stärkt den Körper. Fügen Sie dieses Öl Bade- und Massageölmischungen hinzu, um Arthritis und chronisches Rheuma zu lindern. Es ist dafür bekannt, Harnwegsinfekte zu bekämpfen, da es stark desinfizierend und harntreibend wirkt.

— Dank seiner starken Fähigkeit, den Bronchialtrakt zu desinfizieren und abzuschwellen, sowie seiner schleimlösenden und auswurffördernden Eigenschaften hilft das Öl bei Bronchitis, Husten, Erkältung, Grippe und ähnlichen Erkrankungen.

- Atlaszedernöl beruhigt Übererregte und macht all jene, die egoistisch, unbeugsam und eigensinnig sind, umgänglicher und weicher. Es baut mentalen Stress ab und hilft auf sanfte Weise all jenen, die an stressbedingter Depression und Schlaflosigkeit leiden.

Baldrianwurzel *Valeriana officinalis*

Schon seit dem Mittelalter gilt Baldrian als Allheilmittel. Es wird für alle Fälle nervöser Anspannung und innerer Unruhe verwendet. Das ätherische Öl zeigt eine mäßig antimykotische Wirkung gegen Candida und ist mäßig antioxidativ. Obgleich unterschiedliche Kulturen es bei einer Vielzahl von Beschwerden verwenden, die von Cholera bis hin zu Rückenschmerzen reichen, scheint Baldrianwurzel bei Störungen des Nervensystems am wirksamsten zu sein. Das ätherische Öl wird aus dem Rhizom destilliert und hat einen starken warmen, holzigen, erdigen und leicht modrigen Duft, der mit Atlaszeder, Lavendel, Patchouli, Petitgrain, Kiefer und Rosmarin harmoniert.

ANWENDUNG

- Mischen Sie Baldrianwurzel mit Vetiver, Sandelholz und Rose, um eine beruhigende, schlaffördernde Mischung zu erhalten. Träufeln Sie ein paar Tropfen davon auf ein Taschentuch und schieben Sie es in den Kopfkissenbezug.
- Verwenden Sie es in Massageölmischungen, um Anspannung und Stress abzubauen. Massieren Sie damit den Bauch, wenn es im Magen grummelt.
- Mischen Sie es mit Sternanis und Rosmarin für eine Inhalation gegen Migräne.

Balsamtanne (Kanadischer Balsam, Tanne) *Abies balsamea*

Balsamtanne (Tanne) ist ein öliges Harz (eine Mischung aus Aromaöl und Harz), das vom Stamm und den Zweigen der Balsamtanne, eines hohen, kegelförmigen, immergrünen Baumes ausgeschieden wird. Das ölige Harz wird destilliert, um Aromaöl zu erzeugen. Durch Dampfdestillation kann auch aus den Nadeln ein ätherisches Öl gewonnen werden. Dieses süße, nach Kiefern riechende Öl wurde von den Ureinwohnern Nordamerikas traditionell dazu verwendet, Verbrennungen und Wunden zu behandeln und Schmerzen im Brustkorb zu lindern. Heute wird es noch immer bei Schnittwunden und Verbrennungen verwendet, ebenso bei vielen Atemwegsbeschwerden wie Asthma, Bronchitis und Husten. Bei Halsschmerzen wird es als entzündungshemmendes Mittel angewendet. Die antiseptische Wirkung dieses Öls kommt häufig bei Gallenblasenentzündungen, Geschlechtskrankheiten und Harnwegsinfekten zum Einsatz.

△ VORSICHT

— *Balsamtannenöl kann zu Sensibilisierung der Haut führen, wenn es abgestanden oder oxidiert ist.*

Balsamtannenöl ist nachweislich wirksam gegen menschliche Tumorzelllinien von Brust-, Dickdarm-, Lungen-, Prostata- und Hautkrebs. Eine Studie zu Präventionsmaßnahmen gegen Knochenschwund von 2003 zeigte, dass die Aromaöle der Kieferngewächse bei Osteoporose hilfreich sein können.

ANWENDUNG

- In einer Salbe kann Balsamtanne (Tanne) zur Behandlung von Schwellungen und Schmerzen bei Hämorrhoiden genutzt werden.
- Balsamtannenöl wirkt entzündungshemmend. Es verringert Schmerzen und Steifheit bei Arthritis, wenn man zum Beispiel 4–6 Tropfen Öl ins Badewasser gibt.
- Dank seiner desinfizierenden und lungenwirksamen Eigenschaften kann es zu Mischungen, die das Immunsystem stärken, hinzugefügt werden. Dann wirkt es schleimlösend und verbessert die Lungenfunktion bei chronischer Bronchitis.

Basilikum *Ocimum basilikum*

Wer kennt ihn nicht, den typischen Geschmack und das süße und krautige Aroma von frischem Basilikum? Die Blütenspitzen und Blätter werden destilliert, um das Öl zu produzieren, das mit Bergamotte, Geranium und Ysop harmoniert. Der lateinische Name Basilikum stammt vom griechischen »basilikos«, was »königlich« bedeutet – und wie ein König möchte dieses wirkmächtige Öl mit dem nötigen Respekt behandelt werden: 1 Tropfen pro 4 TL (20 ml) Mischung ist genug.

Basilikum ist eine der zahlreichen Pflanzen, die eine Vielzahl von Chemotypen (Seite 32) produzieren. Jeder besitzt besondere therapeutische Vorzüge (und erfordert besondere Vorsichtsmaßnahmen bei seiner Anwendung), die auf seinem Hauptbestandteil basieren. Zwei Chemotypen von Ocimum basilicum sind im Handel zu finden: Estragol

(Ocimum basilicum Ct. Estragol) und Basilikumöl süß (Ocimum basilicum Ct. Linalool). Der Estragol-Chemotyp enthält mehr als 73 % Estragol und ist potenziell krebserregend. Er kann auch die Blutgerinnung hemmen. Daher sollte er nur von professionellen Aromatherapeuten angewendet werden. Der Linalool-Chemotyp ist sanfter und eignet sich gut zum Mischen. Sie finden ihn überall unter der Bezeichnung »Basilikum exotisch«.

Forschungen haben gezeigt, dass Basilikumöl als antibakterielles Mittel sehr wirkungsvoll ist. Es bekämpft multiresistente Stämme von E. coli, was es zu einem sinnvollen Zusatz zu flüssiger Handseife und Küchenreinigungssprays macht.

ANWENDUNG

- Die stärkenden und desinfizierenden Eigenschaften von Basilikum sind hilfreich bei der Behandlung von Hautproblemen wie Akne und Abschürfungen.
- Es empfiehlt sich, Basilikumöl in Mischungen zu verwenden, die Insektenstiche und -bisse lindern oder Insekten abwehren sollen.
- Basilikum ist ein sehr gutes Haartonikum, wenn es mit Ölen wie Rosmarin, Lavendel und Jojoba gemischt wird.
- Gern wird Basilikum in Mischungen verwendet, mit denen Atemwegserkrankungen wie Bronchitis, Erkältung und Grippe behandelt werden. Es wirkt schleimlösend, auswurffördernd und fiebersenkend. Mischen Sie Basilikum mit anderen Ölen für Inhalationen, Massagen und Bäder.
- Basilikumöl hat östrogenähnliche Eigenschaften, die Krämpfe in Darm und Gebärmutter lindern und den Blutfluss bei der Periode fördern können. In der Stillzeit darf es nicht verwendet werden.
- Basilikum regt den Appetit an. Es stärkt das Verdauungssystem, hilft bei der Verdauung und wirkt karminativ (blähungstreibend). Auch gegen Schluckauf, Sodbrennen, Übelkeit und bei Magen-Darm-Erkrankungen kann es helfen.
- Gemischt mit Lavendel, Majoran und Pfeffer (schwarz) wird Basilikumöl zu einem hervorragenden Massage- und Badeöl für überanstrengte Muskeln, gegen Muskelkater und Schmerzen.
- Basilikumöl wird nachgesagt, dass es Harnsäure im Blut verringern und gegen Gicht helfen kann.
- Basilikumöl ist ein wunderbares Öl für das Gehirn, denn es regt den Intellekt an, macht einen klaren Kopf und erhöht die Konzentration. Es ist auch gut gegen Kopfschmerzen und Migräne. Es lindert Depressionen und Überspanntheit, hilft bei mentaler Erschöpfung, Schlafstörungen und Ängsten und erhöht die Ausdauer.

△ VORSICHT

- *Basilikum Ct. Estragol (Methylchavicol Typ) sollte nur von professionellen Aromatherapeuten angewendet werden.*

Bay (Westindischer Lorbeer)

Pimenta racemosa

Die Blätter des tropischen immergrünen Westindischen Lorbeerbaums werden mit Rum destilliert, um das berühmte American Bay Rum Haarwasser zu produzieren, das angenehm duftet, die Haare entfetten und das Haarwachstum anregen soll. Bayöl wird viel verwendet in industriell gefertigten Seifen, Parfüms, Rasierwasser und Haarprodukten.

Der Duft dieses Öls ist frisch und balsamisch. Es harmoniert mit Zitrus- und Gewürzölen, Geranium, Lavendel, Rosmarin und Ylang Ylang.

ANWENDUNG

— Haupteinsatzgebiet von Bayöl sind Haarpflegemittel. Man geht davon aus, dass es die Kopfhaut anregt, das Aussehen von strähnigem und fettigem Haar verbessert, das Haarwachstum fördert und Schuppen bekämpft. Auch wird angenommen, dass es bei Muskelschmerzen und -problemen helfen kann. Doch da es mäßig giftig ist, empfehlen wir andere Öle, die sicherer und wirksamer sind.

VORSICHT

— *Geben Sie maximal 1 Tropfen Bayöl auf 2 TL (10 ml) Trägeröl, wenn Sie eine Mischung für die Haare herstellen möchten.*

— *Beim Hausgebrauch von Aromaölen raten wir streng von der Einnahme ätherischer Öle ab. Im Fall von Bayöl wurden bei der gleichzeitigen Einnahme bestimmter Medikamente unerwünschte und gefährliche Wechselwirkungen beobachtet.*

— *Dieses Öl kann zu Wechselwirkungen mit Pethidin, MAO(Monoaminooxidase)-Hemmern, SSRI (Serotonin-Wiederaufnahme-Hemmern) und Gerinnungshemmern führen. Auch bei Hämophilie (Bluterkrankheit) und anderen Blutungsstörungen, bei Magengeschwüren und in der Rekonvaleszenz nach großen Operationen kann es zu negativen Wechselwirkungen kommen.*

TIPP

— *Kinder und gebrechliche, ältere oder rekonvaleszente Menschen benötigen 50 % weniger Aromaöl als andere Menschen.*

Benzoe *Styrax benzoin*

Benzoe- oder Styrax-Resinoid wird aus einem rohen Harz gewonnen, das durch Anritzen der Rinde aus dem Benzoe- oder Styraxbaum austritt. Es handelt sich hier nicht um ein echtes ätherisches Öl. Das Harz wird in Alkohol oder Benzol gelöst und das Lösungsmittel dann unter Vakuum wieder entzogen. Zurück bleibt ein sogenanntes Resinoid, ein klebrig-harziger Rückstand. Je nachdem in welcher Form Sie das Resinoid erhalten, kann es erforderlich sein, es vor der Zugabe zu einem Rezept zunächst im Wasserbad (oder durch Reiben zwischen den Handflächen) zu erwärmen und geschmeidiger zu machen.

Styrax Benzoe wird seit Jahrtausenden in Asien dem Weihrauch beigegeben, um mit den Dämpfen böse Geister zu vertreiben. Der Geruch wird als vanilleähnlich beschrieben, obwohl eine harzige Grundnote vorhanden ist. Benzoe harmoniert mit Gewürzölen, Bergamotte, Zypresse, Wacholder, Lavendel, Myrrhe, Petitgrain und Sandelholz.

ANWENDUNG

- Benzoe hilft bei bakteriellen oder Pilzinfektionen der Haut, wirkt entzündungshemmend und antioxidativ. Es ist ein nützlicher Bestandteil in Mischungen gegen Hautreizung und Juckreiz (z. B. bei Dermatitis) und kann hervorragend Cremes gegen rissige, trockene und zerschundene Haut beigemischt werden.
- Benzoe strafft und stärkt das Gewebe, stoppt äußere Blutungen, unterstützt die Wundheilung und reduziert Körpergeruch. Dank seiner heilenden und konservierenden Wirkung kann es verwendet werden, um Salben, Cremes oder Lotionen herzustellen. Es wird auch gerne als Fixativ für Parfüm angewendet.
- Benzoe wirkt wärmend, stärkend und schleimlösend, weshalb es gern gegen Atemwegserkrankungen wie Asthma, Bronchitis, Husten, Erkältung und Kehlkopfentzündung eingesetzt wird.
- Die wärmenden Eigenschaften des Benzoe helfen gegen Arthritis, Gicht, Durchblutungsstörungen und Rheuma. Da es ebenfalls den Harnfluss anregt, wird es auch gern gegen Blasenentzündung und Harnwegsinfekte verwendet.
- Benzoe beeinflusst das Unterbewusstsein sanft, aber kraftvoll, und löst versteckte Widerstände und Spannungen auf. Es tröstet und erleichtert trauernde, einsame, gestresste und seelisch erschöpfte Menschen. Benzoe ist ein Kommunikator: Es hilft in schwierigen und unangenehmen Situationen.

△ VORSICHT

- *Nicht bei Kindern unter 2 Jahren verwenden (es besteht ein geringes Risiko der Hautsensibilisierung).*

FIXATIVE UND KONSERVIERUNGSMITTEL

Benzoeharz wird in der Parfümindustrie als Fixativ verwendet. Ein Fixativ verlangsamt die Verdunstung flüchtiger Stoffe. In der Parfümherstellung dient ein Fixativ dazu, den Duft zu bewahren und die Stabilität der Zusammensetzung des Parfüms zu verbessern.
Ein Konservierungsmittel hingegen wird hinzugefügt, um die Haltbarkeit und Lagerungsfähigkeit zu verlängern, indem es das Bakterienwachstum hemmt. Ätherische Öle wie Zimt, Ingwer und Nelke besitzen konservierende Eigenschaften und werden häufig in der Lebensmittelindustrie verwendet.

Bergamotte *Citrus bergamia*

TIPP

— *Bergapten-freies Bergamotteöl (furocumarinarm FCF) ist rektifiziertes ätherisches Öl, aus dem die fototoxischen Bestandteile entfernt worden sind. Das Aroma dieses Öls ist jedoch deutlich schwächer als das des klassischen Bergamotteöls.*

VORSICHT

— *Bergamotteöl kann bei empfindlicher Haut zu Reizungen führen, wenn es abgestanden oder oxidiert ist. Bewahren Sie das Öl gut verschlossen in einer dunklen Glasflasche im Kühlschrank auf.*

— *Verwenden Sie in Mischungen nicht mehr als 1–2 % dieses Öls. Verwenden Sie 1 Tropfen pro 3 TL (15 ml) Trägeröl, um das Risiko einer Fototoxizität (Seite 20) zu reduzieren.*

— *Tragen Sie kein Bergamotteöl auf die Haut auf, wenn Sie innerhalb der folgenden 12 Stunden in die Sonne oder in ein Sonnenstudio gehen.*

— *Stellen Sie sicher, dass dieses Öl nicht versehentlich verschluckt werden kann. Bei der gleichzeitigen Einnahme bestimmter Medikamente wurden negative Wechselwirkungen beobachtet.*

Bergamotte ist ein kleiner, zarter Baum, der hauptsächlich in Süditalien wächst. Er trägt kleine, runde Früchte, die Orangen ähneln, jedoch birnenförmig sind. Das Bergamotteöl wird kurz vor der Reife aus der Schale der Frucht gepresst. Es gibt dem Earl Grey Tee seinen einzigartigen Geschmack. Der Duft ist eine köstliche Mischung aus den Aromen von Zitrusfrüchten und Blumen. Das Öl harmoniert mit Zypresse, Geranium, Lavendel, Zitrone, Neroli, Palmarosa, Patchouli und Ylang Ylang.

In der italienischen Volksmedizin wurde Bergamotteöl seit jeher gegen Fieber und Darmparasiten eingesetzt. Das Öl wird als Fixativ in Kosmetikprodukten und Parfüms verwendet und ist der wichtigste Bestandteil von Kölnisch Wasser.

ANWENDUNG

— Bergamotteöl eignet sich hervorragend für viele Hautprobleme wie Akne, Ekzeme, Psoriasis (Schuppenflechte), Krätze, Unterschenkelgeschwüre und seborrhoische Hauterkrankungen. Ebenso lindert es Hautreizungen und macht aufgesprungene und trockene Haut wieder weich.

— Bergamotteöl wirkt schmerzlindernd, indem es Nerven betäubt. Es ist antimykotisch, fördert die Wundheilung und beseitigt Hautinfektionen. Es heißt, dass es das Virus, das Lippenbläschen auslöst, hemmt, wenn man 1 Tropfen davon auf die Haut gibt, sobald man das erste warnende Kribbeln spürt. In deodorierenden Mischungen trägt es dazu bei, Körpergeruch zu verringern. Zudem ist es ein hervorragendes persönliches Insektenschutzmittel.

— Bergamotteöl stärkt das Verdauungssystem und die Körpersysteme insgesamt. Ebenso lindert es Krämpfe in Darm und Gebärmutter.

HAUTREAKTIONEN

Ätherische Öle, die bestimmte chemische Bestandteile wie Limonen enthalten, können Hautreizungen verursachen, wenn sie oxidieren, sprich mit Sauerstoff (aus der Luft) reagieren. Bewahren Sie das Öl daher gut verschlossen in einer dunklen Glasflasche im Kühlschrank oder im kühlen Keller auf.

- Bergamotteöl wirkt harntreibend und desinfizierend im Urogenitaltrakt. Daher wird es zur Behandlung von Blasenentzündungen und Harnwegsinfekten verwendet.
- Als Inhalation oder in einer Erkältungssalbe wird Bergamotteöl gegen Atemwegsinfekte verwendet. Seine antiseptische Wirkung lindert die Symptome von Bronchitis, Husten, Erkältung und Kehlkopfentzündung.
- Dank seiner stark belebenden und entspannenden Eigenschaften ist Bergamotteöl eines der wichtigsten Öle für Aromasprays und Aromazerstäuber, aber auch für Bade- und Massageölmischungen. Seine stimmungsaufhellende Wirkung macht es zu einem beliebten Mittel gegen psychische, mentale und emotionale Zustände wie Angst und Depressionen. Verwenden Sie Bergamotteöl zusammen mit anderen belebenden und tröstenden Ölen wie Rose, Römische Kamille und Sandelholz, um die Stimmung zu stabilisieren.
- Eine Forschungsstudie über die Auswirkung von ätherischem Bergamotteöl auf Körper und Geist konnte eine beruhigende Wirkung nachweisen. Daher ist es besonders geeignet für Inhalatoren und Aromazerstäuber gegen Unruhe und Schlaflosigkeit.

Bitterorange (Orange, bitter)

Citrus aurantium var. amara

Zwar sind Bitterorange und Orange in der Aromatherapie austauschbar, doch die Öle werden von verschiedenen Arten gewonnen. Manche Experten sind der Meinung, dass die Bitterorange eine Hybride aus Mandarine (Citrus reticulata) und Pampelmuse (C. maxima) ist (die der Grapefruit im Geschmack stark ähnelt). Die Bitterorange ist kleiner und dunkler als die Orange. Ihr ätherisches Öl hat einen frischeren und grüneren Duft, der sich in Mischungen sehr gut macht. Es wird in kommerziellen Abführmitteln und Verdauungsprodukten verwendet. Die Wirkung der Bitterorange als Antihistaminikum und zur Linderung von Schwellungen (Ödemen) wurde wissenschaftlich untersucht.

△ VORSICHT

- *Bitterorangenöl kann bei empfindlicher Haut zu Reizungen führen.*
- *Es kann zu Sensibilisierung der Haut führen, wenn es abgestanden oder oxidiert ist. Bewahren Sie das Öl gut verschlossen in einer dunklen Glasflasche im Kühlschrank auf. Die Haltbarkeit von Zitrusölen beträgt 1–2 Jahre.*
- *Tragen Sie kein Bitterorangenöl auf die Haut auf, wenn Sie innerhalb der folgenden 12 Stunden in die Sonne gehen.*
- *Verwenden Sie 1 Tropfen pro 1 TL (5 ml) Trägeröl, um das Risiko der Fototoxizität zu reduzieren.*

Cajeput *Melaleuca leucadendra var. cajuputi*

Der hohe, kräftige und robuste Cajeputbaum, der auch Silberbaum-Myrtenheide genannt wird, wächst vom östlichen Indonesien bis zum nördlichen Australien. Er gehört zur Gattung Melaleuca (Myrtenheiden) und zur gleichen Familie wie Eukalyptus, Nelke, Myrte, Teebaum und Niaouli. Und genau wie diese Öle besitzt auch Cajeput die Fähigkeit, Infektionen erfolgreich zu bekämpfen und ihnen vorzubeugen.

Das Öl wird mit Wasserdampf aus den Knospen, Blättern und Zweigen destilliert. Sein Duft ähnelt Eukalyptus, ist jedoch süßlicher. Cajeput harmoniert mit Angelikawurzel, Bergamotte, Nelke, Geranie, Lavendel, Niaouli, Muskatnuss, Rosenholz und Thymian. Aufgrund seiner keimtötenden Wirkung wird er in Arzneimittelzubereitungen verwendet, aber auch in der Zubereitung von Seifen, Reinigungsmitteln und Kosmetika.

Cajeput hat sich als eines der wirksamsten ätherischen Öle im Einsatz gegen Bakterien erwiesen, etwa gegen Escherichia coli (E.coli), Staphylococcus aureus und Streptococcus faecalis, aber auch gegen Candida albicans. Das macht es zu einem sinnvollen Bestandteil von Reinigungsprodukten und Aromasprays. Ein paar Tropfen dieses Öls in einem Aromazerstäuber oder einer Duftlampe im Krankenzimmer können eine keimarme Umgebung schaffen.

△ VORSICHT

- *Nicht bei kleinen Kindern anwenden! Cajeput kann das Nervensystem eines Kindes schädigen und Atembeschwerden auslösen.*
- *Cajeput darf nicht zusammen mit homöopathischen Mitteln verwendet werden, da das ätherische Öl die Wirkung homöopathischer Medikamente aufhebt. Dies trifft auf einige Aromaöle mit hohem 1,8-Cineol- und Kamferanteil zu.*

ANWENDUNG

- Cajeputöl lindert Insektenstiche oder -bisse, Akne, Psoriasis (Schuppenflechte) und Pickel. Es wirkt schmerzlindernd, indem es Nerven betäubt, und tötet Erreger ab. Zudem ist es ein hervorragendes Insektenschutzmittel.
- Aufgrund seiner Ähnlichkeit mit Teebaumöl kann Cajeputöl immer dann eingesetzt werden, wenn Teebaumöl gefragt ist. Ganz besonders wirksam ist es gegen rheumatische Schmerzen, Arthritis sowie Muskelkater oder -schmerzen. Ebenso lindert es Krämpfe in Darm und Gebärmutter.
- Cajeputöl verfügt über schleimlösende, tonisierende und desinfizierende Eigenschaften. Das macht es zu einem wunderbaren Mittel für die Atemwege; es wirkt schleimlösend und auswurffördernd sowie schweißtreibend und kühlt bzw. senkt Fieber. Asthma, Bronchitis, Sinusitis, Halsschmerzen, fiebrige Erkältungen, Kehlkopfentzündung und Virusinfektionen sprechen sehr gut auf Cajeputöl an, vor allem, wenn es in Bädern, Massagen, Aromasprays und zur Inhalation angewendet wird. Letztere ist allerdings für Asthmatiker nicht geeignet.
- Seine desinfizierenden Eigenschaften machen Cajeput auch sinnvoll für die Behandlung von Blasenentzündungen und Harnwegsinfektionen. Bei Zahnschmerzen wirkt es leicht schmerzstillend.

Cardamom *Elettaria cardamomum*

Cardamom ist ein großer Strauch mit langen, seidigen Blättern. Aus seinen Blüten und Samen wird das Öl dampfdestilliert. Es ist mit Ingwer verwandt und beide haben viele gemeinsame Eigenschaften, besonders die Fähigkeit, den Körper zu wärmen und zu stärken. Cardamom ist eine Pflanze, die seit über 3000 Jahren zum Kochen, als Medizin, für Parfüm und im Weihrauch verwendet wird. Sein Aroma ist warm und würzig. Es harmoniert mit anderen Gewürzölen, Weihrauch, Geranium bzw. Rosengeranie, Wacholder, Orange, Neroli und Rosenholz.

ANWENDUNG

Hauptsächlich wird Cardamomöl wegen seiner tonisierenden und verdauungsfördernden Wirkung genutzt. Wird es in Bädern, Massagemischungen und heißen Auflagen oder Kompressen angewendet, regt es den Appetit an und lindert Blähungen, Verdauungsstörungen, Übelkeit und Schmerzen bei Durchfall. Es kann auch üblen Mundgeruch infolge schlechter Verdauung reduzieren.

△ VORSICHT

Nicht bei kleinen Kindern anwenden! Cardamom kann das Nervensystem eines Kindes schädigen und Atembeschwerden auslösen.

Cistrose *Cistus ladaniferus syn. C. ladanifer*

Cistrose, auch bekannt als Labdanum (so heißt das Harz, das diese Pflanze absondert), ist einer der ersten Duftstoffe, die alte Kulturen verwendeten. (Myrrhe, die an einigen Stellen der Bibel erwähnt wird, wurde später genauer als Labdanum identifiziert.) Sie ist ein Strauch, der bis zu 3 m hoch wird, mit dunkelgrünen Blättern mit einer hellen pelzig-filzigen Unterseite. Der gesamte Busch ist klebrig, da er Harz absondert. Der Gummi, der durch Kochen der Pflanze in Wasser entsteht, wurde traditionell zum Lösen von Schleim und gegen Durchfall eingesetzt. Das ölige Harz wird in der Parfümherstellung als Fixativ (Seite 45) verwendet, um einen Duft zu verankern.

Cistrosenöl stärkt das Immunsystem und unterstützt die Behandlung von Erkältungskrankheiten, einschließlich Bronchitis und Husten. In der Fleischproduktion wird es häufig verwendet, um Oxidation zu vermeiden.

Das ätherische Öl der Cistrose wird durch Destillation der ganzen Pflanze, inklusive der extrem zarten, papierenen weißen Blüten, gewonnen. Es kann blassgelb bis olivgrün gefärbt sein. Es besitzt ein warmes, berauschendes, krautiges und zugleich würziges Aroma, weshalb es häufig in Parfüms zu finden ist, die als »orientalisch« beschrieben werden. Es harmoniert mit Ölen der Kieferngewächse und schwereren Düften wie Patchouli, Sandelholz und Vetiver.

Verschiedene Cistrosenextrakte haben sich als antimikrobiell erwiesen, sie sind wirksam gegen Pilzinfektionen (Candida) und verschiedene bakterielle Erkrankungen inklusive MRSA (Methicillin-resistenter Staphylococcus aureus) und geschwürbildende Bakterien im Magen-Darm-Trakt. Das macht Cistrose zu einem wichtigen Mittel zur Behandlung und Vorbeugung vieler Infektionen.

△ VORSICHT

- *Cistrosenöl kann zu Sensibilisierung der Haut führen, wenn es abgestanden oder oxidiert ist. Bewahren Sie das Öl gut verschlossen in einer dunklen Glasflasche an einem kühlen Ort auf.*
- *Nicht unverdünnt anwenden! Dieses Öl muss stets mit einem Trägeröl oder einer Lotion verdünnt werden.*

ANWENDUNG

- Cistrosenöl wird häufig Hautpflegeprodukten für reife Haut beigemischt, um Falten zu mindern. Es hilft auch, Narben verblassen zu lassen, und beruhigt entzündete Haut.
- Aufgrund der antiviralen und antiinfektiösen Eigenschaften von Cistrosenöl können ein paar Tropfen davon in einem Aromazerstäuber oder einer Duftlampe im Krankenzimmer bei häufigen Kinderkrankheiten helfen, wie zum Beispiel Windpocken, Masern oder Keuchhusten.
- Cistrosenöl beruhigt das Nervensystem. Es macht sich gut in Mischungen gegen chronisches Erschöpfungssyndrom, Fibromyalgie, Angstzustände und Schlaflosigkeit. Mischen Sie es mit Lavendel, Sandelholz und Vetiver für eine beruhigende Wirkung; geben Sie die Mischung am Ende des Tages in ein warmes Bad.

Citronella *Cymbopogon nardus*

Die Zitronengräser sind eine Pflanzengattung mit über 50 Arten von Gräsern. Einige von ihnen haben aromatische Blätter, die für die Ölgewinnung sehr wertvoll sind. Dazu gehören Lemongras bzw. westindisches Lemongras (C. citratus) und Palmarosa (C. martinii var. martini). Das Öl wird aus allen Pflanzenteilen destilliert. Citronella wird überall auf der Welt in großem Umfang für Seifen, Kerzen, Parfüms und Würzmischungen verwendet.

In den USA wird es am häufigsten in Insektenschutzmitteln angewendet. In Kanada und der EU ist es in diesen Präparaten nicht mehr enthalten, allerdings nicht aus Sicherheitsgründen. In Kanada haben die Hersteller nicht genügend Daten für die Risikobewertung der Auswirkungen auf die menschliche Gesundheit vorgelegt. In der EU wurde Citronella im Rahmen der Biozid-Richtlinie nicht fristgerecht als Insektenschutzmittel bei der Europäischen Kommission registriert.

Citronella hat sich als wirksamer Bestandteil bei der Behandlung von Kopfläusen bewährt. Sein Duft ist rein, stark und zitronig. Es harmoniert mit Bergamotte, Eukalyptus, Geranium bzw. Rosengeranie, Lavendel, Neroli, Pfefferminze, Petitgrain und Ylang Ylang.

ANWENDUNG

- Citronellaöl wird vor allem in Aromasprays und für Einreibungen verwendet, um Insekten zu vertreiben (insbesondere Stechmücken). Es wirkt sowohl beim Menschen als auch beim Tier. Wird es einem unparfümierten Shampoo beigemischt, kann es Kopfläuse abwehren oder vertreiben. Es kann Deo-Mischungen hinzugefügt werden, die übermäßiges Schwitzen reduzieren, aber Vorsicht: Der Duft ist sehr markant und übermächtig.
- Citronella lindert Depressionen, es regt den Geist an und macht den Kopf frei von depressiven Gedanken.

△ VORSICHT

- *Wir raten generell davon ab, ätherische Öle einzunehmen. Insbesondere bei Citronellaöl ist das wichtig, denn bei der gleichzeitigen Einnahme bestimmter Medikamente wurden unerwünschte und gefährliche Wechselwirkungen beobachtet.*

Douglasie *Pseudotsuga menziesii*

Der auch als Douglasfichte bekannte Baum ist im westlichen Nordamerika heimisch und auch in Nordeuropa zu finden. Der Name ist irreführend, denn er gehört zu den Kieferngewächsen, nicht zu den Fichten. Der Baum wächst in der Regel bis zu 75 Meter hoch, wobei es auch fast 120 Meter hohe Exemplare gibt.

Das Öl wird durch Destillation aus den Nadeln und Zweigen gewonnen. Es ist blassgelb und hat einen süßlichen, kiefernartigen Duft mit blumigen Akzenten. Stellen Sie sich vor, Sie stehen an Weihnachten in einem Blumenladen und atmen das Aroma der vorhandenen Kiefernzweige gemischt mit dem all der anderen Blumen ein – das ist Douglasie. Es harmoniert mit anderen Ölen der Kiefernfamilie, wie Zedernholz, Bergamotte und Limette.

Douglasie wird traditionell gegen Durchfall, Blasenentzündung und Schleimhautentzündung des Dickdarms (Colitis) eingesetzt, außerdem als Hautpflegemittel. Aufgrund ihrer chemischen Zusammensetzung hat sie antioxidative, entzündungshemmende und krampflösende Wirkungen und kann Knochenabbau vermeiden. Untersuchungen haben gezeigt, dass das Öl auch eine antibakterielle Wirkung hat. Zudem klärt und erfrischt es den Geist und bringt den Körper ins Gleichgewicht.

△ VORSICHT

- *Douglasienöl kann zu Sensibilisierung der Haut führen, wenn es abgestanden oder oxidiert ist. Bewahren Sie das Öl gut verschlossen in einer dunklen Glasflasche an einem kühlen Ort auf.*
- *Nicht unverdünnt anwenden! Dieses Öl muss stets mit einem Trägeröl oder einer Lotion verdünnt werden.*

ANWENDUNG

- Aufgrund ihrer natürlich deodorierenden Wirkung kann Douglasie in einem Aromaspray oder Aromazerstäuber unangenehme Gerüche neutralisieren. Der Duft ruft Urlaubsgefühle hervor.
- Douglasie wirkt antiviral und bekämpft, gemischt mit den ätherischen Ölen von Manuka, Zitrone und Zypresse, Infektionen in der Erkältungs- und Grippezeit, zudem ist sie schleimlösend und auswurffördernd.
- Ihr angenehmes und erfrischendes Aroma hebt die Stimmung.

Echter Lorbeer, Süßlorbeer

Laurus nobilis

Der Echte Lorbeer oder Süßlorbeer ist ein großer, stattlicher Baum und darf nicht mit dem Westindischen Lorbeer (Seite 44) (Pimenta racemosa) verwechselt werden. Er hat glänzend dunkelgrüne Blätter und wird oft als Zierstrauch in Kübeln gepflanzt. Die Blätter, die würzig duftend sind, werden in der Küche verwendet. Auch werden sie zu getrockneten Lebensmitteln gegeben, um Ungeziefer wie Korn- oder Rüsselkäfer abzuschrecken. Die alten Griechen und Römer flochten aus ihnen die Kränze, mit denen sie die Häupter ihrer Sieger schmückten.

Das Öl wird mit Wasserdampf aus den Blättern und Zweigen destilliert. Es hat einen würzigen, fast medizinischen Duft und harmoniert gut mit Muskatellersalbei, Atlaszeder, Zitronenöl, Zypresse, Eukalyptus, Ingwer, Lavendel, Majoran, Rosmarin und allen Gewürzölen. Kommerziell wird es in vielen Produkten eingesetzt, von Waschmitteln über Kosmetika bis hin zu Parfüms. Ebenso wird es verarbeiteten Nahrungsmitteln zugesetzt.

△ VORSICHT

- *Vermeiden Sie Lorbeeröl, wenn Sie schwanger sind oder stillen.*
- *Nicht auf geschädigter Haut anwenden. Verwenden Sie nicht mehr als 1 Tropfen pro 2 TL (10 ml) Trägeröl.*
- *Nicht zum Baden geeignet, da es hautreizend wirken kann.*
- *Nicht für Kinder unter 2 Jahren geeignet.*

Die Forschung zeigt, dass Lorbeer gewisse antioxidative Eigenschaften besitzt. Das macht Echten Lorbeer zu einem milden Booster für das Immunsystem und zu einem guten Mittel gegen Grippe, Infektionskrankheiten und Bronchitis.

ANWENDUNG

- Wie auch andere Gewürzöle unterstützt Lorbeeröl das Verdauungssystem und stärkt Leber und Gallenblase.

- In kleinen Mengen (1 Tropfen in 2 TL [10 ml] Pflanzenöl) kann es zur Bauchmassage verwendet werden zur Linderung von Blähungen, Verdauungsbeschwerden und Appetitlosigkeit.
- Lorbeeröl kann zu Mischungen hinzugefügt werden, die zur Inhalation und Massage bei Fieber, Infektionskrankheiten und Bronchitis eingesetzt werden.
- In einer Massageölmischung kann Lorbeeröl gegen Lymphstau wirken und Schmerzen aufgrund geschwollener Lymphknoten lindern.

Eukalyptus *Eucalyptus globulus*

Der Blaue Eukalyptus liefert eines der stärksten natürlich desinfizierenden Öle. Das ätherische Öl des Eukalyptus wird vorwiegend aus den frischen Blättern und Zweigen des Eukalyptus globulus destilliert, dem beliebten hohen und majestätischen Tasmanischen Blaugummibaum. Es hat einen reinen, kampferartigen und reinigenden Duft, der mit Lavendel, Kiefer und Rosmarin harmoniert. Eukalyptus ist ein sehr kraftvolles Öl, also verwenden Sie es mit Bedacht. Wenn ein Rezept 1 Tropfen vorgibt, dann reicht das auch völlig!

E. globulus enthält etwa 75% Oxide, die das Körpersystem anregen. Es hilft in der kalten und grippeanfälligen Jahreszeit, da es antiviral, abschwellend und schleimlösend wirkt.

Und obgleich E. globulus wohl die beliebteste Eukalyptusart ist, sollten Sie die Vorzüge der anderen nicht unberücksichtigt lassen. Ein genauerer Blick auf die chemischen Unterschiede kann Ihnen helfen zu entscheiden, welche Eukalyptusart am besten zu den Beschwerden passt.

ANDERE EUKALYPTUSARTEN

Auch die Öle einiger anderer Eukalyptusarten werden in der Aromatherapie verwendet; zu diesen gehören

- der duftende Zitroneneukalyptus (E. citriodora syn. Corymbia citriodora);
- der kühlende Eukalyptus dives, der schleimlösend wirkt;
- der Pfefferminz-Eukalyptus (E. radiata) mit mildem Aroma;
- der Eukalyptus smithii, der sanfter ist und besonders für Kinder gut geeignet ist;
- der Eukalyptus staigeriana mit seinem zitronigen Aroma, der dank seiner ausgewogenen Chemie hervorragend für Frauenprobleme geeignet ist.

VORSICHT

- *Verwenden Sie E. globulus, E. radiata oder E. smithii nicht auf oder in der Nähe des Gesichts von Säuglingen und Kindern unter 10 Jahren.*
- *Wenn Sie unter Dermatitis leiden, verwenden Sie für äußerliche Anwendungen wie Massagen oder Körperlotionen (aufgrund ihres hohen 1,8-Cineol-Gehalts) nicht mehr als 1 Tropfen E. globulus, E. radiata oder E. smithii pro 1 TL (5 ml) Trägeröl oder Lotion. Verwenden Sie, wenn möglich, besser E. staigeriana, E. dives oder E. citriodora.*

TIPP

- *Träufeln Sie einige Tropfen Eukalyptusöl auf ein Taschentuch und legen Sie es auf Ihren Nachttisch. Das befreit die Nase und lässt Sie besser einschlafen.*

Eukalyptus citriodora (Zitroneneukalyptus) enthält fast 80 % Aldehyde. Dies macht es zu einem sehr entspannenden Öl, das beruhigend auf Nerven, Atmung und Blutdruck wirkt. Außerdem ist es durch das Zusammenspiel seiner bakteriziden Bestandteile eine hervorragende Ergänzung in natürlichen Reinigungsmitteln.

Die chemische Zusammensetzung von Eukalyptus dives weicht von der anderer Eukalyptusarten deutlich ab. Er enthält vorwiegend Ketone und Monoterpene und sein pfefferminz- und kampferartiges Aroma beruhigt die Atemwege. Es ist sinnvoll in Sportmischungen und Mischungen zur Behandlung von Arthritis, Rheuma, Muskelschmerzen und Verstauchungen.

Eukalyptus radiata enthält weniger 1,8-Cineol und gilt als sanfter als der bekannte Blaue Eukalyptus, E. globulus, wirkt dabei jedoch ähnlich wärmend und wohltuend bei Atembeschwerden.

Eukalyptus smithii enthält mehr 1,8-Cineol und wurde früher besonders für den Einsatz bei Kindern empfohlen. Diese Annahme beruhte auf empirischen Daten und der Idee, dass irgendeine Art von natürlichem Antagonismus dieses Öl milder mache als das von E. globulus. Es gibt allerdings keinerlei Untersuchungen, die diesen Gedanken stützen.

Eukalyptus staigeriana hat einen angenehm leichten Zitronenduft. Da es vielfältige Anteile der unterschiedlichen chemischen Familien besitzt, ist es ein sehr ausgewogenes Öl. Es wirkt leicht schleimlösend und beruhigend sowohl auf Verdauungsbeschwerden als auch auf Stress im Allgemeinen. Darüber hinaus stimuliert es das Immunsystem. Es ist ein sanftes Öl, das gut für Ältere und kleine Kinder geeignet ist.

ANWENDUNG

- E.-globulus-Öl wird bei der Behandlung von Verbrennungen, Blasen, Schnitten, Herpesausschlag und Wunden angewendet, weil es bakterielles Wachstum verhindert, das Wachstum von Viren in geschädigtem Gewebe bremst und schmerzlindernd wirkt, indem es die Nerven betäubt. Es ist eines der besten Öle für Mischungen, die Kopfläuse töten und Insektenstiche oder -bisse lindern sollen. Es wirkt auch als Insektenschutzmittel. In niedrigen Konzentrationen kann es bei Lippen- oder Genitalherpes in Cremes angewendet werden.
- Als Zusatz zu Bade- und Massageölen oder -cremes lindert das Öl des E. globulus Muskelkater, Körperschmerzen, Rheuma und rheumatoide Arthritis.

WELCHEN EUKALYPTUS KAUFEN SIE GERADE?

Es gibt viele verschiedene Arten von Eukalyptus, die alle leicht unterschiedliche Heilqualitäten besitzen. Achten Sie auf den botanischen Namen auf der Flasche, um sicherzugehen, dass Sie das richtige Öl kaufen.

- Eukalyptus ist seit Langem dafür bekannt, dass er Fieber senken kann und die Atemwege schützt, da er schleimlösend und auswurffördernd wirkt bei Bronchitis, Husten, Grippe, Nebenhöhlenentzündung (Sinusitis) und Halsentzündungen. E. radiata soll stark schleimlösend wirken, insbesondere wenn man es mit E. smithii mischt.
- Eukalyptusöl in einem Fußbad ist das beste Mittel bei Fieberschüben.
- Verwenden Sie es in Inhalationen oder Aromasprays, wenn die eben genannten Erkrankungen oder Windpocken oder Masern ausbrechen. Die antiviralen und antibakteriellen Eigenschaften des Eukalyptus hemmen das weitere Wachstum von Bakterien oder Viren und verhindern so, dass sich die Krankheit weiter ausbreitet. Das wird zugleich die gesunden Familienmitglieder etwas schützen. In Aromasprays verhindern seine antibakteriellen und antiviralen Eigenschaften die Ausbreitung von Epidemien und Krankheiten. Ein Forscher hat festgestellt, dass bei einer Konzentration von lediglich 2 % Eukalyptusöl in einem Aromaspray 70 % der Staphylokokken in der Luft abgetötet werden.
- Eine heiße Kompresse mit Eukalyptusöl steigert den Harnfluss, und in Verbindung mit den weiteren Eigenschaften des ätherischen Öls werden Blasenentzündung und Harnwegsinfektionen gelindert.
- Eukalyptusöl kann aber noch mehr: Es entfernt Verschmutzungen und Fettflecken aus der Kleidung. Bitte waschen Sie die Kleidungsstücke danach mit heißem Wasser aus und lassen Sie sie an der Luft trocknen (siehe »Vorsicht«).
- Eukalyptus wirkt auf jeden Fall klärend auf das Gehirn, es reinigt den Geist wie eine frische Brise und steigert die Konzentrationsfähigkeit.

△ VORSICHT

- *Bewahren Sie Eukalyptusöl nicht in der Nähe homöopathischer Mittel auf und verwenden Sie es auch nicht gleichzeitig mit ihnen, denn es kann deren Wirkung aufheben.*
- *Beim Hausgebrauch raten wir generell von der Einnahme ätherischer Öle ab. Insbesondere beim Öl des E. staigeriana ist das wichtig, denn auch wenn es nur äußerlich angewendet wird, sind unerwünschte und gefährliche Wechselwirkungen mit bestimmten Opiaten, Anästhetika, Antiepileptika, Antidepressiva, Chemotherapeutika, Antiöstrogenen, Stimulanzien und Reverse-Transkriptase-Hemmern bekannt.*
- *Man weiß von Bränden, die in Wäschetrocknern ausgebrochen sind, weil ätherische Öle (manchmal auch Pflanzenöle) in der Waschmaschine nicht gründlich genug aus den Stoffen ausgewaschen worden waren. Um sicherzustellen, dass das Waschmittel die Öle lösen kann, waschen Sie bei mindestens 40 °C.*

△ VORSICHT

- *Beim Hausgebrauch raten wir generell von der Einnahme ätherischer Öle ab. Insbesondere bei Fenchelöl ist das wichtig, denn bei der gleichzeitigen Einnahme bestimmter Medikamente wurden unerwünschte und gefährliche Wechselwirkungen beobachtet, etwa bei Diabetesmedikamenten und Gerinnungshemmern. Doch auch bei Rekonvaleszenz nach großen Operationen, Magengeschwüren, Hämophilie und anderen Blutkrankheiten können unangenehme Nebenwirkungen auftreten.*
- *Fenchelöl kann zu Sensibilisierung der Haut führen, wenn es abgestanden oder oxidiert ist. Bewahren Sie das Öl gut verschlossen in einer dunklen Glasflasche an einem kühlen Ort auf.*
- *Nicht unverdünnt anwenden! Dieses Öl muss stets mit einem Trägeröl oder einer Lotion verdünnt werden.*
- *Meiden Sie Fenchelöl, wenn Sie schwanger sind oder stillen, aber auch bei östrogenabhängigem Krebs, Endometriose und Gerinnungsstörungen.*
- *Meiden Sie Fenchel, wenn Sie unter Epilepsie leiden. Verwenden Sie es nicht in Mischungen für Kinder unter 5 Jahren.*

Fenchel *Foeniculum vulgare*

Der anmutige und ausdauernde Fenchel ist ein beliebtes Küchenkraut. Seine Samen werden in Currys und würzigen Gerichten verwendet, die Blätter sind köstlich zu Fisch und Meeresfrüchten. Seine Heilwirkung ist wohlbekannt. Es wird erzählt, dass Karl der Große ein Dekret erließ, dass in jedem Garten seines Reiches Fenchel wachsen solle. Süßfenchel (Foeniculum vulgare var. dulce) ist weniger sensibilisierend und ist daher die Varietät, die in der Aromatherapie verwendet wird. Die Samen werden zerstoßen und zu einem ätherischen Öl destilliert, dessen Duft an Anis erinnert. Er harmoniert mit Weihrauch, Geranium bzw. Rosengeranie, Lavendel, Rose und Rosmarin. Der Gemüsefenchel (F. azoricum) ist eng mit ihm verwandt, wird aber – wie der Name schon nahelegt – nur als Gemüse verwendet.

ANWENDUNG

- Fenchel ist ein reinigendes Tonikum für fettige Haut. Er ist dafür bekannt, dass er die Entstehung von Falten verzögert (vielleicht wegen seiner östrogenartigen Eigenschaften).
- Am bekanntesten ist Fenchel für seine tonisierende, krampflösende und reinigende Wirkung auf das Verdauungssystem. Er reinigt die Leber und lindert Verdauungsbeschwerden wie Verstopfung, Krämpfe und Spasmen, Koliken, Übelkeit, Blähungen und Schluckauf.
- Fenchelöl ist ein wirksames Antioxidans und beseitigt beschädigte Zellen, die sonst krank machen würden. Es ist das wichtigste Öl bei der Behandlung von Alkoholismus. Es erhöht den Energiepegel und beschleunigt die Drüsenfunktion, stärkt Leber, Nieren, Milz und das Verdauungssystem. Zusätzlich hilft es, Toxine auszuleiten. Fenchelöl darf jedoch nicht verwendet werden, wenn ein Magengeschwür vorliegt.
- Die östrogenartigen und spasmolytischen Eigenschaften des Fenchels wirken auf das Fortpflanzungssystem und lindern sowohl Krämpfe in der Gebärmutter als auch PMS und regulieren spärliche oder unregelmäßige Menstruationsblutungen sowie Wassereinlagerungen. Fenchel regt die Nebennieren zur Östrogenbildung an, wenn die Eierstöcke ihre Funktion eingestellt haben. Auf diese Weise gleicht er Unregelmäßigkeiten der Menopause aus, die von schwankenden Hormonpegeln ausgelöst werden. Bei stillenden Müttern fördert er die Milchproduktion.
- Fenchel wirkt stimmungsaufhellend und tröstend, er macht Mut zur Veränderung.

Galbanum *Ferula galbaniflua communis*

Galbanum ist ein Strauch aus dem Mittelmeerraum, der ein Gummi bzw. öliges Harz produziert, aus dem das ätherische Öl destilliert wird. Galbanum, der zuweilen »Riesenfenchel« genannt wird, jedoch nicht mit dem Küchengewürz verwandt ist, wird schon seit Urzeiten als Räuchermittel und in rituellen Ölen verwendet. In Ägypten war es ein wichtiger Bestandteil beim Einbalsamieren, da es stark konservierende Wirkung hat. Sein Duft ist rauchig und holzig und harmoniert mit blumigen und holzigen ätherischen Ölen.

ANWENDUNG

- Galbanum hat wundheilende, entzündungshemmende und desinfizierende Eigenschaften, weshalb es die Behandlung von Hautproblemen wie Abszesse, Akne, Furunkel, Entzündungen und Wunden unterstützt. Anderen Mischungen hinzugefügt wirkt es straffend bei reifer Haut.
- Es wird häufig verwendet, um die Atemwege zu stärken, denn es wirkt schleimlösend und auswurffördernd, lindert Asthma und beruhigt Bronchialkrämpfe und chronischen Husten.
- Aufgrund seiner betäubenden/analgetischen und entzündungshemmenden Wirkung kann Galbanum in Lotionen und Massageölmischungen angewendet werden, die Muskelschmerzen lindern sollen.
- Im Rahmen einer Bauchmassage kann es bei Verdauungsbeschwerden, Blähungen und Magenkrämpfen Erleichterung schenken.

△ VORSICHT

- *Galbanumöl kann zu Sensibilisierung der Haut führen, wenn es abgestanden oder oxidiert ist. Bewahren Sie das Öl gut verschlossen in einer dunklen Glasflasche an einem kühlen Ort auf.*
- *Nicht unverdünnt anwenden! Dieses Öl muss stets mit einem Trägeröl oder einer Lotion verdünnt werden.*

Grapefruit *Citrus x paradisi*

Grapefruit spielt im Rahmen einer gesunden Ernährung eine wichtige Rolle, egal ob als ganze Frucht oder als Saft. Sie ist reich an Vitamin C und eine beliebte Zutat zum Frühstück. Das beste ätherische Öl wird aus den Schalen frischer reifer Grapefruits gepresst, das destillierte Öl hingegen ist minderwertig. Der Duft des gepressten Öls ist frisch und süß-zitronig und weckt Glücksgefühle. Es harmoniert mit Basilikum, Bergamotte, Geranium bzw. Rosengeranie, Kamille, Palmarosa, Rosenholz, Weihrauch, Ylang Ylang und Zedernholz.

Anders als andere Zitrusöle, die aus Schalen gewonnen werden (Bergamotte, Zitrone, Limette, Bitterorange und Orange), weist Grapefruit

MÜSSEN SIE GRAPEFRUIT MEIDEN?

Wenn Sie bestimmte Medikamente einnehmen, sollten Sie Grapefruitsaft meiden, weil er Dihydroxybergamottin enthält. Dieser Stoff kann zu unerwünschten und gefährlichen Nebenwirkungen führen. Da das aus Pressung gewonnene ätherische Grapefruitöl kein Dihydroxybergamottin enthält, können Sie es in der Aromatherapie auch dann verwenden, wenn Sie keinen Grapefruitsaft trinken dürfen.

ein sehr geringes Risiko für Fototoxizität auf; Sie können es daher als Ersatz für diese Öle verwenden, wenn Ihre Haut dem Sonnenlicht ausgesetzt wird. Ersetzen Sie dabei maximal 4% des Öls. Da Grapefruitöl jedoch schnell oxidiert, sollten Sie es nur in kleinen Mengen kaufen und innerhalb kurzer Zeit verbrauchen.

Eine Studie zeigt, dass das ätherische Öl der Grapefruit gegen im Krankenhaus erworbene Infektionen und antibiotikaresistente Bakterien zu wirken scheint. Dies lässt vermuten, dass Grapefruitöl ein wirksames Desinfektionsmittel zur äußeren/lokalen Anwendung ist, auch bei antibiotikaresistenten Stämmen wie MRSA und Candida-Arten, die auf pilzhemmende Mittel nicht mehr reagieren.

ANWENDUNG

— Grapefruitöl strafft und stärkt das Gewebe und ist hervorragend geeignet in Mischungen für fettige Haut und Akne.
— Es heißt, dass es Milchsäure aus überanstrengten Muskeln abbaut und dadurch Steifheit löst und Muskelkater vertreibt. Es ist auch ein hervorragendes Öl für eine Bade- oder Duschmischung, um Reisemüdigkeit und Jetlag zu verringern.
— Grapefruit stärkt das Verdauungssystem und bringt es ins Gleichgewicht. Ihre reinigende Wirkung auf Nieren, Leber, Gallenblase und das Lymphsystem hilft dem Körper, überschüssige Toxine auszuscheiden.
— Grapefruit ist schlichtweg ein glücklich machendes Öl, das Lethargie und Depressionen bessert, nervöse Erschöpfung lindert und das Gedächtnis stärkt.

△ VORSICHT

— *Grapefruitöl kann zu Sensibilisierung der Haut führen, wenn es abgestanden oder oxidiert ist. Bewahren Sie das Öl gut verschlossen in einer dunklen Glasflasche an einem kühlen Ort auf.*
— *Nicht unverdünnt anwenden! Dieses Öl muss stets mit einem Trägeröl oder einer Lotion verdünnt werden.*

Immortelle (Strohblume)

Helichrysum italicum syn. H. angustifolium

Die Immortelle hat stark duftende gänseblümchenartige Blüten, die trocknen, wenn die Pflanze reift, ihre Farbe und ihren Duft jedoch behalten. Das Öl wird mit Wasserdampf aus den frischen Blüten destilliert, bevor sie trocknen.

Es gibt viele verschiedene Arten von Strohblumen, die jeweils unterschiedliche therapeutische Eigenschaften besitzen. Nur eine Art, die mehrjährige Italienische Immortelle (Helichrysum italicum, auch Italienische Strohblume oder Currykraut genannt) aus dem Mittelmeerraum, wird zur Herstellung des ätherischen Öls genutzt. Ihr Duft ist honigsüß und harmoniert mit Geranium bzw. Rosengeranie, Kamille, Lavendel, Muskatellersalbei, Nelke, Weihrauch und Zitrusölen. Zu therapeutischen Zwecken wird Immortelle am besten synergetisch mit anderen Ölen zusammen verwendet, die die gleiche Heilwirkung haben. Das destillierte Wasser oder Hydrolat, das am Ende der Destillation übrig bleibt, besitzt antioxidative und entzündungshemmende Eigenschaften (siehe »Hydrolate«, Seite 134).

Eine weitere Strohblumenart, die erwähnt werden sollte, ist H. gymnocephalum. In erster Linie wächst sie in Madagaskar, ist süß und krautig, aber kampferartig. Ihr Duft erinnert an Eukalyptus und sie eignet sich gut zur Behandlung von Atemwegserkrankungen, da sie abschwellend wirkt. H. gymnocephalum ist auch hilfreich für die Behandlung von Infektionen und Linderung von rheumatischen Schmerzen. Traditionell wird es wegen seiner antibakteriellen Wirkung als Zutat in Zahnpasta und Deo sowie bei der Behandlung von Wunden im Mund und bei Gingivitis (Zahnfleischentzündung) verwendet. Jedoch ist Vorsicht geboten im Umgang mit H. gymnocephalum. Denn seine chemische Zusammensetzung macht es anfällig für Oxidation, was bei Hautkontakt zu einer Sensibilisierung führen kann.

ANWENDUNG

- Immortellenöl besitzt antiallergische, entzündungshemmende und desinfizierende Eigenschaften, deren Summe es zu einer idealen Zutat für Mischungen macht gegen blaue Flecke, stumpfe Verletzungen, Prellungen, Akne, allergische Reaktionen wie Nesselausschlag, Dermatitis, Ekzeme, Entzündungen, Psoriasis und Wunden. Es fördert das Zellwachstum, was es zu einem wertvollen Bestandteil von Hautpflegeprodukten macht.

- Gemischt mit Lavendel und Mandarine ergibt Immortelle ein wunderbar sicheres und süßes Duftöl, das bei Babys und Kindern gegen Asthma, Bronchitis und Husten verwendet werden kann. Zudem lindert es das beunruhigende »Bellen« beim Keuchhusten.
- Immortelle kurbelt das Immunsystem an und hilft dem Körper, sich gegen Infektionen und Allergien zur Wehr zu setzen. Dieses Öl kann verwendet werden, um Erkältungen, Grippe oder andere Krankheiten, die durch ein geschwächtes Immunsystem ausgelöst werden, zu behandeln.
- In Bade- und Massageölen hilft es gegen Rheuma, Muskelkater oder -schmerzen, Verstauchungen und Zerrungen.
- Immortelle schenkt denjenigen Hoffnung, die glauben, dass das Leben nicht lebenswert sei. Seine antidepressiven Eigenschaften helfen jenen Menschen, die unter Schock stehen oder unter Ängsten, Antriebslosigkeit oder Stress leiden.

Ingwer *Zingiber officinale*

Bereits um 500 vor Christus erwähnte Konfuzius die heilsame Wirkung von Ingwer.

Ingwerwurzel (frisch oder getrocknet und gemahlen) wird schon seit alten Zeiten zum Kochen und in der Medizin benutzt. Auch als pflanzliches Heilmittel bei empfindlichem Magen und Appetitlosigkeit wird sie seit jeher eingesetzt (sie stimuliert den Speichelfluss). In Südasien, der Herkunftsregion des Ingwers, hieß es, sein Geruch schütze vor herumstreichenden Tigern! Das ätherische Öl wird aus dem Rhizom destilliert und hat einen reichen und würzigen Duft, der mit Lavendel, Orange, Petitgrain und Zitrone harmoniert.

Noch immer wird Ingwer hinsichtlich seiner positiven Wirkung auf Krebspatienten untersucht. Laut der American Cancer Society belegen viele Studien die Wirksamkeit von Ingwer gegen postoperative Übelkeit, doch die Ergebnisse variieren je nachdem, ob er vor oder unmittelbar nach einer Operation eingenommen wird. Studien haben ergeben, dass Ingweröl zellschädigend auf Prostata- und Lungenkrebszellen wirkt, nicht jedoch auf Brustkrebszellen.

ANWENDUNG

- Gemäß der Signaturenlehre, einer uralten Theorie, die z. B. die Umrisse und Formen verschiedener Kräuter mit ihrer Fähigkeit, bestimmte Körperteile zu heilen, in Verbindung setzt, weist die äußere Form des Ingwers auf seine Wirksamkeit beim Verdauungssystem hin. Und in der Tat stärkt Ingwer das Verdauungssystem und regt die Produktion von Magensaft an. Ebenso steigert er den Appetit, fördert die Verdauung und lindert Krämpfe in Darm und Gebärmutter. Er wirkt gegen Durchfall und Blähungen. Auch kann er morgendliche Übelkeit und Reisekrankheit lindern, wenn man ihn eine Stunde vor der Abfahrt als Pulver oder in Kapselform einnimmt und während der Reise alle halbe Stunde an dem Öl schnuppert.

- Die schmerzlindernden und wärmenden Eigenschaften von Ingwer machen ihn zu einer guten Wahl für Mischungen gegen Arthritis, Rheuma, Muskelkater oder -schmerzen, schlechte Durchblutung, Verstauchungen und Zerrungen. In warmen Kompressen und Massageölen sollte die Konzentration dieses Öls maximal 1–1,5 % betragen.
- Ingweröl hilft gegen Katarrh (mit übermäßigem Schleim), Erkältung, Husten, Fieber, Grippe, Nebenhöhlenentzündung (Sinusitis) und Halsschmerzen. Da es schweißtreibend ist, wirkt es fiebersenkend.
- Dieses Öl ist stark sexuell erregend, baut Mut und Vertrauen auf in die eigene Fähigkeit zu überleben und schafft einen Vorrat an vibrierender Energie, die nervöse Erschöpfung zerstreut.

Jasmin *Jasminum officinale var. grandiflorum syn. J. grandiflorum*

Die meisten Menschen denken bei Jasmin automatisch an einen süßen und berauschenden Duft. Das ätherische Öl der Pflanze, das im Englischen auch »the king of the oils« (»König der Öle«) genannt wird, ist eines der teuersten, da seine Extraktion ein langwieriges Verfahren ist, das mehrere verschiedene Schritte erfordert. Nur die Blüten werden verwendet, um das ätherische Öl zu gewinnen; sie müssen bei Nacht geerntet werden, wenn der Duft am stärksten ist.

Über 900 kg Jasminblüten sind erforderlich, um 500 g ätherisches Öl zu gewinnen. Dieses kostbare Öl wird daher häufig verdünnt angeboten. (Sie können als Ersatz auch Ylang-Ylang-Öl verwenden, in unseren Rezepten und Mischungen bringt es fast den gleichen Effekt.) Der exotische, sinnliche und entspannende Duft von Jasmin harmoniert mit den meisten anderen Ölen, vor allem Zitrus und Rose. Es ist eines der wichtigsten Öle in der qualitativ hochwertigen Parfümerie.

△ VORSICHT

- *Jasminöl kann bei empfindlichen Personen zu Sensibilisierung der Haut führen. Wir raten von einer langfristigen Verwendung ab.*
- *Nicht verwenden, wenn Sie schwanger sind oder stillen.*
- *Zu häufiger Gebrauch kann Kopfschmerzen oder Übelkeit verursachen.*
- *Nicht für Kinder unter 3 Jahren geeignet.*
- *Das Absolue darf nicht eingenommen werden.*

△ VORSICHT

— *Stellen Sie sicher, dass Arabischer Jasmin bzw. Jasmin sambac nicht versehentlich verschluckt werden kann, denn bei der gleichzeitigen Einnahme bestimmter Medikamente wurden unerwünschte und gefährliche Wechselwirkungen beobachtet. Dazu gehören Acetylcholinesterasehemmer, Adrenalin, Betablocker, Opiate und andere Analgetika, Antiarrhythmika, Antidepressiva, Antipsychotika, Dopaminantagonisten, Östrogenantagonisten, Histamin-H1-Rezeptor-Antagonisten, zentralnervöse Stimulanzien, Seratonin5-HT3-Rezeptor–Antagonisten und Selektive Serotonin-Wiederaufnahme-Hemmer (SSRIs).*

ANWENDUNG

— Jasminöl macht trockene, gereizte Haut glatt und geschmeidig und gleicht die Talgproduktion aus, sodass es fast für alle Hauttypen geeignet ist. In Shampoo und Haarwässern verwendet soll es prächtige Haare schenken.

— Jasmin kräftigt und stärkt die Gebärmutter, insbesondere nach einer Geburt, er lindert Krämpfe und Muskelspasmen der Gebärmutter während schmerzhafter Menstruationsblutungen.

— Jasmin kann sehr wirkungsvoll bei Herzrasen und Luftnot durch Schock oder Angstzuständen eingesetzt werden. Auch senkt er hohen Blutdruck.

— Dieses schöne, aufbauende und verwandelnde Öl wird den antriebslosen Geist aufmuntern und erhellen. Am bekanntesten ist der Jasminduft dafür, dass er unsere Reaktionsfähigkeit erhöhen und aphrodisierend wirken kann. Es ist eines der wichtigsten Öle gegen Depressionen.

SO VERWENDEN SIE ABSOLUES

Jasmin wird als ätherisches Öl oder als »Absolue« angeboten. Anders als das ätherische Öl ist ein Absolue eine zähflüssige und klebrige Substanz, die hauptsächlich in der Parfümherstellung verwendet wird (siehe »Absolue vs. ätherisches Öl«, Seite 63). Absolues sind jedoch leichter erhältlich und kosten in der Regel weniger. Um ein Absolue verwenden zu können, müssen Sie es vorsichtig erwärmen, damit es flüssig wird. Stellen Sie das geöffnete Fläschchen (denn der Inhalt dehnt sich bei Erwärmung aus) für 15–20 Minuten (bei Bedarf auch länger) in eine flache Schale mit warmem Wasser und wechseln Sie das Wasser regelmäßig, bis das Absolue die gewünschte Konsistenz hat (achten Sie darauf, dass kein Wasser in die Flasche gelangt). Geben Sie zunächst nur 1 Tropfen zu Ihrer Mischung, denn häufig brauchen Sie wirklich nicht mehr. Absolues haben einen sehr starken Geruch. Wenn Sie eine Lotion herstellen, können Sie, sobald Sie die Ölmischung zusammengerührt haben, ein wenig Wodka (nur etwa ¼ TL pro 1 ml) hinzufügen, um das Absolue weiter zu verdünnen, bevor Sie die Mischung zu Ihrer Lotion hinzufügen.

ABSOLUE VS. ÄTHERISCHES ÖL

Die Blüten von Jasmin und Rose sind so empfindlich, dass sie der Hitze der Dampfdestillation, mit der ätherische Öle üblicherweise gewonnen werden, nicht standhalten können. Daher werden sie entweder wasserdestilliert oder zu einem Absolue verarbeitet. Dazu wird im ersten Schritt eine Paste, das Concrète, hergestellt. Das Verfahren hängt vom verwendeten Pflanzenmaterial ab. In manchen Fällen lässt man es, in dünne Schichten ausgebreitet, trocknen und »wäscht« es dann mit einem Lösungsmittel wie Benzol oder Hexan. Nachdem das Lösungsmittel verdunstet ist, bleibt eine wachsartige Substanz zurück, das Concrète. Concrètes können auch durch die sog. »Enfleurage« gewonnen werden. Dabei wird Pflanzenmaterial auf mit Schmalz oder anderem Fett bestrichene Glasplatten gestreut. Das Pflanzenmaterial wird regelmäßig erneuert, bis das Fett mit dem ätherischen Öl gesättigt ist. Daraus wird dann die sogenannte »Pomade« gewonnen. Die Pomade bzw. das Concrète wird dann mit Alkohol (in der Regel Ethanol) erwärmt, der die flüchtigen Aromamoleküle aus dem Wachs oder Fett löst. Durch Filtern werden eventuell verbliebene Pflanzenreste aus der Flüssigkeit entfernt, der Alkohol verdunstet und zurück bleibt eine klebrige Substanz namens Absolue. Bei der Enfleurage wird das verwendete Fett gefiltert und kann zur Herstellung wohlriechender Seifen weiterverwendet werden. Viele Aromatherapeuten lehnen die Benutzung von Absolues in der Aromatherapie ab, weil sie Spuren der Lösungsmittel aus dem Herstellungsprozess enthalten. In der Parfümerie werden jedoch Absolues bevorzugt, da sie stärker sind und frischer duften und somit dem Pflanzenmaterial ähnlicher sind.

ANDERE JASMINARTEN

Eine weitere Jasminart, die im Handel zu finden ist, ist der Arabische Jasmin oder Jasmin sambac (Jasminum sambac). Dieses ätherische Öl hat eine andere chemische Zusammensetzung als Jasminum grandiflorum, und das Absolue kann gefahrlos in Hautpflegeprodukten verwendet werden (maximal 4 % in Lotion oder Trägeröl). Verwenden Sie es nicht in der Stillzeit, da Jasmin sambac die Milchbildung hemmt.

Kamille

Römische Kamille: Chamaemelum nobile syn. Anthemis nobilis; Echte Kamille: Matricaria recutita syn. M. chamomilla

Der botanische Name Chamaemelum stammt aus dem Griechischen und bedeutet »am Boden wachsender Apfel«. Der Duft des Kamillenöls ist erfrischend, angenehm und riecht stark nach Äpfeln. Aussehen und Eigenschaften der beiden Gattungen ähneln sich sehr und die aus den Blüten destillierten Aromaöle enthalten beide Chamazulen, einen stark entzündungshemmenden Wirkstoff, dem das ätherische Öl den Beinamen »Blaue Kamille« verdankt. Das Öl der Echten Kamille ist etwas dunkler blau als das der Römischen Kamille, da es etwas mehr Chamazulen enthält. Das Öl der Römischen Kamille färbt sich beim Altern gelb.

Kamillenöl ist sehr teuer. Sie können es durch Lavendel ersetzen, das jedoch gegen dumpfe Schmerzen nicht so wirksam ist. Kamille harmoniert mit Geranium bzw. Rosengeranie, Lavendel, Patchouli und Rose. Es wird häufig in Arzneimittelzubereitungen, bei der Parfümherstellung und in der Lebensmittelindustrie verwendet.

△ VORSICHT

- *Stellen Sie sicher, dass das ätherische Öl der Echten Kamille nicht versehentlich verschluckt wird.*
- *Bei der gleichzeitigen Einnahme einer Vielzahl bestimmter Medikamente wurden unerwünschte und gefährliche Wechselwirkungen beobachtet.*
- *Für die Römische Kamille gibt es keine Warnhinweise, doch Echte Kamille kann, auch wenn sie nur lokal bzw. auf der Haut angewendet wird, Wechselwirkungen mit Schmerzmitteln, Herz-Kreislauf-Medikamenten, Antipsychotika, Antidepressiva und serotonin- oder östrogenhaltigen Medikamenten auslösen. Verwenden Sie im Zweifelsfall Römische Kamille.*

ANWENDUNG

- Kamillenöl kann bei den meisten Hautproblemen helfen. Es beugt Pilzinfektionen vor oder bekämpft sie, wirkt antibakteriell und entzündungshemmend, fördert die Wundheilung und wird in großem Umfang zur Behandlung von Hauterkrankungen wie Akne, allergischen Ausschlägen, Verbrennungen, Blasen, Lippenbläschen, Dermatitis, Ekzemen, Entzündungen, Insektenstichen oder -bissen, Schnittwunden und Furunkeln eingesetzt.
- Das Öl beruhigt und glättet gespannte, trockene und juckende Haut. Seine antiallergischen Eigenschaften entfaltet es in Bädern,

ANDERE KAMILLENGATTUNGEN

Zwei andere Kamillengattungen, die Marokkanische oder Wilde Kamille (Ormenis mixta syn. O. multicaulis) und die Kap-Kamille (Eriocephalus punctulatus), haben einige Ähnlichkeit mit den zwei besser bekannten Gattungen. Doch sie haben andere chemische Eigenschaften.

Cremes oder Lotionen, vor allem bei allergischen Reaktionen wie Dermatitis, Nesselausschlag und Ekzemen.

- Kamillenöl wirkt schmerzlindernd, weil es Nerven betäubt, und entzündungshemmend im Gewebe. Daher ist es ideal für heiße Kompressen und in Bade- und Massageölmischungen, um die Beschwerden von Arthritis, Rheuma, Gelenkentzündungen, Verstauchungen, Zerrungen, Neuralgien, Zahnschmerzen, Kopfschmerzen und Migräne zu behandeln. Besonders gut scheint es gegen Schmerzen im unteren Rücken zu wirken, wenn es mit anderen Ölen in Bade- oder Massageölmischungen verwendet wird.
- Kamille wirkt harntreibend, regt die Bildung von Galle und den Leberstoffwechsel an. Das ätherische Öl stärkt die Leber und das gesamte Verdauungssystem. In Bädern, Massagen oder Kompressen hilft Kamille gegen Blähungen, Durchfall, Schleimhautentzündung des Dickdarms (Colitis), Blasenentzündung, Übelkeit, Magenschleimhautentzündung (Gastritis), Magengeschwür und andere Magenbeschwerden.
- Auch für die Behandlung von Beschwerden des Fortpflanzungssystems wird Kamille gern eingesetzt, denn sie fördert die Menstruationsblutung und reguliert unregelmäßige bzw. schmerzhafte Perioden. Ihre beruhigende Wirkung reduziert die Reizbarkeit, die mit Menopause und PMS einhergeht.
- Kamillentee ist ein Klassiker und bei Schlaflosigkeit besonders beliebt. Derselbe Effekt kann durch ein abendliches Bad (oder eine Dusche) bzw. eine Massage mit Kamillenöl erreicht werden. Oder durch ein Aromaspray mit Kamille für das Schlafzimmer. Es beruhigt Übererregung und lindert mentale Anspannung, Stress, Depressionen und Schlaflosigkeit.
- Wird Kamillenöl wie angegeben verwendet, ist es ein sicheres und sanftes Öl für Babys und Kinder. Es hilft bei Koliken und Schmerzen beim Zahnen und beruhigt bei Unruhe und Reizbarkeit.

Karottensamen *Daucus carota*

Die Karotte ist eine bekannte und nahrhafte Gemüsewurzel. Vor 600 Jahren wurde sie aus Asien nach Europa gebracht. Das Aromaöl wird hauptsächlich aus dem Samen der wilden Karotte destilliert, doch auch der Rest der Pflanze enthält Öl. Sein Duft ist trocken, warm und süß und riecht charakteristisch nach Karotte. Es harmoniert mit Bergamotte, Zedernholz, Geranium bzw. Rosengeranie, Wacholder, Lavendel, Zitrone, Zitronenverbene, Limette, Melisse, Neroli, Orange, Petitgrain

△ VORSICHT

- *Karottensamenöl nicht in der Schwangerschaft oder Stillzeit verwenden.*

und Rosmarin. Auch ein kaltgepresstes »fettes Öl« wird aus den Samen gewonnen, doch seine Eigenschaften sind nicht die gleichen.

ANWENDUNG

- Das reichhaltige goldene Öl ist (in geringen Mengen) ein wunderbares Mittel für die Haut. Es strafft und stärkt das Gewebe, ist antibakteriell und gibt besonders vorzeitig gealterter Haut ihre Elastizität zurück. Auch hellt es Altersflecken auf und mildert Narben und wirkt außerordentlich heilend. In kleinen Mengen kann es Mischungen gegen Dermatitis, analen oder vaginalen Juckreiz, Ekzeme, wunde Stellen, Furunkeln und Psoriasis beigegeben werden.
- Karottensamenöl hilft dem Körper, sich von Toxinen zu befreien, deshalb ist es (in kleinen Mengen) eine gute Beimischung zu Bade- und Massageölmischungen gegen Arthritis, Gicht und Rheuma.
- Das Öl stärkt das Verdauungssystem, insbesondere Leber und Gallenblase, fördert die Verdauung und ist karminativ (blähungstreibend).
- Aufgrund seiner hormonregulierenden Wirkung kann Karottenöl in Mischungen für alle Menstruationsprobleme, Prämenstruelles Syndrom und Wechseljahrbeschwerden verwendet werden.
- Karottensamenöl wird verwendet zur Behandlung von Gelbsucht und seine harntreibende Wirkung hilft bei Blasenentzündung und Nierensteinen. Es heißt, dass das Öl die Produktion von roten Blutkörperchen erhöht, deshalb kann man es bei der Behandlung von Blutarmut (Anämie) und anderen Zuständen von Schwäche und Antriebsarmut einsetzen.
- Bei einigen Formen von Hautkrebs hat sich eine beeindruckende tumorhemmende Wirkung des Karottensamenöls gezeigt.

Katzenminze *Nepeta cataria*

Die Katzenminze, die auch Katzenmelisse genannt wird, stammt aus Europa und aus Südwest- bis Zentralasien und wächst auch in weiten Teilen der USA. Diese mehrjährige Pflanze ähnelt im Aussehen der Minze und hat braungrüne Blätter. Sie hat ein krautiges und leicht minziges Aroma, das manche Menschen an frisch geschnittenes Gras erinnert. Als Zierpflanze zieht sie Schmetterlinge an, besser bekannt jedoch ist ihre stimulierende Wirkung auf Katzen.

Die Wirkung des Katzenminzeöls als Insektenschutzmittel wird fortlaufend untersucht. Dabei hat sich gezeigt, dass der Nepetalak-

♡ TIPP

- *Wenn Sie ätherischen Ölen einen Emulgator hinzufügen (z. B. Honig, Milch, Lotion, Flüssigseife, Wodka, Solubol), können Sie sie mit Wasser mischen.*

ton-Chemotyp Stechmücken 10 Mal wirkungsvoller vertreibt als DEET (Diethyltoluamid), eine chemische Substanz, die in fast allen im Handel erhältlichen Insektenschutzmitteln enthalten ist. Auch Bienen und andere fliegende Insekten soll es vertreiben. Früher wurde Katzenminze therapeutisch gegen Nervosität, Kopfschmerzen und Schlafstörungen eingesetzt, dann wurde es von neuen Medikamenten in den Hintergrund gedrängt. Heutzutage werden die jungen Blatttriebe als Küchengewürz und in medizinischen Tees zur Entspannung, für ruhigen Schlaf und gegen Kopfschmerzen verwendet. Angeblich vertreibt Katzenminze auch Ratten.

ANWENDUNG

- Die entkrampfende Wirkung von Katzenminzeöl ist gut für Massagemischungen gegen Durchfall, Bauchkrämpfe und Blähungen. Massieren Sie dazu den Bauch im Uhrzeigersinn mit ½ TL (2,5 ml) der Ölmischung.
- Katzenminzeöl wirkt antimikrobiell und desinfizierend. 1–2 Tropfen Katzenminzeöl mit 1–2 Tropfen Zypresse- oder Pfefferminzöl in einem Aromazerstäuber oder einer Duftlampe können gegen geschwollene Nasenschleimhaut aufgrund von Erkältung oder Grippe helfen und das Krankenzimmer desinfizieren.
- Dieses Öl gehört unbedingt in natürliche Antimückensprays. Achten Sie darauf, den Nepetalakton-Chemotyp zu erhalten. Benutzen Sie 40–60 % Katzenminzeöl in Insektenspray-Mischungen.

Kiefer (Waldkiefer) *Pinus sylvestris*

Die Waldkiefer ist die häufigste Kiefernart Europas. Kiefernöl wird durch Wasserdampfdestillation aus den Nadeln gewonnen, darum wird es oft als »Kiefernnadelöl« angeboten. Die chemische Zusammensetzung kann variieren, je nach Art der verwendeten Waldkiefer. Der erfrischende, reine Duft des Kiefernöls hat es zum kommerziellsten ätherischen Öl überhaupt gemacht. Vom Parfüm bis hin zum Haushaltsreiniger, Waschmittel oder Insektenvernichtungsmittel – überall wird es verwendet. Kiefern(nadel)öl harmoniert mit Zedernholz, Muskatellersalbei, Eukalyptus, Rosmarin und Teebaum. Beachten Sie bitte, dass es weitere Kiefernöle gibt, doch sie sind nur begrenzt zu finden. Das Öl der Zwergkiefer (oder Kriechföhre, Pinus mugo var. pumilo) kann eine Kontaktdermatitis auslösen, wenn es oxidiert ist.

△ VORSICHT

- *Kiefern(nadel)öl kann zu Sensibilisierung der Haut führen, wenn es abgestanden oder oxidiert ist. Bewahren Sie das Öl gut verschlossen in einer dunklen Glasflasche an einem kühlen Ort auf.*
- *Nicht unverdünnt anwenden! Dieses Öl muss stets mit einem Trägeröl oder einer Lotion verdünnt werden.*

ANWENDUNG

- Kiefern(nadel)öl ist eines der besten Öle zur Behandlung von Krätze, Schnittwunden, Kopfläusen und wunden Stellen.
- Kiefer desinfiziert die Lunge und hat eine stark schleimlösende und auswurffördernde Wirkung auf die Atemwege, wenn sie in Vollbädern, Massageölen, Inhalationen oder Aromasprays verwendet wird. Obendrein wirkt sie antibakteriell, schweißtreibend und stärkend. Großen Nutzen bringt sie bei der Behandlung von Bronchitis, Katarrh, Husten, Nebenhöhlenentzündung (Sinusitis), Halsschmerzen, Erkältung und Grippe.
- Es ist ein wärmendes und entspannendes Öl bei Muskelkater.
- Mischen Sie Kiefernnadelöl oder eine Mischung, die Kiefernnadelöl enthält, mit 1 TL (5 ml) Milch oder Bittersalz und geben Sie dies in ein Vollbad. Für Menschen, die unter Arthritis, Rheuma, Muskelschmerzen, Durchblutungsstörungen, Gicht oder geistiger bzw. körperlicher Erschöpfung leiden, ist dies wunderbar wohltuend. Solch ein Bad wirkt auch bei quengeligen, müden Kindern: Setzen Sie sie in die Wanne mit Bittersalz und dem Duft von Kiefernwäldern – das wird sie beruhigen.
- Die harntreibenden und desinfizierenden Eigenschaften der Kiefer helfen bei Blasenentzündung und Harnwegsinfektionen.
- Kiefer tröstet und stärkt uns, wenn wir uns wertlos, schwach oder unsicher fühlen. Sie vermittelt uns, dass wir einzigartig sind, und hilft uns, unsere innere Kraftquelle anzuzapfen.

Lavandin *Lavandula x intermedia syn. L. hybrida*

Lavandin wird oft mit Lavendel verwechselt, doch es handelt sich um unterschiedliche Pflanzen. Lavandin ist eigentlich eine Kreuzung (eine Hybride) aus Echtem Lavendel (Lavandula angustifolia) und Breitblättrigem Lavendel (Lavandula latifolia). Wenn Sie herrliche Bilder von Lavendelfeldern mit tadellosen Reihen perfekt gerundeter leuchtend lilafarbener Pflanzen sehen, handelt es sich dabei meist um Lavandin. (Echter Lavendel ist nicht ganz so perfekt geformt und seine Blüten sind lilagrau.)

Es gibt viele Lavandincultivare, darunter »abrialis«, »grosso« und »super«. Sie sind sich ähnlich, aber doch verschieden, denn ihre Inhaltsstoffe sind weitgehend gleich, jedoch in unterschiedlicher Konzentration. Der Name des Cultivars sollte auf der Flasche genannt werden. Alle Lavandinöle haben einen blumigen Duft; Lavandin grosso geht mehr in

Richtung Kampfer, während Lavandin abrialis einen leichten Gewürzduft hat. »Super« ist der süßeste Duft und besitzt eine fruchtige Note.

Lavandin kann weitgehend wie Lavendel verwendet werden (siehe unten). Es harmoniert mit Pinienölen wie Rosmarin, mit Muskatellersalbei und Patchouli.

ANWENDUNG

- Lavandin ist ein Mittel gegen grippale Infekte, wirkt gegen Viren und ist schleimlösend, deshalb ist es sehr wirksam bei Asthma, Bronchitis, Halsentzündungen und Mundgeruch.
- Da es antimykotisch wirkt, kann es in Mischungen gegen Candida und Fußpilz verwendet werden.
- Verwenden Sie Lavandin in Mischungen für den Kreislauf sowie gegen Muskelschmerzen, Rückenschmerzen, Verstauchungen und Rheuma.
- Eine klinische Studie untersuchte den Einsatz von Lavandinöl zur Verringerung von Angstzuständen bei Patienten vor einer Operation. Es stellte sich heraus, dass Lavandin eine wirksame, kostengünstige und risikoarme Alternative darstellt gegenüber Medikamenten, die sonst vor Operationen zur Stressreduktion verabreicht werden.

△ VORSICHT

- *Stellen Sie sicher, dass dieses Öl nicht versehentlich verschluckt werden kann. Im Fall von Lavandinabsolue wurden bei der gleichzeitigen Einnahme von Aspirin und anderen Gerinnungshemmern unerwünschte und gefährliche Wechselwirkungen beobachtet.*

Lavendel

Lavandula angustifolia syns. L. officinalis, L. vera / Lavandula latifolia syn. L. spica (Speik-Lavendel) / Lavandula stoechas (Schopflavendel)

Lavendel wird seit Tausenden von Jahren geschätzt und ist heute wohl das beliebteste und meistgebrauchte ätherische Öl, mit der wahrscheinlich längsten und eindrucksvollsten Liste von Einsatzmöglichkeiten. Wenn Sie sich nur ein einziges Öl leisten können, wählen Sie Lavendel – er ist sehr sicher, vielseitig und sanft. Es kann sogar unverdünnt auf kleinen Hautflächen verwendet werden. Der alltägliche verwendete Lavendel wird unter verschiedenen Namen verkauft: Lavandula angustifolia, L. officinalis, L. vera (»Echter Lavendel«); immer aber handelt es sich um das gleiche Öl.

Das ätherische Öl des Lavendels wird durch Wasserdampfdestillation aus den blühenden Spitzen und aromatischen Blättern gewonnen. Mit seinen ausgleichenden Eigenschaften ist Lavendelöl vor allem beruhigend und entspannend, doch es wirkt auch entzündungshemmend, antibakteriell, krampflösend, anregend auf das Immunsystem und leicht schmerzlindernd. Gelegentlich ist es als »Lavendel 40/42 Mont Blanc« oder »Lavendel 50/52 Barrême« zu finden oder mit den Bezeichnungen »Lavendel extra« bzw. »Lavendel fein«. Doch auch hier handelt es sich um das gleiche Öl. Der Unterschied liegt im Gehalt an Ester im ätherischen Öl: 50/52 enthält 50% bis 52% Ester, die anderen Zahlen stehen für einen entsprechend niedrigeren Estergehalt. Ester ist verantwortlich für die beruhigende und sedierende Wirkung des Öls. Lavendel, der in großer Höhe gewachsen ist, hat typischerweise mehr Ester. Diese Öle sind dann von Vorteil, wenn sie bei Schlaflosigkeit und zur Verringerung von Angst und übermäßiger Belastung verwendet werden.

Lavandula angustifolia, L. officinalis und L. vera, ob in Höhenlagen gewachsen oder nicht, besitzen einen blumigen, krautigen und leicht süßen Duft mit einigen erdigen, holzigen Noten. Dieser »Echte Lavendel« harmoniert mit den meisten ätherischen Ölen, besonders gut jedoch mit Geranium bzw. Rosengeranie, Kiefer, Muskatellersalbei, Rosmarin und Zitrusölen.

Speik-Lavendel (Lavandula latifolia syn. L. spica), eine andere Lavendelart, wird vor allem zu medizinischen Zwecken genutzt. Speik-Lavendel wirkt weniger entspannend und hat aufgrund seiner chemischen Zusammensetzung einen eher medizinischen Duft. Er wirkt stärker betäubend/analgetisch und desinfizierend, sodass er besonders geeignet ist für Muskelschmerzen, Rheuma, Schnittwunden und Kratzer. Außerdem hilft er wunderbar bei Erkältung und Grippe, löst Husten und wirkt schleimlösend und auswurffördernd. In Handseifen können Sie Speik-Lavendel vorbeugend verwenden. Sein Duft ist zwar etwas herb und kampferartig, aber doch angenehm, da noch viel Lavendelaroma mitschwingt. Er harmoniert mit Echtem Lavendel und würzigen Ölen wie Eukalyptus, Kiefer, Patchouli, Petitgrain, Rosenholz und Zedernholz.

Schopflavendel (Lavandula stoechas) ist wiederum eine andere Lavendelart, die häufig in der Aromatherapie verwendet wird; er riecht mehr nach Kampfer als Speik-Lavendel. Schopflavendel wirkt gegen Schmerzen und Husten und ist schleimlösend. Er regt das zentrale Nervensystem an und kann gegen Müdigkeit und mentale Erschöpfung helfen. Er harmoniert mit Muskatellersalbei, Geranium bzw. Rosengeranie, Sandelholz und Zitrone.

Die aktuelle Forschung deutet darauf hin, dass Schopflavendel wirksam gegen Hyperglykämie (erhöhte Blutzuckerwerte) sein könnte.

DESTILLATION – DIE DAUER IST WICHTIG

Längere Destillationszeiten können mehr der chemischen Bestandteile lösen, die ein ätherisches Öl wertvoll machen. Die meisten Lavendelöle im Handel sind preiswert, weil sie nur 40 Minuten lang destilliert wurden. Destilliert man sie über eine Stunde lang (78 Minuten ergeben das beste Ergebnis), dann haben sie mehr nützliche Bestandteile als einige kommerziell produzierte ätherische Öle.

Eine Studie, die an diabeteskranken Ratten durchgeführt wurde, kam zu dem Schluss, dass die antioxidativen Eigenschaften des Lavendel-stoechas-Öls – teilweise – gegen Diabetes und oxidativen Stress wirken. Eine weitere Studie fand heraus, dass die Kombination von Lavendel mit Lavendel stoechas einen Synergieeffekt hinsichtlich der antimikrobiellen Wirkung gegen multiresistente Keime zeigt, der höher ist als der Wirkungsgrad der einzelnen Öle.

ANWENDUNG

- Lavendel ist eines der wertvollsten Öle für Hautpflege und Hauterkrankungen. Es regt das Wachstum neuer Zellen an, ist antibakteriell und antiviral, verhindert unschöne Narbenbildung und lindert Schmerz. Behandeln Sie damit Abszesse, Akne, Allergien, Fußpilz, Furunkel, Blutergüsse, Entzündungen, Dermatitis, Ekzeme, Insektenstiche oder -bisse (auch als Insektenschutzmittel), Psoriasis, Krätze, Sonnenbrand, kleinere Verbrennungen und Verbrühungen, wunde Stellen, Pickel und Wunden. Geben Sie es auch in Ihre Deo-Mischung – es reduziert Körpergeruch.
- Lavendelöl erhöht den Energiepegel, beschleunigt die Drüsenfunktionen und stärkt die Körpersysteme. Es lindert Probleme mit dem Verdauungs-, Atmungs- und Harnwegsystem, löst Krämpfe und Spasmen in Darm und Gebärmutter und stimuliert die Bildung von Galle. Es ist karminativ, zudem fördert und reguliert es die Menstruationsblutung.
- Die desinfizierenden, antiviralen und antibiotischen Eigenschaften des Lavendels, kombiniert mit seiner schleimlösenden und auswurffördernden Wirkung, machen das Öl ideal zum Inhalieren

△ VORSICHT

- *Speik-Lavendel kann schwach neurotoxisch sein.*
- *Schopflavendel kann ebenfalls schwach neurotoxisch sein.*
- *Meiden Sie Schopflavendel, wenn Sie schwanger sind oder stillen.*
- *Schopflavendel ist nicht für den Einsatz bei Babys oder Kindern geeignet.*

TIPPS

- *Schauen Sie immer auf den lateinischen Namen, wenn Sie Lavendelöl kaufen. So können Sie sicher sein, dass Sie das bekommen, was sie brauchen.*
- *Ein alter Glaubenssatz besagt, dass man sich getrocknete Lavendelblüten auf den Kopf streuen müsse, um rein und jungfräulich zu bleiben. Sollte dies Ihr Ziel sein, werden Sie es mit ätherischem Öl definitiv einfacher schaffen.*
- *Denken Sie daran: In einer Notsituation heilt Lavendel beinahe alles.*

und als Brustbalsam bei Bronchitis, Husten, Kehlkopfentzündung, Erkältungen, übermäßiger Schleimbildung und Halsentzündung.

- Lavendel ist bekannt für seine zuverlässige Wirkung gegen Schmerzen und Entzündungen durch Arthritis, Hexenschuss, Muskelschmerzen, Rheuma, Ischias und Spannungsschmerzen. Gegen diese Probleme verwenden Sie am besten eine Massage- oder Bademischung, in der Sie Lavendel mit anderen Ölen mischen und dadurch die Eigenschaften der einzelnen Öle synergistisch verstärken. Eine Studie mit 48 Patienten zeigte, dass das Inhalieren von Lavendelöl den Bedarf an schmerzstillenden Mitteln bei Kindern im Alter von 6–12 Jahren nach einer Tonsillektomie (Mandeloperation) senkt.
- Forscher untersuchten die Wirkung von Lavendelöl auf Hirnschwellung infolge eines Schlaganfalls und stellten eine nervenschützende Wirkung fest. Es verbesserte die Blutversorgung des Gehirns, indem es verstopfte Gefäße durchgängig machte.
- Das wunderbare Öl des Lavendels wirkt wie ein großer Friedensstifter. Es kann geistiges Chaos in Ruhe und Ordnung verwandeln und Körper und Geist harmonisieren und ausgleichen. Lavendelöl reduziert Stress und beruhigt das Nervensystem, bessert Depressionen, Kopfschmerzen und Schlaflosigkeit.

Lavendelsalbei *Salvia lavandulifolia*

VORSICHT

- *Lavendelsalbei wirkt abtreibend. Nicht verwenden, wenn Sie schwanger sind oder stillen.*

In Spanien galt er als Allheilmittel; man schrieb ihm zu, dass er gegen die tödlichsten Infektionen schützen, die Fruchtbarkeit fördern und ein langes Leben schenken könne. Dabei wurde dieses ätherische Öl dem des echten Salbeis vorgezogen, weil es den angenehmen, blumigen Duft des Lavendels mit dem frischen, kampferartigen Aroma des Salbeis verbindet und sicherer in der Anwendung ist. Es wird in großem Umfang in Lebensmitteln und Getränken verwendet und als Duftstoff Kosmetika und Seifen beigegeben. Lavendelsalbei harmoniert mit Muskatellersalbei, Zypresse, Geranium bzw. Rosengeranie, Lavendel und Rosmarin.

ANWENDUNG

- Lavendelsalbeiöl gilt als allgemeines Nerventonikum und kann in einem Inhalator gut gegen Kopfschmerzen, Müdigkeit, nervöse Erschöpfung und Stress im Allgemeinen angewendet werden. Es bringt den Kreislauf in Schwung und lindert Arthritis, Wassereinlagerungen, schmerzhafte Menstruation und allgemeines Unwohlsein.

- In der Körperpflege können Sie es in einer Mischung zur Bekämpfung von Haarausfall und Schuppen einsetzen. Als natürliches Antitranspirant verringert es übermäßiges Schwitzen. Verwenden Sie es in einer Mundspülung gegen entzündetes Zahnfleisch (passen Sie auf, dass Sie nichts verschlucken). Auf der Haut wirkt es beruhigend bei Akne, Dermatitis und Ekzemen.
- Dieses Öl stärkt das Immunsystem. Verwenden Sie es bei Erkältung und Grippe in einem Aromazerstäuber oder einer Duftlampe oder in einer kalten Kompresse zum Fiebersenken.
- Lavendelsalbei entgiftet das Blut. Er entstaut die Leber und unterstützt Gallenblase und Gallengänge.

Lemongras

Cymbopogon citratus (Westindisches Lemongras); C. flexuosus (Ostindisches Lemongras)

Die Verwendung der fleischigen weißen Basis der Lemongrasblätter ist weit verbreitet in der südostasiatischen Küche. Die Blätter selbst sind hart und praktisch ungenießbar, doch genau aus diesen Blättern, die einen starken, frischen Zitronenduft verströmen, wenn sie zerdrückt oder gequetscht werden, wird das ätherische Öl destilliert. Es wird vielfach in der Aroma- und Duftindustrie verwendet. Lemongrasöl harmoniert mit Geranium bzw. Rosengeranie, Jasmin, Lavendel, Neroli, Palmarosa, Rosmarin, Teebaum und Zedernholz.

ANWENDUNG

- Lemongrasöl ist ein erfrischendes, reinigendes und stimulierendes Stärkungsmittel für die Haut und hat auch sehr wirkungsvolle antibakterielle Eigenschaften. Es ist gut für Deo-Mischungen und ein gutes Insektenschutzmittel für Mensch und Tier gegen Fliegen, Läuse und Zecken. Als Bestandteil von Shampoos bringt es Glanz ins Haar.
- Lemongras bekämpft bakterielle und von Pilzen verursachte Infektionen. Seine deodorierenden und antimykotischen Eigenschaften machen sich gut in Ölmischungen gegen Fußpilz (oder jede andere Pilzerkrankung).
- Lemongras kühlt, ist fiebersenkend und stärkt die Körpersysteme und ist daher ein nützliches Öl in der Prävention und Behandlung von Infektionskrankheiten und während der Rekonvaleszenz.

TIPP

- *Sprühen Sie einen gedeckten Tisch im Freien mit Lemongras- und Katzenminzeöl ein als Schutz vor Fliegen und Stechmücken.*

VORSICHT

- *Lemongrasöl kann bei empfindlicher oder geschädigter Haut zu Reizungen führen. Bei einem kleinen Prozentsatz der Bevölkerung gibt es ein geringes Risiko allergischer Reaktionen.*
- *Verwenden Sie nicht mehr als 3 Tropfen in einem Vollbad und maximal 1 Tropfen pro 4 TL (20 ml) Trägeröl oder Lotion.*
- *Nicht für Babys und Kleinkinder unter 2 Jahren geeignet.*
- *Stellen Sie ganz sicher, dass dieses Öl nicht versehentlich verschluckt werden kann.*

△ VORSICHT

- *Schwangere und Diabetiker sollten Lemongras nicht einnehmen.*
- *Bei der gleichzeitigen Einnahme bestimmter Medikamente wurden unerwünschte und gefährliche Wechselwirkungen beobachtet, zum Beispiel bei einigen schmerzstillenden und antidepressiven Medikamenten, Antiepileptika, einigen Chemotherapeutika sowie bei östrogen- und nikotinhaltigen Anwendungen (etwa in Form von Pflastern) und bei Reverse-Transkriptase-Hemmern. Sollten Sie eines dieser Mittel einnehmen, verwenden Sie Lemongrasöl nicht. Als Alternative bietet sich Eukalyptus citriodora an.*

- Das Öl regt die Durchblutung an und hilft, Milchsäure zu eliminieren, und wirkt so gegen Muskelschmerzen und -zerrungen sowie schmerzende Füße.
- Lemongras kann Depressionen lindern, Anspannung und Stress reduzieren und das Nervensystem beruhigen. Es weckt die Lebensgeister und belebt sie, wenn sie vor nervöser Erschöpfung nur noch schwach flattern können.

Limette

Citrus aurantifolia; Citrus hystrix (Kaffernlimette); C. medica (Zedrat bzw. Zitronat-Zitrone)

Limette hat einen intensiveren Geschmack und mehr Säure als Zitrone, doch das ätherische Öl besitzt einen ähnlichen Duft und die gleichen Eigenschaften, sodass es ebenso verwendet werden kann. Das ätherische Öl der Limette kann für die Aromatherapie, wie andere Zitrusöle auch, durch Kaltpressung aus der Fruchtschale oder Destillation der ganzen Frucht gewonnen werden. Das Öl, das durch Pressung gewonnen wird, hat einen starken, frischen Duft, ist aber fototoxisch. Limettenöl, das aus der ganzen Frucht destilliert wird, hat ein herbes, bittersüßes Aroma, das vom chemischen Abbau des Citrats (aufgrund der Hitze des Herstellungsverfahrens) herrührt. Es ist nicht fototoxisch.

LIMETTENÖL AUS DEN BLÄTTERN

Das scharfe blattgrünartige, zitronig-limettige Aroma des Combava- bzw. Kaffirlimettenöls wird aus den Blättern von Citrus hystrix destilliert. Combava-Öl (oder Kaffernlimetten-Petitgrain-Öl) stimuliert die Sinne und unterstützt das Immunsystem. Bei depressiven Zuständen oder Angst wirkt es beruhigend entspannend. Das Blattöl ist auch ideal für Haushaltsreinigungsmittel und Aromasprays. Da sich die chemische Zusammensetzung von Frucht- und Blattölen der Zitrusfrüchte unterscheidet, werden sie therapeutisch auch unterschiedlich eingesetzt. Fruchtöle sind allgemein karminativ und diuretisch, wirken somit auf das Verdauungssystem und die Harnwege. Blattöl enthält einen hohen Anteil von Citronellol, wodurch es sinnvoller in Insektenschutzmitteln und Mitteln gegen Pilzerkrankungen eingesetzt wird.

Der Duft von Limettenöl ist frisch und scharf und erinnert an frische Limetten. Das Öl harmoniert mit Angelikawurzel, Bergamotte, Citronella, Geranium bzw. Rosengeranie, Lavendel, Muskatellersalbei, Neroli, Palmarosa, Rose, Rosmarin und Ylang Ylang.

Limettenöl wird auch aus zwei anderen Arten gewonnen, der Kaffern- und der Zitronat-Zitrone (bzw. Zedrat). Das Öl, das aus der Schale der Kaffernlimette (Citrus hystrix) gepresst wird, duftet nach frischen süßen Zitronenschalen. In der Aromatherapie wird es gegen Fieber, Infektionen, Erkältung, Grippe und Halsschmerzen eingesetzt. Aufgrund seiner karminativen Wirkung hilft es bei Verdauungsbeschwerden. Traditionell wird Limettenöl aus Kaffernlimetten als natürliches Reinigungsmittel verwendet, häufig in Shampoos für gesundes Haar und gegen Schuppen. Es gibt Untersuchungen sowohl zum Öl, das aus Blättern gewonnen wird, als auch zu dem, das aus der Schale stammt. Sie besagen, dass die Öle, wenn sie in Mundwässern verwendet werden, Parodontose vorbeugen können. Kaffern- bzw. Kaffirlimettenöl harmoniert mit Citronella, Lavandin, Lavendel, Muskatellersalbei, Neroli, Rosmarin und Zitrusölen.

Der Name »Kaffernlimette« kann für manche Menschen beleidigend klingen. Wir verwenden ihn hier, weil dies der offizielle Name für diese Zitronenart ist. Die alternativen Bezeichnungen sind in der Aromatherapie wenig gebräuchlich.

Die Zitronat-Zitrone (Citrus medica) besitzt ein extrem köstliches und exotisches Aroma. Es belebt die Sinne und macht munter und lebendig. Seine adstringierende Wirkung stärkt, verjüngt und reinigt die Haut. Untersuchungen haben gezeigt, dass C. medica ein wirksames entzündungshemmendes Mittel gegen septischen Schock und Meningokokken-Infektion ist. Es ist ein wunderbares Öl, um den Geist zu öffnen und den Körper zu energetisieren. Zedratöl wird in der ayurvedischen Aromatherapie häufig verwendet, um die drei Doshas (oder Lebensenergien) auszugleichen, die unsere Gesundheit steuern.

ANWENDUNG

- Wie Zitronenöl glättet auch Limette die Haut und strafft und stärkt das Gewebe. Seine milde Bleichwirkung kann gegen stumpfe, fettige Haut eingesetzt werden. Erfolgreich wirkt es gegen Warzen. Angewendet auf Insektenstichen oder -bissen, lindert bzw. verhindert es Infektionen.
- Limettenöl kann helfen, äußere Blutungen zu stoppen, z. B. bei Nasenbluten oder Wunden sowie nach dem Zahnziehen.

△ VORSICHT

- *Limettenöl kann bei empfindlicher Haut zu Reizungen führen.*
- *Es kann zu Sensibilisierung der Haut führen, wenn es abgestanden oder oxidiert ist. Bewahren Sie das Öl gut verschlossen in einer dunklen Glasflasche im Kühlschrank auf. Die Haltbarkeit von Zitrusölen beträgt 1–2 Jahre.*
- *Nicht unverdünnt anwenden! Dieses Öl muss stets mit einem Trägeröl oder einer Lotion verdünnt werden.*
- *Verwenden Sie nicht mehr als 3 Tropfen für ein Vollbad.*
- *Verwenden Sie in Mischungen nicht mehr als 1–2 % dieses Öls. Zur Vermeidung einer fototoxischen Reaktion (Seite 131) verwenden Sie in Mischungen nicht mehr als 1 Tropfen pro 3 TL (15 ml) Trägeröl oder Lotion. Oder aber Sie verwenden ein Öl, das aus der ganzen Frucht destilliert wurde.*
- *Tragen Sie Öl, das aus der Schale gewonnen wurde, nicht auf Hautbereichen auf, die innerhalb der folgenden 12 Stunden nach Gebrauch dem Sonnenlicht (oder Solarium) ausgesetzt sein werden.*
- *Das aus Blättern gewonnene Öl ist weder fototoxisch noch sensibilisierend.*

- Limette fördert die Bildung weißer Blutkörperchen, ist antibakteriell und fiebersenkend. Diese Eigenschaften machen es zu einem äußerst wertvollen Öl für die Behandlung von Halsschmerzen, Bronchitis, Husten, Halsentzündungen, Erkältungen und Grippe.
- Limette verbessert die Funktionen von Bauchspeicheldrüse, Gallenblase und Leber. Es lindert Verdauungsbeschwerden, ist karminativ und reinigt das Blut.
- Limettenöl stimmt Sie positiv und macht den Geist wach und klar.

Litsea cubeba *Litsea cubeba*

Litsea cubeba ist ein kleiner tropischer Baum aus China und anderen ostasiatischen Regionen mit duftenden Blüten und Blättern. Seine kleinen Beeren ähneln Pfefferkörnern – daher auch der Name.

Das ätherische Öl (das zuweilen auch »May Chang« genannt wird) wird durch Wasserdampfdestillation aus den Früchten gewonnen. Es hat einen intensiv-zitronigen Duft, der an Lemongras erinnert. Es harmoniert mit Basilikum, Geranium bzw. Rosengeranie, Jasmin, Lavendel, Lemongras, Neroli, Orange, Petitgrain, Rose, Rosmarin, Rosenholz und Ylang Ylang.

ANWENDUNG

- Den größten Nutzen bringt dieses Öl im Einsatz gegen Hautprobleme. Verwenden Sie es in Mischungen gegen Akne, Dermatitis, Pickel und fettige Haut. In Deos hilft es, die Transpiration zu regulieren. Auch wird berichtet, dass es als Ersatz für Bergamotte verwendet werden kann. Da es keine Fotosensibilität auslöst, kann Litsea cubeba immer dann verwendet werden, wenn die behandelte Haut dem Sonnenlicht ausgesetzt wird.
- Das Öl regt die Verdauung an und kann warmen Kompressen oder Massageölmischungen hinzugefügt werden, die Verdauungsbeschwerden und Blähungen lindern sollen.
- Litsea cubeba stärkt und tonisiert alle Körpersysteme, insbesondere das Immunsystem und das Herz. In der Rekonvaleszenz wirkt es energetisierend.
- Das Öl wehrt wirksam Mücken ab. Sein zitroniges Aroma kann Insektenschutzmitteln einen angenehmen Duft verleihen.
- Das ätherische Öl wurde auf seine antikarzinogene Wirkung untersucht. Es hat sich gezeigt, dass es zellschädigend auf Lungen-, Leber- und Mundhöhlenkrebszellen wirkt.

△ VORSICHT

- *Litsea cubeba kann bei empfindlicher Haut zu Reizungen führen. Bei einem kleinen Prozentsatz der Bevölkerung besteht ein geringes Risiko allergischer Reaktionen. Zur Vermeidung einer Hautsensibilisierung verwenden Sie 1 Tropfen pro 3 TL (15 ml) Trägeröl oder Lotion.*
- *Nicht bei Kindern unter 2 Jahren verwenden.*
- *Litsea cubeba kann, äußerlich angewendet, zu Wechselwirkungen mit bestimmten Medikamenten führen – so zum Beispiel mit einigen schmerzstillenden und antidepressiven Medikamenten, Antiepileptika, einigen Chemotherapeutika sowie bei östrogen- und nikotinhaltigen Anwendungen (etwa in Form von Pflastern) sowie mit Reverse-Transkriptase-Hemmern.*
- *Stellen Sie ganz sicher, dass dieses Öl nicht versehentlich verschluckt werden kann. Schwangere und Diabetiker sollten Litsea cubeba nicht einnehmen.*

Majoran *Origanum majorana*

Majoran ist ein sehr aromatisches Kraut, das seit langer Zeit zum Kochen und in der Kräutermedizin verwendet wird. Seine Blätter gehören, frisch oder getrocknet, in viele Gerichte der Mittelmeerküche und geben ihnen einen ganz besonderen Geschmack. Das ätherische Öl wird durch Wasserdampfdestillation aus den Blättern und Blüten gewonnen. Sein Duft ist leicht scharf und warm; er harmoniert mit Bergamotte, Pfeffer (schwarz), Zedernholz, Kamille, Muskatellersalbei, Zypresse, Eukalyptus, Wacholder, Lavendel, Mandarine, Muskatnuss, Patchouli, Pfefferminze, Petitgrain, Rosmarin und Teebaum.

ANWENDUNG

- Majoran stärkt das Immunsystem; es ist ein wärmendes und entspannendes Öl mit schmerzstillenden Eigenschaften. Es ist schleimlösend und auswurffördernd und wirkt schweißtreibend. Dadurch ist es ideal für Aromasprays, Inhalationen sowie Bade- und Massageölmischungen, um Atemwegsbeschwerden und Fieber, etwa bei Asthma, Bronchitis, Husten, Erkältung, Grippe und Nebenhöhlenentzündung (Sinusitis), zu lindern.
- Majoran wirkt gefäßerweiternd, was es zu einem idealen Massageöl für die Behandlung von Arthritis, Hexenschuss, Verstauchungen, Blutergüssen, Rheuma sowie Gelenk- und Muskelschmerzen macht. Es wirkt ebenso gegen Ohnmacht, Kopfschmerzen, Migräne und hohen Blutdruck.
- Wie viele andere Küchenkräuter stärkt auch Majoran hervorragend das Verdauungssystem. Er kann gegen Darmkrämpfe, Blähungen, Durchfall, Verdauungsbeschwerden und Verstopfung eingesetzt werden. Eine heiße Kompresse mit Majoranöl auf dem Unterbauch lindert Menstruationskrämpfe und reguliert den Menstruationsfluss. Eine Untersuchung mit 24 Frauen ergab, dass eine Mischung (mit 3%iger Verdünnung) ätherischer Öle (2 Teile Lavendel, 1 Teil Muskatellersalbei und 1 Teil Majoran) mit parfümfreier Creme Menstruationsschmerzen deutlich linderte und ihre Dauer verkürzte.
- Eine andere Studie, die den Einsatz von Majoran an Mäusen mit Stechmückeninsektizid-bedingten Leberschäden untersucht hat, zeigte die schützende Wirkung dieses Öls auf die Leber. Sie lässt vermuten, dass es auch beim Menschen einen kostengünstigen Schutz gegen im Alltag verwendete Pestizide und deren giftigen Wirkungen darstellen könnte.

- Majoranöl hat stark beruhigende Eigenschaften, die bei Überdosierung betäubend wirken können. Es beruhigt das Nervensystem und ist ein gutes Mittel gegen PMS, Hyperaktivität und Schlaflosigkeit, besonders wenn diese durch Stress ausgelöst wird. Am besten mischen Sie es mit Lavendel und Mandarine für ein Vollbad oder eine Massage vor dem Schlafengehen (bei Kindern siehe auch »Monsterspray«, Seite 366).
- Das Öl fördert zärtliche und sanfte Gefühle, tröstet ein kummervolles Herz und schenkt Frieden.

Mandarine *Citrus reticulata*

Die Namen »Mandarine« und »Tangerine« beschreiben häufig das gleiche Öl, doch es handelt sich um unterschiedliche Cultivars innerhalb der gleichen Familie. Die Öle haben daher leicht unterschiedliche Eigenschaften. Der Mandarinenbaum besitzt intensiv duftende Blüten.

WAS IST DER UNTERSCHIED ZWISCHEN VARIETÄT UND CULTIVAR?

In der Natur kommen Varietäten häufig vor, die meisten von ihnen sind »samenfest«. Das bedeutet, dass die Sämlinge einer solchen Varietät die gleichen einzigartigen Merkmale haben werden wie die Mutterpflanze. Basilikum und Thaibasilikum sind Beispiele für verschiedene Varietäten der gleichen Pflanze.
Cultivare (auch Kultivare oder Kulturvarietäten genannt) sind keine Wildpflanzen. Sie werden, wie der Name schon sagt, kultiviert bzw. gezüchtet. Aus einer natürlich vorkommenden Pflanze wird eine Kreuzung gezüchtet, die bestimmte erwünschte Eigenschaften zeigt. Diese Kreuzung wird weiter angebaut. Später können weitere Cultivare aus solchen Kreuzungen entwickelt werden, immer basierend auf dem Prinzip der Selektion. Lavandin etwa ist eine Kreuzung aus dem in der Natur vorkommenden Echten Lavendel (Lavandula angustifolia) und dem Speik-Lavendel (L. latifolia). Es trägt den Namen Lavandula x intermedia oder Lavandula hybrida. Ein Cultivar des Lavandin ist »Lavandin grosso«. Die Staude wird als »Lavandula x intermedia cv. 'Grosso'« verkauft, das Öl in der Regel als »Lavandula hybrida grosso«.

△ VORSICHT

- *Mandarinenöl kann zu Sensibilisierung der Haut führen, wenn es abgestanden oder oxidiert ist. Bewahren Sie das Öl gut verschlossen in einer dunklen Glasflasche im Kühlschrank auf. Die Haltbarkeit von Zitrusölen beträgt 1–2 Jahre.*
- *Nicht unverdünnt anwenden! Dieses Öl muss stets mit einem Trägeröl oder einer Lotion verdünnt werden.*
- *Mandarine selbst löst keine Fotosensibilität aus. In Kombination mit anderen Zitrusölen kann es deren fototoxische Wirkung jedoch verstärken.*

Mandarine ist ein zartes Öl, das auch bei Kindern, älteren Menschen und Schwangeren verwendet werden kann. Es ist ein wunderbares Stärkungsmittel für alle, die sich von einer Krankheit erholen. Sein Duft ist intensiv, köstlich süß, blumig und zitronig, und harmoniert mit Basilikum, Bergamotte, Pfeffer (schwarz), Kamille, Grapefruit, Lavendel, Zitrone, Limette, Neroli, Orange, Palmarosa, Petitgrain und Rose.

ANWENDUNG

- Mandarinenöl ist ein herrliches Öl für Mischungen gegen Dehnungsstreifen und Narben. Es eignet sich hervorragend für alternde und reife Haut.
- Eines der Hauptanwendungsgebiete dieses köstlich duftenden Öls sind Verdauungsbeschwerden. Es lindert Krämpfe und Spasmen und ist karminativ. Ebenso wirkt es gegen Verstopfung. Mandarine regt die Bildung von Galle an, unterstützt die Verdauung, hilft bei Schluckauf und ist appetitanregend. Besonders für Babys, die unter Koliken leiden, ist das Öl gut geeignet. Seine beruhigende Wirkung hilft obendrein gegen Quengeln!
- Aufgrund seiner leicht harntreibenden Eigenschaften wirkt Mandarine zudem gegen Wassereinlagerungen und Fettleibigkeit.
- Mandarinenöl erhellt die Psyche, hilft gegen Schlaflosigkeit, reduziert Anspannung und Stress und beruhigt das Nervensystem.

Manuka *Leptospermum scoparium*

Manuka, auch als Südsee- oder Neuseelandmyrte bekannt, gehört zu den Myrtengewächsen. Im Englischen nennt man sie auch »tea tree«, sprich »Teebaum«, doch es besteht keinerlei Verwandtschaft mit der Teepflanze (Camellia sinensis). Angeblich bereitete Captain Cook Tee aus den aromatischen Blättern, während seine Expedition die neuseeländische Küste kartierte. Bienen, die den Nektar von Manukablüten sammeln, produzieren einen Honig, der für seine antibiotischen Eigenschaften hoch geschätzt wird. Heutzutage wird aus Manukablättern ein herrliches und wirkungsvolles Aromaöl gewonnen, das aufgrund seines weichen, honigähnlichen Dufts häufig dem Teebaumöl vorgezogen wird.

Die chemische Zusammensetzung des Öls kann stark variieren, je nachdem, wo der Baum wächst und wie alt seine Zweige und Blätter bei der Ernte waren. Sie werden beim Kauf jedoch merken, dass auf den Etiketten kein Chemotyp angegeben wird. Manukaöl duftet süß und weich, es harmoniert mit Zimt, Muskatellersalbei, Nelke, Zypresse, Eukalyptus, Geranium bzw. Rosengeranie, Ingwer, Lavendel, Zitrone, Lemongras, Mandarine, Majoran, Rosmarin und Thymian.

ANWENDUNG

- Aufgrund seiner stark desinfizierenden, antibakteriellen, antiviralen und antimykotischen Wirkung kann Manukaöl zur Behandlung von Abszessen, Ringelflechte, Aphthen, Blasen, Warzen und Lippenbläschen verwendet werden. Als Zusatz zu Voll- und Fußbädern hilft es gegen Fußpilz, Wunden, Sonnenbrand sowie kleineren Verbrennungen und Verbrühungen.
- Manukaöl kann als Mundspülung oder zum Gurgeln verwendet werden und wirkt dann gegen Mundgeruch, Zahnfleisch- und Mandelentzündung. Passen Sie auf, dass Sie das Öl korrekt verdünnen und nichts verschlucken (siehe hierzu »Vorsichtsmaßnahmen im Umgang mit ätherischen Ölen«, Seite 16).
- Manukaöl ist schleimlösend und auswurffördernd. Aufgrund seiner Eigenschaften ist es ein wertvoller Zusatz in Vollbädern, Massageölmischungen und Inhalationen, und unterstützt die Behandlung von Bronchitis, Katarrh, Erkältung, Grippe, Fieber, Husten, Nebenhöhlenentzündung (Sinusitis), Tuberkulose und Keuchhusten.
- Wird es in einem Aromazerstäuber oder Aromaspray verwendet, kann Manukaöl die Ausbreitung von ansteckenden Krankheiten vermeiden helfen.
- Dank seiner antihistaminen Wirkung hilft Manuka bei Insektenstichen oder -bissen und allergischen Reaktionen wie Nesselausschlag.
- Geben Sie Manukaöl zur Creme oder zum Puder, die Sie für den Popo des Babys verwenden. So können Sie damit Windelausschlag lindern oder vermeiden.
- Das Öl kann zur Behandlung von Harnwegsbeschwerden wie Harnleiter- und Blasenentzündung, Scheiden-Trichomoniasis, Pilzinfektionen (Candida), Soor, Herpes und Vaginalentzündungen verwendet werden.

Mastix *Pistacia lentiscus*

Der Mastixstrauch, auch Wilde Pistazie genannt, ist ein langsamwüchsiger immergrüner Strauch, der rund um das Mittelmeer wächst. Das meiste Mastix wird heute auf der griechischen Insel Chios produziert und das dort hergestellte Gummiharz hat eine geschützte Ursprungsbezeichnung. Um dieses Gummiharz zu gewinnen, wird die Rinde der Sträucher eingeritzt. Das Harz läuft aus und bildet Tropfen, die zu Boden fallen und wie Diamanten glitzern. Mastix wird für Parfüme und Kosmetika verwendet, für mediterrane Gerichte, Süßspeisen und Ouzo.

Das Aromaöl wird aus den Harz-»Tränen« destilliert und duftet einzigartig nach Moschus, Weihrauch, Kiefern und Holz. Es harmoniert mit Lavendel, Zitrusölen und Blütenessenzen. Untersuchungen haben gezeigt, dass dieses Öl therapeutisch wirksam ist und für die Behandlung von Prostatakrebs, Magenschmerzen und -geschwüren eingesetzt werden kann. Zudem moduliert es das Immunsystem.

ANWENDUNG

- Mastixöl kann als Insektenschutzmittel oder in Sprays gegen Flöhe und anderes Ungeziefer verwendet werden. Geben Sie es in Mischungen gegen Kopfläuse, Krätze und Ringelflechte.
- Mastix wirkt desinfizierend, krampflösend, entzündungshemmend und schleimlösend und eignet sich deshalb gut zur Behandlung von Atemwegsbeschwerden wie Bronchitis, Katarrh und Keuchhusten. Es wirkt beruhigend bei Entzündungen, die mit Asthma einhergehen.
- In Zahnpasta und Mundwässern verringert Mastix Zahnbelag und bekämpft üblen Mundgeruch.
- Geben Sie 2 Tropfen auf 1 TL (5 ml) Mandelöl und massieren Sie damit den Bauchbereich, um Verdauungsbeschwerden zu lindern.

△ VORSICHT

- *Mastixöl kann zu Sensibilisierung der Haut führen, wenn es abgestanden oder oxidiert ist. Bewahren Sie das Öl gut verschlossen in einer dunklen Glasflasche im Kühlschrank auf.*
- *Nicht unverdünnt anwenden, da oxidiertes Öl, das den natürlich vorkommenden chemischen Stoff Alpha-Pinen enthält, Hautsensibilisierung auslösen kann.*

Melisse (Zitronenmelisse)

Melissa officinalis

Diese Pflanze, die auch Zitronenmelisse genannt wird, ist schon seit Langem für ihre Heilkraft bekannt, besonders im Einsatz bei Kindern. Paracelsus nannte sie »das Lebenselixier«, ihre Wirkung wurde schon sehr früh dokumentiert. Zitronenmelisse zieht mit ihren süßen, weichen und zitronig duftenden Blüten, Blättern und Nektar Bienen an – daher auch der Beiname »Bienenfang«. Das Wort »Melisse« stammt von dem griechischen »meli«, Honig. Das Öl wird durch Dampfdestillation aus den Blättern und Blütenständen gewonnen, die jedoch sehr wenig Öl enthalten. Daher ist die Gewinnung – und somit auch das Melissenöl – sehr teuer. Als Ersatz gibt eine Mischung aus Zitronen- und Petitgrain-Öl einen annähernden Ersatz, was Eigenschaften und Duft betrifft.

Melisse harmoniert mit Basilikum, Kamille, Weihrauch, Geranium bzw. Rosengeranie, Ingwer, Lavendel, Petitgrain, Rosmarin und Ylang Ylang. In letzter Zeit wurde die Wirkung auf alte Menschen untersucht, insbesondere der therapeutische Nutzen bei Demenzpatienten. In niedriger Dosis verbesserte Melissenöl die Glukoseaufnahme und den Glukosestoffwechsel in Leber und Fettgewebe. Auch hemmte es die Bildung von Glukose durch Glykogenabbau der Leber, sodass es als ein sehr wirksames Blutzucker-senkendes Mittel bestätigt wurde.

△ VORSICHT

- *Melissenöl kann bei empfindlicher Haut zu Reizungen führen.*
- *Verwenden Sie nicht mehr als 3 Tropfen für ein Vollbad und nicht mehr als 0,9% in einem Trägeröl oder einer Lotion.*
- *Nicht bei Kindern unter 2 Jahren verwenden.*
- *Beim Hausgebrauch raten wir streng von der Einnahme ätherischer Öle ab. Insbesondere bei Melissenöl ist das wichtig, denn bei Schwangeren und Patienten, die Diabetes- oder andere Medikamente einnehmen, wurden unerwünschte und gefährliche Wechselwirkungen mit bestimmten Opiaten, Anästhetika, Antiepileptika, Antidepressiva, Chemotherapeutika, Antiöstrogenen, Stimulanzien und Reverse-Transkriptase-Hemmern beobachtet.*

ANWENDUNG

- Hört man »Melisse«, denkt man sofort an »entspannend« und »beruhigend«. Auf diese Weise wirkt das Öl auf Körper und Geist, wodurch es ideal ist gegen Unruhe, Nervosität, Angstzustände und Schwermut.
- Melisse kann zur Behandlung von verschiedenen Erkrankungen verwendet werden, die mit Entzündungen einhergehen, ebenso gegen Schmerzen, Akne, Ekzeme und sogar nach einem Bienenstich. In Insektenschutzmitteln ist Melisse ein sinnvoller Bestandteil.
- Nachweislich wirkt Melisse gegen das Herpes-Virus. Mit einem Trägeröl vermischt oder in einer Salbe verarbeitet kann sie zur lokalen Behandlung von Lippenbläschen oder Genitalherpes eingesetzt werden.
- Melisse lindert Krämpfe und Spasmen des Darms oder der Gebärmutter. Sie wirkt fiebersenkend, stärkt und beruhigt das Herz, senkt Puls und Blutdruck und mildert Kopfschmerzen und Migräne. Ebenso beruhigend wirkt sie bei hartnäckigem Husten.
- Melisse ist eines der besten Öle zur Behandlung von Allergien, die Haut und Atemwegssystem betreffen, sie lindert allergische Hautreaktionen, Heuschnupfen und Asthma.
- Melisse umhüllt uns mit einer Aura aus Sicherheit und Liebe. In diesem goldenen Licht fühlen wir uns geschützt vor den Wechselfällen des Lebens. Ihr liebevoller Schutz hilft uns, Frieden zu finden bei Kummer, Depressionen und Traurigkeit. Melissenöl reduziert Anspannung und Stress und beruhigt das Nervensystem.

Muskatellersalbei *Salvia sclarea*

Muskatellersalbei, mit seinen grünlich-weißen Triebspitzen und lilafarbenen Blüten, stammt aus Südeuropa. Das ätherische Öl des Muskatellersalbeis wird durch Wasserdampfdestillation aus den Blütenständen und Triebspitzen der Pflanze gewonnen. Es ist ein natürliches Antidepressivum und eines der wirkungsvollsten Entspannungsöle in der Aromaöl-Apotheke. Salvia sclarea wird anderen Salbeiarten vorgezogen, da es einen deutlich niedrigeren Toxizitätsgrad aufweist. Sein Duft ist betörend: süß, blumig und lang anhaltend. Er harmoniert mit Zedernholz, Geranium bzw. Rosengeranie, Wacholder, Lavendel und Sandelholz.

Eine in Griechenland durchgeführte Studie zu den antikarzinogenen Eigenschaften des Muskatellersalbeis ergab, dass zwei seiner Bestandteile Leukämie-Krebszellen abzutöten vermögen. Andere Studien zeigen den gleichen Effekt gegen Brustkrebszellen. Oft heißt es, das Öl des Muskatellersalbeis sei östrogenhaltig und solle in der Schwangerschaft gemieden werden. Weitere Forschungen bestätigen dies jedoch nicht.

ANWENDUNG

- Muskatellersalbei wirkt desinfizierend und reguliert die Talgproduktion und bietet sich für die Behandlung von Akne, Furunkeln und Entzündungen der Haut an. Er ist bekannt dafür, Haarausfall und Schuppen entgegenzuwirken. Verwenden Sie das Öl in Pflegemischungen für reife, trockene Haut oder in einem Deo.
- Muskatellersalbei ist ein beruhigendes und stark muskelentspannendes Öl, das Muskelschmerzen, Keuchhusten und Asthmaanfälle lindern kann.
- Mit seinen tonisierenden und hormonalen Eigenschaften wirkt er wehenfördernd und -regulierend (er darf aber erst verwendet werden, wenn die Wehen bereits eingesetzt haben), er lindert Krämpfe und Spasmen in der Gebärmutter, lindert Menstruationsschmerzen, er fördert und reguliert die Menstruationsblutung und lindert prämenstruelle Beschwerden.
- Muskatellersalbei ist karminativ und kann in Kompressen oder Bade- und Massageölmischungen verwendet werden, um das Verdauungssystem zu stärken und die Verdauung zu fördern sowie Koliken, Krämpfe und Blähungen zu behandeln.
- Die wärmenden und krampflösenden Eigenschaften des Muskatellersalbeis können sich in Kompressen oder bei sanften Massagen gegen Koliken und Magen-Darm-Krämpfen entfalten. Muskatellersalbei kann ebenso verwendet werden, um Schwitzen zu verringern.
- Seine stärkenden und antidepressiven Eigenschaften sind nützlich, wenn sich jemand in der Erholungsphase nach einer Krankheit schwach und niedergeschlagen fühlt. Das Nervensystem wird gestärkt und beruhigt, Stress und hoher Blutdruck reduziert. In niedrigen Dosen kann er Hysterie und Paranoia lindern. Außerdem ist er für seine aphrodisierende Wirkung bekannt.

△ VORSICHT

- *Es besteht ein mittleres Risiko der Hautsensibilisierung.*
- *Personen, die auf Muskatellersalbei empfindlich reagieren, verwenden für äußere/lokale Anwendungen wie Massage- oder Körperlotionen nicht mehr als 1 Tropfen pro 4 TL (20 ml) Trägeröl oder Lotion.*

Muskatnuss *Myristica fragrans*

Der Samen des Muskatnussbaums wird kulinarisch und medizinisch in vielerlei Weise verwendet. Die getrocknete Nuss wird gerieben und aromatisiert süße und salzige Speisen, insbesondere solche, die Käse oder Milch enthalten. Der Samenmantel wird als »Macis« oder »Muskatblüte« verwendet. Der Duft der Muskatnuss ist würzig süß und harmoniert mit Pfeffer (schwarz), Muskatellersalbei, Zypresse, Weihrauch, Geranium bzw. Rosengeranie, Lavendel, Zitrone, Limette, Orange, Patchouli, Petitgrain und Rosmarin. Die Pharmaindustrie verwendet Muskat häufig in betäubenden oder tonisierenden Zubereitungen.

ANWENDUNG

- Muskatnussöl ist gut für die Haare und wird daher in Haarwässern und Shampoos verwendet.
- Am stärksten wirkt Muskatnussöl auf das Verdauungssystem. Es bekämpft und bessert Übelkeit und Erbrechen, lindert Krämpfe und Spasmen im Darm, ist karminativ und hilft bei Verdauungsbeschwerden, Durchfall, Darmparasiten und schlechter Verdauung.
- Im Tierversuch hat sich gezeigt, dass Muskatnuss die Leber schützt und den Blutzuckerspiegel stabil hält. Sie regt den Appetit an und unterstützt die Verdauung fettiger Speisen, sodass sie auch bei Magersucht (Anorexie) verwendet werden kann.
- Eine Massageölmischung mit dem wärmenden und schmerzlindernden Muskatnussöl wirkt beruhigend und wohltuend bei Muskelschmerzen, Arthritis, Gicht, Durchblutungsstörungen und Rheuma. Auch zum Baden kann es verwendet werden, um diese Beschwerden zu lindern, doch verwenden Sie dazu nicht mehr als 3 Tropfen Muskatnussöl, mit ein wenig Pflanzenöl vermischt. In höheren Dosen kann es die Haut reizen. Auch für eine heiße Kompresse gegen Nervenschmerzen verwenden Sie nur 3 Tropfen des Öls.
- Muskatnuss wirkt belebend und stärkt den Geist. Ihre aphrodisierende Wirkung kann sexuelle Unlust vertreiben.

△ VORSICHT

- *Muskatnussöl ist potenziell krebserregend und kann in hohen Dosen psychotrop wirken, d. h. psychische Prozesse beeinflussen. Niemals schlucken oder einnehmen!*
- *Nicht in hohen Dosen oder über einen längeren Zeitraum hinweg verwenden. Geben Sie in Mischungen nicht mehr als 1 % dieses Öls und nicht mehr als 3 Tropfen bei Inhalationen, Kompressen und Vollbädern.*

Myrrhe *Commiphora myrrha*

»Von Moses bis Christus, und dann bis ins 20. Jahrhundert, hat Myrrhe ein ums andere Mal bewiesen, dass sie eines der besten antibakteriellen und antiviralen Mittel der Welt ist.« John Heinerman, The Science of Herbal Medicine (1978).

Im Altertum war Myrrhe im Nahen Osten weit verbreitet. Besonders in Ägypten wurde sie für ihre verjüngende Wirkung und auch zur Einbalsamierung sehr geschätzt. Heute wird das ätherische Öl durch Dampfdestillation aus dem rohen Myrrhenharz gewonnen, das aus dem Stamm des Baumes austritt. Es ist häufig in Mitteln gegen Schmerz, Infektionen der Haut, entzündliche Zustände, Durchfall und Parodontose enthalten. Aktuelle Studien haben gezeigt, dass dieses ätherische Öl bedeutende desinfizierende, betäubende und antitumorale Eigenschaften besitzt, also gegen Tumore wirksam ist . Der Duft des Myrrhenöls ist rauchig, etwas streng und leicht modrig. Er harmoniert mit Benzoe, Weihrauch, Galbanum, Lavendel, Patchouli und Sandelholz.

ANWENDUNG

— Da Myrrhenöl kühlend ist, wirkt es entzündungshemmend und unterstützt die Heilung von Furunkeln, wunden Stellen, nässenden Ekzemen und eitrigen Wunden.
— Es wirkt auch antimykotisch und daher gut gegen Fußpilz.
— Fügen Sie ein paar Tropfen Myrrhenöl den Mischungen hinzu, die reife oder vorzeitig alternde Haut pflegen oder spröde, aufgesprungene Haut an Lippen, Händen oder Fersen wieder weich machen sollen.
— Tinktur und Öl der Myrrhe werden in pharmazeutischen und zahnärztlichen Produkten wie Zahnpasta und Mundwässern verwendet, denn Myrrhe ist das wohl beste Heilmittel gegen Aphthen, Zahnfleischentzündung und Halsschmerzen. Wenn Sie Myrrhentinktur nicht in der Apotheke kaufen möchten, können Sie sie auch selber machen. Zur Herstellung einer 3 %igen Essenz lösen Sie 40 Tropfen Myrrhenöl in ¼ Tasse (60 ml) hochprozentigem Wodka oder Weinbrand auf. Diese Essenz oder Tinktur können Sie unverdünnt auf Aphthen tupfen. Oder Sie stellen ein Mundwasser bzw. eine Gurgellösung damit her, indem Sie 1 TL (5 ml) der Tinktur mit 4 TL (20 ml) Wasser vermischen.
— Myrrhe ist ein wirkungsvolles Mittel bei Atemwegserkrankungen. Seine reinigenden und trocknenden Eigenschaften helfen bei der Bekämpfung von Infektionen, sind schleimlösend und auswurffördernd bei Asthmaanfällen, Bronchitis, Husten und Erkältung.
— In Massageöl oder heißen Kompressen, mit denen der Unterbauch behandelt wird, wirkt Myrrhe stärkend und belebend auf das Verdauungssystem, lindert Durchfall, Blähungen und sonstige Verdauungsbeschwerden. Zur Behandlung von Hämorrhoiden fügen Sie Myrrhenöl einer Salbe oder einem Öl hinzu.
— Die antimykotische Wirkung des Öls kann erfolgreich bei Soor, Scheidenausfluss und juckenden Hautstellen eingesetzt werden.

△ VORSICHT

— *Meiden Sie Myrrhe, wenn Sie schwanger sind oder stillen.*

- Behandeln Sie mit Myrrhe auch den Verlustschmerz nach dem Tod eines nahestehenden Menschen. Das Öl schlägt eine Brücke zwischen dieser Welt und dem Jenseits und erleichtert daher dem Sterbenden, aber auch denen, die zurückbleiben, den Übergang.

Myrte *Myrtus communis*

Die Myrte (auch »Gemeine Myrte«) ist ein großer Strauch, der aus Nordafrika stammt. Mittlerweile wächst die Pflanze im gesamten Mittelmeerraum. Sowohl die Blüten als auch die Blätter duften intensiv, das ätherische Öl jedoch wird durch Wasserdampfdestillation vor allem aus den Blättern und Zweigen gewonnen. Das Öl hat einen klaren, krautigen Duft und harmoniert mit Bergamotte, Gewürzölen, Muskatellersalbei, Lavendel, Limette, Kiefer, Rosmarin, Teebaum, Thymian, Ysop, Zitrone, Zedernholz und Zypresse.

Die Gemeine Myrte, die auch Echte Myrte und Brautmyrte genannt wird, wird in der Aromatherapie am häufigsten verwendet. Das Öl enthält Substanzen (bspw. Pinen), die entzündungshemmend, antibakteriell, antimykotisch, spasmolytisch und antiviral wirken, wodurch Myrte ideal ist bei Asthma, Candida und anderen Pilzinfektionen, gegen Husten oder als Hauttonikum.

Neben der Gemeinen Myrte gibt es noch weitere Arten. Rote Myrte enthält mehr 1,8-Cineol, das antimikrobiell, entzündungshemmend, antibakteriell, krampflösend, antiviral und schleimlösend wirkt. Sie ist ein gutes Analgetikum und kann auswurffördernd wirken. Grüne (orange) Myrte enthält viel Myrtenylacetat und Linalool, eine etwas mildere chemische Zusammensetzung, die wiederum die verschiedenen Körpersysteme entspannt.

ANWENDUNG

- Das Öl der Gemeinen Myrte hilft, krankmachende Bakterien abzutöten, und strafft und stärkt das Gewebe. Es kann in Mischungen gegen Akne, fettige Haut, Blutergüsse und Psoriasis (Schuppenflechte) verwendet werden.
- Als mildes Öl wirkt es besonders gut bei Atemwegsproblemen und kann auch bei sehr kleinen Kindern oder älteren Menschen angewendet werden. Es ist schleimlösend, auswurffördernd und desinfizierend – und daher gut gegen Asthma, Bronchitis, Katarrh, Erkältung und Husten. Seine antioxidative und entzündungshem-

△ VORSICHT

- *Verwenden Sie in Mischungen nicht mehr als 1,9 % Echte Myrte.*
- *Stellen Sie sicher, dass Myrtenöl nicht versehentlich verschluckt werden kann.*
- *Bei der gleichzeitigen Einnahme bestimmter Medikamente wurden unerwünschte und gefährliche Wechselwirkungen beobachtet.*

△ VORSICHT

- *Meiden Sie Anismyrte, wenn Sie schwanger sind oder stillen.*
- *Meiden Sie Anismyrte auch bei Endometriose und östrogenabhängigem Krebs.*
- *Anismyrte nicht bei Kindern unter 5 Jahren verwenden.*
- *Anismyrte kann bei empfindlichen Personen Hautreizungen verursachen. Verwenden Sie nicht mehr als 2 Tropfen ätherisches Öl pro 1 TL (5 ml) Trägeröl.*
- *Stellen Sie ganz sicher, dass Anismyrtenöl nicht versehentlich verschluckt werden kann. Bei der gleichzeitigen Einnahme bestimmter Medikamente wurden unerwünschte und gefährliche Wechselwirkungen beobachtet.*

mende Wirkung hilft auch bei Infektionskrankheiten. So kann es als Aromaspray während einer Epidemie eingesetzt werden.
- Die desinfizierenden Eigenschaften von Myrte helfen bei Blasenentzündung und Harnwegsinfektionen. Myrte lindert offenbar auch Hämorrhoiden, Durchfall und Ruhr.
- Sie beruhigt das zornige Gemüt und fördert erholsamen Schlaf.

ANDERE MYRTENÖLE

Achten Sie beim Kauf von Myrtenöl unbedingt auf den lateinischen Namen auf dem Etikett, um sicherzugehen, dass Sie die »Gemeine Myrte« kaufen. Es werden zuweilen »Myrtenöle« verkauft, die von anderen Pflanzen derselben Familie gewonnen werden und eine andere chemische Zusammensetzung aufweisen.

Die folgenden Öle können die Gemeine Myrte nicht ersetzen!

Anismyrte (Syzygium anisatum syn. Backhousia anisata) Anismyrte hat einen intensiven, würzigen, lakritzähnlichen Duft und wird in großem Umfang in der Aromenindustrie und Parfümerie verwendet. Ihre wichtigsten chemischen Bestandteile sind Trans-Anethol und Methylchavicol (Estragol), denen sie ihre antibakterielle, antimykotische, beruhigende, karminative und insektenvertreibende Wirkung verdankt.

Zitronenmyrte (Backhousia citriodora) Das ätherische Öl der Zitronenmyrte wirkt auch an Ihrem launischsten Tag entspannend und belebend. Die antibakterielle Wirkung entspricht der von Teebaum und Eukalyptus, daher kann dieses zitronige Öl Reinigungsmitteln hinzugefügt werden, ohne ihnen einen medizinischen Geruch zu verleihen. In Aromasprays vertreibt Zitronenmyrte üble Gerüche und erfrischt die Luft, dabei stärkt sie das Immunsystem insbesondere in der Grippe- und Erkältungszeit. Fügen Sie Zitronenmyrte Salben hinzu, die Herpesviren (z. B. bei Lippenbläschen und Genitalherpes) bekämpfen. Als Bestandteil Ihres Insektensprays wird es Stechmücken und Krabbeltiere fernhalten.

Honigmyrte (Melaleuca teretifolia) Das süße und weiche Aroma der Honigmyrte erinnert an eine beruhigende Tasse Zitronentee mit Honig. Sie erhöht den Blutfluss im Gehirn und wirkt doch entspannend und beruhigend. Sie kann Erschöpfung sowie Muskelspasmen und -krämpfe lindern und hilft auch, wenn Sie sich benommen oder verschnupft fühlen. Honigmyrte wirkt stark antimikrobiell und ihr angenehmer Duft macht sie zu einer feinen Zutat für Aromazerstäuber oder Inhalatoren.

△ VORSICHT

- *Zitronen- und Honigmyrte können bei empfindlichen Personen Hautreizungen verursachen. Verwenden Sie nicht mehr als 1 Tropfen ätherisches Öl pro 2 TL (10 ml) Trägeröl.*
- *Zitronen- und Honigmyrte nicht bei Kindern unter 2 Jahren verwenden.*
- *Zitronen- und Honigmyrte können zu Wechselwirkungen mit bestimmten Medikamenten führen, auch wenn sie nur lokal angewendet werden. Zu diesen Medikamenten gehören einige Schmerzstiller und Antidepressiva, Antiepileptika, einige Chemotherapeutika sowie östrogen- und nikotinhaltige Anwendungen (etwa in Form von Pflastern) und Reverse-Transkriptase-Hemmer.*
- *Stellen Sie sicher, dass Zitronen- und Honigmyrtenöl nicht versehentlich verschluckt werden können. Bei der gleichzeitigen Einnahme bestimmter Medikamente wurden unerwünschte und gefährliche Wechselwirkungen beobachtet.*

Narde *Nardostachys jatamansi syn. N. grandiflora*

Narde ist eine der ältesten aromatischen Pflanzen, die in der Medizin, für religiöse Praktiken und in der Parfümherstellung verwendet wurden. Schon in der Bibel wird die Narde mehrmals erwähnt, so etwa im Hohelied im Alten Testament. Im Mittelalter würzten die Bewohner des heutigen Europas damit ihren Wein und ihr Bier. Das ätherische Öl wird durch Destillation aus den Wurzeln und dem Rhizom gewonnen. Man verwendet es, um Spannungen, nervöse Verdauungsstörungen, Schlaflosigkeit und Hautentzündungen zu lindern. Nardenöl duftet stark, süß und erdig, mit einer an Tiere erinnernden Geruchsnote. Es harmoniert mit Cistrose, Muskatellersalbei, Zypresse, Weihrauch, Geranium bzw. Rosengeranie, Lavendel, Zitrone, Myrrhe, Patchouli, Kiefer, Rose, Gewürzölen und Vetiver.

TIPP

Bei schmerzhaften Blähungen nehmen Sie eine kleine Menge verdünntes Anismyrtenöl (oder ein anderes karminatives Öl) und massieren Sie damit den Bauch im Uhrzeigersinn. Siehe hierzu die Tabelle »Die wichtigsten ätherischen Öle und ihre Eigenschaften« (Seite 33).

ANWENDUNG

- Geben Sie Narde zu einer kühlen Kompresse, um Fieber zu senken oder einen Hautausschlag zu lindern. In Cremes und Lotionen hilft es, reife Haut zu verjüngen.
- Verwenden Sie es in Massageölmischungen, um den Schlaf zu fördern (insbesondere bei Schlaflosigkeit) und Körper und Geist nach seelischem Schock und in stressigen Zeiten zu entspannen.
- Massieren Sie Bauch und unteren Rücken mit ein wenig Nardenöl, um starke Menstruationsbeschwerden und Krämpfe zu lindern. Mischen Sie es mit Lavendel für eine Inhalation gegen Kopfschmerzen und Migräne.

VORSICHT

- *Verwenden Sie Narde nur in kleinen Mengen; 0,5–1 % sind ausreichend in jeder Mischung.*
- *Bei einigen Menschen besteht ein geringes Risiko der Hautsensibilisierung oder Reizung der Schleimhäute.*
- *Nicht zusammen mit homöopathischen Mitteln verwenden, denn es kann deren Wirkung aufheben. Lagern Sie es daher separat.*

Nelke *Syzygium aromaticum syn. Eugenia caryophyllata*

Die wärmende aromatische Gewürznelke, die Sie beim Kochen verwenden, ist die noch nicht aufgeblühte, getrocknete Blütenknospe eines Baums, der auf den Molukken (einer indonesischen Inselgruppe) heimisch ist. Das ätherische Öl wird durch Wasserdampfdestillation aus den Blüten gewonnen. Nelkenöl wird häufig in Zahncremes und anderen Produkten für die Zahnpflege verwendet, darüber hinaus in industriell verarbeiteten Nahrungsmitteln und Getränken.

Nelkenöl kann auch durch Destillation der Blätter oder der Stängel erzeugt werden. Obwohl die chemische Zusammensetzung annähernd ähnlich ist, gibt es doch Unterschiede im Duft. Das am häufigsten verwendete Öl stammt aus den Blütenknospen.

ANWENDUNG

- Nelkenöl ist wirkungsvoll in Mischungen zur Behandlung von eiternden Wunden, Unterschenkelgeschwüren, Akne, Fußpilz, Blutergüssen und Verbrennungen sowie in Insektenschutzmitteln.
- Sowohl die Nelke selbst als auch ihr Öl sind wohl bekannt für ihre Fähigkeit, Zahnschmerzen zu lindern, indem sie Nerven betäuben und Gefühllosigkeit auslösen. Diese schmerzbetäubende Eigenschaft kann auch bei Aphthen, Neuralgien, Arthritis und Rheuma genutzt werden.
- Nelkenöl ist auch für die Wohltaten berühmt, die es dem Verdauungssystem zukommen lässt. In Kompressen, Bädern, Massagen und Mundspülungen stärkt es den Magen-Darm-Trakt, lindert Krämpfe und Spasmen im Darm, bekämpft Übelkeit und Erbrechen, ist karminativ, unterstützt die Verdauung und verbessert schlechten Atem (der durch Fermentation im Magen entsteht).
- Nelkenöl kann den Energiepegel anheben und die Drüsenfunktionen beschleunigen. Häufig findet es sich in Massageölmischungen für die Brust, die Asthma und Bronchitis lindern sollen.
- Nelkenöl wurde auf seine antibakteriellen Eigenschaften untersucht und für wirksam gegen diverse Bakterienstämme befunden – auch gegen solche, die Haut- und Harnwegsinfektionen, Atemwegsinfektionen wie Nebenhöhlenentzündung und Lungenentzündung hervorrufen ebenso wie Lebensmittelvergiftung und innere Infektionen. Nelke ist eine wundervolle Zutat für Mischungen, mit denen Sie die Küche samt Oberflächen, Abflüssen und Schneidebrettern sauber halten können.

△ VORSICHT

- *Verwenden Sie Nelkenöl nie unverdünnt oder in hohen Konzentrationen in Hautpflegemitteln. In diesen Anwendungen sind Sie mit 1 Tropfen pro 2 TL (10 ml) Trägeröl auf der sicheren Seite.*
- *Nicht auf verletzter oder empfindlicher Haut anwenden.*
- *Nicht bei Kindern unter 2 Jahren verwenden.*
- *Stellen Sie sicher, dass dieses Öl nicht versehentlich verschluckt werden kann. Bei Anwendung auf der Haut kann Nelkenöl zu Wechselwirkungen mit Arzneistoffen führen, die von CYP2B6 verstoffwechselt werden. Dazu zählen unter anderem Opiate, Anästhetika, Antiepileptika, Antidepressiva, Chemotherapeutika, Antiöstrogene, Stimulanzien und Reverse-Transkriptase-Hemmer.*

Neroli (Bitterorangenblüten)

Citrus aurantium var. amaraflos

Neroliöl stammt aus den Blüten der Bitterorange (auch Pomeranze oder Seville-Orange genannt). Es wird entweder durch Dampfdestillation oder durch die sehr aufwendige Methode der »Enfleurage« gewonnen, bei der die ätherischen Öle mithilfe von Fetten extrahiert werden. Dieser großzügige Baum schenkt auch die perfekten Orangen für Orangenmarmelade. Neroli ist eine der in der Parfümherstellung am häufigsten verwendeten Blütenessenzen; der Duft ist süß und extrem weiblich, er harmoniert mit fast allen anderen Ölen. Das unverdünnte Öl riecht zunächst gar nicht so besonders gut, kann sogar eher abstoßend wirken, doch wenn es mit Trägerölen oder einer anderen Basis vermischt wird, kommt das wahre Aroma zum Vorschein. Spätestens jetzt werden Sie verstehen, warum es in den besten und teuersten Parfüms der Welt enthalten ist. Zu therapeutischen Zwecken kann Neroli durch Mandarine und Petitgrainersetzt werden, die Sie zu gleichen Teilen mischen; die Wirkung ist fast gleich. Sollten Sie jedoch ein Parfüm herstellen wollen, gibt es keine Alternative.

ANWENDUNG

— Neroli ist ein hervorragendes Hautöl. Es ist dafür bekannt, dass es Hautzellen regeneriert und die Spannkraft der Haut erhält bzw. wiederherstellt, insbesondere bei reifer, vorzeitig gealterter oder empfindlicher Haut. Es beugt Falten vor, lässt Narben und Dehnungsstreifen verblassen und hilft auch gegen Besenreiser.

— Neroli wirkt karminativ. Schock- oder nervös bedingten Durchfall bzw. Verdauungsbeschwerden bessert es ebenso wie Krämpfe und Spasmen im Darm und in der Gebärmutter.

— Neroli ist ein stark beruhigendes Öl, eines der wichtigsten bei langzeitigen Angstzuständen, nervösen oder depressiven Zuständen, Herzrasen und ruhelosem Geist. Es ist auch gut gegen die wilden Gefühlsschwankungen, die oft mit PMS und Menopause einhergehen.

— Neroli ist ein zartes und empfindsames Öl, das aphrodisierend wirkt. Traditionell enthielten Brautsträuße auch Orangenblüten (aus denen ja das Öl destilliert wird), um die Angst vor der »ersten Nacht« zu mindern.

— In Studien zeigte Neroli bemerkenswerte Wirksamkeit gegen Bakterien, die bei Personen mit geschwächtem Immunsystem Atemwegs- und Harnwegsinfekte auslösen. Neroli hat auch eine sehr starke antimykotische Wirkung und ist vor allem bei Hefepilzinfektionen wie Candida sehr wirksam.

Niaouli *Melaleuca quinquenervia syn. Melaleuca viridiflora*

Niaouliöl wird durch Dampfdestillation aus den Blättern und jungen Trieben des breitblättrigen Tee- oder Niaoulibaums gewonnen, der im tropischen Nordaustralien heimisch ist. Seine plüschigen Blüten bieten Fledermäusen und insektenfressenden Vögeln Nahrung und sind dank der antiseptische Eigenschaften ideal für den Medizinschrank. Es gibt unterschiedliche Chemotypen (Seite 32) dieses Öls, die meisten (Linalool, Nerolidol und Viridflorol) sind ungefährlich und verursachen keine Sensibilisierung. (Der Linalool-Chemotyp wird auch Nerolin genannt.) Am häufigsten verkauft wird der Cineol-Chemotyp, der reich an 1,8-Cineol ist und mit Vorsicht verwendet werden sollte (siehe »Vorsicht«).

Der Duft ist stark, rein und erinnert an Kampfer. Er harmoniert mit Wacholder, Lavendel, Zitrone, Lemongras, Limette, Orange, Pfefferminze, Kiefer und Rosmarin. Niaouli wird in Gurgellösungen, Zahnpasta und Mundsprays verwendet.

ANWENDUNG

- Niaouli- und Cajeputöl sind nah verwandt, doch Niaouli ist besser geeignet zur Anwendung auf der Haut, da es seltener reizend wirkt. Das verdünnte Niaouliöl ist schmerzlindernd, da es Nerven betäubt, und wirkt antibakteriell. Dadurch ist es besonders geeignet bei Akne, Furunkeln, Schnittwunden und kleineren Verbrennungen, Abschürfungen, Insektenstichen oder -bissen, wunden Stellen, Pickeln und Wunden.
- In einer Mundspülung schenkt es süßen Atem, wenn der Mundgeruch durch schlechte Zähne oder Zahnfleischprobleme verursacht wird. (Natürlich sollten Sie auch zum Zahnarzt gehen.)
- In einer Bade- und Massageölmischung lindert Niaouli Muskelschmerzen, Rheuma, Durchblutungsstörungen und Neuralgien.
- Es hat eine starke Wirkung auf die Atemwege. Inhalationen mit Niaouliöl wirken schleimlösend und auswurffördernd. Da Niaouli kühlend und fiebersenkend wirkt, kann es gut zur Behandlung von Bronchitis, Husten, Erkältung, Nebenhöhlenentzündung (Sinusitis), Kehlkopfentzündung, Grippe und Keuchhusten eingesetzt werden.
- Es wird angenommen, dass Niaouli die Anzahl der weißen Blutkörperchen erhöht, das Immunsystem stärkt und die Antikörperaktivität fördert.
- Es fegt sozusagen die Spinnenweben aus dem Gehirn und steigert die Konzentrationsfähigkeit.

△ VORSICHT

- *Niaouliöl nicht bei kleinen Kindern anwenden! Niaouli Ct. Cineol kann das Nervensystem eines Kindes schädigen und Atembeschwerden auslösen. Verwenden Sie stattdessen Niaouli Ct. Linalool.*

Orange *Citrus sinensis*

Ursprünglich stammt die Orange aus China, wächst heute aber auch in vielen nicht-tropischen Gegenden. Orangen und Orangensaft sind leuchtend und sonnig und enthalten viel Vitamin C. Sie zählen zu den

EIN BAUM, DREI ÖLE

Die Orange ist eine der wenigen Pflanzen, die mehrere Öle liefern, deren Duft sich deutlich unterscheidet, obwohl sie von der gleichen Pflanze stammen. Wir gewinnen Orangenöl aus der Frucht und den Schalen, Neroli aus den Blüten und Petitgrainöl aus den Blättern. Der Orangenbaum ist somit der ergiebigste Lieferant ätherischer Öle.

beliebtesten Früchten und Obstsäften. Orangenöl wird durch Kaltpressung aus der Schale gewonnen. Sein Duft ist fröhlich zitronig und harmoniert mit Angelikawurzel, Benzoe, Zimt, Zypresse, Weihrauch, Lavendel, Neroli, Muskatnuss, Petitgrain, Rose und Rosenholz. Es wird gern verwendet als Duftgeber für Seifen, Kosmetika, Kölnisch Wasser und Parfüms, am häufigsten jedoch zum Aromatisieren von Likören, Softdrinks und Nahrungsmitteln.

△ VORSICHT

- *Orangenöl kann zu Sensibilisierung der Haut führen, wenn es abgestanden oder oxidiert ist. Bewahren Sie das Öl gut verschlossen in einer dunklen Glasflasche im Kühlschrank auf.*
- *Nicht unverdünnt anwenden! Dieses Öl muss stets mit einem Trägeröl oder einer Lotion verdünnt werden.*

Blutorange ist eine Untergruppe der Orangen. Ihr Aroma besitzt eine gewisse Fülle, die die Orange nicht bietet. Im Unterschied zu anderen Zitrusölen ist das Blutorangenöl, das ebenfalls durch Kaltpressung aus der Schale gewonnen wird, nicht fototoxisch.

ANWENDUNG

- Orangenöl ist ein gutes Tonikum für alle Hauttypen.
- Mit anderen Ölen gemischt unterstützt es die Behandlung von Pilzinfektionen und wirkt antibakteriell.
- Es stärkt das Verdauungssystem, wirkt gegen Krämpfe, Blähungen und Spasmen im Darm, beruhigt einen nervösen Magen und lindert Verdauungsbeschwerden. Ebenso erhöht Orangenöl den Energiepegel und beschleunigt die Drüsenfunktion, kurbelt das Immunsystem an und wirkt fiebersenkend bei Erkältungen und Grippe.
- Wird Lavendel mit Orange gemischt, entsteht ein Synergieeffekt, der die Behandlung von Atemwegserkrankungen noch effektiver macht.
- Orangenöl gehört zu den Ölen, die auch Kinder gern mögen. Es kann ihnen helfen, Angst zu überwinden und Furcht abzubauen.
- Dieses fröhliche Öl hilft, Depressionen zu lindern, und ermutigt uns, heiter zu sein. Leuchtend und sonnig, und dabei sehr weich, erinnert es uns daran, das Leben zu genießen und uns selbst nicht allzu ernst zu nehmen.

Palmarosa *Cymbopogon martinii var. motia*

Palmarosaöl wird durch Wasser- oder Dampfdestillation aus der ganzen Pflanze gewonnen, die zur gleichen Familie gehört wie Lemongras und Citronella. Es ist das beste Öl für alle Hauttypen, da es Feuchtigkeit spendet, die Zellregeneration fördert, die Spannkraft erhöht und die Talgbildung reguliert. Es wird auch gern in der Seifenherstellung verwendet, da sein Duft – anders als der anderer Öle – lange anhält. Es dient ebenfalls als Geschmacksstoff für Tabak.

Der Duft von Palmarosa ist süß, grasig, blumig und erinnert an Rosen. Er harmoniert mit Bergamotte, Zeder, Citronella, Geranium bzw. Rosengeranie, Jasmin, Lavendel, Orange, Petitgrain, Sandelholz und Ylang Ylang.

ANWENDUNG

- Kaum jemand scheint zu wissen, wie gut die Palmarosa für die Hautpflege ist. Geben Sie es in Zubereitungen, die den Wasserhaushalt regulieren, Feuchtigkeit spenden, die Zellregeneration fördern und die Talgproduktion drosseln sollen. Bei regelmäßiger Anwendung glättet es Falten und macht raue Haut wieder weich. Hinzu kommen die antibakteriellen Eigenschaften, die Palmarosa zum erstklassigen Mittel gegen Akne, Dermatitis, Ekzem, Psoriasis, Rosazea (Kupferrose), Narben, wunde Stellen, Hautinfektionen und (wahrscheinlich) Falten macht.
- Das Öl wirkt auch im Verdauungssystem antibakteriell und eignet sich hervorragend, um Darminfektionen sowie schmerzhaften Magenkrämpfen entgegenzuwirken. Da es appetitanregend wirkt, kann es bei Magersucht (Anorexie) eingesetzt werden.
- Fügen Sie Palmarosa den Massageölmischungen hinzu, um Schmerzen durch Arthritis und rheumatische Erkrankungen, aber auch Muskelschmerzen ganz allgemein zu lindern. Es hilft auch bei Krämpfen und Magenbeschwerden.
- Palmarosa belebt und beruhigt die Gefühle, reduziert Stress, nervöse Erschöpfung und Angstzustände.

△ VORSICHT

- *Verwenden Sie nicht mehr als 6% Palmarosaöl in Ihren Mischungen, um eine Sensibilisierung der Haut zu vermeiden.*
- *Stellen Sie ganz sicher, dass dieses Öl nicht versehentlich verschluckt werden kann. Unerwünschte und gefährliche Wechselwirkungen können bei Patienten auftreten, die bestimmte Opiate, Anästhetika, Antiepileptika, Antidepressiva, Chemotherapeutika, Antiöstrogene, Stimulanzien und Reverse-Transkriptase-Hemmer einnehmen.*

Palo Santo *Bursera graveolens*

Palo Santo, auch bekannt als »Heiliges Holz«, ist als ätherisches Öl erst relativ kurz auf dem Markt und ist relativ hochpreisig. Es wird durch Destillation aus dem Holz des wild wachsenden Palo-Santo-Baums gewonnen, der hauptsächlich in Mexiko und Südamerika zu finden ist. Das Öl wird jedoch vor allem in Peru und Ecuador hergestellt, wo die Bäume als stark gefährdet gelten. Der warme, ein wenig zitronige und an Weihrauch erinnernde Duft des Öls ist sehr stark und durchdringend.

Manche Menschen finden den Geruch gewöhnungsbedürftig. Palo-Santo-Öl wird am häufigsten gegen Erkältungs- und Grippesymptome, aber auch bei Atemwegserkrankungen wie Asthma und Bronchitis sowie bei Gelenkschmerzen verwendet. Es harmoniert mit Zitrusölen, Weihrauch, Myrrhe und anderen Holzölen.

VORSICHT

- *Palo-Santo-Öl kann zu Sensibilisierung der Haut führen, wenn es abgestanden oder oxidiert ist. Bewahren Sie das Öl gut verschlossen in einer dunklen Glasflasche an einem kühlen Ort auf.*
- *Nicht unverdünnt anwenden! Dieses Öl muss stets mit einem Trägeröl oder einer Lotion verdünnt werden.*
- *Verwenden Sie in den Zubereitungen nicht mehr als 3% dieses Öls.*
- *Nicht zur langfristigen Verwendung geeignet, da das Öl dann lebertoxisch wirken kann.*

ANWENDUNG

- Geben Sie das Öl in Mischungen gegen Gelenkschmerzen und -entzündungen sowie gegen Kopfschmerzen, Migräne, Arthritis und Allergien.
- Es wirkt entspannend auf Körper und Geist und kann daher gut in Tascheninhalatoren oder Massageölmischungen verwendet werden, um Angstzustände, Panik, Schwindel und Nervosität zu verringern und die Konzentrationsfähigkeit zu steigern.
- Ein paar Tropfen Palo-Santo-Öl in einem Aromazerstäuber können das Immunsystem ankurbeln, Atemwegsinfekte und schlechtes Karma aus Ihrem Zuhause vertreiben.
- Es gibt Berichte darüber, dass Palo Santo vor Leber-, Lungen- und Hautkrebs schützt. Eine neuere Studie hat gezeigt, dass das ätherische Öl das Wachstum von Brustkrebszellen hemmt, sodass es ein vielversprechender Wirkstoff für Krebsmedikamente sein könnte.
- Palo Santo regt den Kreislauf an und wirkt belebend bei Ermüdungszuständen. Es gilt als spirituelles Öl, das die Meditation verstärkt.

Patchouli (Indisches Patchouli)

Pogostemon cablin

Die Patchoulipflanze aus dem tropischen Ost- und Südostasien ist bekannt für ihr Aromaöl. Pogostemon cablin wird in der Parfümherstellung häufig verwendet, um eine sinnliche, erdige Basisnote zu erhalten. Das nach Moschus duftende ätherische Öl wird durch Wasserdampfdestillation aus den Blättern und Blüten gewonnen und es enthält eindeutig den Hauch des Gelächters des großen Gottes Pan. Sein erdiges Aroma ist dafür bekannt, Gefühle ins Gleichgewicht zu bringen – doch

TIPP

- *In Indien werden Patchouliblätter und -blüten zwischen die Kleidungsstücke gelegt, um sie vor Ungeziefer zu schützen.*

das ist sicher abhängig davon, ob Sie den Geruch mögen oder nicht. Anders als viele andere Aromaöle wird der heiße, schwere Duft mit zunehmendem Alter immer besser. Sehr sparsam verwendet, harmoniert es mit den meisten anderen Düften. Patchouli ist eines der besten Fixative in der Parfümherstellung. Viele Menschen empfinden den Geruch als unangenehm, doch wenn nur kleine Mengen davon in einer Mischung enthalten sind, wird das mächtige Aroma ein wenig abgemildert.

ANWENDUNG

- Patchouliöl wirkt entzündungshemmend, tötet Bakterien ab und beugt Pilzinfektionen vor bzw. bekämpft sie. Zudem regeneriert es die Zellen.
- Eine beeindruckende Liste von Eigenschaften macht es zu einem wertvollen Öl für Hautpflegeprodukte und die Behandlung von Hautproblemen. Nutzen Sie es bei Akne, Fußpilz, aufgesprungener und spröder Haut, Dermatitis, nässendem Ekzem, Pilzinfektionen und Insektenbissen. Die adstringierende Wirkung hilft, schlaffe Haut zu straffen. Es wirkt harntreibend und ist daher gut gegen Wassereinlagerungen und möglicherweise auch gegen Blasenentzündung und Harnwegsinfektionen.
- Patchouli wird zur Behandlung von Verdauungsbeschwerden eingesetzt, außerdem bei Schleimhautentzündung des Dickdarms (Colitis) und Verstopfung.
- Aufgrund seiner antimikrobiellen Wirkung ist Patchouli auch für die Behandlung von Vaginalinfektionen, Soor oder Herpes geeignet.
- Patchouliöl ist eine gute Alternative zu konventionellen Mitteln gegen Ameisen.
- Dieses Öl ist reich, fruchtbar und ergiebig. In Beziehungen, die aufgrund von Gewöhnung und Vertrautheit ermattet sind, kann es das Feuer der Lust neu entflammen.

△ VORSICHT

- *Patchouliöl darf nicht bei Magersucht (Anorexie) oder appetitlosen älteren Menschen verwendet werden, da es den Appetit zügeln kann.*
- *Stellen Sie sicher, dass dieses Öl nicht versehentlich verschluckt werden kann. Bei der gleichzeitigen Einnahme bestimmter Medikamente, die die Blutgerinnung verändern, wurden unerwünschte und gefährliche Wechselwirkungen beobachtet.*

Perubalsam *Myroxylon balsamum var. pereirae*

Perubalsam stammt ursprünglich aus El Salvador. Jeder Teil dieses hohen, weitausladenden, immergrünen Baums enthält einen harzigen Saft, dem das Öl entzogen wird. Der Duft ist köstlich und erinnert an Vanille. Das Öl harmoniert mit fast allen anderen Ölen. Dank seiner desinfizierenden und duftenden Eigenschaften wird Perubalsam sehr häufig als Fixativ (Seite 45) und Duftgeber für Parfüme und Seifen verwendet. Auch in alkoholischen Getränken und Softdrinks findet es seinen Einsatz. Offensichtlich kann dieses Öl eine verzögerte allergische

Reaktion hervorrufen bei überempfindlichen Personen und bei Personen mit chronischem Ekzem.

ANWENDUNG

- Perubalsamöl wirkt entzündungshemmend und antibakteriell. Es kann verwendet werden, um Hauterkrankungen wie Dekubitus, Dermatitis, Ekzeme, Entzündungen, Ausschlag, wunde Brustwarzen oder wunde Stellen zu behandeln. Es macht trockene, aufgesprungene und rissige Haut weich und glatt und regt neues Zellwachstum an.
- Perubalsamöl steigert die Energie und Funktion der Drüsen, erhöht niedrigen Blutdruck und lindert Muskelschmerzen, z. B. bei Rheuma.
- Es ist ein sehr wirksames Heilmittel bei Atemwegsproblemen wie Asthma, Bronchitis, Erkältung und Husten, da es überschüssigen Schleim löst.
- Perubalsamöl erweicht, tröstet und öffnet ein durch Stress und Trauer verschlossenes Herz.

△ VORSICHT

- *Verwenden Sie für äußere/lokale Anwendungen wie Massage- oder Körperlotionen nicht mehr als 1 Tropfen pro 3 TL (15 ml) Trägeröl oder Lotion.*
- *Dieses Öl kann bei empfindlichen Personen Allergien auslösen.*
- *Bei überempfindlichen Personen besteht ein mittleres Risiko der Hautsensibilisierung.*
- *Nicht auf geschädigter Haut anwenden.*
- *Nicht für Kinder unter 2 Jahren geeignet.*

Petersilie *Petroselinum crispum*

Petersilie ist eines der beliebtesten Küchenkräuter und wird seit Tausenden von Jahren angebaut. Die alten Griechen waren überzeugt, dass sie vom Blut der Helden stamme und deshalb medizinischen Nutzen habe. Die Römer scheinen die Ersten gewesen zu sein, die die Petersilie auch gegessen haben. Das ätherische Öl der Petersilie wird durch Wasserdampfdestillation aus den Blättern, Wurzeln und (hauptsächlich) Samen gewonnen. Sein Duft ist warm und würzig und harmoniert mit Muskatellersalbei, Lavendel, Limette, Majoran, Orange, Rosmarin und Teebaum.

ANWENDUNG

- Petersilie wirkt gefäßverengend auf die kleinen Blutgefäße und kann daher zur Behandlung von Hämorrhoiden, Blutergüssen und Besenreisern verwendet werden. Den jedoch vermutlich größten Nutzen von Petersilienöl haben seine diuretischen Eigenschaften: Es wirkt harntreibend und reduziert Wassereinlagerungen während der Menstruation und anderer Zustände, in denen Ödeme auftreten, z. B. geschwollene Knöchel und PMS. Berücksichtigt man auch die desinfizierende Wirkung von Petersilie, kann das Öl gut zur Behandlung von Blasenentzündung und Harnwegsinfektionen eingesetzt werden. Sie darf jedoch nicht bei Nierenerkrankung

△ VORSICHT

- *Verwenden Sie in den Mischungen nicht mehr als 0,5 % Petersiliensamenöl.*
- *Meiden Sie Petersilienöl, wenn Sie schwanger sind oder stillen sowie bei schmerzhafter Menstruation.*
- *Stellen Sie ganz sicher, dass Petersiliensamenöl nicht versehentlich verschluckt werden kann.*
- *Bei der gleichzeitigen Einnahme bestimmter Medikamente, darunter bestimmte Anästhetika, MAO(Monoaminooxidase)-Hemmer und SSRI (Serotonin-Wiederaufnahme-Hemmer), wurden unerwünschte und gefährliche Wechselwirkungen beobachtet.*

oder -entzündung und nicht in der Schwangerschaft verwendet werden, da Petersilie Gebärmutterkontraktionen verursacht. Auch bei schmerzhafter Menstruation ist sie nicht angezeigt, da sie Krämpfe auslösen kann.

- Petersilie regt den Appetit an, unterstützt die Verdauung und lindert Übelkeit und Blähungen. (Darum sollten Sie sie unbedingt essen, wenn sie im Restaurant als Deko Ihren Teller ziert.) Petersilie ist in einigen pharmazeutischen verdauungsfördernden Mitteln enthalten und wird auch in der Parfümindustrie verwendet.

Petitgrain *Citrus aurantium var. amara fol syn. C. aurantium var. bigardia*

Petitgrain-Öl (auch Bigarade-Öl genannt) stammt von dem gleichen Bitterorangenbaum wie Neroli, wird jedoch aus den Blättern und Zweigen destilliert statt aus den Blüten. Es kann als kostengünstigerer Ersatz für Neroliöl verwendet werden, da es ähnliche Eigenschaften besitzt. Sein Duft ist jedoch nicht ganz so dezent und die therapeutischen Eigenschaften nicht ganz so wirksam. Bis zum Ende des letzten Jahrhunderts wurden die winzigen grünen unreifen Früchte des Baumes verwendet, um das Öl zu gewinnen, daher der Name »petitgrain« oder »kleines Korn«. Der Duft von Petitgrain ist süß und grün, mit strengeren Zitrusnoten. Er harmoniert mit Benzoe, Bergamotte, Muskatellersalbei, Geranium bzw. Rosengeranie, Lavendel, Neroli und Palmarosa.

△ VORSICHT

- *Petitgrain ist nicht gleich Petitgrain. Petitgrain aus Paraguay stammt von einer anderen Orangenart und hat eine andere chemische Zusammensetzung als Bigarade-Öl. Achten Sie beim Kauf daher stets auf die Angaben auf dem Etikett.*

ANWENDUNG

- Petitgrain ist ein desinfizierendes Hauttonikum und reguliert die Talgproduktion bei fettiger Haut und fettigem Haar; besonders bei fettigen Schuppen und Akne wirkt es sehr gut.
- Das Öl ist eine herrliche Zutat für Vollbäder und deodorierende bzw. schweißhemmende Mischungen.
- Petitgrain gibt Parfüms eine frische zitronige Note und reguliert die mittleren Duftnoten, indem es Kopf- und Basisnoten ausgleicht.
- Petitgrain ist gut für Menschen, die sich von schwerer oder langer Krankheit erholen, denn es hat eine sanft anregende Wirkung auf das Immunsystem, weckt die Lebensgeister und lindert nervös bedingte Verdauungsbeschwerden und Blähungen.
- Den Wunsch nach Alleinsein wandelt es in den Wunsch nach Gesellschaft um. Petitgrain macht das Bewusstsein klar und frei, sodass es hell, offen und fröhlich sein kann. Es hat eine sanft beruhigende Wirkung, die Ärger und Panik lindert.

- Probieren Sie auch einmal »Petitgrain sur fleurs« für eine belebende Aromaerfahrung. Das ätherische Öl wird aus den Blüten und Blättern destilliert, wodurch sich ein sehr berauschender Duft ergibt.
- Für das ultimative Orangenerlebnis mischen Sie Petitgrain mit Orange und Neroliöl. Wie ein breiter Sonnenstrahl, der an einem Wintertag die dunklen Wolken durchbricht, wirkt diese Mischung auf Ihre Gefühle.

Pfeffer (schwarz) *Piper nigrum*

△ VORSICHT

- *Pfefferöl kann zu Sensibilisierung der Haut führen, wenn es abgestanden oder oxidiert ist. Bewahren Sie das Öl gut verschlossen in einer dunklen Glasflasche an einem kühlen Ort auf.*
- *Nicht unverdünnt anwenden! Dieses Öl muss stets mit einem Trägeröl oder einer Lotion verdünnt werden.*

Schwarzer Pfeffer ist eine Kletterpflanze, die bis zu 6 Meter hoch werden kann, wenn sie nicht beschnitten wird. Die getrockneten schwarzen Früchte werden gemahlen als Küchengewürz verwendet. Das ätherische Öl wird durch Wasserdampfdestillation gewonnen. Der Duft des Pfefferöls ist warm, würzig und vertraut; es harmoniert mit Basilikum, Bergamotte, Zypresse, Weihrauch, Geranium, Zitrusöl, Palmarosa, Sandelholz und Ylang Ylang. In der Parfümherstellung wird es häufig in winzigen Mengen verwendet, um eine warme, intensive und würzige Note hinzuzufügen.

Studien zufolge kann Pfefferöl erfolgreich bei der Rauchentwöhnung helfen. Testpersonen, die einen Hauch Pfefferöl eingeatmet hatten, spürten ein deutlich geringeres Verlangen zu rauchen, gleichzeitig spürten sie weniger Anspannung und Unruhe. Diese Beobachtung unterstützt die Theorie, dass gewisse Empfindungen in den Atemwegen die Symptome eines Nikotinentzugs lindern können.

ANWENDUNG

- Pfefferöl ist eines der wichtigsten Öle bei der Behandlung muskulärer Beschwerden. Beim Auftragen auf die Haut erweitert es die Blutgefäße und führt zu lokaler Rötung und Erwärmung, was schmerzenden, müden Muskeln guttut. Wird es vor intensiver körperlicher Aktivität in einem Massageöl verwendet (insbesondere von Läufern oder Tänzern), kann es dem Ermüden der Muskulatur vorbeugen, indem es den Blutfluss in den behandelten Körperbereichen erhöht. In niedriger Konzentration in Bade- oder Massageölmischungen kann es Arthritis, Rheuma, Muskelkater, Muskelschmerzen, Verstauchungen, Zerrungen, Muskelschwäche, Steifheit, Neuralgie, Frostbeulen und Durchblutungsstörungen lindern. Es wirkt schmerzlindernd, indem es Nerven betäubt.

- Es wurde berichtet, dass Pfefferöl Milchsäure nach dem Muskeltraining aus dem Körper auszuschwemmen vermag (siehe »Muskelentlastung-Massageöl«, Seite 287).
- Pfefferöl stärkt und stimuliert das Nervensystem und den Kreislauf, es unterstützt die Verdauung und lindert Krämpfe in Darm und Gebärmutter, Blähungen, Koliken, Verstopfung, Durchfall und Übelkeit. Angeblich neutralisiert es den Effekt von Giftstoffen und tötet auch Bakterien ab.
- Verwenden Sie Pfefferöl in kleinen Mengen (nur 3 Tropfen) in einem (Voll-)Bad, um den Stoffwechsel anzuregen und bei Erkältungen und Grippe das Fieber zu senken. Es stärkt das Immunsystem und hilft, Virusinfekte zu vermeiden.
- Dieses Öl wärmt ein kaltes Herz und schenkt in schweren Zeiten Mut und Durchhaltevermögen.

TIPP

- *In der Apotheke erhalten Sie magensaftresistente Pfefferminzkapseln, die das Pfefferminzöl erst im Darm freisetzen, wo es gegen schmerzhafte Koliken und Reizdarmsyndrom wirken kann.*

Pfefferminze *Mentha x piperita*

Die erfrischende Pfefferminze ist ein ausdauerndes Kraut, das wegen seiner aromatischen Blätter angebaut wird, die auf vielfältige Weise in der Küche verwendet werden. Sie gehört zu den beliebtesten Kräutertees und ihre Blätter verleihen auch kalten Getränken ein köstliches Aroma. Aufgrund ihres reinen, erfrischenden Geschmacks und ihrer therapeutischen Eigenschaften wird Pfefferminze häufig in der Nahrungsmittel- und Pharmaindustrie verwendet.

Der wichtigste chemische Bestandteil der Pfefferminze ist Menthol, das Kristalle bildet. Das Öl wird durch Wasserdampfdestillation aus den Blättern gewonnen und ist erfrischend, kühlend und auch wärmend. Der Duft ist durchdringend minzig und harmoniert mit Benzoe, Eukalyptus, Lavendel, Zitrone, Majoran, Rosmarin und anderen Minzen. Pfefferminze und Lavendel mögen sich sehr, haben synergetische Wirkung und ergänzen sich wunderbar. Pfefferminzöl wird sehr vielfältig verwendet.

ANWENDUNG

- 2–3 Tropfen Pfefferminzöl in einem Gesichtsdampfbad wirken hautreinigend und töten Bakterien ab. Daher ist es hilfreich bei der Behandlung von Akne, Dermatitis, juckenden Hautstellen, Ringelflechte und Krätze.
- Insekten und Nager scheinen den Duft zu verabscheuen, daher ist Pfefferminzöl ein wirksames Insektenschutzmittel. Ratten oder Mäuse kann man vertreiben, indem man pfefferminzgetränkte

△ VORSICHT

- *Nicht zusammen mit homöopathischen Mitteln verwenden. Auch nicht gemeinsam mit ihnen lagern, denn Pfefferminze kann deren Wirkung aufheben.*
- *Verwenden Sie in Mischungen nicht mehr als 5 % dieses Öls.*
- *Verwenden Sie Pfefferminzöl nicht auf oder in der Nähe des Gesichts von Säuglingen und Kindern. Das ätherische Öl kann die Schleimhäute reizen, auch wenn das Risiko gering ist.*
- *Meiden Sie Pfefferminzöl, wenn Sie unter Herzrhythmusstörungen oder Glucose-6-Phosphat-Dehydrogenase-Mangel (G6PD) leiden.*
- *Stellen Sie ganz sicher, dass dieses Öl nicht versehentlich verschluckt werden kann. Liegt bei Ihnen ein Gallenstau (Cholestase) vor oder leiden Sie unter Refluxösophagitis (GERD), sollten Sie Pfefferminzöl nicht einnehmen, da unerwünschte und gefährliche Wechselwirkungen beobachtet wurden.*

Lappen in deren Löcher in den Wänden stopft. Der Geruch schreckt sie ab.

- Es ist eines der wichtigsten Öle gegen Verdauungsprobleme, regt die Bildung von Galle an und stimuliert bzw. stärkt die Leber.
- Pfefferminzöl ist karminativ, lindert Übelkeit und Magenkrämpfe. Bei Verdauungsbeschwerden nach einer Mahlzeit mischen Sie in einem Glas 1 Tropfen Pfefferminzöl mit ein wenig Honig. Fügen Sie mindestens ½ Tasse (125 ml) warmes Wasser hinzu, rühren Sie gut um und genießen Sie die Mischung. Die gleiche Anwendung hilft auch gegen Übelkeit und Erbrechen, die durch Reisen oder Essen verursacht wurden.
- Ein heißes Vollbad mit 3 Tropfen Pfefferminz-, 3 Tropfen Majoran- und 4 Tropfen Lavendelöl in 1 TL (5 ml) Pflanzenöl wirkt wärmend und stimulierend und kann häufig eine Erkältung oder Grippe verhindern. Wenn Sie während des Vollbads eine Tasse Pfefferminz- und Zitronentee trinken, wirkt dies schweißtreibend, antiviral und antibakteriell. Wenn eine Erkältungskrankheit (z. B. Bronchitis oder Grippe) bereits zugeschlagen hat, wirkt Pfefferminzöl schleimlösend und fiebersenkend.
- Mit seiner kühlenden und schmerzlindernden Wirkung ist das Öl extrem beruhigend bei heißen, müden und schmerzenden Füßen oder Beinen. Verwenden Sie 1 % dieses Öls in einem Spray oder Gel, das Sie auf Beine oder Füße auftragen, und lassen Sie es auf der Haut trocknen (reiben Sie es nicht ein). Pfefferminzöl wirkt kapillarverengend und hat dadurch einen kühlenden Effekt. Darauf folgt die durchblutungssteigernde Wirkung, die ein warmes Gefühl verbreitet.
- Kopfschmerzen, mentale Erschöpfung, nervöser Stress, Herzrasen, Schwindel und Ohnmachtsanfälle können mit kalten Pfefferminzölkompressen auf der Stirn behandelt werden. Ebenfalls hilfreich ist Riechen direkt am Fläschchen, die Verwendung eines Aromazerstäubers oder eines Aroma-Raumsprays.
- Pfefferminze stimuliert den Geist und fördert dadurch Klarheit, Bewusstheit, positives Denken und die Überwindung negativer Gedanken.
- Sie lindert auch die Symptome von Schock und Hysterie.
- Pfefferminze ist auf ihre antiepileptische Wirkung untersucht worden. Dabei wurde festgestellt, dass sie die Anzahl der Krampfanfälle reduziert und somit sehr vielversprechend für die Behandlung von Epilepsie ist.

Plai *Zingiber cassumunar syn. Z. montanum*

Da sie zur gleichen Gattung gehören, hat Plai ein ähnlich würziges Aroma wie Ingwer. Vor allem für die Thaimassage ist Plai-Öl aufgrund seiner heilenden Eigenschaften sehr beliebt. Die Pflanze wächst wild in Thailand und das ätherische Öl wird durch Wasserdampfdestillation aus dem Rhizom gewonnen. Der Duft erinnert an Eukalyptus und grünen Pfeffer (schwarz), mit sanften Ingwer- und Bitterorangenoten. Es harmoniert mit Bergamotte, Pfeffer (schwarz), Zitrusölen, Ingwer, Immortelle, Lavendel, Majoran oder Muskatnuss (je nachdem, welche Wirkung die Mischung haben soll).

ANWENDUNG

- In Massageölmischungen wirkt es schmerzlindernd und hilft bei Gelenkbeschwerden, Muskelkrämpfen, Rheuma, Entzündungen, Arthritis, Ischias, Verstauchungen und Zerrungen, sowie Bänder- bzw. Sehnenschmerzen.
- Plai hat kühlende, entzündungshemmende Eigenschaften und gilt als ein natürliches Antihistaminikum. Es kann die Schwere von Asthmaanfällen reduzieren und bei Atemwegserkrankungen helfen.
- Plai-Öl wirkt antimikrobiell und desinfizierend. Es regt das Immunsystem an und stärkt den gesamten Organismus.
- Verwenden Sie es, um Menstruationsschmerzen und -krämpfe zu lindern, Ihre Stimmung zu heben und die Nerven zu beruhigen.
- In einem Aromazerstäuber oder einer Duftlampe nutzen Sie in der Erkältungszeit die desinfizierenden Eigenschaften, um sich vor Ansteckung zu schützen.
- Traditionell wird Plai-Öl bei Verdauungsbeschwerden und Blähungen verwendet.

Rainfarn *Tanacetum vulgare*

Rainfarn, der auch Wurmkraut genannt wird, hat eine lange Geschichte. Seit der Zeit der alten Griechen bis ins 8. Jahrhundert n. Chr. wurde er von Benediktinermönchen gegen Darmwürmer verwendet und um Fieber zu senken, wunde Stellen zu behandeln und Masern »auszutreiben«. Die Blätter dienten dazu, Fleisch haltbar zu machen. Rainfarn wird auch zur Schädlingsbekämpfung eingesetzt, sodass es nicht überrascht, dass das ätherische Öl in Mischungen gegen Insekten enthalten ist. Es hält nicht nur Fliegen fern, sondern vertreibt auch Nagetiere.

△ VORSICHT

- *Blauer Rainfarn (Tanacetum annuum) kann in Wechselwirkung mit bestimmten Medikamenten treten. Dazu zählen unter anderem einige Schmerzmittel, Herz-Kreislauf-Medikamente, Antipsychotika, Antidepressiva und serotonin- oder östrogenhaltige Medikamente.*
- *Stellen Sie ganz sicher, dass keines der Reinfarnöle versehentlich verschluckt werden kann. Bei der gleichzeitigen Einnahme bestimmter Medikamente wurden unerwünschte und gefährliche Wechselwirkungen beobachtet.*

Traditionell wird das Öl bei Verdauungsbeschwerden, Fieber und zur Wundheilung verwendet; auf die Haut wirkt es beruhigend.

Rainfarn scheint in Mode zu kommen, ebenso wie der Blaue Rainfarn (Tanacetum annuum). Beide Öle werden gegen Grippe, Erkältung und Infektionskrankheiten verwendet – ein gefährlicher Trend, denn Rainfarn enthält große Mengen an Thujon. Thujone sind Nervengifte und können je nach verwendeter Menge epileptische Krämpfe, Herzrhythmusstörungen, Magen-Darm-Probleme und sogar Bewusstlosigkeit auslösen. Daher wird T. vulgare selten von Aromatherapeuten eingesetzt und sollte nicht zur Eigentherapie verwendet werden.

Blauer Rainfarn (T. annuum) gilt als weniger gefährlich. Doch es gibt erst wenige Untersuchungen zu seiner Verwendung und den damit verbundenen Risiken. Man nimmt an, dass Blaues Rainfarnöl eine stark antihistamine und entzündungshemmende Wirkung besitzt. Untersuchungen haben eine starke antimykotische Wirkung gegen eine Vielzahl von Pilzen nachgewiesen. Manche halten dieses Öl für ungiftig und nicht reizend und geeignet zur Behandlung von Hautproblemen sowie zur Vorbeugung gegen Entzündungen, Muskelkater und Gelenkschmerzen. Blauer Rainfarn enthält jedoch Kampfer, ein Keton, das sich im Laufe der Zeit im Körper anreichern kann. Obendrein ist sein Chamazulen-Gehalt recht hoch; Chamazulen kann bei der gleichzeitigen Einnahme bestimmter Medikamente unerwünschte Nebenwirkungen auslösen. Wenn Sie dieses Öl überhaupt verwenden, dann bitte nur kurzfristig und in kleinsten Mengen.

Ravensara *Ravensara aromatica*

△ VORSICHT

- *Beachten Sie den Unterschied zwischen »Ravensara« und »Ravintsara«!*

»Ravensara« ist die lateinische Form des madagassischen Worts »Ravintsara«. Im Allgemeinen wurden damit sowohl die Öle von Ravensara aromatica als auch von Cinnamomum camphora bezeichnet.

Es gibt viel Verwirrung wegen der Ähnlichkeit der Namen Ravensara und Ravintsara (Cinnamomum camphora, Seite 103). Zusätzliche Verunsicherung kommt daher, dass Ravensara aromatica sowohl aus der Rinde als auch aus dem Blatt destilliert wird und sich auch diese beiden Öle voneinander unterscheiden. Es ist sehr wichtig, den Unterschied zwischen ihnen zu kennen: Das Rindenöl hat einen viel höheren Anteil von Methylchavicol oder Estragol (90 % bis 95 %), während das Blattöl weit weniger davon enthält (2,4 % bis 12 %).

Im Handel ist das Blattöl leichter zu finden. Obwohl es weniger Estragol enthält, kann auch eine kleine Menge davon in einem Öl ein Problem sein, da Methylchavicol potenziell krebserregend ist. Dieses ätherische Öl muss mit größter Sorgfalt verwendet werden. Das aus der Rinde destillierte Ravensara-(aromatica-)Öl wird vor allem von professionellen Aromatherapeuten bei Atem- und Kreislauferkrankungen angewendet.

Ravensaraöl duftet nach Kampfer mit Gewürz- und Holznoten.

ANWENDUNG

- Nutzen Sie die immunmodulierenden und virushemmenden Eigenschaften von Ravensara, um den Körper während einer Virusepidemie zu schützen. Wenn Sie sich bereits mit einem Virus angesteckt haben, können ein Bad mit diesem Öl mit anschließender Massage oder die Verwendung in einem Spray oder einer Inhalation das Virus sehr schnell besiegen.
- Verwenden Sie Ravensara bei allen Infektionen der Atemwege, wie Bronchitis, Katarrh, Sinusitis, Erkältungen und Husten. Die Kombination seiner antiseptischen, antibakteriellen und stark antiviralen Eigenschaften wirkt schleimlösend und auswurffördernd.
- Da es sehr stark antiviral wirkt, kann Ravensara bei Lippenherpes, Herpes genitalis und Gürtelrose verwendet werden. Mischen Sie es mit Ölen wie Lavendel oder Kamille, um Schmerzen zu lindern. In einem Aromaspray kann Ravensaraöl die Ausbreitung von Krankheiten wie Windpocken und Masern verhindern.
- Bei Arthritis, Rheuma, Gelenkschmerzen und verspannten Muskeln lindert dieses Öl den Schmerz und schenkt Entspannung.

△ VORSICHT

- *Ravensaraöl ist potenziell krebserregend.*
- *Das Rindenöl kann die Blutgerinnung hemmen.*
- *Nicht unverdünnt anwenden! Dieses Öl muss stets mit einem Trägeröl verdünnt werden.*
- *Verwenden Sie 1 Tropfen Rindenöl in 10 TL (50 ml) Trägeröl.*
- *Verwenden Sie nicht mehr als 1 Tropfen Blattöl pro 1 TL (5 ml) Trägeröl. Das Blattöl kann zu Sensibilisierung der Haut führen, wenn es abgestanden oder oxidiert ist. Bewahren Sie das Öl gut verschlossen in einer dunklen Glasflasche an einem kühlen Ort auf.*
- *Stellen Sie ganz sicher, dass dieses Öl nicht versehentlich verschluckt werden kann.*
- *Bei der gleichzeitigen Einnahme bestimmter Medikamente wurden unerwünschte und gefährliche Wechselwirkungen beobachtet.*

Ravintsara *Cinnamomum camphora syn. Ravintsara aromatica, R. camphora*

Ravintsaraöl – das im Englischen auch als »ho leaf« (»Ho-Blätter«) oder »white camphor« (»Weißer Kampfer«) bekannt ist – wird durch Wasserdampfdestillation aus den Blättern von Cinnamomum camphora gewonnen. Es hat ein frisches, leicht süßes, erdiges Aroma mit einer »grünen« Note, ähnlich wie Rosmarin. Der chemische Hauptbestandteil dieses Öls ist 1,8-Cineol und seine chemische Zusammensetzung deutet darauf hin, dass es antimikrobiell, analgetisch, antibakteriell, antimykotisch und nervenstärkend wirkt.

△ VORSICHT

- *Ravintsaraöl ist teilweise auch unter dem Namen »Ravensara« erhältlich. Es darf nicht mit Gelbem, Braunem oder Rotem Kampferöl verwechselt werden. Diese Öle sind potenziell krebserregend und für die Aromatherapie nicht geeignet.*

ANWENDUNG

- Ravintsara eignet sich sehr gut zur Behandlung von Atembeschwerden, Erkältungen, Fieber, Husten, Bronchitis und Asthma, weil das Öl schleimlösend wirkt und die Nebenhöhlen frei macht.
- Geben Sie Ravintsara zu Mischungen, die das Immunsystem stärken sollen.
- Es gibt Berichte darüber, dass die Mischung mit ätherischem Melissenöl und Tamanuöl bei der Behandlung von Virus- und Pilzinfektionen wie Herpes simplex, Gürtelrose und Fußpilz wirksam ist.
- Bei stressbedingten Erkrankungen, einschließlich chronischen Angstzuständen sowie lähmender Angst und Unruhe, beruhigt das Öl die Nerven und fördert das Selbstwertgefühl.
- Ravintsara tut müden, schmerzenden Muskeln gut und lindert den Schmerz bei Arthritis.

△ VORSICHT

- *Ravintsaraöl kann zu Sensibilisierung der Haut führen, wenn es abgestanden oder oxidiert ist. Bewahren Sie das Öl gut verschlossen in einer dunklen Glasflasche an einem kühlen Ort auf.*
- *Nicht unverdünnt anwenden! Dieses Öl muss stets mit einem Trägeröl oder einer Lotion verdünnt werden.*
- *Aufgrund seines 1,8-Cineol-Gehalts empfehlen wir Menschen mit Dermatitis, nicht mehr als 3 Tropfen pro 2 TL (10 ml) Trägeröl oder Lotion für äußere/lokale Anwendungen wie Massagen oder Körpermilch zu verwenden.*
- *Nicht bei Kindern unter 10 Jahren verwenden, denn Cinnamomum camphora kann das Nervensystem eines Kindes schädigen und Atembeschwerden auslösen.*
- *Nicht in der Schwangerschaft nutzen.*
- *Stellen Sie ganz sicher, dass Ravintsaraöl nicht versehentlich verschluckt werden kann. Bei der gleichzeitigen Einnahme bestimmter Medikamente wurden unerwünschte und gefährliche Wechselwirkungen beobachtet.*
- *Asthmatiker sollten besonders vorsichtig mit Ravintsaraöl umgehen.*
- *Es kann die Wirkung homöopathischer Mittel aufheben.*

Rose

Rosa centifolia (Zentifolie, Provence- oder Kohl-Rose), R. damascena (Damaszenerrose), R. gallica (Essigrose oder Gallica-Rose)

Die Rose wird schon seit so langer Zeit wegen ihrer Schönheit und ihres Dufts begehrt, dass es schwer vorstellbar scheint, dass sie früher mehr für ihre sanften medizinischen Eigenschaften geschätzt wurde. Im mittelalterlichen Europa galt "Rosensaft" quasi als Allheilmittel für alle erdenklichen Leiden. Die Blüte ist seit Jahrhunderten ein Symbol der Reinheit und Liebe und Rosenblätter werden auch heute noch häufig bei Hochzeiten auf den Weg des Brautpaars gestreut.

»Rosenöl Otto« wird aus der Pflanze destilliert. Hauptsächlich jedoch wird es durch Enfleurage gewonnen, eine arbeitsintensive (und damit teure) Methode, bei der eine riesige Menge Blütenblätter nur eine kleine Menge der klebrigen Substanz ergibt, die als Absolue (Seite 63) bezeichnet wird. Das destillierte Öl »Rose Otto« kostet doppelt so viel wie das Absolue, doch Aromatherapeuten bevorzugen es für ihre Behandlungen, da ein Absolue Spuren von Lösungsmitteln enthalten kann. Rosenöl duftet süß, sinnlich und romantisch und harmoniert mit fast allen anderen Ölen. Rosenwasser, das in Haut- und Haarpflegeprodukten verwendet wird, ist ein Nebenprodukt der Dampfdestillation (siehe »Ist mein Rosenwasser ein Hydrolat?«, Seite 144).

Rosenöl und Rosenwasser werden in mehreren Teilen der Welt produziert. Die besten und beliebtesten Produkte stammen aus Bulgarien und der Türkei. Bulgarisches Rosenöl riecht wie ein süßer, frischer Blumenstrauß, während die türkische Version einen Hauch von Grün oder eine leicht modrige Note hat.

In der Parfümherstellung wird das Absolue bevorzugt, da sein Duft süßer ist und länger anhält als der des ätherischen Öls. Es scheint so, als ob das Aroma des Absolues gegenläufig zum Lebenszyklus der Pflanze verläuft: Es beginnt ein wenig modrig wie Rosen, die schon eine Woche in der Vase stehen, und entwickelt sich im Laufe der Zeit zum süßen und lebendigen Duft frischer Blüten.

ANWENDUNG

- Rose ist für alle Hauttypen geeignet, besonders für trockene, reife und empfindliche Haut. Sie beruhigt bei Entzündungen und verengt die Kapillaren, was für Menschen mit Besenreisern nützlich ist. Sie kann zur Behandlung von Ekzemen und Herpes verwendet werden.
- Rosenöl gilt als das weibliche Öl schlechthin, zum Teil wegen seines Dufts, vor allem aber wegen seiner Wirkung auf das weibliche Fortpflanzungssystem. Es stärkt die Gebärmutter, fördert und reguliert die Menstruationsblutung und hilft bei unregelmäßigem Zyklus und übermäßigem Blutverlust. Es löst Krämpfe und Spasmen in Darm und Gebärmutter und bessert postpartale Depressionen und Scheidenausfluss. Neben diesen Nutzen für die Frau ist Rosenöl aber auch bekannt dafür, die Samenproduktion anregen zu können.

TIPP

- *Kaufen Sie jeweils nur ein Aromaöl und lernen Sie so viel wie möglich darüber, bevor Sie sich dem nächsten widmen.*

ATTAR

Ein Attar ist ein natürliches Parfüm, das aus zarten Blütenblättern und Sandelholzöl hergestellt wird. Die Blütenblätter werden bei geringer Hitze und niedrigem Druck destilliert. Die Duftmoleküle steigen mit dem Dampf auf und tropfen beim Abkühlen in ein mit Sandelholzöl gefülltes Kupfergefäß. Dann wird das Wasser abgegossen, neue Blütenblätter werden in den Destillierbehälter gegeben und der Vorgang beginnt erneut. Dies wird mehrere Tage lang wiederholt, bis das Sandelholzöl mit dem ätherischen Duft der Blüten gesättigt ist. So entsteht ein wunderschönes natürliches Parfüm, frei von Chemikalien und Alkohol, das jedoch nicht für therapeutische Zwecke gedacht ist.

- Rose stärkt das Verdauungssystem, stimuliert und stärkt die Leber, regt die Gallensekretion an und entlastet bei Leberstau. Rosenöl ist daher gut in Mischungen für die Verdauung sowie gegen Übelkeit und Erbrechen. Es stärkt das Herz, bessert Herzrasen und fördert die Durchblutung.
- Untersuchungen haben gezeigt, dass die Verwendung von Rosenöl den Beginn von Krampfanfällen verzögern kann und deren Dauer verkürzt. Forschungen zur Wirkung von Rosenöl als ergänzende Behandlung bei Kindern mit therapieresistenten Krampfanfällen zeigten, dass Patienten, die das Öl verwendeten, signifikant seltener Anfälle erlitten.
- Sinnlich, ohne je erdrückend zu werden, lehrt uns die Rose, uns selbst und anderen liebend, fürsorglich und mitfühlend zu begegnen. Angenehm entspannend und sanft reduziert dieses Öl Stress und Spannungen, beruhigt das Nervensystem und befreit unsere Seele von düsterer Selbstbeobachtung und Depressionen. Rose ist wie eine beruhigende Umarmung, wenn man sie am dringendsten braucht; vor allem auch traurigen und ängstlichen Kindern tut sie gut.

Rosengeranie/Geranium *Pelargonium x asperum syn. P. graveolens, P. capitatum, P. odoratissimum*

Es gibt einige Unstimmigkeiten in Bezug auf die Geranienarten, aus denen ätherisches Öl hergestellt wird. Das verwundert nicht bei über 250 Arten! Geranien werden überall auf der Welt gezüchtet, von Ägypten über Marokko, China, den Mittleren Osten, Madagaskar, die Ukraine bis Südafrika. Die früher als »Rosengeranie« bekannte Sorte »Bourbon«, die von der Insel Réunion stammt, ist heute kaum noch erhältlich. Wenn Sie heute "Rosengeranie" lesen, kann es sich um ein ätherisches Öl handeln, das aus Rosenblüten und Geranienblättern zusammen destilliert wurde und ein herrlich nach Rosen duftendes Rosengeranienöl ergibt. Bei Anbietern aus dem deutschsprachigen Raum trifft dies jedoch in der Regel nicht zu.

Das am häufigsten kommerziell angebotene Geraniumöl ist Pelargonium graveolens (Rosengeranie), doch das ist vermutlich nicht die korrekte botanische Angabe. Botanikern zufolge ist Pelargonium x asperum eine Kreuzung von zwei anderen Rosengeranienarten, P. capitatum und P. radens. Es gibt noch ein anderes, seltenes Geraniumöl mit dem Namen Pelargonium odoratissimum, das von der Apfelgeranie stammt.

Geraniumöl egal welcher Quelle wird aufgrund seines berauschenden, wohligen und entspannenden Duftes häufig in der Parfümherstellung gebraucht. Es harmonisiert mit den meisten anderen Ölen und gleicht andere Düfte aus.

ANWENDUNG

- In früheren Zeiten galt Geranie als ein wirksames Wundheilungsmittel, weil sie schnelle Heilung fördert, blutstillend und desinfizierend wirkt. Das macht sie zu einem wertvollen Öl bei Wunden und Schnittverletzungen.
- Geraniumöl kann auch zur Behandlung von Akne, Blutergüssen, kleineren Verbrennungen und Verbrühungen, Dermatitis, Ekzemen, wunden Stellen und Hämorrhoiden verwendet werden. Es wirkt ebenfalls gegen Kopfläuse und Ringelflechte. Es ist ein gutes ätherisches Öl für alle Hauttypen, da es die Talgproduktion (also die Ausscheidung öliger Substanzen aus den Talgdrüsen, die die Haut geschmeidig halten) ausgleicht und sowohl trockene als auch fettige träge Haut anregt.
- Rosengeranie bzw. Geranium wirkt schmerzlindernd, indem sie Nerven betäubt. Deshalb können Sie sie in Mundspülungen zum Gurgeln verwenden: gegen Halsschmerzen, Mandelentzündung sowie Entzündungen im Mund- und Rachenraum. Denken Sie bitte daran, die Flüssigkeit auszuspucken. Bei empfindlichen Personen kann das Öl jedoch eine Kontaktdermatitis oder entzündete Lippen verursachen.
- Geraniumöl wirkt anregend und entwässernd auf das Harnsystem, stimuliert die Leber (Entgiftungsorgan) und befreit den Körper dadurch von Giftstoffen.
- Untersuchungen haben gezeigt, dass Geraniumöl ein wirksames Insektenmittel ist, vor allem gegen Hausstaubmilben; aber auch gegen manche Arten von Termiten und Käfern wirkt, wenn es vernebelt wird. Mischen Sie in einer 60 ml Sprühflasche 18 Tropfen Rosengeranie- bzw. Geraniumöl und 1 TL (5 ml) pflanzliches Glycerin und schütteln Sie das Gemisch. Füllen Sie die Flasche mit Wasser auf, verschließen Sie sie fest und schütteln Sie sie, damit sich alles gut miteinander verbindet. Besprühen Sie Teppiche und Bettwäsche, um Hausstaubmilben abzuschrecken. (Eukalyptus globulus wirkt ebenfalls sehr gut gegen Hausstaubmilben.)
- Geraniumöl wird manchmal auch »Frauenöl« genannt, da es die Hormone der Nebennierenrinde reguliert. Das macht es zu einem sinnvollen Mittel gegen Probleme, die durch Hormonschwankungen verursacht werden, wie zum Beispiel durch Blutstau angeschwollene Brüste, Wechseljahresbeschwerden und PMS. Es gibt

△ VORSICHT

- *Geraniumöl kann bei empfindlicher Haut zu Reizungen führen, wenn es abgestanden oder oxidiert ist.*
- *Stellen Sie sicher, dass dieses Öl nicht versehentlich verschluckt werden kann, insbesondere dann, wenn gleichzeitig bestimmte Medikamente eingenommen werden. Unerwünschte und gefährliche Wechselwirkungen sind bekannt.*

zwar keine Studien, die dies untermauern könnten, doch unzählige Erfahrungsberichte legen nahe, dass das Öl in diesen Fällen tatsächlich hilft.

- Rosengeranie bzw. Geranium schenkt auf sanfte Art Anmut und Harmonie. Der belebende und beruhigende Duft wirkt besonders bei Frauen. Insbesondere während der Wechseljahre hilft es ihnen, Depressionen und nervöse Anspannung zu lindern.

Rosenholz *Aniba rosaeodora*

Dieser Baum stammt aus dem Amazonasgebiet. Aus seinem duftenden Kernholz werden sehr edle und teure Möbel hergestellt. Das ätherische Öl wird aus Kernholz-Chips dampfdestilliert. Es duftet nach einer angenehmen Mischung aus Holz und Blüten mit würzigen Untertönen und harmoniert mit den meisten anderen ätherischen Ölen. Es wird gelegentlich unter der Bezeichnung »bois de rose« verkauft, die jedoch auch für Bahia-Rosenholz (Dalbergia decipularis) verwendet wird.

Aniba rosaeodora gehört zu den potenziell vom Handel gefährdeten Bäumen und steht seit 2010 im Anhang II der von CITES (Washingtoner Artenschutzabkommen) herausgegebenen Liste der zu schützenden Pflanzen und Tiere. Obgleich das Öl jetzt mit einer besonderen Genehmigung verkauft werden darf, sind Vertrieb und Handel drastisch zurückgegangen. Aromaölproduzenten bauen mittlerweile (vielleicht zu spät) die Bäume erfolgreich an, doch die Plantagen sind noch nicht großflächig. Bevor Sie Rosenholzöl kaufen, sollten Sie prüfen, woher das Holz stammt und wie das Öl produziert wurde, um beurteilen zu können, ob es ethisch vertretbar geerntet und hergestellt wurde.

ANWENDUNG

- Rosenholzöl regt die Zellbildung und -regeneration an. Es ist desinfizierend und hilft bei der Behandlung von Akne, Schnittwunden, Dermatitis, Ekzem, Narben und Wunden. In der Hautpflege bewährt sich das Öl bei trockener, empfindlicher und faltiger Haut. Zudem ist es ein hervorragendes Deo und Insektenschutzmittel.
- Rosenholzöl ist ein ausgezeichneter Booster für das Immunsystem. Es bietet sich für Bäder und Massagen an, um chronisches Erschöpfungssyndrom, Drüsenfieber (Mononukleose), Influenza und andere Formen eines geschwächten Immunsystems zu behandeln.
- Rosenholz wirkt ganz leicht schmerzstillend sowie beruhigend auf Nerven und Gehirn. Daher kann das Öl gut genutzt werden in

Mischungen gegen Kopfschmerzen, Jetlag, sexuelle Dysfunktion der Frau oder anderen Situationen, in denen Gehirn und Nerven angespannt sind.

- Rosenholz weckt die Lebensgeister und beruhigt den von Problemen geplagten müden und gestressten Geist. Es ist auch für seine aphrodisierende Wirkung bekannt.

Rosmarin *Rosmarinus officinalis*

Rosmarin wird seit Langem wegen seiner kulinarischen und medizinischen Anwendungsmöglichkeiten geschätzt und wird sehr häufig als Gewürz und Antioxidationsmittel in der Lebensmittelindustrie genutzt. Das beste Öl wird aus den Blütenspitzen und Blättern destilliert. Sein Duft ist scharf, durchdringend, frisch und belebend. Er harmoniert mit Basilikum, Bergamotte, Zedernholz, allen Zitrusölen (insbesondere Grapefruit), Lavendel und Pfefferminze.

ANWENDUNG

- Rosmarin ist als stark adstringierendes Öl gut für die Straffung und Kräftigung schlaffer, faltiger Haut. Es tötet Bakterien ab und ist sinnvoll bei Akne, Dermatitis, Ekzemen, Fußpilz und Krätze.
- Ermutigende Forschungsergebnisse zeigen, dass Rosmarinöl gegen multiresistente Bakterienstämme wirksam ist, die Atemwege, Bauch, Harnwege und Haut sowie medizinische Geräte im Krankenhaus besiedeln.
- Rosmarin ist ein ausgezeichnetes Mittel zur Behandlung von Kopfhaut und Haaren. Da es das Haarwachstum fördern soll, macht es Sinn, Rosmarinöl Shampoos, Spülungen und Haarwässern hinzuzufügen. Es wirkt auch gegen Schuppen, fettiges Haar und fettige Kopfhaut.
- Rosmarin ist ein aufbauendes Öl, es stärkt die Körpersysteme, erhöht den Energiepegel und beschleunigt die Drüsenfunktion.
- Rosmarinöl stärkt Herz, Leber und Gallenblase, normalisiert den Blutdruck, lindert Herzrasen und regt die Blutzirkulation an. In klinischen Studien trug Rosmarinöl zur signifikanten Verbesserung der Lebensqualität von Patienten mit niedrigem Blutdruck bei.
- Rosmarin hilft bei Verdauungsbeschwerden und Blähungen. Ebenso lindert es Krämpfe im Darm sowie die Symptome von Schleimhautentzündungen des Dickdarms (Colitis).
- Dank seiner anregenden und stärkenden Wirkung auf das Nervensystem schärft Rosmarin sogar die Erinnerung und bringt einen

verlorenen Geruchssinn wieder zurück. Schon 1–2 Tropfen davon in einer Inhalationsmischung können wirksam sein.
- Rosmarin ist dafür bekannt, dass seine lungenstärkende Wirkung bei Asthma, Bronchitis, Erkältung, Husten und Keuchhusten hilft.
- Rosmarin wirkt schmerzlindernd, indem es Nerven betäubt. Nach dem Auftragen auf die Haut erzeugt es lokale Rötung und Erwärmung. Dadurch ist es gut in Bädern und Massageölen zur Behandlung von Arthritis, Rheuma, steifen und schmerzenden Muskeln sowie Gicht.
- Rosmarin ist der praktische Lehrer, der unserem Denken Stärke und Macht verleiht, den Nebel aus unserem Kopf vertreibt und bei nervöser Erschöpfung auflockernd wirkt.

△ VORSICHT

- *Bitte verwenden Sie während der Schwangerschaft nur geringe Mengen an Rosmarinöl. Um auf Nummer sicher zu gehen, meiden Sie die Borneon- und Verbenon-Chemotypen, da diese bislang nicht in Bezug auf ihre Verwendung in der Schwangerschaft untersucht worden sind.*
- *Abhängig von ihrem Kampfergehalt können einige Rosmarinöle neurotoxisch wirken und sollten daher mit Vorsicht verwendet werden.*
- *Verwenden Sie Rosmarinöl Ct. Cineol nicht auf oder in der Nähe des Gesichts von Säuglingen und Kindern.*

CHEMOTYPEN DES ROSMARINS

Es gibt unterschiedliche Chemotypen (Seite 32) dieses Öls, doch leider erwähnen die meisten Forschungsarbeiten nicht genau, welcher Chemotyp des Öls in einer bestimmten Studie verwendet wurde. Dies sind die therapeutischen Vorzüge der einzelnen Chemotypen:

Rosmarinus officinalis Ct. Cineol Dieser Chemotyp wirkt stark schleimlösend und auswurffördernd. Er erhöht den Gallenfluss in der Leber, stimuliert das Verdauungssystem und wirkt karminativ. Er kräftigt Herz und Nerven, löst Muskelkrämpfe und ist zudem antibakteriell und leicht betäubend.

R. officinalis Ct. Verbenon Dieser Chemotyp löst zähen Schleim. Er ist antibakteriell und fördert die Wundheilung durch Bildung von Narbengewebe. Seine hormonell ausgleichende Wirkung und der regulierende Einfluss auf das endokrine System machen ihn zu einem guten Stärkungsmittel. Er wirkt auf den Hypothalamus und führt zu einer Beruhigung und Linderung von depressiven Zuständen. Der Verbenon-Chemotyp gilt als sicher und nicht reizend; er ist für Kinder ab dem 2. Lebensjahr geeignet.

R. officinalis Ct. Kampfer Dieser Chemotyp regt die Durchblutung an und fördert die Entgiftung über Leber und Nieren. Er lindert Muskelschmerzen nach Überanstrengung oder bei Erkältung und Grippe und hilft auch bei rheumatischen Erkrankungen sowie bei Atembeschwerden. Dieser Chemotyp kann bei chronischer Blasenentzündung und Gallensteinen, Menstruationsstörungen (auch bei Ausbleiben der Menstruation, Krämpfen und verlängerter Periodenblutung) guttun. Er macht den Kopf klar und frei.

R. officinalis Ct. Bornyl Dieser Chemotyp ist ideal bei Schmerzen, Arthritis und Rheuma. Er wirkt beruhigend, vor allem bei Angstzuständen und Stress, ist antimykotisch, entzündungshemmend und betäubend/analgetisch. Darüber hinaus beruhigt das Öl Hautausschläge, fördert die Regeneration der Hautzellen und die Heilung der Haut durch Bildung von Narbengewebe. Bei Bronchitis erleichtert es das Atmen und lindert die Krankheitssymptome.

Salbei *Salvia officinalis*

Dieses duftende Kraut stammt ursprünglich aus dem Mittelmeerraum. Schon im antiken Rom wurde es wegen seiner kulinarischen und medizinischen Anwendungsmöglichkeiten geschätzt und bei einer Vielzahl von Erkrankungen, einschließlich Atemwegsinfektionen, Verdauungsproblemen und Menstruationsbeschwerden, eingesetzt. Es wurde sogar verwendet, um die Fruchtbarkeit der Frau zu steigern. Salbei wird in der Aromatherapie nicht so häufig verwendet, da es angeblich hoch giftig ist und extrem anregend auf das Nervensystem wirken soll. Umsichtig angewendet hilft Salbeiöl jedoch bei Fieber, Verdauungsbeschwerden und zur Stimulierung der Menstruation. Das ätherische Öl wurde auf seine Wirkung bei Alzheimer untersucht und hat sich bei leichter bis moderater Demenz als wirksam erwiesen. Auch wird vermutet, dass es Anspannung und Unruhe bei Alzheimer-Patienten verringern kann.

Salbeiöl harmoniert mit Lavendel, Rosenholz, Rosmarin, Ysop und Zitrusölen. Aufgrund der Toxizitätsproblematik empfehlen wir Öle, die sicherer und wirksamer sind.

△ VORSICHT

- *Salbeiöl nicht verwenden, wenn Sie schwanger sind oder stillen.*
- *Salbeiöl ist neurotoxisch. Verwenden Sie nicht mehr als 1 Tropfen pro 2 TL (10 ml) Trägeröl oder Lotion.*
- *Stellen Sie ganz sicher, dass dieses Öl nicht versehentlich verschluckt werden kann. Verschlucken kann, je nach eingenommener Menge, zu Krampfanfällen, Ohnmacht und sogar zum Tod führen.*

Sandelholz *Santalum album*

Sandelholz ist ein kleiner parasitärer Baum, der sich an den Wurzeln anderer Bäume anheftet und dort seine Nahrung bezieht. Das Öl wird durch Wasserdampfdestillation aus dem Kernholz von Bäumen gewonnen, die (je nach Art) mindestens 25 und bis zu 40 Jahre alt sind. Santalum album gehört zu den gefährdeten Arten, wobei Raubbau sowie übermäßige Ernte die gesetzlich erlaubte Nutzungsmenge erschöpft haben. Zum Zeitpunkt der Entstehung dieses Buches wird geschätzt, dass 90 % der indischen und 20 % der australischen jährlichen Liefermengen durch illegale Holzentnahmen beschafft wurden.

Indien wurde als führender Erzeuger von Sandelholz von Australien abgelöst. Australien bietet zwei unterschiedliche ätherische Öle an, von kultiviertem Santalum album und von wild wachsendem Santalum spicatum. Obgleich es Unterschiede zwischen den beiden gibt, ist Santalum spicatum eine vernünftige Alternative zu S. album, denn diese nachhaltige Art deckt 60% des weltweiten Bedarfs. Allerdings wird S. spicatum durch verschiedene Verfahren gewonnen, unter anderem durch Lösungsmittelextraktion, wobei Spuren des Lösungsmittels in dem ätherischen Öl zurückbleiben können. Wenn Sie auf Nummer sicher gehen wollen, schauen Sie nach einem dampfdestillierten Öl. Hawaiianisches Sandelholz (S. paniculatum), das auch unter dem Namen Royal Hawaiian Sandalwood gehandelt wird, kommt dem indischen Sandelholz in Bezug auf den Duft sehr nahe. Sein Aroma ist wunderbar reich und holzig. Die Gewinnung geschieht jedoch nicht auf nachhaltige Weise und es wurde empfohlen, den Baum in die Liste gefährdeter Arten aufzunehmen.

Ein herrliches Sandelholz, das in der südpazifischen Region angebaut wird, ist S. austrocaledonicum (Sandelholz neukaledonisch), das in Duft und Zusammensetzung S. album ähnelt. Das ätherische Öl wird aus Bäumen gewonnen, die in Neukaledonien und Vanuatu heimisch sind. Aufgrund übermäßiger Abholzung und fehlerhaften Aufforstungsmethoden sind diese Bäume jedoch sehr rar geworden. Die Anbauflächen werden natürlich wieder aufgeforstet, doch das dauert sehr lang. Da die Nachfrage sehr hoch und der Nachschub an diesem Öl äußerst unzureichend ist, sind alle zur Ölgewinnung wildgeernteten Arten von Sandelholz immer seltener und schwerer zu finden.

Sandelholz-Räuchermittel und -öle, die berühmt für ihre spirituelle und erhebende Wirkung sind, wurden (und werden) in Tempeln und Gotteshäusern verwendet, um die Meditation zu vertiefen. Heute dienen diese unverwechselbaren geheimnisvollen, süßen, holzigen Aromen als Fixative und Duftstoffe in der Herstellung von Parfüms, Kosmetika und Körperpflegeprodukten wie Seife und Aftershaves. Sandelholz harmoniert mit den meisten anderen ätherischen Ölen, besonders mit Benzoe, Neroli, Petitgrain und Rose.

△ VORSICHT

- *Sandelholz hat einen sehr durchdringenden und lang anhaltenden Duft.*
- *Verwenden Sie in Mischungen nicht mehr als 2% dieses Öls. Santalum album verursacht Hautreaktionen, wenn auch nur selten. Bei S. austrocaledonicum oder S. spicatum wurden keine solchen unerwünschten Reaktionen beobachtet.*
- *Stellen Sie ganz sicher, dass Santalum spicatum (Westaustralisches Sandelholz) nicht versehentlich verschluckt werden kann. Bei der gleichzeitigen Einnahme bestimmter Medikamente wurden unerwünschte und gefährliche Wechselwirkungen beobachtet.*

ANWENDUNG

- Sandelholz ist ein herrliches Öl in Mischungen für alle Hauttypen, tut aber besonders trockener, dünner, alternder, aufgesprungener und spröder Haut gut. Man kann es in Aftershave-Mischungen geben, denn es wirkt entzündungshemmend und sein Duft wird auch

von Männern akzeptiert. In Kompressen oder Cremes trägt es zur Heilung trockener Ekzeme und Akne bei und kühlt Entzündungen.
— Sandelholz desinfiziert die Lunge, wirkt schleimlösend und auswurffördernd. Verwenden Sie es in einem Brust- und Halsbalsam, um chronische Bronchitis, Halsschmerzen und trockenen Reizhusten zu lindern und überschüssigen Schleim abzuhusten.
— Sandelholz reinigt die Harnwege, wirkt harntreibend und antiseptisch. Warme Kompressen und Massagen lindern Blasen- und Harnwegsentzündungen.
— Sandelholzöl kann uns dabei helfen, tiefer in die Meditation zu gehen, denn es dämpft die Ängste, die manchmal auftauchen, wenn wir anfangen, unsere Psyche zu erforschen. Es ist auch als eines der wenigen echten Aphrodisiaka anerkannt und kann bei sexueller Dysfunktion die Sexualität fördern. Sein warmer und tröstender Duft lindert nervöse Anspannung und depressive Zustände, wirkt beruhigend bei Hyperaktivität und kann den erholsamen Schlaf fördern.

Saro/Mandravasarotra *Cinnamosma fragrans*

Saro, das auch unter dem Namen Mandravasarotra im Handel erhältlich ist, mag nicht so bekannt sein wie viele andere ätherische Öle, doch es hat es in sich! Das Öl wird aus den kleinen, zähen Blättern einer Pflanze destilliert, die in Madagaskar in tropischen Schluchten und auf Felsen entlang sprudelnder Flüsse wächst. Die Destillation erfolgt in Partnerschaften zwischen Dorfbewohnern und Nichtregierungsorganisationen (sog. NGO's), die zusammenarbeiten, um die Nachhaltigkeit der Anpflanzungen sicherzustellen.

Saro deckt durch antivirale, stärkende und schleimlösende Eigenschaften ein breites Spektrum an Krankheiten ab. Sein Duft wird als dezent, angenehm, grün und warm beschrieben. Aufgrund seiner chemischen Zusammensetzung ist das Öl wunderbar geeignet, um Bakterien und Infektionen zu bekämpfen; es bringt das Immunsystem ins Gleichgewicht.

ANWENDUNG

— Saro ist ein extrem wirksames Öl bei Hals-, Nasen- und Ohrenbeschwerden. In Mischungen für Inhalatoren, Aromazerstäuber oder Duftlampen lindert es Druck und Schmerzen bei Nebenhöhlenent-

△ VORSICHT

— *Nie im Gesicht oder in der Nähe des Gesichts eines Kindes verwenden.*
— *Nicht bei Kindern unter 5 Jahren verwenden, denn Saro kann das Nervensystem eines Kindes schädigen und Atembeschwerden auslösen.*
— *Saroöl kann zu Sensibilisierung der Haut führen, wenn es abgestanden oder oxidiert ist. Bewahren Sie das Öl gut verschlossen in einer dunklen Glasflasche an einem kühlen Ort auf.*
— *Nicht unverdünnt anwenden! Dieses Öl muss stets mit einem Trägeröl oder einer Lotion verdünnt werden.*

zündung (Sinusitis), wirkt entzündungshemmend bei Bronchitis und Asthma (in kleinen Dosen) und fördert das Abhusten von Schleim.

- Das Öl unterstützt das Immunsystem, lindert Halsschmerzen und bekämpft Virusinfektionen wie Windpocken, Masern, Herpes simplex 1 und 2 sowie Gürtelrose.
- Auf Leber und Nieren wirkt es regenerierend und unterstützt diese Organe in ihren vielfältigen Funktionen, die mit Verdauung, Stoffwechsel, Immunität und Nährstoffbereitstellung zusammenhängen.
- In einem Massageöl trägt der angenehme Duft von Saro dazu bei, dass sich die Stimmung aufhellt und leichte körperliche und geistige Erschöpfung gebessert wird.

Schafgarbe *Achillea millefolium*

Schafgarbe ist ein traditionelles Heilkraut, das bei einer Vielzahl von Beschwerden eingesetzt wird, von Atemwegsinfekten und Fieber über Verdauungsbeschwerden bis hin zur Wundversorgung. Auch zur Aromatisierung von Wermut und Magenbitter wird es verwendet. Durch Wasserdampfdestillation der Blüten wird ein wunderschönes blaues Öl gewonnen, dessen süßer, frischer, grüner Duft mit Pfeffer (schwarz), Zedernholz, Kamille, Zitrusöl, Muskatellersalbei, Wacholder, Lavendel, Manuka, Majoran und Ylang Ylang harmoniert.

ANWENDUNG

- In Cremes hilft es bei Entzündungen und bei Juckreiz durch Ekzeme, Ausschlag und Hämorrhoiden. Mit Aloe-vera-Gel oder Calendulaöl gemischt unterstützt es die Haut und trägt zur Wundheilung bei.
- Mischen Sie es mit einem Trägeröl und massieren Sie damit den Bauch, um die Leber anzuregen bzw. Krämpfe, Durchfall, Verstopfung und Verdauungsbeschwerden zu lindern.
- Zusammen mit Manuka-, Zitronen- und Zypressenöl kann es als Brustbalsam oder in einem Aromazerstäuber verwendet werden, um Fieber zu senken, Virusinfektionen zu bekämpfen und entzündete Schleimhäute bzw. Nebenhöhlen zu beruhigen.
- Für eine Massagemischung, die den Kreislauf anregt und bei Arthritis, Thrombose, Arteriosklerose sowie Bluthochdruck hilft, mischen Sie Schafgarbe mit anderen ätherischen Ölen (z. B. Wacholderbeere, Eukalyptus citriodorus, Immortelle und Lavendel) und einem Trägeröl.

△ VORSICHT

- *Schafgarbe kann zu unerwünschten und gefährlichen Wechselwirkungen mit bestimmten Medikamenten führen, auch wenn sie nur lokal bzw. äußerlich verwendet wird. Dazu zählen unter anderem einige Schmerzmittel, Herz-Kreislauf-Medikamente, Antipsychotika, Antidepressiva und serotonin- oder östrogenhaltige Medikamente. Verwenden Sie im Zweifelsfall Römische Kamille.*
- *Stellen Sie ganz sicher, dass Schafgarbenöl nicht versehentlich verschluckt werden kann.*

Spearmint *Mentha spicata*

Spearmint, auch als Grüne Minze oder Krauseminze bekannt, ist ein beliebtes Küchenkraut. Die dunklen, zerknitterten Blätter und Blütenspitzen werden dampfdestilliert und ergeben ein ätherisches Öl, das milder ist als das der Pfefferminze. Dadurch eignet es sich auch für Kinder, schwangere Frauen, ältere Menschen und diejenigen, die sich von einer langen Krankheit erholen. Der Duft ist süß und minzig und harmoniert mit Basilikum, Benzoe, Grapefruit, Lavendel, Majoran, Pfefferminze und Rosmarin.

ANWENDUNG

- Zwei oder drei Tropfen Spearmintöl in einem Gesichtsdampfbad helfen, unreine Haut zu reinigen und Bakterien abzutöten. Dadurch ist es besonders geeignet für die Behandlung von Akne, Dermatitis, Juckreiz, Ringelflechte und Krätze.
- Wie Pfefferminze ist auch Spearmint eines der wichtigsten Öle bei Verdauungsproblemen; es regt die Bildung von Galle an und stärkt die Leber, ist karminativ und lindert Übelkeit, Magenkrämpfe und Verdauungsbeschwerden.
- Hat eine Infektion wie eine fiebrige Erkältung, Bronchitis oder Influenza bereits zugeschlagen, wirkt Spearmintöl schleimlösend und auswurffördernd, zudem kühlt es und senkt das Fieber.
- Die kühlende und schmerzlindernde Wirkung hilft auch gut bei heißen, müden und schmerzenden Füßen bzw. Beinen. Verwenden Sie eine Verdünnung von 1 % in einem Spray oder Gel, das Sie auf Beine oder Füße auftragen und reiben Sie es nicht ein, sondern lassen Sie es auf der Haut trocknen.
- Kopfschmerzen, mentale Erschöpfung, nervöser Stress, Schock, Herzrasen, Schwindel, Benommenheit und Ohnmachtsanfälle können behandelt werden, indem Sie kalte Kompressen auf die Stirn legen, einen Tropfen Öl auf einem Tuch einatmen oder einen Aromazerstäuber bzw. ein Aroma-Raumspray benutzen.
- Spearmint stimuliert den Geist und fördert dadurch Klarheit, positives Denken und die Überwindung negativer Gedanken. Es lindert die Symptome von Schock, Überspanntheit bzw. Hysterie und Herzrasen.

Sternanis *Illicium verum*

Sternanisöl wird aus den frischen, grünen, sternförmigen Früchten dieses ostasiatischen Baumes dampfdestilliert. Das Öl hat ein lakritzähnliches Aroma, ähnlich wie Anisfrüchte (Pimpinella anisum). Es harmoniert gut mit anderen Gewürzölen wie Lavendel, Kiefernnadel, Orange und Rosenholz. Das Öl wird in pharmazeutischen Produkten dazu benutzt, andere, weniger wohlschmeckende Zutaten zu überdecken. In der Nahrungsmittelindustrie dient es zum Würzen von Speisen und Getränken. Seit dem 16. Jahrhundert wird es in Europa in großem Umfang zur Aromatisierung von Likör verwendet.

Obwohl Sternanis und Anisfrüchte nicht aus derselben Pflanzenfamilie stammen, haben die Aromaöle sehr ähnliche Eigenschaften. So ist zum Beispiel ihr Duft fast identisch. Anisfrüchte werden aus den Samen der Pimpinellaanisum destilliert. Obwohl die Öle nicht miteinander verwandt sind, besteht der Verdacht, dass beide potenziell krebserregend sind, deshalb sind sie mit großer Vorsicht einzusetzen. Experten zufolge kann Sternanisöl die Fortpflanzungshormone beeinflussen und die Blutgerinnung hemmen (siehe »Vorsicht«).

△ VORSICHT

- *Sternanisöl darf nicht auf dem gesamten Körper aufgetragen werden.*
- *Nicht in starker Konzentration oder über längere Zeit anwenden.*
- *Nicht in der Schwangerschaft und Stillzeit oder zur Behandlung von Endometriose und östrogenabhängigem Krebs anwenden.*
- *Nicht für Kinder unter 5 Jahren geeignet.*
- *Stellen Sie sicher, dass dieses Öl nicht versehentlich verschluckt werden kann. Bei der gleichzeitigen Einnahme bestimmter Medikamente wurden negative Wechselwirkungen beobachtet.*

ANWENDUNG

- Sternanisöl eignet sich als Zusatz bei Inhalationen und für Massageöle mit 0,5 %iger Verdünnung, um Atemwegsbeschwerden zu behandeln, die mit starker Schleimbildung einhergehen (Zustände wie Bronchitis, Nebenhöhlenerkrankungen und Erkältungen).
- Es ist sehr hilfreich bei Verdauungsproblemen. Eine heiße Kompresse mit 3 Tropfen Sternanisöl kann Blähungen schnell lösen und die Schmerzen bei Magenverstimmung und Koliken lindern. Es hilft bei Verstopfung, indem es die Darmtätigkeit anregt.
- Sternanisöl wirkt erwärmend, was bei Schmerzen, die durch Rheuma oder Hexenschuss ausgelöst und durch Kälte verschlimmert werden, hilfreich sein kann.

Teebaum (Australischer Teebaum) *Melaleuca alternifolia*

Es gibt keinen Zweifel: Teebaumöl ist mit das beste Heilöl überhaupt und hat eine hervorragende antimykotische und antimikrobielle Wirkung. Australischer Teebaum ist eng mit Cajeput (Melaleuca leucadendra) und Niaouli (M. quiquenervia) verwandt, ist jedoch wirksamer als diese. Er wird in großen Plantagen in Australien angebaut. Das dampfdestillierte Öl wird in großem Umfang in Körperpflegeartikeln, in Reinigungsmitteln und naturheilkundlichen Heilmitteln verwendet. Der Duft ist harzig und leicht modrig und harmoniert mit Zimt, Muskatellersalbei, Nelke, Zypresse, Eukalyptus, Geranium bzw. Rosengeranie, Ingwer, Lavendel, Zitrone, Lemongras, Mandarine, Majoran, Rosmarin und Thymian.

ANWENDUNG

- Teebaumöl ist das Erste-Hilfe-Mittel bei Abszessen, Akne, Fußpilz, Blasen, Furunkeln, kleineren Verbrennungen und Verbrühungen, Ausschlag, Zahnfleischentzündung, Aphthen, Insektenbissen, Läusen, Windeldermatitis, Ringelflechte und eitrigen Wunden.
- Es kann sogar unverdünnt auf kleinen Hautflächen verwendet werden. Ein Tropfen unverdünntes Teebaumöl auf einem Lippenbläschen verhindert, dass es schlimmer wird. Hühneraugen und Dornwarzen können auf gleiche Weise behandelt werden, brauchen aber etwas mehr Zeit zur Heilung. (Geben Sie das Öl direkt auf das Hühnerauge bzw. die Warze und bedecken Sie die Stelle mit einem Pflaster.) Auch Pickel sprechen gut auf diese »Ein-Tropfen-Behandlung« an. Wir empfehlen jedoch, das ätherische Öl mit ein paar Tropfen Jojobaöl zu verdünnen. Da das Öl die Haut austrocknet, werden Pickel manchmal hart, wenn sie mit unverdünntem Teebaumöl behandelt werden. Dann kann es bis zu 2 Wochen dauern, bis sie abklingen.
- Teebaumöl hat viele besondere Eigenschaften. Am bekanntesten ist es, weil es das Immunsystem stimuliert, die Vermehrung von Viren hemmt, Pilzinfektionen vorbeugt oder sie bekämpft und Bakterien abtötet.
- Teebaum ist schleimlösend und auswurffördernd. Da es stark schweißtreibend wirkt, kann es auch Fieber senken. Zudem ist es antiviral, antibakteriell und antimykotisch, was es zu einem der wichtigsten Öle für Mischungen zum Gurgeln, Baden und Massieren macht. In Aromasprays und -zerstäubern ist es hervorragend geeignet für die Behandlung von Atemwegsbeschwerden wie Bronchitis, Katarrh, Erkältung, Husten, Grippe, Fieber, Nebenhöhlenentzündung (Sinusitis), Mandelentzündung, Tuberkulose und Keuchhusten. Zudem kann es der Ausbreitung ansteckender Krankheiten vorbeugen.
- Unter Anleitung eines Arztes oder Heilpraktikers wird Teebaumöl häufig für Sitzbäder und andere Anwendungen bei Beschwerden im

△ VORSICHT

- *Teebaumöl kann zu Sensibilisierung der Haut führen, wenn es abgestanden oder oxidiert ist.*
- *Auch wenn viele Bücher und Anwender behaupten, das Öl könne unverdünnt verwendet werden, empfehlen wir, es stets zu verdünnen. Das Öl oxidiert recht schnell, löst aber seltener Hautreizungen aus, wenn es mit einem Trägeröl gemischt wird.*
- *Bewahren Sie das Öl gut verschlossen in einer dunklen Glasflasche an einem kühlen Ort auf.*

WIE PROBLEMATISCH IST TEEBAUMÖL?

Eine Zeit lang gab es viele Debatten darüber, ob oder ob nicht Teebaumöl in Kosmetika zugelassen werden sollte, denn es stand unter Verdacht, in hohem Maß Hautsensibilisierungen auszulösen. Es stellte sich heraus, dass nicht das Öl selbst dafür verantwortlich war, sondern die Tatsache, dass es oxidiert war. Die Haltbarkeit von Teebaumöl ist weiterhin ein Thema und es ist wichtig, dass es korrekt verwendet und gelagert wird, um Probleme zu vermeiden.

Genitalbereich empfohlen. Dazu zählen Scheiden-Trichomoniasis, Candida, Soor, Pruritus (Juckreiz am Anus und im Genitalbereich) sowie Herpes genitalis.

— In einem Vollbad oder einer Massage, vor und nach einem operativen Eingriff, stärkt Teebaumöl das Immunsystem und den gesamten Organismus.

Thymian (Echter Thymian) *Thymus vulgaris*

Der aromatische Echte Thymian, ein mehrjähriges Kraut, das zu kulinarischen und medizinischen Zwecken sowie in der Kosmetik verwendet wird, steht schon immer für Kraft und Wohlbefinden. Das wirkungsvolle Thymianöl wird aus den Blättern und Blütenständen destilliert. Es gibt unterschiedliche Chemotypen (Seite 32) dieses Öls, mit jeweils individuellen Vor- und Nachteilen. Vor allem zwei sind im Handel am häufigsten zu finden: der Thymol-Chemotyp (Thymus vulgaris Ct. Thymol) sowie der Linalool-Chemotyp (Thymus vulgaris Ct. Linalool). Das Linalool-Öl enthält weniger von den giftigen Phenolen und ist sicherer für den Hausgebrauch, vor allem bei Anwendungen auf der Haut und in Mischungen für Kinder. Der Duft von Thymian ist warm, stechend süß und harmoniert mit Zedernholz, Kamille, Wacholder, Zitrone, Mandarine, Niaouli, Petitgrain und Rosmarin.

ANWENDUNG

- Thymianöl ist sehr wirksam bei der Behandlung aller möglichen Infektionen der Haut. Es ist stark antibakteriell und regt die Bildung weißer Blutkörperchen an, verhindert bzw. bekämpft Pilzinfektionen und fördert die Wundheilung. Daher kann es bei einer breiten Palette an Beschwerden angewendet werden, unter anderem bei Abszessen, Akne, Furunkeln und Karbunkeln, Blutergüssen, kleineren Verbrennungen und Verbrühungen, Lippenbläschen, Dermatitis, Ekzemen und Insektenbissen. Thymianöl darf nicht unverdünnt angewendet werden, da es brennen und Hautreizungen verursachen kann.
- Thymianöl ist ein Erneuerer – es stimuliert das Immunsystem und stärkt sowohl den Kreislauf als auch den Geist. Es erhöht den Energiepegel und beschleunigt die Drüsenfunktion.
- Thymian regt das Verdauungssystem an und fördert die Verdauung, wirkt dabei desinfizierend im Darm, hilft bei Infektionen der Magenschleimhaut, ist karminativ und krampflösend.
- Es ist harntreibend und antiseptisch, was es zu einem äußerst wertvollen Öl für Bauch-Kompressen zur Behandlung von Blasenentzündung und Harnwegsinfektionen macht. (Verwenden Sie nur 3 Tropfen in 4 TL (20 ml) Vollmilch.) Die diuretische Wirkung schwemmt Harnsäure aus, sodass das Öl gut Mischungen hinzugefügt werden kann, die bei Arthritis, Gicht, Rheuma und Ischias helfen sollen.
- Thymian desinfiziert die Atemwege, ist schleimlösend und auswurffördernd. In einem Brustbalsam oder einem Aromazerstäuber lindert es die Symptome bei Asthma. In Massageölmischungen oder einem Inhalator (verwenden Sie 3 Tropfen) kann es bei Bronchitis, Katarrh, Erkältung, Husten, Krupp, Emphysem, Nebenhöhlenentzündung (Sinusitis) und Keuchhusten helfen. Thymianöl fördert und reguliert die Menstruationsblutung.
- Thymian macht Mut, stärkt den Willen und das Nervensystem. Es ist hilfreich bei der Behandlung von Schlaflosigkeit, Kopfschmerzen, Nervenschwäche und Stress.

△ VORSICHT

- *Thymian wirkt sehr stark; verwenden Sie in Mischungen nicht mehr als 1 %.*
- *Nicht unverdünnt anwenden! Dieses Öl muss stets mit einem Trägeröl oder einer Lotion verdünnt werden.*
- *Bei den Thymol- und Carvacrol-Chemotypen besteht ein geringes Risiko der Hautsensibilisierung und ein mittleres Risiko der Schleimhautreizung.*
- *Thymian Ct. Thymol kann bei Hämophilie (Bluterkrankheit) und anderen Blutungsstörungen, bei Magengeschwüren und in der Rekonvaleszenz nach großen Operationen negative Nebenwirkungen haben. Bei diesen Beschwerden sollte es daher nicht verwendet werden; stattdessen bietet sich Thymian Ct. Linalool an.*
- *Stellen Sie ganz sicher, dass Thymianöl (unabhängig vom Chemotyp) nicht versehentlich verschluckt werden kann. Bei der gleichzeitigen Einnahme bestimmter Medikamente wurden unerwünschte und gefährliche Wechselwirkungen beobachtet.*

Veilchenblätter *Viola odorata*

Die herzförmigen Blätter, die blau-violetten zarten Blüten und der süße Duft der Duftveilchen sind jedem bekannt, der durch die feuchten und schattigen Wälder Europas spaziert ist. Heutzutage wird diese Blume überall auf der Welt in Gärten angepflanzt. Kandierte Veilchenblüten werden als hübsche und leckere Dekoration von Torten und Desserts verwendet. Ätherisches Öl gibt es zwar, doch in der Regel ist es kaum erhältlich. Meist wird es als Absolue (Seite 63) angeboten, das einen süßen, reichen, blumigen Duft hat. Es wird aus den Blüten und Blättern gewonnen und harmoniert mit Benzoe, Zitrusölen, Weihrauch, Lavendel, Rose und Sandelholz.

ANWENDUNG

- Veilchen wirkt desinfizierend und heilend und unterstützt daher die Behandlung von Hautproblemen wie Akne, Blutergüssen, Ekzemen sowie Schwellungen und Wunden aller Art.
- Es hat sich gezeigt, dass es eine Vielzahl von Beschwerden lindert, von Rheuma über Fibromyalgie bis hin zu Durchblutungsstörungen, Kopfschmerzen und überschüssigem Schleim.
- Die Wirkung von Veilchenblätteröl bei der medizinischen Behandlung von Brustkrebs wurde untersucht und zeigte im Versuch eine Anti-Tumor-Wirkung.
- Auf der Ebene der Gefühle kann der Duft von Veilchenblättern denen helfen, die sich einsam und von der Welt abgeschottet fühlen, denn er schenkt emotionale Unterstützung.

Vetiver *Vetiveria zizanioides*

△ VORSICHT

- *Manche Vetiveröle enthalten Isoeugenol, das Hautsensibilisierung verursacht. Wenn Sie nicht wissen, ob Ihr Öl Isoeugenol enthält, verwenden Sie am besten nicht mehr als 1 Tropfen pro 4 TL (20 ml) Trägeröl oder Lotion.*

Vetiver ist ein Wildgras, das ursprünglich aus dem tropischen Asien stammt. Das ätherische Öl wird durch Wasserdampfdestillation aus den Wurzeln gewonnen. Das zähflüssige braune Öl hat einen erdigen Duft mit modrigen Untertönen. Es kann sowohl als Fixativ (Seite 45) verwendet werden als auch, um einem Parfüm Tiefe zu schenken. Es harmoniert mit Benzoe, Muskatellersalbei, Weihrauch, Geranium bzw. Rosengeranie, Jasmin, Lavendel, Patchouli, Veilchen und Ylang Ylang. Als Duftgeber und Fixativ wird es in großem Umfang in Seifen, Parfüms und Kosmetika eingesetzt, aber auch als Konservierungsmittel in der Nahrungsmittelindustrie.

ANWENDUNG

- Der bei weitem größte Nutzen dieses besonderen Öls stammt von seiner Fähigkeit, das Immun- und Nervensystem zu stärken. So verringert es das Risiko, aufgrund schwacher Abwehrkräfte krank zu werden.
- Vetiver ist auch als das »Öl der Ruhe« bekannt und wird deshalb schon seit Jahrhunderten verwendet. Es ist stark ausgleichend und

heilend für all jene, die sich einsam, deprimiert und entwurzelt fühlen. In einem Vollbad wirkt Vetiveröl herrlich entspannend. Verwenden Sie es in einem Massageöl, wenn Sie aufgrund zukünftiger Ereignisse nervös sind oder Vergangenes Sie deprimiert. Es lindert Stress, beruhigt die Nerven, hilft bei Schlaflosigkeit und schenkt erholsamen Schlaf.
— Vetiver erdet und ist daher gut für hyperaktive Kinder.
— Seine desinfizierenden Eigenschaften tragen zur Heilung von Akne, Schnittwunden und eitrigen Wunden bei.
— Gelegentlich wird es in Massageölmischungen verwendet bei Arthritis, Muskelschmerzen und Rheuma, da es die Durchblutung eines bestimmten Hautareals steigert.

Wacholder *Juniperus communis*

Bis vor Kurzem wurden auf Krankenstationen in Frankreich Triebe von Wacholder und Rosmarin verbrannt, um die Ausbreitung von Infektionen zu verhindern.

Benutzer dieses Öls sollten sich bewusst sein, dass seine stark entgiftende Wirkung eine Erstverschlimmerung auslösen kann, sich das Beschwerdebild also zunächst verschlechtert, bevor eine Besserung eintritt. Wacholder galt früher als ein Öl, das von Schwangeren und Nierenkranken gemieden werden sollte. Untersuchungen haben jedoch ergeben, dass diese Sorge unbegründet ist. Das beste ätherische Öl wird durch Wasserdampfdestillation aus den reifen Beeren gewonnen. Auch aus den Nadeln und den Zweigen kann ein ätherisches Öl destilliert werden, es ist jedoch von minderer Qualität.

Der Duft von Wacholderöl ist frisch und anregend und harmoniert mit Zitrusölen, Lavendel, Kiefer und Zypresse. Aufgrund seines Geruchs und seiner Eigenschaften ist es ideal für Aromasprays und Duftlampen, um die Luft in Krankenzimmern zu reinigen. Die Beeren, die ein bis zwei Jahre zur Reife benötigen, werden auch zur Aromatisierung von Gin benutzt.

△ VORSICHT
— *Wacholderöl kann zu Sensibilisierung der Haut führen, wenn es abgestanden oder oxidiert ist. Bewahren Sie das Öl gut verschlossen in einer dunklen Glasflasche an einem kühlen Ort auf.*
— *Nicht unverdünnt anwenden! Dieses Öl muss stets mit einem Trägeröl oder einer Lotion verdünnt werden.*

ANWENDUNG
— Die entgiftende Wirkung des Wacholderöls ist geeignet für die Behandlung von Akne, Dermatitis, Psoriasis (Schuppenflechte) und Ekzemen. Wacholder ist eines der besten Öle für die Reinigung fettiger Haut und Kopfhaut. Als äußeres Mittel gegen Hämorrhoiden kann es Gelen oder Ölen beigemischt werden (maximal 1 %). In In-

sektenschutz-Mischungen für den Menschen ist es hilfreich – und kann auch beim Hund Zecken und Flöhe fernhalten.

- Die bekannteste gesundheitsfördernde Eigenschaft von Wacholder ist vermutlich seine harntreibende Wirkung bei Wassereinlagerungen, vergrößerter Prostata (hier muss auf jeden Fall zunächst ein Arzt hinzugezogen werden!) und Nierensteinen. Er wirkt auch desinfizierend und lindert Blasen- und Harnwegsinfekte.
- Wacholder stärkt das Verdauungssystem und die Leber. Er ist ein wirkungsvolles Entgiftungsmittel, das etwa bei Lebensmittelvergiftung, exzessivem Alkoholkonsum oder übermäßigem Essen, Gicht und Rheuma helfen kann. Kombiniert mit seiner schweißtreibenden und somit fiebersenkenden Wirkung ist Wacholder ein gutes Mittel bei fiebrigen Erkrankungen wie Erkältung, Grippe und anderen Infektionskrankheiten. Mischen Sie es mit Rosmarin, um ein Aromaspray oder eine Mischung für Aromazerstäuber oder Duftlampen zu erhalten, mit denen sie das Krankenzimmer von unangenehmen Gerüchen befreien können.

ZUR TOXIZITÄT VON WACHOLDER

Es gibt viele verschiedene Arten von Wacholder; einige sind giftig, andere nicht. Einige Öle werden aus den Nadeln destilliert und andere aus den Beeren. Am häufigsten auf dem Markt ist Juniperus communis (Gemeiner Wacholder), der aus den Beeren oder den Nadeln destilliert wird. Das Wacholdernadelöl riecht holziger, mit einer Kampfernote; das Wacholderbeeröl hat einen etwas fruchtigeren Duft. Zuweilen führt jemand, der weder Aromatherapeut noch Botaniker ist, eine Studie durch und veröffentlicht Ergebnisse, die »Wacholderöl« betreffen. Ohne Angabe der lateinischen Bezeichnung ist jedoch nicht klar, welche Wacholderart untersucht wurde. In der Regel wird auch nicht berichtet, ob das Öl aus Zweigen/Nadeln oder den Beeren hergestellt wurde. Untersuchungen, die die unterschiedlichen Öle berücksichtigen, zeigen, dass der Gemeine Wacholder (Juniperus communis) ungiftig ist, während der Sadebaum (Juniperus sabina) hochgiftig ist. Allgemein gilt, dass wenn der botanische Name nicht angegeben wird und Untersuchungen einen hohen Toxingehalt ergeben, es sich hierbei um den Sadebaum handelt, der in der Aromatherapie nicht verwendet werden sollte. Zum Hausgebrauch verwenden Sie in der Aromatherapie am besten Juniperus communis, der aus den Beeren destilliert wird.

- Wacholder erhöht die Energie und beschleunigt die Funktion des Lymphsystems. Nach langer und schwerer Krankheit kann es die Genesung unterstützen.
- Wacholder erzeugt nach dem Auftragen auf die Haut lokale Rötung und Erwärmung, wodurch es Muskelschmerzen lindern kann. Es wirkt auch gut auf das Fortpflanzungssystem, da es Krämpfe und Spasmen der Gebärmutter lindert und die Menstruationsblutung fördert und reguliert.
- Dieses wichtige Öl wird Angstzustände, nervöse Anspannung und Stress zerstreuen, die durch zu viel Geschäftigkeit entstehen. Es macht Kopf und Psyche frei und stärkt das Nervensystem. Es ist dafür bekannt, die sexuelle Lust zu steigern.

Waldmajoran (Spanischer), Wilder Majoran *Thymus mastichina*

Dieses oft fälschlicherweise »Majoran« genannte Kraut gehört tatsächlich zu den Thymianen und hat kaum Ähnlichkeit mit Majoran. Es riecht würziger, krautiger und mehr nach Kampfer als Majoran. Das Öl wird in erster Linie aus Wildkräutern destilliert, die in Portugal und Spanien wachsen. Es wirkt schleim- und krampflösend.

ANWENDUNG

- Waldmajoran wirkt antibakteriell (die Wirksamkeit gegen M. tuberculosis, den Erreger der Tuberkulose, wurde nachgewiesen) und antimykotisch gegen eine Vielzahl von Candida-Arten.
- Eine neuere Untersuchung konzentrierte sich auf seine zellschädigende Wirkung auf Darmkrebszellen.
- Fügen Sie Waldmajoran den Mischungen gegen Muskelkater hinzu. Das ätherische Öl kann entspannen oder beruhigen und schenkt Behaglichkeit und Wärme. Da es jedoch aus Wildpflanzen destilliert wird, kann die chemische Zusammensetzung variieren.

△ VORSICHT

- *Nie im Gesicht oder in der Nähe des Gesichts eines Kindes verwenden.*
- *Nicht bei kleinen Kindern anwenden! Waldmajoran kann das Nervensystem eines Kindes schädigen und Atembeschwerden auslösen.*

Weihrauch, arabisch

Boswellia carterii syn. B. sacra

Dieses alte und spirituelle Öl stammt von einem kleinen Baum, der im Norden von Afrika heimisch ist und an vielen Orten der Welt angebaut wird.

Das Harz wird vom Arabischen Weihrauchbaum gezapft, der rund um das Rote Meer, den Arabischen Golf, am Horn von Afrika und an den Küsten des Jemen und der Arabischen Emirate wächst. Die angezapften Bäume geben einen weißen Saft ab, der zu sogenannten »Tränen« aushärtet. Diese Tränen werden anschließend getrocknet und pulverisiert, um sie als Weihrauch zu verwenden oder zu Aromaöl zu destillieren.

In alten Zeiten wurde Wein mit Weihrauchharz veredelt, um die Verdauung anzuregen. Sein Duft ist würzig, holzig und süß und harmoniert mit Basilikum, Lavendel, Patchouli, Sandelholz, Kiefer, Zitrusfrüchten und Zypresse. Das ätherische Öl wird in der Parfüm- und Seifenherstellung verwendet sowie als Fixativ (Seite 45) und Duftgeber in Kosmetika.

ANWENDUNG

- Weihrauchöl hilft, krankmachende Bakterien abzutöten. Es ist ein gutes Reinigungsmittel bei Furunkeln, Wunden und wunden Hautstellen.
- Weihrauchöl strafft und stärkt das Gewebe. Es wirkt sanft ausgleichend bei fettiger Haut und regenerierend bei alternder Haut, verzögert die Entstehung von Falten und kann bestehende Falten glätten!
- Dieses Öl ist besonders wertvoll bei Lungenbeschwerden, denn es wirkt schleimlösend und auswurffördernd und desinfiziert die Lunge. Bei einer Massage des Brustkorbes verlangsamt es den Atem, was bei Asthmaanfällen sehr hilfreich sein kann. Verwenden Sie Weihrauchöl auch als Inhalations- oder Massageöl, um Husten, chronische Bronchitis, Kehlkopfentzündung und Atemnot erfolgreich zu lindern.
- Weihrauch strafft und stärkt die Gebärmutter, vor allem unter der Geburt. Es reguliert starke Menstruationsblutungen, ist blähungstreibend und unterstützt die Verdauung ganz allgemein.
- Es wirkt harntreibend und desinfizierend und ist daher gegen Infektionen des Genitalbereichs (wie Blasenentzündung, Harnwegsinfektionen und Scheidenausfluss) wirksam.

△ VORSICHT

- *Weihrauchöl kann zu Sensibilisierung der Haut führen, wenn es abgestanden oder oxidiert ist. Bewahren Sie das Öl gut verschlossen in einer dunklen Glasflasche an einem kühlen Ort auf.*
- *Nicht unverdünnt anwenden! Dieses Öl muss stets mit einem Trägeröl oder einer Lotion verdünnt werden.*

— Weihrauchöl besänftigt erhitzte Gemüter, reduziert Anspannung und Stress und beruhigt das Nervensystem. Auch wenn es wichtig ist, die Vergangenheit wertzuschätzen, sollten wir doch in der Gegenwart leben. Dieses altbewährte spirituelle Öl hilft uns, im Hier und Jetzt zu sein.

Weißtanne *Abies alba*

Die Weißtanne, die häufig als Weihnachtsbaum verwendet wird, ist ein Nadelbaum mit flachen dunkelgrünen Nadeln und heller Borke. Das ätherische Öl, das auch unter der Bezeichnung »Riesentannenöl« zu finden ist, wird aus den Nadeln und Zweigen destilliert und hat einen wärmenden, balsamischen Duft mit einer frischen grünen Note. Es wird häufig in Parfüms, Badeprodukten und geruchsneutralisierenden Aromasprays verwendet.

Dieses in Osteuropa hochgeschätzte Öl wird verwendet, um Erkältungsbeschwerden, Fieber und Muskelschmerzen zu behandeln. Es wirkt mäßig antibakteriell und seine desinfizierende Wirkung hilft, Nebenhöhlen- und Atemwegsinfektionen zu bekämpfen. Sein Duft wirkt belebend auf all jene, die unter Winterdepressionen leiden. Weißtannen- bzw. Riesentannenöl harmoniert mit anderen Kieferölen, Lavendel, Orange und Sandelholz.

ANWENDUNG

— Geben Sie Weißtannenöl zu Aromamischungen gegen Erkältungen, um Bronchitis zu lindern und Schleim in der Lunge zu lösen.

— 4–5 Tropfen in einem Aromazerstäuber können bei all jenen Menschen stimmungsaufhellend wirken, die unter einer saisonalen affektiven Störung (SAD), sprich Winterdepression, leiden.

△ VORSICHT

— *Weißtannenöl kann zu Sensibilisierung der Haut führen, wenn es abgestanden oder oxidiert ist. Bewahren Sie das Öl gut verschlossen in einer dunklen Glasflasche an einem kühlen Ort auf.*

— *Nicht unverdünnt anwenden! Dieses Öl muss stets mit einem Trägeröl oder einer Lotion verdünnt werden.*

Westindisches Sandelholz (Amyris) *Amyris balsamifera*

Sandelholz, früher bekannt als Schimmerelia oleisera, wurde oft »Kerzenholz« oder »Fackelholz« genannt, da es leicht entflammbar ist und von Fischern und Händlern als Fackel verwendet wurde. Man findet es hauptsächlich in Haiti, aber es wurde auch in andere tropische Klimazonen in Zentral- und Südamerika exportiert. Das blassgelbe, manchmal bräunlich-gelbe Öl hat ein holziges, süßes und gelegentlich schwach pfeffriges Aroma. Es wird am häufigsten für Parfüme verwendet. Durch Dampfdestillation des stark aromatischen Harzes entsteht ein Aromaöl, das unter dem Namen »westindisches Sandelholzöl« (bzw. Amyris) bekannt ist. Häufig verwendet man es als günstigere Alternative zum Ostindischen Sandelholz, obwohl es kein echter Ersatz ist.

Die Hauptkomponente des Öls ist Valeranol (auch in der Baldrianwurzel enthalten), das die beruhigenden und blutdrucksenkenden Eigenschaften liefert.

Seine chemische Zusammensetzung lässt vermuten, dass es entzündungshemmend, desinfizierend und antimykotisch wirkt und das Verdauungssystem beruhigt. Westindisches Sandelholzöl harmoniert mit Lavandin und anderen Holzölen, etwa Zedernholz und echtem Sandelholz.

Westindisches Sandelholz wird als Fixativ (Seite 45) in Seifen verwendet und ist bei der US Food and Drug Administration als Aromastoff gelistet. Im Rahmen einer Studie wurde 2010 belegt, dass es auch Zecken abwehrt. Seitdem wird davon ausgegangen, dass es auch allgemein gegen Insekten wirkt.

ANWENDUNG

- Westindisches Sandelholzöl eignet sich wunderbar für Gesichtswasser und -reinigungsmittel und hilft, eine klare, gesunde Haut zu bewahren. Es wird auch für Anti-Aging-Hautpflegeprodukte empfohlen.
- Westindisches Sandelholzöl wirkt entspannend. Es kann in einem Inhalator, einem Inhalierstift, einer Duftlampe oder einem Aromazerstäuber angewendet werden, um nervöse Anspannung und Alltagsstress zu verringern. Dabei wird zugleich das Immunsystem gestärkt.
- Bei einem abendlichen Bad kann das beruhigende Aroma von Sandelholzöl zum erholsamen Schlaf beitragen.

Ylang Ylang *Cananga odorata*

Ylang Ylang ist malaysisch für »Blume aller Blumen«, doch vielleicht stammt der Name auch vom Begriff »alang-ilang«, der die Art, wie die

Blüten hängen, beschreibt. Sie wird für ihre außergewöhnlich wohlriechenden pinken, malvenfarbigen und gelben Blüten sehr geschätzt. Vor allem aus den gelben Blüten wird durch Wasserdampfdestillation das ätherische Öl gewonnen.

Ylang Ylang gilt als aphrodisierend, was den indonesischen Brauch erklärt, das Ehebett eines frisch vermählten Paares zur Hochzeitsnacht mit Ylang-Ylang-Blüten zu bestreuen. Der süße, sinnliche und exotische Duft garantiert zweifelsfrei eine perfekte Vereinigung. Ylang Ylang harmoniert mit Bergamotte, Jasmin, Neroli, Rose, Rosenholz, Sandelholz und Zitrone. Seien Sie sich aber der Tatsache bewusst, dass dieses Öl auch viel zu süß sein (und sogar Übelkeit erregen) kann, wenn es nicht mit strengeren Zitrusölen gemischt wird. Es ist eines der am häufigsten verwendeten Aromen und Fixative in Parfümen, Eau de Toilette, Kosmetika und Seifen. Das preiswertere Ylang Ylang wird gern anstelle des teuren Jasminöls verwendet, da sie sich sowohl im Duft als auch in ihren Eigenschaften sehr ähnlich sind.

ANWENDUNG

- Ylang Ylang reguliert die Talgproduktion und ist daher für alle Hauttypen geeignet. Es wird seit vielen Jahren als Haarwuchs- und Haarpflegemittel in Ölen und Haarwässern verwendet.
- Dank seiner entspannenden Wirkung soll es bei Störungen der Sexualität helfen.
- Die wichtigste Eigenschaft von Ylang Ylang ist, dass es stark beruhigend wirkt und das Nervensystem stärkt. Wenn es unmittelbar beim Eintreten einer aufregenden Situation angewendet wird, senkt es den Blutdruck und beruhigt Atmung bzw. Herzrasen, die durch Schock, Ärger oder Angst ausgelöst werden. (Treten diese Symptome auf, ohne dass ein plötzliches emotionales Trauma vorangegangen ist, oder bessern sie sich nicht umgehend, sollten Sie einen Arzt aufsuchen.)
- Dieses Öl kann ein beruhigendes Umfeld schaffen, in dem unangenehme Aufgaben oder Themen bearbeitet werden können.

△ VORSICHT

- *Ylang-Ylang-Öl kann bei empfindlicher oder geschädigter Haut zu Reizungen führen.*
- *Verwenden Sie nicht mehr als 1 Tropfen pro 4 TL (20 ml) Trägeröl oder Lotion.*
- *Nicht bei Kindern unter 2 Jahren verwenden.*

Ysop *Hyssopus officinalis*

Ysop ist ein buschiges mehrjähriges Gewürz, das für Duftmischungen und zum Kochen verwendet wird. Es hat leicht bittere Blätter, die manchmal zu Salaten oder beim Kochen zu Hülsenfrüchten oder Fleisch hinzugefügt werden. Das ätherische Öl aromatisiert die Liköre

Benedictine und Grande Chartreuse. Das ätherische Öl wird aus den Blättern und Blüten destilliert, die bei Schmetterlingen und Bienen sehr beliebt sind. Sein Duft ist warm, würzig und durchdringend und recht schwierig zu beschreiben – irgendwie eine Kombination aus Kampfer und Gewürzen. Es harmoniert mit Geranium bzw. Rosengeranie, Lavendel, Rosmarin, Salbei und Zitrusöl.

Die Verwendung von Ysop-Öl ist umstritten, denn der Pinocamphon-Chemotyp enthält auch Thujon, wodurch es recht neurotoxisch wird. Sie sollten es auf jeden Fall meiden, wenn Sie schwanger sind oder stillen. Auch sollte es nicht bei Kindern unter 2 Jahren verwendet werden.

Verwenden Sie in Mischungen nicht mehr als 1 Tropfen pro 4 TL (20 ml) Trägeröl oder Lotion. Damit sind Sie auf der sicheren Seite. Beachten Sie bitte, dass Hyssopus officinalis Ct. Pinocamphon Krampfanfälle auslösen kann, wenn es nicht sachgemäß verwendet wird. Menschen, die unter Epilepsie oder zu hohem Blutdruck leiden, sollten es meiden. Der Chemotyp H. officinalis Ct. Linalool (H. officinalis Ct. Decumbens) ist jedoch eine sichere und sanfte Alternative, von der bislang keine Nebenwirkungen bekannt sind.

⚠ VORSICHT

Die folgenden Hinweise betreffen Hyssopus officinalis Ct. Pinocamphon.

- *Wirkt in hohen Dosen toxisch!*
- *Nicht verwenden, wenn Sie schwanger sind oder stillen.*
- *Nicht verwenden, wenn Sie unter Epilepsie leiden.*
- *Nicht verwenden, wenn Sie unter Bluthochdruck leiden.*
- *Nicht für Kinder unter 2 Jahren geeignet.*
- *Nur in Verbindung mit anderen Ölen verwenden und eine Konzentration von 0,25 % Gesamtgehalt an ätherischem Öl nicht überschreiten.*

Für den Linalool-Chemotypen (H. officinalis Ct. Decumbens) gibt es keinerlei Einschränkungen.

ANWENDUNG

- Ysop strafft und stärkt das Gewebe und ist recht hilfreich bei Blutergüssen, Schnittwunden, Ekzemen und bei der Wundheilung.
- Ysop hat eine normalisierende Wirkung auf den Kreislauf und hilft, niedrigen Blutdruck zu erhöhen.

LINALOOL

Linalool ist ein natürlich vorkommender chemischer Bestandteil (ein Terpenalkohol) vieler ätherischer Öle, die aus Blumen oder Gewürzen gewonnen werden. Linalool schenkt den ätherischen Ölen ein frisches, blumiges, zuweilen auch leicht würziges Aroma. Es steht mit folgenden therapeutischen Funktionen in Zusammenhang und kann ebenso wirken: betäubend/analgetisch, entzündungshemmend, antibakteriell, spasmolytisch (krampflösend), blutdrucksenkend, immunmodulierend und beruhigend. Ätherische Öle mit einem hohen Anteil von Linalool sind generell sanfter als die Öle anderer Chemotypen, die aus der gleichen Pflanze stammen.

- Er stärkt die Körpersysteme und unterstützt die Verdauung. Ysop wirkt zudem karminativ und lindert leichte Verstopfung und Magen-Darm-Erkrankungen.
- Er ist ein wohlbekannter Schleimlöser – schon Hippokrates verschrieb ihn gegen Bronchitis und Brust- oder Rippenfellentzündung. Ysop wirkt schweißtreibend und dadurch kühlend und fiebersenkend. Ysop kann auch bei Asthma, Bronchitis, Husten, Emphysem, Katarrh, Halsschmerzen und Mandelentzündung helfen. Gemischt mit Eukalyptus globulus, Ravensaraaromatica und Niaouli erhalten Sie eine wirksame Mischung gegen sämtliche Atemwegsbeschwerden.
- Bei Krämpfen während der Menstruation entspannt er, fördert und reguliert die Menstruationsblutung und erhöht den Harnfluss.
- Alles in allem schenkt Ysop-Öl einen klaren und wachen Geist, stärkt das Nervensystem, verringert Stress und fördert die Entspannung.

Zimt (Rinde und Blatt)

Cinnamomum zeylanicum syn. C. verum

Diese Baumart ist die Hauptquelle des aromatischen Gewürzes, das man erhält, indem man die papierene Rinde abschält und in sogenannten »Quills« trocknet. Das Aromaöl wird wasser- oder dampfdestilliert aus zerstoßener Rinde oder Blättern. Das aus der Rinde gewonnene Öl hat einen hohen Anteil von Zimtaldehyd, das hautreizend wirkt und mit Vorsicht zu gebrauchen ist (siehe Hinweis im Kasten »Vorsicht«). Das aus den Blättern gewonnene Aromaöl ist reich an Eugenol, einem schmerzstillenden Mittel. Beide Öle sind wohlriechend und würzig und harmonieren mit Benzoe, Weihrauch, Ingwer, Grapefruit, Lavendel, Mandarine, Orange, Kiefer, Rosmarin, Thymian und Ylang Ylang.

Zimt ist ein altes Heilmittel, das seit Tausenden von Jahren zur Behandlung zahlreicher Beschwerden benutzt wird. Zimtaldehyd ist stark antimikrobiell und wird oft in Kaugummimasse verwendet, denn es verhindert unerwünschtes Wachstum von Bakterien im Mund. Zimtaldehyd, das gegen Krebs wirkt, hindert die Ausbreitung und das Wachstum von Tumoren bei Prostata-, Lungen- und Brustkrebs.

ANWENDUNG

- Insektenstiche oder -bisse, Kopfläuse, Krätze und Warzen sprechen alle auf eine Behandlung mit Zimtöl an. Es ist mild adstringierend.

△ VORSICHT

- *Verwenden Sie nicht mehr als 0,05 % Rindenöl bzw. 0,5 % Blattöl in Aromamischungen. Wird es höher konzentriert verwendet, kann Zimtöl schwere Hautreaktionen hervorrufen, wie z. B. Brennen oder Blasenbildung. Nicht unverdünnt auf der Haut anwenden!*
- *Meiden Sie Zimtöl, wenn Sie schwanger sind oder stillen.*
- *Stellen Sie sicher, dass das ätherische Öl der Zimtrinde oder -blätter nicht versehentlich verschluckt werden.*
- *Bei der gleichzeitigen Einnahme bestimmter Medikamente wurden unerwünschte und gefährliche Wechselwirkungen beobachtet.*

- Mit seiner Gewürznote findet es vor allem in Aftershaves für Männer Anklang.
- Zimtöl ist ein sehr starkes Insektenschutzmittel und wirkt stark antiseptisch. Es ist antiviral und antibakteriell und darüber hinaus auch als Gegenmittel bei Vergiftungen bekannt.
- Es erhöht die Körpertemperatur leicht. Seine desinfizierende und tonisierende Wirkung hilft bei Erkältungen, Grippe, bakteriellen oder viralen Erkrankungen.
- Zimt stärkt das Verdauungssystem und kann zur Behandlung von Koliken, Verdauungsbeschwerden, Durchfall, Übelkeit und Erbrechen verwendet werden. Auch fördert er das Entweichen von Darmgasen, wirkt beruhigend bei Magen- oder Darmkrämpfen und regt die Magensaftproduktion an. Er ist appetitanregend und verdauungsfördernd, weshalb das Öl in Bade- und Massageölmischungen für die Behandlung von Magersucht (Anorexie), Schleimhautentzündung des Dickdarms (Colitis), Übelkeit, Blähungen und Durchfall sinnvoll eingesetzt werden kann.
- Zimtöl hat eine stimulierende Wirkung, die das Energieniveau erhöht und Drüsenfunktion, Kreislauf und Atmungssystem anregt. Daher ist es ein gutes Mittel bei Kreislaufschwäche, Atemnot, spärlicher Menstruation (da es den Blutfluss anregt und reguliert) und Menstruationsbeschwerden.
- Ebenso hilft es bei Arthritis, Neuralgien und Rheuma.
- Zimt erhöht die spirituelle Bewusstheit und lindert stressbedingte Schwäche- und Erschöpfungssymptome.
- In Verbindung mit Lavendel hat sich Zimt als wirksames Mittel gegen Pilzinfektionen erwiesen (siehe »Candidose«, Seite 198).

Zitrone *Citrus limonum*

Die Zitrone ist eine erstaunliche und vielseitige Frucht mit einem köstlichen, scharfen, frischen Duft. Reich an Vitamin C, wird sie im Haushalt auf vielfältige Weise kulinarisch, medizinisch und kosmetisch verwendet. Das ätherische Öl kann, wie andere Zitrusöle auch, durch Kaltpressung aus der Fruchtschale oder Destillation der ganzen Frucht gewonnen werden. Das Öl aus der Schale hat einen starken, frischen Duft, ist aber fototoxisch. Öl, das aus der ganzen Frucht destilliert wird, ist nicht fototoxisch, doch es hat ein herbes, bittersüßes Aroma, das vom chemischen Abbau des Citrats (aufgrund der Hitze des Herstellungsverfahrens) herrührt.

ZITRUSÖLE UND FOTOTOXIZITÄT

Obgleich ätherisches Öl auch aus den Zitrusblättern gewonnen werden kann, hat es ganz andere chemische Eigenschaften als das aus der Frucht gewonnene Aromaöl. Es ist nicht weit verbreitet, da es viele Einschränkungen bezüglich seiner Nutzung gibt. Zitrusöle für die Anwendung in der Aromatherapie werden entweder aus der Schale gepresst (Kaltpressung) oder aus der ganzen Frucht destilliert. Öle aus der Schale sind therapeutisch vollständiger, doch sie bergen auch ein höheres Risiko, fototoxisch zu wirken (siehe auch »Fototoxizität«, Seite 20). Die aus der ganzen Frucht destillierten Öle wirken zwar nur selten fototoxisch, haben insgesamt jedoch ein schwächeres Aroma und sind weniger wirkungsvoll. Achten Sie beim Kauf von Zitrusölen bitte auf das Etikett. Es sollte angegeben sein, ob das Öl durch Dampfdestillation der ganzen Frucht oder Kaltpressung der Schale gewonnen wurde. Ist die Methode nicht angegeben, fragen Sie nach.

Zitronenöl wird in großem Umfang in der Lebensmittel- und Parfümindustrie verwendet. Es harmoniert mit Benzoe, Kamille, Eukalyptus, Weihrauch, Grapefruit, Lavendel, Orange, Rosmarin, Sandelholz und Ylang Ylang.

ANWENDUNG

- Zitronenöl glättet die Haut, strafft und stärkt das Gewebe. Seine milde Bleichwirkung kann gegen stumpfe, fettige Haut eingesetzt werden. Erfolgreich wirkt es gegen Warzen. Angewendet auf Insektenstichen oder -bissen, lindert bzw. verhindert es Infektionen.
- Zitronenöl kann helfen, äußere Blutungen zu stoppen, z. B. bei Nasenbluten oder Wunden sowie nach dem Zahnziehen. Für die Anwendung im Mund dippen Sie ein Wattestäbchen in ein wenig Trägeröl oder Wasser und geben dann einen Tropfen Zitronenöl darauf. Tupfen Sie dann den Bereich ab, wo der Zahn gezogen wurde.
- Zitronenöl unterstützt die Regeneration weißer Blutkörperchen, regt die Produktion roter Blutkörperchen an und reinigt das Blut. In Europa konnten medizinisch qualifizierte Aromatherapeuten einige ernste Krankheiten erfolgreich damit behandeln. Hinzu kommen seine antibakteriellen und fiebersenkenden Eigenschaften, die Zitronenöl zu einem äußerst wertvollen Mittel bei Halsschmerzen, Bronchitis, Husten, Halsentzündungen, Erkältungen und Grippe

△ VORSICHT

- *Zitronenöl kann zu Sensibilisierung der Haut führen, wenn es abgestanden oder oxidiert ist. Bewahren Sie das Öl gut verschlossen in einer dunklen Glasflasche im Kühlschrank auf. Die Haltbarkeit von Zitrusölen beträgt 1–2 Jahre.*
- *Verwenden Sie es auf keinen Fall unverdünnt.*
- *Tragen Sie kein kaltgepresstes Zitronenöl auf die Haut auf, wenn Sie innerhalb der folgenden 12 Stunden in die Sonne oder in ein Sonnenstudio gehen möchten.*
- *Zur Vermeidung einer fototoxischen Reaktion (Seite 20) verwenden Sie in Mischungen nicht mehr als 1–2 % dieses Öls bzw. 1 Tropfen pro 3 TL (15 ml) Trägeröl oder Lotion, oder aber Sie verwenden ein Öl, das aus der ganzen Frucht destilliert wurde.*

ZITRONE UND VERDAUUNG

Zitrone schafft ein alkalisches bzw. basisches Milieu im Körper und verbessert die Funktionen von Bauchspeicheldrüse, Gallenblase und Leber. Es ist ein ätherisches Öl, das man mit größter Sorgfalt in der häuslichen Aromatherapie sogar einnehmen darf. Bei unerträglichen Schmerzen geben Sie 3 Tropfen Zitronenöl und 4 Tropfen Olivenöl in eine leere Zellulosekapsel und vermischen Sie die Öle mit einem Zahnstocher. Schließen Sie die Kapsel und nehmen Sie sie mit einem kleinen Glas Wasser ein. Die Einnahme ist angebracht bei Verdauungsstörungen, vermehrter Magensäure, Sodbrennen und schmerzhaften Blähungen. Im Regelfall verschwindet der Schmerz innerhalb von 20 Minuten. Dieses Mittel ist nicht zum häufigen Gebrauch geeignet.

machen. Zur Fiebersenkung mischen Sie 4–6 Tropfen Zitronenöl und 1 TL (5 ml) flüssigen Honig und geben diese Mischung in ein lauwarmes Vollbad.

- Das Monoterpen d-Limonen, der chemische Hauptbestandteil des Zitronenöls, hat sich als wirksam zur Vorbeugung und Behandlung von Krebs erwiesen. Wenn ein Tumor vorhanden ist, kann das Monoterpen auf verschiedene Weise das Tumorwachstum erfolgreich umkehren und stoppen.
- Zitronenöl vertreibt Antriebslosigkeit und Apathie, es stimmt Sie positiv und macht den Geist wach und klar.

Zypresse *Cupressus sempervirens*

Die Zypresse bietet einen vertrauten Anblick in der italienischen, französischen und spanischen Landschaft. Sie ist schon seit Langem für ihre Heilkraft bekannt. Das Zypressenöl, eines der sanftesten und sichersten Öle, wird aus Blättern, Zweigen und Nadeln destilliert. Sein Duft ist rein und holzig und harmoniert mit Wacholder, Lavendel, Kiefer, Rosmarin und Sandelholz.

ANWENDUNG

- Zypressenöl ist ein Hauttonikum für fettige Haut und reguliert die Talgproduktion. Es strafft das Gewebe und zieht die kleinen Blutgefäße zusammen, was das Erscheinungsbild der Haut verbessert.
- Zypresse wirkt erstaunlich adstringierend. Dank seines holzigen, maskulinen Aromas ist es hervorragend für Aftershaves geeignet.
- Sie können es zu Deo- oder Insektenschutz-Mischungen hinzufügen oder es als Mundwasser gegen Parodontose verwenden.
- Zypressenöl ist ein gutes Wundöl, da es äußere Blutungen stoppt oder reduziert.
- Dank seiner kreislaufanregenden Wirkung erhöht dieses Öl die Energie, wärmt kalte Hände und Füße, löst Muskelkrämpfe und hilft bei Rheuma.
- Verwendet in heißen Kompressen, Bade- und Massageölmischungen, lindert es schmerzhafte Krämpfe und Spasmen in der Gebärmutter, reguliert den Zyklus und zu starke Menstruationsblutung. Es kann sehr hilfreich sein gegen PMS und bei den unangenehmen Begleiterscheinungen der Menopause.
- In Inhalationen oder einem Brustbalsam hilft es bei Asthmaanfällen, Husten, Bronchitis und Keuchhusten.
- Die stark adstringierenden und kreislaufanregenden Eigenschaften des Zypressenöls sind überall da von großem Nutzen, wo zu viel Flüssigkeit oder zu schwache Durchblutung besteht, wie es bei Ödemen, starkem Schwitzen, Hämorrhoiden, Erbrechen oder starker Menstruationsblutung vorkommt. Auch gegen Parodontose kann diese adstringierende Wirkung sinnvoll eingesetzt werden. Kalte Kompressen mit diesem Öl helfen bei Hämorrhoiden und Krampfadern.
- Zypresse ist ideal bei Beschwerden des Fortpflanzungssystems, insbesondere solchen, die die Menstruation oder Menopause betreffen.
- Sie schwemmt überschüssige Flüssigkeit aus dem Körper aus und lindert so Ödeme. Ihre harntreibende Wirkung kann auch Symptome von Blasen- und Harnwegsentzündungen lindern.
- Zypressenöl reduziert Anspannung und Stress und beruhigt das Nervensystem. Es lindert Verlust- oder Trennungsschmerz und macht es uns möglich, liebevoll loszulassen. Es erleichtert die Bürde der Selbstbeobachtung.

△ VORSICHT

- *Zypressenöl kann zu Sensibilisierung der Haut führen, wenn es abgestanden oder oxidiert ist. Bewahren Sie das Öl gut verschlossen in einer dunklen Glasflasche an einem kühlen Ort auf.*
- *Nicht unverdünnt anwenden! Dieses Öl muss stets mit einem Trägeröl oder einer Lotion verdünnt werden.*

Hydrolate

Hydrolate waren ursprünglich nicht mehr als ein Nebenprodukt der Destillation ätherischer Öle. Hydrolate sind weicher im Aroma und schonender in der Anwendung als ätherische Öle.

Sie enthalten Spuren der wasserlöslichen Moleküle des ätherischen Öls und auch andere wasserlösliche Teile der Pflanze. Manche Pflanzen, wie etwa Zaubernuss und Gurke, liefern überhaupt kein ätherisches Öl, sondern werden nur zur Gewinnung der Hydrolatlösung destilliert. Hydrolate sind von therapeutischem Nutzen und ergänzen die Aromatherapie.

Im 16. Jahrhundert hatten viele Häuser der Wohlhabenden einen speziellen Raum, der den Frauen vorbehalten war und in dem das über Generationen gesammelte Wissen über Heil- und Küchenkräuter, medizi-

DER UNTERSCHIED ZWISCHEN HYDROLAT UND PFLANZENWASSER

Hydrolate entstehen durch die Kondensation bei der Wasserdampfdestillation von Pflanzenmaterial. Blumen- bzw. Pflanzenwässer werden ebenfalls in der Aromatherapie eingesetzt. Es gibt viele Arten, sie herzustellen. Die einfachste ist, Pflanzenmaterial in Alkohol einzulegen und dann zweimal hintereinander mit Wasserdampf zu destillieren. Dadurch entsteht ein konzentriertes destilliertes Wasser, das leicht duftet, jedoch kein echtes Hydrolat ist, weil einige der hydrophilen (»wasserliebenden«) Verbindungen fehlen.
Blüten- und Pflanzenwässer kann man auch im Supermarkt oder in der Apotheke finden. Orangenblütenwasser wird häufig zum Aromatisieren von Kuchen und Süßwaren verwendet. Auch Rosenwasser ist sehr beliebt. Für therapeutische Zwecke sollten Sie jedoch Hydrolate, die durch Destillation von Pflanzenmaterial ohne Alkohol gewonnen werden, bevorzugen.

nische Zubereitungen und Pflanzenverarbeitung angewendet wurde. Es war nicht ungewöhnlich, dass ein Haus einen eigenen Heil- und Kräutergarten hatte. Kräuter und Blumen aus dem Garten wurden destilliert und man gewann sowohl die ätherischen Öle als auch die Hydrolate. Die Hydrolate wurden als Aromen in der Küche und als Pflanzenwässer für die persönliche Hygiene verwendet – und als Medizin. Erst als Anfang des 18. Jahrhunderts ätherische Öle immer umfangreicher industriell hergestellt wurden, ging dieser Brauch verloren.

Heute wird die Kunst der Herstellung von Hydrolaten von Hobby-Handwerkern wiederbelebt, die in erster Linie zur Gewinnung von Hydrolaten und nicht wegen der ätherischen Öle destillieren. Hydrolate werden wieder genutzt, jetzt von Aromatherapeuten, die sie statt Wasser in ihren Rezepturen verwenden oder auf andere Weise einsetzen, um einen »therapeutischen Mehrwert« zu erzielen. Viele natürliche Shampoos, Lotionen und Cremes, die Sie in Ihrem Naturkostladen bekommen, enthalten Hydrolate als einen Hauptbestandteil.

TIPP

Nicht alle Hydrolate haben den gleichen Duft wie das ätherische Öl. Zum Beispiel riecht Lavendel eher wie eine Wildblume oder ein Unkraut, anders also als das charakteristische Lavendelaroma. Neroli (Orangenblüte) riecht stark betörend und erinnert sehr an ein Parfüm. Hydrolate können gemischt werden, um den Duft angenehmer zu machen oder um die therapeutische Wirkung zu verstärken.

Kauf und Lagerung von Hydrolaten

Achten Sie genau auf das Etikett eines Produkts, das Hydrolate enthält, denn einige Unternehmen fügen 15 % Ethanol als Konservierungsmittel hinzu. Dies kann die Haut austrocknen und es brennt, wenn es auf eine Wunde kommt. Suchen Sie Hydrolate, die alkoholfrei sind und bei denen der pH-Wert geprüft wurde.

Beim Einnehmen eines Hydrolats müssen Sie sicherstellen, dass es rein und frisch ist. Alte Hydrolate können »blühen« oder entwickeln einen trüben Schimmel, der am Boden der Flasche wabert. Obwohl sich der Schimmel mit ungebleichten Kaffeefiltern abfiltern lässt, ist das Produkt nicht mehr sicher genug, um eingenommen zu werden. Verwenden Sie ältere Hydrolate für Fußbäder und Aromasprays.

Hydrolate sind normalerweise ein Jahr haltbar, also ist es am besten, kleinere Mengen zu kaufen und sie schnell zu verbrauchen. Sie halten sich am besten bei konstanter Temperatur an einem kühlen, dunklen Ort. Sie können sie auch im Kühlschrank aufbewahren. Es empfiehlt sich, sie unmittelbar nach Gebrauch wieder in den Kühlschrank zu stellen, um ihre Temperatur zu halten. Wenn Sie ein Hydrolat verwendet

♡ TIPP

— *Achten Sie beim Kauf von Hydrolaten auf das Haltbarkeitsdatum auf dem Etikett. Auch das Herkunftsland ist wichtig – kaufen Sie am besten ein heimisches Produkt. Je frischer es ist und je weniger Hände es berührt haben, desto besser. Wählen Sie Bio-Qualität! Hydrolate halten sich am besten in (dunklen) Glasflaschen.*

haben, ist es gut, den Rest in kleinere sterile Flaschen abzufüllen, um die Menge an Sauerstoff in der Flasche zu reduzieren. Schließen Sie die Flasche sofort nach dem Gebrauch, um die Oxidation zu minimieren. Hydrolate müssen vor direkter Sonneneinstrahlung geschützt werden. Vermeiden Sie es, den Inhalt einer Hydrolat-Flasche mit Fingern oder einem Löffel zu berühren – halten Sie ihn steril!

Im Handel ist eine Vielzahl von Hydrolaten zu finden. Handwerklich arbeitende Destillateure bieten in der Regel auch Sorten an, bei deren Herstellung sie Pflanzen ihrer Region verarbeiten. Die auf den folgenden Seiten beschriebenen gebräuchlichen Hydrolate sind in den meisten Ländern erhältlich.

Allgemeine Anwendungsmöglichkeiten

- Anstelle von Wasser in Rezepten für Raum-, Nasen- und Bodysprays
- Zur Dampfinhalation
- Für eine Nasenspülung mit einem Nasenspülkännchen
- Für Kompressen und Umschläge (bei Kindern 50:50 mit Wasser verdünnen)

DESTILLATION

Bei der Herstellung von ätherischen Ölen und Hydrolaten werden je nach Pflanzenmaterial ähnliche Methoden angewendet. Im Allgemeinen wird das Pflanzenmaterial auf ein Siebgitter gelegt, das in einer Destille über Wasser angebracht ist. Das Wasser wird erhitzt und Dampf steigt durch das Pflanzenmaterial auf. Dieser aufsteigende Dampf löst ätherische Öle aus dem Pflanzenmaterial. Dann wird der Dampf durch ein Rohr geleitet, das durch einen Kondensator führt, wobei der Dampf abkühlt und flüssig wird. Die Flüssigkeit fließt durch ein Röhrchen und tropft in einen Auffangbehälter. Hier trennen sich Wasser und Öl, das Öl steigt an die Oberfläche. Ätherisches Öl und Hydrolat werden getrennt voneinander aufgefangen. Bei einer anderen beliebten Methode, der »Hydrodestillation«, wird das Pflanzenmaterial direkt im Wasser gekocht.

- Als lokale Anwendung bei der Behandlung von Prellungen und Hautkrankheiten wie Verbrennungen, Hautausschlägen und Wunden
- Als Aftershave
- In der Hydrotherapie: Fügen Sie 1 Tasse (250 ml) zu einem Sitzbad oder ¼ bis ½ Tasse (60–125 ml) zu einem Fuß- oder Handbad hinzu.
- Anstelle von Wasser bei der Herstellung von Cremes und Lotionen
- Als Feuchthaltemittel für Gesichtsmasken aus Lehm
- Bei der Ersten Hilfe, etwa zur Reinigung von Wunden
- Zum Kochen (z. B. Backen und Herstellen von Duftwässern).

Geranienhydrolat/Rosengeranienhydrolat *Pelargonium asperum, P. graveolens, P. capitatum*

Geranienhydrolat hat ein süßes, blumiges Aroma und einen ebensolchen Geschmack, mit einem Hauch von Rose. Es ist entzündungshemmend, wundheilungs- und verdauungsfördernd und anregend.

ANWENDUNG

- Verwenden Sie Geranienhydrolat in einem Spray, um Hitzewallungen zu lindern, hormonelles Ungleichgewicht zu regulieren und die Laune zu heben.
- Tränken Sie einen Wattebausch und betupfen Sie damit Gesicht und Kopfhaut, um die Talgproduktion zu regulieren und Rosazea (Kupferrose) zu beruhigen. Es ist gut bei Akne und sowohl für fettige als auch trockene Hauttypen geeignet.
- Es kann Ausschlag, Insektenbisse und Sonnenbrand lindern und kann zur Behandlung von Ekzemen und Herpes verwendet werden.
- Verwenden Sie es als Feuchthaltemittel in einer Gesichtsmaske aus Lehm. Nehmen Sie Hydrolat anstelle von Wasser in den Rezepten für schäumende Handseifen und Lotionen.
- Fügen Sie 1 Tasse (250 ml) zum Badewasser hinzu, um die Stimmung zu heben und PMS oder Menstruationskrämpfe zu lindern. Sie können es mit Lavendel mischen, um die Wirkung zu verstärken.
- Ersetzen Sie 1 TL (5 ml) Wasser oder Milch in Backrezepten, um Kuchen oder Gebäck einen aromatischen Kick zu verleihen. Sprühen oder sprengen Sie es über Obst. Für ein erfrischendes Sommergetränk fügen Sie ½ TL (2,5 ml) zu Limonade hinzu.

Hamamelishydrolat/Zaubernusshydrolat *Hamamelis virginiana*

Hamamelis bzw. Zaubernuss hat oft ein stark krautiges Aroma. Sie wird nur wegen ihres Hydrolats destilliert und als adstringierendes Mittel häufig verwendet.

Kommerziell angebotene Präparate können jedoch 15 % bis 30 % Ethanol enthalten. Weder die kommerziell produzierten noch die handwerklich hergestellten Hydrolate sollten innerlich eingenommen werden. Es ist mild adstringierend, entzündungshemmend, antibakteriell, antiseptisch und antimykotisch. Es wirkt stark antioxidativ, kühlt und ist blutstillend.

△ VORSICHT

— *Meiden Sie kommerziell hergestellte Hamamelisprodukte, denn sie enthalten viel Alkohol und Konservierungsmittel.*

ANWENDUNG

- Tränken Sie einen Wattebausch und betupfen Sie damit kleinere Verbrennungen, Sonnenbrand, juckende Hautstellen, Schwellungen und Insektenstiche oder -bisse.
- Stoppen Sie bei kleinen Schnittwunden oder Kratzern die Blutung, indem Sie den betroffenen Bereich mit einem getränkten Wattebausch betupfen. Gegen Nasenbluten helfen getränkte Wattebäusche, die Sie in die Nasenlöcher stecken.
- Verdünnen Sie 1 TL (5 ml) mit Wasser für eine Kompresse bei Bindehautentzündung und müden Augen. Den direkten Augenkontakt vermeiden.
- Verwenden Sie 1 TL (5 ml) in einem Sitzbad gegen Schmerzen und Juckreiz bei Hämorrhoiden.
- Bei Krampfadern unverdünnt in einer Kompresse: Auf das Bein auflegen und mit Plastikfolie bedecken, um die Kompresse feucht zu halten. Ebenfalls unverdünnt anwenden bei Blutergüssen: Tränken Sie einen Wattebausch und legen Sie ihn direkt auf die betroffene Stelle, um die Blutung zu stoppen.
- Verwenden Sie das Hydrolat als Gesichtswasser, um verstopfte Poren zu reinigen, die Haut zu erfrischen oder als Aftershave. Hamamelishydrolat kann mit anderen Hydrolaten kombiniert werden, um seinen Duft auszugleichen. Zusammen mit Rosenhydrolat entsteht eine Mischung für trockene oder alternde Haut.

Immortellenhydrolat

Helichrysum italicum syn. H. angustifolium

Dieses Hydrolat hat einen streng bitteren Geschmack und ein einzigartig krautiges Aroma. Es ist ein gutes Beruhigungsmittel, lindert Juckreiz und wirkt entzündungshemmend, verdauungsfördernd, antidiabetisch und leicht schmerzstillend.

ANWENDUNG

- Immortellenhydrolat wird bei Diabetes, Magenverstimmung und nervöser Depression empfohlen. Es soll die Lunge und das Herz reinigen.
- Trinken Sie 1 TL (5 ml) in einem kleinen Glas Wasser. Verwenden Sie es statt Wasser in Ihrem Kaltvernebler.
- Verwenden Sie es unverdünnt für Kompressen bei Prellungen, Abszessen und Muskelkater.
- Es ist ein wirksames Mundwasser und Gurgelmittel bei Zahnfleischerkrankungen oder Halsweh und lindert Schmerzen nach einem Zahnarztbesuch.
- Es beruhigt die Haut, wenn sie durch Giftefeu oder Gifteiche gereizt wurde, oder bei anderen entzündlichen Zuständen wie Rosazea (Kupferrose). Verwenden Sie es in einer Lotion oder sprühen Sie einen feinen Nebel direkt auf die Haut.

Kamillenhydrolat/Echte Kamille/Kamille Blau

Matricaria recutita syn. M. chamomilla

Dieses Hydrolat wirkt antimykotisch, infektions- und entzündungshemmend, spasmolytisch, entspannend und wundheilend.

ANWENDUNG

- Verwenden Sie es bei der Behandlung von Soor, einer durch Candidapilze ausgelösten Infektion: Fügen Sie es einem Sitzbad hinzu oder nehmen Sie 1 TL (5 ml) des Hydrolats ein.
- Nehmen Sie 1 TL (5 ml) bei Harnwegsinfekten oder zur Linderung von Darmkrämpfen ein.
- Tränken Sie einen Wattebausch und betupfen Sie damit Krampfadern oder Hämorrhoiden.

- Mit Geranienhydrolat gemischt wirkt es beruhigend bei Rosazea (Kupferrose).
- Wirkt als Lotion oder Kompresse beruhigend bei Hautausschlag und juckenden Hautstellen.
- Tränken Sie einen Wattebausch und betupfen Sie damit das Gesicht, um die Haut bei Akne zu reinigen oder sie bei Juckreiz durch Ekzeme oder Psoriasis (Schuppenflechte) zu beruhigen.
- Verwenden Sie es, wenn der Babypopo entzündet ist.
- Sprühen Sie es bei Sonnenbrand auf die Haut, um sie zu kühlen und zu beruhigen.

Kamillenhydrolat/Römische Kamille *Chamaemelum nobile syn. Anthemis nobilis*

Der Geschmack wird als süß und honigartig, mit Spuren von grünem Apfel beschrieben. Es ist infektions- und entzündungshemmend, krampflösend, antiviral, beruhigend und wundheilend (Narbenpflege).

ANWENDUNG

- Verdünnen Sie 1 TL (5 ml) mit Wasser für eine Kompresse bei Bindehautentzündung und müden Augen. Den direkten Augenkontakt vermeiden.
- Tränken Sie einen Wattebausch und betupfen Sie damit die gereizte oder entzündete Haut. Das wirkt beruhigend nach Verbrennungen oder einem Ausschlag wie Rosazea (Kupferrose) bzw. Sonnenbrand. Verwenden Sie es kurzzeitig als Hauttonikum; zu langer Gebrauch kann die Haut austrocknen.
- Geben Sie 1 TL (5 ml) in ein Getränk, gegen Durchfall oder als Einschlafhilfe.
- Fügen Sie 1 TL (5 ml) zum Badewasser des Babys hinzu, wenn es anschließend schlafen soll.
- Tränken Sie ein Wattestäbchen und wenden Sie es auf wundem Zahnfleisch an, um Zahnungsschmerzen zu lindern.
- Tränken Sie einen Wattebausch und betupfen Sie damit den Babypopo, wenn er wund ist.
- Besprühen Sie die Bettwäsche, um besser entspannen und einschlafen zu können.
- Fürchtet sich Ihr Hund bei Gewitter, besprühen Sie ihn leicht – Kamillenhydrolat hilft ihm, ruhig zu bleiben.

Lavendelhydrolat *Lavandula angustifolia*

Der Duft von Lavendelhydrolat ist dem der Blüten ähnlich, geht jedoch in Richtung »Unkraut«, und es schmeckt seifig und nach Parfüm. Bei der Zugabe zu Getränken kann es gesüßt werden. Es ist schmerzstillend, entzündungshemmend, bakterizid, beruhigend und wundheilend (Narbenpflege).

ANWENDUNG

- Tränken Sie einen Wattebausch mit Lavendelhydrolat und reinigen Sie damit Wunden oder lindern Sie damit Verbrennungen bzw. den Juckreiz nach Insektenstichen oder -bissen. Das hilft auch gegen Rasurbrand und Hautreizungen nach Waxing.
- Verwenden Sie es unverdünnt für Kompressen gegen Stress oder in einem Aromaspray gegen Jetlag und mentale Erschöpfung.
- Bei überreizten Babys oder Kindern fügen Sie für Babys 1 TL (5 ml), für Kinder 1 Tasse (250 ml) zum Badewasser hinzu. Das beruhigt und bereitet aufs Schlafengehen vor.
- Tränken Sie einen Wattebausch und betupfen Sie damit den Babypopo, wenn er wund ist. Sie können Lavendelhydrolat mit Römischer Kamille mischen, um Windeldermatitis zu lindern.
- Tränken Sie einen Wattebausch und betupfen Sie die Haut mit diesem Gesichtstonikum bei Akne, fettiger Haut oder Ekzemen.
- Verwenden Sie es als Feuchthaltemittel für eine Gesichtsmaske.
- Mischen Sie ein Raumspray gegen »Monster« aus je 5 Tropfen Lavendelöl, Römische-Kamille-Öl und Majoranöl und 60 ml Hydrolat.
- Verwenden Sie es als stärkende Haarspülung.
- Aromatisieren Sie Limonade und Mineralwasser mit 1 TL (5 ml) Hydrolat. Ersetzen Sie 1 TL (5 ml) Wasser oder Milch in Backrezepten durch Hydrolat, um Kuchen oder Kekse zu aromatisieren.

Melissenhydrolat *Melissa officinalis*

Melisse enthält viele hydrophile Moleküle, die das Hydrolat sättigen und ihm einen frischen, leicht blumigen Duft und einen etwas bitteren Zitronengeschmack verleihen. Es ist schmerzlindernd, infektions- und entzündungshemmend, antiviral, beruhigend, krampflösend, betäubend und stärkend.

ANWENDUNG

- Verwenden Sie es unverdünnt für Kompressen, um die Symptome bei PMS zu lindern, gegen Krämpfe, Kopfschmerzen und bei unregelmäßiger Menstruation.
- Nehmen Sie 1 TL (5 ml) des Hydrolats, um Darmkrämpfe und -entzündungen zu beruhigen. Es kann auch als verdauungsförderndes Mittel oder Abführmittel eingenommen werden, lindert Morgenübelkeit und hilft, Wassereinlagerungen auszuschwemmen.
- Fügen Sie 1 Tasse (250 ml) zum Badewasser hinzu, um die Stimmung in Zeiten emotionaler Aufregungzu bessern. Solch ein Bad hilft auch wütenden Kindern, es entspannt und fördert das Einschlafen, wenn man überlastet ist.
- Nehmen Sie 1 TL (5 ml) Melissenhydrolat, um Kopfschmerzen, Migräne und innere Schmerzen zu beruhigen.
- Tränken Sie einen Wattebausch und betupfen Sie damit den Babykopf, um Milchschorf zu lösen. Verwenden Sie es zur Beruhigung gereizter Haut bei Akne, Windeldermatitis oder nach Insektenbissen und -stichen.
- Melissenhydrolat ist als Tonikum für alle Hauttypen geeignet. Tränken Sie einen Wattebausch und betupfen Sie damit das Gesicht. Fügen Sie es After-Sun-Lotionen (zur Pflege bei Sonnenbrand) und Anti-Aging-Cremes hinzu.
- Fügen Sie Getränken 1 TL (5 ml) des Hydrolats hinzu, um ihnen ein zitroniges Aroma zu verleihen. Verwenden Sie es beim Kochen zum Dämpfen von Gemüse oder Fisch. Geben Sie Cocktails mit einem Spritzer dieses Hydrolats den richtigen Kick.

Nerolihydrolat (Orangenblütenhydrolat) *Citrus aurantium var. amara flos*

Orangenblütenwasser hat ein berauschend blumiges Aroma, das dem Duft des Öls sehr ähnlich ist. Dieses Hydrolat wirkt beruhigend, belebend, aphrodisierend und adstringierend.

ANWENDUNG

- Trinken Sie 1 TL (5 ml) Hydrolat in einem Glas Wasser, um emotionale Verstimmung und Verdauungsbeschwerden zu lindern, oder in einer Tasse Kaffee, um dem Effekt von Koffein entgegenzuwirken.

- Ersetzen Sie in Backrezepten 1 TL (5 ml) Wasser oder Milch durch dieses Hydrolat, um Kuchen oder Gebäck einen aromatischen Kick zu verleihen.
- Tränken Sie einen Wattebausch und betupfen Sie damit das Gesicht, um die Poren von Fett zu befreien, die Haut zu beruhigen bzw. trockener Haut Feuchtigkeit zu spenden.
- Fügen Sie 1 Tasse (250 ml) zum Badewasser hinzu, um die Stimmung zu heben und den Schlaf zu fördern.

Pfefferminzhydrolat *Mentha x piperita*

Das Hydrolat hat ein weicheres Aroma und einen milderen Geschmack als frische Pfefferminze. Es ist entzündungshemmend, verdauungsfördernd und anregend.

ANWENDUNG

- Trinken Sie 1 TL (5 ml) Hydrolat in einem Glas Wasser als erfrischendes Getränk mit verdauungsfördernden Eigenschaften. Das kann bei saurem Aufstoßen, Sodbrennen und Reizdarmsyndrom sowie anderen Verdauungsstörungen helfen.
- Lagern Sie das Hydrolat im Kühlschrank und sprühen Sie einen Nebel auf die Haut, um Körper und Geist zu beleben oder Hitzewallungen zu kühlen. Besprengen Sie damit Ihr Gesicht, wenn Sie Kopfschmerzen haben. Auf Reisen hilft es gegen Jetlag und Reisekrankheit. Verwenden Sie es in stressigen Ausbildungssituationen – es steigert die Konzentrationsfähigkeit und wirkt beruhigend bei Angstzuständen.
- Als Mundspülung schenkt es frischen Atem.
- Tränken Sie einen Wattebausch und verwenden Sie ihn zur Behandlung von Akne, zum Beruhigen von Hautausschlägen und als Aftershave.
- Fügen Sie 1 Tasse (250 ml) Hydrolat zum Badewasser hinzu oder benutzen Sie diese Menge für eine Kompresse gegen steife Muskeln, Verstauchungen oder Schmerzen sowie zur Belebung des Körpers und Anregung des Geistes.
- Ersetzen Sie in einem Kochrezept 2 TL (10 ml) der Flüssigkeit, um Reis oder Couscous zu würzen.

△ VORSICHT

- *Pfefferminzhydrolat nicht bei Kindern unter 3 Jahren anwenden.*

Rosenhydrolat *Rosa damascena*

Überprüfen Sie vor der Verwendung, ob es sich um echtes Hydrolat handelt. Viele kommerziell hergestellte Wässer sind keine echten Hydrolate, sie können synthetischen Duft oder Alkohol enthalten und sind nicht geeignet für therapeutische Zwecke und die innerliche Anwendung. Rosenhydrolat ist sehr beliebt und wird gegen viele Beschwerden und auch zum Kochen verwendet. Es wirkt infektions- und entzündungshemmend, krampflösend, bakterizid, beruhigend, schleimlösend, wundheilungsfördernd (Narbenpflege), anregend und belebend.

ANWENDUNG

- Verwenden Sie Rosenhydrolat in einem Spray, um den Geist zu erfrischen, Nervosität zu lindern und die Laune zu heben.
- Als Tonikum für normale, trockene, empfindliche oder reife Haut: Tränken Sie einen Wattebausch und betupfen Sie damit das Gesicht. Hilft auch bei Ausschlag, Dermatitis und Sonnenbrand.
- Verwenden Sie es als Feuchthaltemittel in einer Gesichtsmaske aus Lehm. Verwenden Sie Hydrolat anstelle von Wasser in Rezepten für schäumende Handseifen und Lotionen.
- Dieses Hydrolat ist ein wirksames Gurgelmittel oder Rachenspray bei Halsschmerzen und Entzündungen im Mund und Hals.

IST MEIN ROSENWASSER EIN HYDROLAT?

Häufig enthält ein Hydrolat Alkohol. Wenn Sie es bei einem kleinen Hersteller oder Händler kaufen, können Sie fragen, wie das Hydrolat gewonnen wurde (oft finden Sie diese Informationen in ihren Broschüren oder Katalogen). Wenn Sie in einem Reformhaus, einem Lebensmittel- oder Bioladen einkaufen, könnte es nicht ganz klar sein, ob das Produkt wirklich rein ist. In diesem Fall sollten Sie auf der Website des Herstellers nachlesen. Rosenwasser aus dem Lebensmittelgeschäft ist zweifellos kein Hydrolat. Bioläden könnten bessere Qualität anbieten, doch auch hier lohnt es sich, genau hinzuschauen. Neben kleinen, handwerklichen Destillen bieten viele Aromaöllieferanten auch Hydrolate an (siehe »Bezugsquellen«, Seite 478).

- Verdünnen Sie 1 TL (5 ml) Hydrolat mit Wasser für eine Kompresse bei Bindehautentzündung und müden Augen. Den direkten Augenkontakt vermeiden.
- Nehmen Sie 1 TL (5 ml) bei Übelkeit, Erbrechen oder Leberstau.
- Fügen Sie 1 Tasse (250 ml) zum Badewasser hinzu, um die Stimmung zu heben und Stimmungsschwankungen auszugleichen, geistige Belastung und Stress zu reduzieren und die Libido zu steigern. Es bringt die Hormone ins Gleichgewicht und hilft gegen die Symptome von PMS, gegen Menstruationsbeschwerden und Angstzustände. Verwenden Sie es in einem Sitzbad zur Heilung nach der Geburt.
- Ersetzen Sie in Backrezepten 1 TL (5 ml) Wasser oder Milch durch dieses Hydrolat, um Kuchen oder Gebäck einen aromatischen Kick zu verleihen. Marinieren Sie in Scheiben geschnittene Erdbeeren in 1–2 TL (5–10 ml) Hydrolat und etwas Zucker, so erhalten Sie ein süßes Dessert. Injizieren Sie Hydrolat in eine Lychee und geben Sie sie in ein Glas Sekt, so erhalten Sie einen eleganten Cocktail.

Rosmarinhydrolat *Rosmarinus officinalis*

Dieses Hydrolat hat einen starken Duft nach Rosmarinöl, ist jedoch weitaus weniger ansprechend. Es könnte sinnvoll sein, ein anderes Hydrolat hinzuzufügen, um das Aroma auszugleichen. Es ist schmerzstillend, entzündungshemmend, verdauungsfördernd und wundheilungsfördernd (Narbenpflege).

ANWENDUNG

- Nehmen Sie 1 TL (5 ml) Hydrolat ein, um die Harnblase zu reinigen und Leber und Gallenblase anzuregen. Rosmarinhydrolat ist mild ausschwemmend und kann verdauungsfördernd wirken. Es kann verwendet werden, um Hunger zu bremsen und leichter zu entgiften.
- Fügen Sie 1 Tasse (250 ml) zum Badewasser hinzu, um den Kreislauf anzuregen, Schmerzen und Steifheit bei Rheuma und Gicht zu mildern und die Menstruation zu fördern.
- Verwenden Sie es in einem Spray, um Körper und Geist anzuregen und zu stärken, die geistige Wachsamkeit zu erhöhen oder müde Füße zu erfrischen (Sie können es natürlich auch in einem Fußbad verwenden).
- Verwenden Sie es während der Allergiezeit anstelle von Wasser in einem Kaltvernebler, um das Atmen zu erleichtern.

△ VORSICHT

— *Meiden Sie Rosmarinhydrolat, wenn Sie schwanger sind, stillen oder an Bluthochdruck leiden.*

- Verwenden Sie es als Feuchthaltemittel in einer Gesichtsmaske aus Lehm, gegen Akne bzw. bei Misch- oder fettiger Haut.
- Als Tonikum bei Hautunreinheiten und zum Wiederherstellen der Elastizität: Tränken Sie einen Wattebausch und betupfen Sie damit das Gesicht.
- Besprengen Sie damit das Gesicht, um es zu erfrischen, oder den Körper nach einer sportlichen Betätigung.
- Verwenden Sie es als Zusatz zu einem Shampoo, als Conditioner oder Haarspülung für weiches, glänzendes Haar.
- Beim Kochen können Sie es für Fleischgerichte und Soßen verwenden oder es über Gemüse bzw. Obst sprühen.
- Geben Sie 1 TL (5 ml) Hydrolat in Wasser mit Zitrone, um ein erfrischendes Getränk zu erhalten.

Teebaumhydrolat *Melaleuca alternifolia*

Teebaumhydrolat hat einen strengen medizinischen Geruch und einen stechenden Geschmack. Es ist infektionshemmend, antimykotisch, bakterizid und antiviral.

ANWENDUNG

- Tränken Sie einen Wattebausch und reinigen Sie damit Kratzer oder Wunden. Das beruhigt auch gereizte oder entzündete Haut.
- Teebaumhydrolat hilft bei Pilzkrankheiten wie Soor, entzündeten Nagelbetten und vaginalen Infektionen. Tränken Sie einen Wattebausch und betupfen Sie damit den betroffenen Bereich. Bei Soorbefall des Mundes verwenden Sie das Hydrolat als Mundspülung oder zum Gurgeln. Bei Scheidenpilz verwenden Sie es in einem Sitzbad. Sie können es auch als Fußbad oder zum Waschen mit einem Waschlappen oder Schwamm verwenden.
- Verwenden Sie es zum Gurgeln bei Husten, Halsschmerzen, Zahnfleischentzündung oder Infektionen im Mundraum.
- Verwenden Sie es als Nasenspray bei Nebenhöhlenentzündung und zur Entlastung bei Allergie.

Fette Öle/Trägeröle und Butter

Fette Öle oder Trägeröle sind nährende natürliche Öle, die unter anderem in Samen, Kernen und Bohnen enthalten sind. Sie werden durch Pressen, Hitze oder den Einsatz bestimmter Chemikalien gewonnen.

Trägeröle bilden die Grundlage für die Herstellung der Mischungen, die Sie im Kapitel »Beschwerden und Anwendungsbeispiele« (Seite 171) finden, sowie für heilende oder kosmetische Lotionen und Cremes. Daher werden sie oft »Basisöle« genannt.

Fette Öle sind bei Zimmertemperatur flüssig. Sie sollten nicht mit ätherischen Ölen bzw. Aromaölen verwechselt werden. Anders als ätherische Öle sind fette Öle in der Regel nicht flüchtig, das heißt, sie verdunsten nicht bei Zimmertemperatur. Die meisten fetten Öle besitzen kaum eigenen Duft.

Die folgenden Informationen helfen Ihnen bei der Auswahl des besten Öls für die Herstellung Ihrer eigenen natürlichen Heil- und Hautpflegeprodukte. Es gibt viel mehr fette Öle als die, die wir nachfolgend aufgeführt haben, doch diese sind unsere Favoriten, denn wir haben sie über Jahrzehnte getestet und sie haben sich bewährt.

KALTGEPRESSTE ÖLE

Für therapeutische Zwecke sollten Sie immer ein biologisch angebautes kaltgepresstes Öl oder natives Olivenöl extra verwenden. Billigeres raffiniertes Öl durchläuft viele Prozesse, in denen es desodoriert und entfärbt wird und durch die auch seine Haltbarkeit erhöht wird, wobei aber auch einige therapeutisch wirksame Bestandteile verloren gehen.

Aprikosenkernöl *Prunus armeniaca*

Aprikosenkernöl ist ein feines, helles, blassgelbes Öl aus Aprikosenkernen, das ähnlich wie Mandelöl schnell einzieht. Es ist für alle Hauttypen geeignet, insbesondere für reife, empfindliche und trockene Haut. Besonders gut tut es empfindlicher Haut – es kann Juckreiz, der durch Ekzeme verursacht wird, mindern. Das Öl kann zu 100% als Trägeröl verwendet werden. Seine Haltbarkeit beträgt 2 Jahre.

Avocadoöl *Persea gratissima*

Dies ist ein schönes dickes, dunkelgrünes Öl, das die Vitamine A, B_1, B_6, D und E enthält. Es ist gehaltvoll und nährend, zieht tief und schnell in die Haut ein und ist von unschätzbarem Wert für Feuchtigkeitscremes und Lotionen. Vor allem für empfindliche, trockene oder sonnenverbrannte Haut ist es gut geeignet. Man sagt, dass es Narben verkleinert und Altersflecken verblassen lässt und sehr feuchtigkeitsspendend ist. In Mischungen trägt sein Vitamin-E-Gehalt dazu bei, dass auch andere Öle haltbarer werden.

Als einer der Favoriten der Kosmetikindustrie werden die meisten Avocadoöle stark raffiniert und haben eine hellgelbe Farbe. Suchen Sie nach dem dunkleren unraffinierten Öl, das zu therapeutischen Zwecken für die Aromatherapie geeignet ist. Wegen seiner dicken Konsistenz ist es am besten, nicht mehr als 5% bis 10% in Massage- und Gesichtsölen zu verwenden. Avocadoöl sollte nicht im Kühlschrank gelagert werden, da Kälte einige der wertvollen Bestandteile des Öls schädigen kann.

Wir empfehlen, Avocadoöl in kleinen Mengen zu kaufen und rasch zu verbrauchen. Seine Haltbarkeit beträgt 1–2 Jahre.

Borretschsamenöl *Borago officinalis*

Borretschsamenöl ist kaltgepresst und hat den höchsten Gamma-Linolensäure-Gehalt (GLA) von allen Ölen. Da GLA sehr empfindlich ist, muss die Flasche dicht verschlossen bleiben und an einem kühlen, dunklen Ort fern von Licht, Hitze und Feuchtigkeit aufbewahrt werden.

RAPSÖL/CANOLAÖL

Rapsöl bzw. Canolaöl wird aus den Samen der Brassica napus gewonnen, deren gelbe Blüten im Frühsommer und Sommer von vielen Feldern leuchten. Das Öl wird aus einer Rapsvarietät hergestellt. Seinen (englischen) Namen »Canola« verdankt es den ersten drei Buchstaben des englischen Namens von Kanada, dem Land, in dem es entwickelt wurde. Es ist stark raffiniert und hat keinerlei therapeutischen Wert für die Aromatherapie. Rapsöl kann Erucasäure enthalten, die Herzschäden und Krebs auslösen kann. Sofern es sich nicht um ein Bio-Produkt handelt, sind die zur Ernährung bestimmten Rapspflanzen genetisch verändert und enthalten kaum bis gar keine Erucasäure. Neben der Verwendung in der Küche wird Rapsöl für die Herstellung von Margarine, Kunststoffen und Waschmitteln und als Schmiermittel für Maschinen benötigt, und in letzter Zeit auch für die Produktion von Biokraftstoffen.

Das Öl ist rückfettend und für reife Haut geeignet, da es offenbar die Entstehung von Falten verhindert.

Es beruhigt verletzte, gereizte und entzündete Haut. Verwenden Sie 5 % bis 10 % in Mischungen, um Hautprobleme wie Ekzeme und Psoriasis zu behandeln. Borretschsamenöl ist 6–12 Monate haltbar. Bitte im Kühlschrank aufbewahren.

Calophyllum-Öl/Tamanuöl

Calophyllum inophyllum

Calophyllum-Öl wird aus den sonnengetrockneten Früchten und Samen des immergrünen Tamanubaums kaltgepresst. Der Tamanubaum, der vor allem in Afrika und entlang der australischen und der indischen Küste vorkommt, wird auch in anderen tropischen Gebieten angebaut. Das dunkelgrün-bräunliche Öl ist ein ausgezeichnetes Mittel gegen Entzündungen bei Ekzemen, Psoriasis, Narben und Akne. Gemischt mit ätherischem Ravensaraöl ergibt es eine sehr wirksame Zubereitung zur Behandlung von Gürtelrose. Berichte über die schmerzlindernden Eigenschaften legen nahe, dass es eine gute Ergänzung in Massageölen bei rheumatischen Zuständen und Nervenschmerzen wie Ischias und Trigeminusneuralgie ist. Gern wird es in Salben für rissige Brustwarzen, Analfissuren und andere Zustände mit stark rissiger oder trockener Haut verwendet. Es ist ein Jahr haltbar.

Erdnussöl *Arachis hypogea*

△ VORSICHT

— *Für Menschen mit Nussallergie ist Erdnussöl nicht geeignet.*

Dieses gepresste Öl (es wird fast immer raffiniert) wird als günstigere Alternative zum Mandelöl benutzt. Es hat eine sehr ölige Beschaffenheit und ein charakteristisches nussartiges Aroma. Daher ist es nicht das Öl der Wahl für Masseure. In der Aromatherapie jedoch ist es durch seine chemische Zusammensetzung sehr gut geeignet für die Behandlung von Arthritis und rheumatischen Beschwerden. Die Industrie nutzt es als rückfettende Zutat in Haarpflegeprodukten, Seifen und Cremes. Es ist ca. 9 Monate haltbar, wenn es an einem kühlen, dunklen Ort aufbewahrt wird.

Jojobaöl (-wachs) *Simmondsia sinensis*

Jojobaöl ist gar kein Öl, sondern ein flüssiges Wachs, das aus Bohnen einer Wüstenpflanze gepresst wird. Jojoba ist unserem Hauttalg (der natürlichen, von unserem Körper selbst produzierten Feuchtigkeitscreme) am ähnlichsten und ist für alle Hauttypen geeignet. Jojobawachs ist nicht fettend und hält die Haut glatt und geschmeidig. Es ist

EINE WENIGER TEURE ALTERNATIVE

Jojobaöl ist praktisch geruchlos. Verwenden Sie es, um teure ätherische Öle beim Mischen von Lotionen und Cremes zu strecken. Geben Sie 5 Tropfen Rosen-, Melissen-, Jasmin- oder Sandelholzöl in eine 5-ml-Tropfflasche, füllen Sie den Rest mit Jojobaöl auf, setzen Sie den Tropfeinsatz ein, verschließen Sie die Flasche und schütteln Sie sie gründlich. Verwenden Sie diese Mischung, wenn Sie Gesichtsprodukte anmischen, die Rose, Melisse, Jasmin oder Sandelholz enthalten sollen. Oder verwenden Sie es als ein schönes Gesichtsserum.

beeindruckend ausgleichend, denn es dringt tief in die Haut ein und versorgt trockene Haut mit Feuchtigkeit, kann aber bei fettiger Haut auch die Poren frei machen und den natürlichen Säureschutzmantel wiederherstellen. Jojoba ist hervorragend geeignet zur Behandlung von Akne, Ekzemen, Psoriasis und entzündlichen Zuständen wie Windelausschlag, spröder Haut und Sonnenbrand. Es reduziert sichtbar Falten und feine Linien.
Fügen Sie 10% zu Cremes, Massageölen und anderen Zubereitungen hinzu. Jojoba ist bis zu 25 Jahre haltbar. Es gilt als hypoallergen bei äußerlicher Anwendung.

Kakaobutter *Theobroma cacao*

Kakaobutter ist ein festes Fett, reich an Antioxidantien und Vitamin E. Sie wird in großem Umfang in Salben, Körperbutter und »Lotion Bars« bzw. »Body Melts« verwendet, die sehr trockene Haut weich machen und befeuchten. Es ist dafür bekannt, dass es Narben verblassen lassen kann. Es riecht nach Schokolade – und wer liebt diesen Duft nicht? Der hohe Gehalt an Antioxidantien macht es sehr stabil und so ist es 2–5 Jahre haltbar.

Karottensamenöl *Daucus carota var. sativa*

Verwechseln Sie das fette Öl nicht mit dem ätherischen Öl (Seite 65)! Das fette Öl der Karotte wird aus den Samen kaltgepresst. Es zieht schnell ein, ist reich an Antioxidantien und wird bei alternder Haut sehr geschätzt, weil es nährend und verjüngend wirkt. Es verbessert sichtbar Hauttonus und -elastizität, verlangsamt die Entstehung von Falten und hilft, trockene, raue und rissige Haut zu heilen. Karottensamenöl ist für alle Hauttypen geeignet. Verwenden Sie bis zu 10% in Haar- und Hautpräparaten. Bewahren Sie es kühl und dunkel auf. Es ist 2 Jahre haltbar. (In Deutschland findet es kaum Verwendung.)

Kokosöl *Cocos nucifera*

Kokosöl ist ein halbfestes gesättigtes Fett, das aus dem weißen Fleisch von Kokosnüssen gewonnen wird. Es zieht schnell ein und hinterlässt ein weiches, nicht fettiges Hautgefühl. Es spendet Feuchtigkeit und ist ein wunderbares Öl für den empfindlichen Augen- und Halsbereich. Wenn Sie es sparsam verwenden, macht es das Haar weich und gibt ihm Glanz und Halt. In der Seifenherstellung ist Kokosöl Spitzenreiter als oberflächenaktives Tensid, da es schönen, üppigen Schaum liefert. Es hat ein schwaches süßes Kokosnussaroma. Kokosöl oxidiert langsam, da es reich an Antioxidantien ist. Seine Haltbarkeit beträgt mindestens 3 Jahre.

△ VORSICHT

Kokosöl kann bei manchen Menschen allergische Hautreaktionen hervorrufen.

»Fraktioniertes Kokosöl« durchläuft einen physikalischen (nicht chemischen) Prozess, der die Triglycerid-Fettsäuren abtrennt und ein flüssiges Öl zurücklässt, das nicht ranzig wird. Es ist ideal für Massagen, da es nicht fettet und keine Flecken auf der Wäsche hinterlässt. Es eignet sich hervorragend für natürliche Parfüm-Roll-Ons, weil es fast geruchlos ist. Aufgrund seiner fast unbegrenzten Haltbarkeit ist es ein guter Ersatz für Mandelöl.

Kukuinussöl *Aleurites moluccana*

△ VORSICHT

— *Für Menschen mit Nussallergie ist Kukuinussöl nicht geeignet.*

Kukuiöl wird durch Kuchenpressung der gerösteten Nuss gewonnen. Die Hawaiianer verwenden es, um ihre von Sonne, Salzwasser und Wind angegriffene Haut zu schützen und zu heilen. Das Öl dringt in die Poren ein, ohne sie zu verstopfen. Es wird bei Akne, Psoriasis, Ekzemen, trockener oder faltiger Haut, Sonnenbrand und Hämorrhoiden verwendet und hat einen leichten, angenehm tropischen Duft. Es ist 6–8 Monate haltbar, wenn es an einem kühlen, dunklen Ort aufbewahrt wird.

Macadamianussöl *Macadamia ternifolia syn. M. integrifolia*

△ VORSICHT

— *Für Menschen mit Nussallergie ist Macadamianussöl nicht geeignet.*

Dieses kaltgepresste Öl wird aus kultivierten Hybriden des ursprünglichen Macadamia-Baums gewonnen. Das Öl wird raffiniert oder unraffiniert angeboten, beide Sorten werden ohne Lösungsmittel hergestellt und behalten dadurch ihre natürlichen therapeutischen Eigenschaften. Auf die Haut aufgetragen zieht es schnell und leicht ein und macht sie geschmeidig, ohne zu fetten. Es gibt Berichte darüber, dass das Öl unschöne Narbenbildung nach einer OP verhindern und den Alterungsprozess der Haut verlangsamen kann. Macadamianussöl hilft hervorragend bei trockener Haut, vor allem von Babys und Senioren. Es eignet sich hervorragend als Massageöl, weil es tief eindringt und so schnell

MACADAMIANÜSSE

Macadamianüsse enthalten eine große Menge Palmitoleinsäure, die, in die Haut einmassiert, schnell und tief eindringt. Sie kann zur Verbesserung von Insulinresistenz und Arteriosklerose beitragen und gilt als vielversprechendes Mittel gegen das metabolische Syndrom.

die enthaltenen ätherischen Öle freisetzt. Heiße Öl-Kuren für die Haare enthalten oft Macadamianussöl. Es ist ein Jahr haltbar.

Mandelöl (süß) *Prunus dulcis*

Mandelöl ist ein feines, rückfettendes und nicht austrocknendes fettes Öl, das durch Kaltpressung aus den Kernen der Süßmandel gewonnen wird. Es ist ein hervorragendes Öl für Cremes, Lotionen und Massageöle für trockene, normale und Mischhaut. Es hilft gegen Juckreiz, rissige Haut und Entzündungen. Es kann schwierig sein, ein wirklich reines kaltgepresstes Mandelöl zu finden. Oft wird es teilweise raffiniert und häufig mit Sonnenblumen-, Haselnuss- oder einem anderen fetten Öl gestreckt – in der Regel sind Sie bei Anbietern aus dem deutschsprachigen Raum jedoch auf der sicheren Seite und bekommen reines, nicht gestrecktes Mandelöl. Das Öl kann zu 100% als Trägeröl verwendet werden. Seine durchschnittliche Haltbarkeit beträgt 1 Jahr bzw. 2 Jahre, wenn es sich um ein raffiniertes Öl handelt. (Die Haltbarkeit ist abhängig vom Anteil des raffinierten Öls und steigt proportional zu diesem Anteil an.)

△ VORSICHT

— *Für Menschen mit Nussallergie ist Mandelöl nicht geeignet.*

Nachtkerzenöl *Oenothera biennis*

Nachtkerzenöl ist ein relativ teures Öl, das aus den Samen der Nachtkerze gepresst wird. Dieses Öl ist ein natürliches Antioxidans und verzögert das Ranzigwerden anderer Öle, wenn man es mit ihnen mischt.

Nachtkerzenöl ist reich an essenziellen Fettsäuren (EFA) und Gamma-Linolensäure (GLA). Das Öl ist rückfettend und gut geeignet für reife Haut. In einer Konzentration von bis zu 20% (in einem Präparat) soll es Faltenbildung vorbeugen. Es ist ein beruhigendes Öl in Cremes und Mischungen zur Unterstützung der Heilung von Akne, Ekzem, Psoriasis und anderen entzündlichen Hauterkrankungen. Es zieht tief in die Haut ein, wirkt Schäden durch freie Radikale entgegen, verjüngt die Haut und beschleunigt die Wundheilung, sodass sich die Zugabe zu Mischungen auch in kleinen Mengen (z.B. 5%) lohnt. In der Haarpflege kann die Zugabe von Nachtkerzenöl bei trockener Kopfhaut und Schuppen helfen. Da GLA sehr empfindlich ist, muss die Flasche dicht verschlossen bleiben und an einem kühlen, dunklen Ort fern von Licht, Hitze und Feuchtigkeit aufbewahrt werden.

Neemöl *Azadirachta indica*

Neemöl wird aus Samen kaltgepresst. Es hat eine dunkelgrüne bis braune Farbe und einen sehr starken, unangenehmen Geruch. Das Öl ist fungizid und regenerierend und geeignet für empfindliche, allergische Haut. Obwohl es bei einer Vielzahl von Hautkrankheiten heilend wirkt (einschließlich Psoriasis, Juckreiz, Herpes und Sonnenbrand), wird es aufgrund seines Geruchs nur in geringen Mengen genutzt. Neemöl wird vor allem in Insektiziden verwendet. Es ist 2 Jahre haltbar.

Olivenöl *Olea europaea*

△ VORSICHT

- *Olivenöl kann allergische Reaktionen erzeugen, wenn es auf empfindlicher Haut oder Kopfhaut aufgetragen wird. Es kann Schuppen verschlimmern.*
- *Achten Sie darauf, es nicht in die Augen zu bekommen – es kann brennen!*

Olivenöl ist ein beruhigendes, hauterweichendes und rückfettendes Öl aus reifen Oliven. Kaltgepresstes (extra vergine) Öl, das aus der ersten Pressung stammt, enthält die höchste Menge an Mineralien und Vitaminen, doch es ist sehr grün und stark aromatisch. Dies ist zwar ideal für Speisen, aber weniger wünschenswert für die Aromatherapie. Wenn Sie den Geruch nicht mögen, probieren Sie eines der helleren Olivenöle aus späterer Pressung oder mischen Sie 20% hellere Öle, wie Sonnenblumen- oder Traubenkernöl, bei. Olivenöl ist zu reichhaltig für fettige Haut, dafür aber hervorragend für Massageöle, Seifen und Lotionen für trockene und normale Haut. Das Öl hat wunderbare therapeutische Eigenschaften. Es wirkt gut gegen Juckreiz, auch bei Insektenstichen, ist etwas adstringierend und desinfizierend und hilft bei Verstauchungen, Zerrungen und Prellungen. Es ist ideal, um Milchschorf bei Babys zu lösen. Seine Haltbarkeit beträgt 18–24 Monate.

Sesamöl *Sesamum indicum*

Sesamöl wird aus den weißen Samen der Sesampflanze gepresst. Verwenden Sie das helle Öl aus ungerösteten Samen. Es ist ein leichtes Öl, das geringe Mengen der Vitamine B_6, K und E sowie der Mineralien Kalzium, Kupfer, Magnesium und Zink enthält. Es wird zu 10% in feuchtigkeitsspendenden Cremes und Lotionen eingesetzt, damit die Haut weich wird und nicht austrocknet. Sesamöl ist hoch geschätzt für ayurvedische Behandlungen und in der ayurvedischen Aromatherapie. Mischen Sie es zu 20% in ein Massageöl; das hilft bei rheumatischen Erkrankungen und Hautkrankheiten wie Psoriasis, trockenem Ekzem und geplatzten Äderchen. Das Öl enthält Bestandteile, die bei der Beseitigung von Kopfläusen helfen (siehe »Kopflaus-Ölbehandlung«, Seite 257). Sesamöl absorbiert ultraviolette (UV) Strahlen und schützt offenbar mit Lichtschutzfaktor 4. Es ist ein Jahr haltbar.

△ VORSICHT

— *Sesamöl kann bei überempfindlichen Personen eine Kontaktdermatitis hervorrufen.*

Sheabutter *Vitellaria paradoxa*

Sheabutter ist ein natürliches Fett. Man gewinnt es, indem man die getrockneten Früchte des Sheabaums zerschlägt und dann kocht, bis das Fett aufsteigt. Unraffinierte Sheabutter ist hellgrün. Sie ist entzündungshemmend und regeneriert die Haut wunderbar, sodass sie ideal ist für Cremes, die Sie auf Wunden, Verbrennungen, Ausschlag und aufgeschürfte Knie auftragen. Sie wirkt hautbefeuchtend, indem sie die Feuchtigkeit aus der Luft in die Haut zieht. Das hilft bei altern-

RAFFINIERTE SHEABUTTER

Sheabutter kann auch durch Lösungsmittelextraktion gewonnen werden. Sie wird dann gekocht, um das Lösungsmittel zu entfernen, raffiniert, gebleicht und deodoriert (wieder mithilfe von Chemikalien). Am Schluss werden Antioxidantien hinzugefügt, um die reichhaltige weiße Butter haltbar zu machen. Raffinierte Sheabutter ist weniger nützlich als die unraffinierte Version, da die meisten therapeutischen Bestandteile durch den intensiven chemischen Prozess verloren gehen. Allerdings ist raffinierte Sheabutter im Handel leichter zu finden.

△ VORSICHT

- *Sheabutter kann bei Menschen mit Latexallergie eine allergische Reaktion auslösen.*
- *Für Menschen mit Nussallergie ist Sheabutter nicht geeignet.*

der, trockener oder gereizter Haut ebenso wie bei Ekzemen. Häufig ist Sheabutter in Hautcremes enthalten, weil sie die Durchblutung der Kapillaren verbessert. Sie kann Dehnungsstreifen verhindern und Narben glätten sowie schmerzende Muskeln beruhigen. Auch in Sonnenschutzmitteln wird sie verwendet, da sie die Haut vor schädlichen UV-Strahlen schützt. Sie ist ein Jahr haltbar.

Sonnenblumenöl *Helianthus annuus*

Bio-Sonnenblumenöl wird kaltgepresst. Sonnenblumenöl, das die Bezeichnung Bio nicht trägt, wurde wahrscheinlich durch Lösungsmittelextraktion gewonnen. Sonnenblumenöl ist reich an Vitamin E, Linolensäure und anderen essenziellen Fettsäuren. Lokal angewendet bildet das Öl eine schützende und dennoch atmungsaktive Schicht, die Feuchtigkeit zurückhält und die Haut weich macht. Es wird verwendet für Blutergüsse, Akne, Hämorrhoiden und Nebenhöhlenentzündung (Sinusitis). Es ist ein wunderbares und kostengünstiges Öl, das als Basis für Massageöle verwendet werden sollte (siehe »Basisölmischungen«, Seite 160). Es ist 1 Jahr haltbar.

Traubenkernöl *Vitis vinifera*

△ VORSICHT

- *Für Menschen mit Weizenallergie oder Glutenunverträglichkeit ist Weizenkeimöl nicht geeignet.*

Wie der Name schon sagt, wird dieses Öl aus Traubenkernen gewonnen (aus den Trestern nach der Weinherstellung). Die Traubenkerne werden gewaschen, zerdrückt und dann bei geringer Hitze gepresst, weil sie nicht mehr viel Öl enthalten. Das extrahierte Öl kann weiter raffiniert werden. Es kann jedoch auch durch ein anderes Verfahren gewonnen werden, bei dem chemische Lösungsmittel eingesetzt werden. Kaltgepresste Öle sind nicht leicht zu finden. Das Produkt ist ein leichtes, feines Öl, das nicht fettet, leicht adstringierend wirkt und für die meisten Hauttypen geeignet ist. Es bietet sich als sehr gutes Basis-Trägeröl an, denn es ist hell, klar, zieht tief in die Haut ein und ist geruchlos. Es ist oft in hypoallergenen Produkten enthalten, da es keine allergischen Reaktionen auslöst. Mischen Sie es mit 5–10 % Weizenkeimöl, damit es nicht ranzig wird (siehe »Vorsicht«). Es ist ein Jahr haltbar.

Vitamin-E-Öl

Vitamin E ist in vielen pflanzlichen Ölen enthalten, am höchsten ist seine Konzentration jedoch im Weizenkeimöl, gefolgt von Distel- und Sonnenblumenöl. Vitamin-E-Öl ist ein antioxidatives Öl, das durch Destillation verschiedener pflanzlicher Öle gewonnen wird. Schon ein geringer Anteil von 2 % verhindert die Oxidation von Ölmischungen. Es schützt die Hautzellen vor ultravioletter Strahlung und anderen Faktoren, die zellschädigende freie Radikale erzeugen (einschließlich Umweltverschmutzung und Medikamente). Vitamin-E-Öl verjüngt alternde Haut, verringert optisch feine Linien und Falten, kann die Entstehung von Dehnungsstreifen verhindern und das Auftreten von Altersflecken stoppen. Zudem unterstützt es die Barrierefunktion der Haut.

Weizenkeimöl *Triticum vulgare*

Wie der Name nahelegt, wird Weizenkeimöl aus dem Keim von Weizenkörnern kaltgepresst und dann durch einen Prozess geführt, der das Öl stabilisiert, ohne es zu raffinieren. Dies ergibt ein hervorragendes Öl zur therapeutischen Nutzung; leider ist es nur begrenzt verfügbar.

△ VORSICHT

Für Menschen mit Weizenallergie oder Glutenunverträglichkeit ist Weizenkeimöl nicht geeignet.

DER ZUSAMMENHANG ZWISCHEN ALLERGIEN UND BESTIMMTEN ÖLEN

Bei der Verwendung von Nuss- oder Weizenkeimöl taucht häufig die Frage auf, ob sie bei Nuss- und Weizenallergie oder Glutenunverträglichkeit allergische Reaktionen auslösen können. Eine solche Reaktion ist abhängig davon, ob das fette Öl Proteine enthält oder nicht. Raffinierte Öle enthalten typischerweise keine Proteine, doch in der Aromatherapie empfehlen wir die Verwendung kaltgepresster Bio-Öle, die allergische Reaktionen auslösen könnten. Der Proteingehalt kaltgepresster Öle variiert je nach Hersteller, Herstellungsverfahren und von Charge zu Charge. Sind Proteine vorhanden, wenn auch nur in Spuren, besteht die Gefahr einer allergischen Reaktion. Das Öl sollte daher gemieden werden.

Denn der Keim enthält so wenig Öl, dass andere Methoden eingesetzt werden, um so viel wie möglich davon zu gewinnen, einschließlich Mazeration, Lösungsmittelextraktion und Heißpressung. Kaltgepresstes Weizenkeimöl ist ein reichhaltiges, nährendes Heilöl. Es enthält geringe Mengen der Vitamine A, B_1, B_2, B_3 und B_6, deutlich mehr Vitamin E als andere Öle und zudem ein breites Spektrum an Mineralien.

Dank des Vitamin-E-Gehalts des Weizenkeimöls ist es für die meisten Hauttypen geeignet, besonders für trockene, vorzeitig gealterte Haut oder bei Hautproblemen wie Ekzemen, Psoriasis und Dermatitis. Besonders gut geeignet ist es für Mischungen gegen Dehnungsstreifen. Die hohe Konzentration von Vitamin E, einem natürlichen Antioxidans, macht andere Öle länger haltbar; 10–25 % Weizenkeimöl sind eine wertvolle Zutat für Cremes und Lotionen, Massageöle und Seifen. Es ist ein Jahr haltbar.

Wiesenschaumkrautöl *Limnanthes alba*

Wiesenschaumkrautöl ist reich an Antioxidantien, es ist extrem rückfettend, zieht tief ein und fettet nicht. Fügen Sie es Mischungen hinzu, die Blutergüsse heilen oder die Zeichen des Alters aufhalten sollen. Sie können es in natürlichem Sonnenschutzmittel und Gesichtscremes verwenden, denn es bietet einen gewissen UV-Schutz. Es ist ein sehr stabiles Öl. Gemischt mit anderen Ölen, die weniger stabil sind, kann es deren Haltbarkeit verlängern. Wiesenschaumkrautöl hilft, geschädigtes Haar zu reparieren, und verleiht ihm Glanz. So können Sie es als intensive Spülung für Haare und Kopfhaut verwenden. Als Massageöl macht es die Haut schön glitschig und hält sie feucht, indem es einen Schutzfilm bildet.

Aromatherapeuten mögen Wiesenschaumkrautöl, weil das raffinierte, aus Presskuchen gewonnene Öl nahezu geruchlos ist und in Kombination mit ätherischen Ölen wie ein Fixativ wirkt. Das heißt, dass die Duftkomponente einer Mischung dadurch länger wahrnehmbar bleibt. Erhältlich ist es als ein gefiltertes kaltgepresstes Öl. Es hat aber eine tieforange Farbe und einen stark grasigen Geruch, der schwer (aber nicht unmöglich) zu überdecken ist. Es kann durch Kaltpressung (Kuchen bzw. Expeller) oder durch Lösungsmittelansätze gewonnen werden. Manchmal wird es weiter raffiniert, um Farbe und Geruch zu entfernen.

Es ist im Online-Handel recht einfach erhältlich und die Hersteller geben in der Regel an, auf welche Weise es gewonnen wurde. Sollte diese Information fehlen, fragen Sie einfach nach! Wiesenschaumkrautöl ist 2 Jahre haltbar.

Wildrosenöl/Hagebuttenöl

Rosa mosqueta syn. R. rubingosa, R. canina

Dieses wertvolle Öl wird aus den Hagebutten, den Früchten der Wildrose, gepresst. Es ist ein goldenes rötliches Öl mit besonders hohem Vitamin-C-Gehalt (etwa 20 Mal mehr als Orangen). Es wirkt verjüngend und heilt die Haut und ist daher eine geeignete Zutat in Mischungen für Wunden und Verbrennungen. Wildrosen- bzw. Hagebuttenöl zieht schnell ein, es ist gut für trockene, alternde Haut und bei Ekzemen und es verringert die Narbenbildung. Es soll sogar bei Verbrennungen nach einer Strahlungstherapie zur Krebsbekämpfung helfen. Bei Akne tupfen Sie 1–2 Tropfen auf einen Pickel. Achten Sie aber bitte darauf, es unverdünnt nicht zu häufig zu verwenden, da es Reizungen verursachen kann. Verwenden Sie in Mischungen nicht mehr als 10 % dieses Öls. Das Öl ist empfindlich und sollte immer im Kühlschrank gelagert werden. Dort ist es bis zu 6 Monate haltbar.

Basisölmischungen für Massagen und andere Anwendungen

Nachfolgend finden Sie vier Basismischungen, die Sie für Massagen und andere Anwendungen nutzen können. Wählen Sie das Rezept aus, das für Sie am besten geeignet ist, und bereiten Sie eine ausreichende Menge davon zu, damit Sie immer etwas zur Hand haben, wenn Sie es brauchen.

Basisölmischung 1

Diese Mischung ist für Menschen geeignet, die keine Nuss- oder Weizenallergie haben.

30 % Mandelöl
30 % Sonnenblumenöl
30 % Aprikosenkernöl
10 % Weizenkeimöl

Geben Sie die Öle in eine Glasflasche und schütteln Sie sie gründlich. Lagern Sie die Mischung kühl und dunkel; sie ist bis zu 15 Monate haltbar.

Basisölmischung 2

Diese Mischung ist nicht für Menschen geeignet, die an einer Nussallergie leiden.

33 % Mandelöl
33 % Sonnenblumenöl
33 % Aprikosenkernöl
1 % Vitamin-E-Öl

Geben Sie die Öle in eine Glasflasche und schütteln Sie sie gründlich. Lagern Sie die Mischung kühl und dunkel; sie ist bis zu 15 Monate haltbar.

Basisölmischung 3

Diese Mischung ist nicht für Menschen geeignet, die eine Weizenallergie oder Glutenunverträglichkeit haben.

30 % Traubenkernöl
30 % Sonnenblumenöl
30 % Aprikosenkernöl
10 % Weizenkeimöl

Geben Sie die Öle in eine Glasflasche und schütteln Sie sie gründlich. Lagern Sie die Mischung kühl und dunkel; sie ist bis zu 15 Monate haltbar.

Hypoallergene Basisölmischung

Diese Mischung ist für fast jeden geeignet.

33 % Traubenkernöl
33 % Sonnenblumenöl
33 % Aprikosenkernöl
1 % Vitamin-E-Öl

Geben Sie die Öle in eine Glasflasche und schütteln Sie sie gründlich. Lagern Sie die Mischung kühl und dunkel; sie ist bis zu 15 Monate haltbar.

MINERALÖL UND VASELINE

Mineralöl- und Erdölprodukte wie Vaseline sind Nebenprodukte der Destillation von Rohöl bei der Herstellung von Benzin. Vaseline bildet zwar eine Barriere, die Feuchtigkeit zurückhält, ermöglicht aber auch keinen Feuchtigkeitsaustausch. Diese Störung des natürlichen Wasseraustauschs trocknet die Haut extrem aus und macht sie rau, oft sogar rissig. Fragen Sie sich, ob Sie das, was Sie auf die Haut auftragen, auch schlucken würden. Wenn nicht, wäre ein Produkt auf Erdölbasis dann wirklich geeignet?

Mazerate/Ölauszüge

Mazerate bzw. Ölauszüge erhält man, indem man Pflanzenteile (Blüten, Blätter und/oder Stängel) über einen längeren Zeitraum in Öl einlegt.

Dies ist vermutlich die älteste Methode der Extraktion – schon Jahrhunderte bevor die Destillation und andere Methoden entwickelt wurden, hat man Ölauszüge hergestellt. Ölauszüge bzw. Mazerate enthalten viele Eigenschaften der ätherischen Öle, ebenso sind in ihnen Wirkstoffe der weiteren Pflanzenbestandteile zu finden, die nicht in den ätherischen Ölen sind. Das fertige Öl ist weniger intensiv als ein ätherisches Öl und kann problemlos unverdünnt verwendet werden. Einer der größten Vorteile dieser Methode ist, dass auch diejenigen Pflanzen verwendet werden können, die für die Aromatherapie sehr nützlich sind, aber kein oder nur wenig ätherisches Öl enthalten.

TIPP

— *Um Ihr eigenes Mazerat herzustellen, geben Sie 1 Teil Blüten auf 10 Teile Trägeröl.*

Die Ölauszüge, die wir hier vorstellen, sind recht einfach zu finden (siehe »Bezugsquellen«, Seite 478) Wenn Sie sie bei einem zuverlässigen Hersteller bzw. Händler kaufen, ist die Wahrscheinlichkeit hoch, dass sie ordnungsgemäß zubereitet und gelagert wurden. Genauso gut können Sie aber auch Ihre eigenen Mazerate herstellen, wenn Sie geeignetes Pflanzenmaterial zur Verfügung haben (siehe »Herstellung von Mazeraten«, Seite 166).

Arnika-Mazerat *Arnica montana*

Ätherisches Arnikaöl hat einen hohen Gehalt an toxischen Bestandteilen. Arnika-Mazerat, bzw. eine homöopathische Arnikatinktur oder -salbe, ist jedoch eine wertvolle Ergänzung jeder Hausapotheke. Bei äußerlicher Anwendung regt Arnika-Mazerat die periphere Blutversorgung an und ist daher eines der besten Heilmittel zur Sportmassage, bei Verstauchungen, Zerrungen, Blutergüsse, Windelausschlag und Sonnenbrand. Es kann auch für Mischungen verwendet werden, die Rheuma und andere entzündliche Zustände lindern sollen. Kaufen Sie diesen Ölauszug oder machen Sie ihn selbst (siehe »Tipp«). Arnikablüten können Sie in größeren Mengen kaufen, online oder bei Ihrem Kräuterlieferanten.

VORSICHT

— *Tragen Sie Arnika-Mazerat nie auf offene Wunden auf.*

— *Manche Menschen reagieren allergisch auf Arnika-Mazerat.*

— *Nicht verwenden, wenn Sie schwanger sind oder stillen.*

Beinwellöl *Symphytum officinale*

Beinwell kennt man unter verschiedenen Namen, die oft sehr beschreibend für die Wirkung sind (u.a. Soldatenwurz, Wundallheil, Himmelsbrot, Wilder Komfrey). Beinwellöl verfügt über eine beeindruckende Heilkraft bei Wunden, Hautgeschwüren, Zerrungen, Verstauchungen, Muskelverletzungen und Knochenbrüchen. Es wirkt auch gut bei trockenem Ekzem und juckender oder rauer Haut. Da Sie getrocknete Beinwellwurzel kaufen können, ist die eigene Herstellung sehr einfach (siehe »Herstellung von Mazeraten«, Seite 166).

Calendulaöl *Calendula officinalis*

Calendulaöl, auch unter dem Namen Ringelblumenöl bekannt, hat eine stark heilende Wirkung auf die Haut. Dadurch ist es besonders gut geeignet als Hauptbestandteil von Salben und Cremes für rissige Haut, Verbrennungen, Blutergüsse, Schnittwunden, Ekzeme, Entzündungen, Hautausschlag, aufgeraute Hände, Windelausschlag, Abschürfungen und sonstige Wunden. Es ist auch ein ausgezeichnetes Mittel gegen wunde Brustwarzen (verwenden Sie eher das pure Öl als die Salbe). Es hilft auch, alte Narben verblassen zu lassen, und kann zur Behandlung von Hautgeschwüren und Krampfadern verwendet werden. Zwar ist dieses Öl im Handel leicht zu finden, doch ist es recht teuer. Ein guter Grund, es selbst herzustellen (siehe »Herstellung von Mazeraten«, Seite 166).

Achten Sie darauf, dass das Mazerat aus echten Calendula-Blüten (Ringelblume, Calendula officinalis) hergestellt worden ist. Häufig werden sie mit Tagetes erecta und Tagetes patula verwechselt. Zur Herstellung Ihres eigenen Öls verwenden Sie im Idealfall ganze getrocknete Calendula-officinalis-Blüten. Die anderen Sorten haben andere Eigenschaften und sind für therapeutische Zwecke nicht geeignet.

Echinacea-Öl *Echinacea purpurea*

Echinacea (Sonnenhut) kennt man als Mittel zur inneren Einnahme. Darüber hinaus ist die Pflanze auch für einen wertvollen Ölauszug geeignet. Das Öl trägt zur Heilung bei Hautproblemen aller Art bei und kann Falten und Narben glätten und Dehnungsstreifen vorbeugen. Es

lässt sich wunderbar selbst herstellen), wenn man in der Mitte oder im Nordwesten Nordamerikas lebt, wo die Pflanze überall zu finden ist. Getrockneten Sonnenhut können Sie ganz einfach im Onlinehandel finden.

Holunderblüten-Mazerat

Sambucus nigra

Halten Sie einen reichlichen Vorrat dieses Ölauszugs bereit, um es mit Echinacea-Öl für Feuchtigkeitslotionen und Cremes zu mischen. Die Mischung macht die Haut weich, ist entzündungshemmend, heilend und für alle Hauttypen geeignet. Holunderblütenöl lässt sich wunderbar selbst herstellen (siehe »Herstellung von Mazeraten«, Seite 166), wenn man in den wärmeren Regionen Europas oder Nordamerikas lebt. Auch im westlichen Asien, wo aromatische Blüten häufig vorkommen, kann man Holunder finden. Getrocknete Blüten finden Sie im Onlinehandel.

Johanniskrautöl *Hypericum perforatum*

Wenn die gelben Blüten des Johannikrauts in warmem (Oliven-)Öl schwimmen, entsteht ein reichhaltiges rubinrotes Öl mit betäubenden, adstringierenden und antiseptischen Eigenschaften. Es eignet sich hervorragend zur Linderung von Schmerzen durch kleinere Verbrennungen einschließlich Sonnenbrand, Muskel- und Gelenkentzündungen, Gicht, Rheuma und Hämorrhoiden sowie nervenbedingte Schmerzen wie Neuralgie und Fibromyalgie, und für Wunden. Verwenden Sie eine 1:1-Mischung aus Johanniskrautöl und Calendulaöl, um Blutergüsse und Schwellungen zu behandeln. Als Massageöl verwenden Sie es am besten in einer Verdünnung von 25 %, mit anderen fetten Ölen gemischt. Johanniskrautöl ist in den meisten guten Bioläden oder Reformhäusern zu finden, es ist allerdings nicht ganz preisgünstig.

Es ist aufregend, dieses Öl selbst herzustellen. Sollten Sie die blühende Pflanze finden, empfiehlt es sich, die frisch aufgeblühten Spitzen (idealerweise mit hohem Knospenanteil) zu verwenden. Befolgen Sie die Methode unter »Herstellung von Mazeraten« (Seite 166), stellen Sie das Gefäß danach jedoch in die Sonne. Obwohl bei Ölauszügen die Sonne in der Regel einige der Wirkstoffe zerstören kann, hat die Sonnenmazeration bei diesem Kraut eine lange Tradition. Johanniskraut enthält Hypericin, bekannt für seine Wirkung bei milden bis mäßigen

Depressionen. In größeren Mengen kann dieser Bestandteil aber unangenehme Nebenwirkungen haben. Die Herstellung des Öls mithilfe der Sonne verändert den Hypericingehalt (und den einiger anderer Komponenten) und macht es sicherer und besser.

Königskerzenöl *Verbascum thapsus*

Aus Olivenöl und den gelben Blüten der Königskerze können Sie einen wertvollen Ölauszug zur Behandlung von Ohrenschmerzen herstellen. (Andauernde oder starke Ohrenschmerzen gehören unbedingt in ärztliche Behandlung.) Verwenden Sie das Öl auch für schmerzhafte und entzündete Wunden oder für Hämorrhoiden. Wenn Sie es selbst herstellen möchten, nehmen Sie frische Königskerzenblüten (siehe »Herstellung von Mazeraten«, Seite 166). Getrocknete Blüten sind dann besser, wenn Sie ein Öl gegen Muskelschmerzen und Muskelkater zubereiten möchten.

Passionsblumen-Mazerat *Passiflora incarnata*

Für diesen Ölauszug werden die schönen, exotisch aussehenden lila und weißen Blüten der Passionsblume üblicherweise in Sonnenblumenöl

PREISGÜNSTIGES ÖL SELBST HERSTELLEN

Neroli, Rose, Kamille, Jasmin und Melisse sind alles sehr teure ätherische Öle. Tolle, wirksame und dennoch preiswerte Massageöle erhalten Sie, wenn Sie Ölauszüge von ihnen herstellen. Aus folgenden Pflanzenteilen können Sie Mazerate ansetzen:

- *Neroli: Blüten*
- *Rose: Blütenblätter*
- *Kamille: Blüten*
- *Jasmin: Blüten*
- *Melisse: Blüten und Blätter*

(Bio-Qualität) eingelegt. Passionsblumen-Mazerat ist für Aromatherapeuten außerordentlich nützlich, da es ganz besonders hautberuhigend und schmerzlindernd wirkt. Es ist sehr gut als Massageöl geeignet, da es tief entspannt und somit Menschen, die unter Schlaflosigkeit und extremer Nervosität leiden, helfen kann. Dieses Mazerat wirkt krampflösend und nervenberuhigend und lindert dadurch Unruhe und Angstzustände.

Passionsblumenöl können Sie zwar kaufen, doch es lässt sich auch wunderbar selbst herstellen (siehe »Herstellung von Mazeraten«). Getrocknetes und geschnittenes Kraut können Sie im Onlinehandel finden. Das getrocknete Kraut kann auch als Badetee oder für Augenkompressen verwendet werden.

Herstellung von Mazeraten

Die Herstellung eigener Auszüge kann Spaß machen und sehr lohnend sein, wenn Ihnen die Blüten und Kräuter zur Verfügung stehen. Sie können entweder frisches oder getrocknetes Pflanzenmaterial verwenden. Getrocknet sind die meisten Pflanzen leicht zu finden (im Bioladen oder Reformhaus) oder können übers Internet bestellt werden.

TIPP

Wollen Sie die Konzentration erhöhen, wiederholen Sie die Schritte 1–4 und verwenden Sie dabei neues Pflanzenmaterial.

HERSTELLUNG EINES ÖLAUSZUGS MIT GETROCKNETEM PFLANZENMATERIAL

1. Füllen Sie ein steriles (500 ml) Gefäß zur Hälfte mit fein gehacktem getrocknetem Pflanzenmaterial. Füllen Sie es mit hochwertigem Öl auf – eine Mischung aus Nativem Olivenöl Extra in Bio-Qualität (20 %), Mandelöl (40 %) und Sonnenblumenöl (40 %) wäre perfekt.
2. Lassen Sie ca. 5 cm Luft bis zum Verschluss und achten Sie darauf, dass die Pflanzenteile komplett mit Öl bedeckt sind. Fügen Sie 5 % Weizenkeimöl als Konservierungsmittel hinzu, um zu vermeiden, dass der Ölauszug ranzig wird. Bei Weizenallergie oder Glutenunverträglichkeit ersetzen Sie das Weizenkeimöl durch 1 % Vitamin-E-Öl mit gemischten Tocopherolen.
3. Verschließen Sie das Gefäß sorgfältig, schütteln Sie es gut und bewahren Sie es kühl und dunkel auf. Einmal täglich sollten Sie das Gefäß schütteln. Machen Sie dies mindestens ein paar Tage, maximal 3 Wochen lang. (Je länger das Pflanzenmaterial im Öl verbleibt, desto stärker werden Aroma und Farbe.)
4. Legen Sie ein Sieb mit einem groben Musselintuch oder einer Mullwindel aus und hängen Sie es über eine Glas- oder Porzellanschale.

Seihen Sie das Öl ab und wringen Sie den Stoff aus (achten Sie auf saubere Hände!), um so viel Öl wie möglich zu gewinnen.
5. Legen Sie nun ein besonders fein gewebtes Tuch in das Sieb und filtern Sie das Öl erneut, diesmal in ein steriles dunkles Glasgefäß.
6. Verschließen Sie es gut; im Kühlschrank ist es bis zu 2 Jahre haltbar.

HERSTELLUNG EINES ÖLAUSZUGS MIT FRISCHEM PFLANZENMATERIAL

1. Füllen Sie ein steriles (500 ml) Gefäß zu etwa drei Vierteln mit fein gehacktem frischem Pflanzenmaterial. Füllen Sie es mit hochwertigem Öl auf – eine Mischung aus Nativem Olivenöl Extra in Bio-Qualität, Mandelöl und Sonnenblumenöl wäre perfekt. Lassen Sie ca. 5 cm Luft bis zum Verschluss und achten Sie darauf, dass die Pflanzenteile komplett mit Öl bedeckt sind. Decken Sie die Öffnung des Gefäßes mit zwei Schichten grober Gaze bzw. Mull oder einem kleinen Stück Musselin ab, die Sie mit Gummiband am Hals des Gefäßes fixieren. (Auf diese Weise kann Feuchtigkeit vom Pflanzenmaterial verdunsten. Verschließen Sie das Gefäß nicht mit einem Deckel, da die Mischung atmen muss, um bakterielles Wachstum zu vermeiden.)
2. Stellen Sie es für 4–6 Wochen an einen kühlen, dunklen Ort und überprüfen Sie täglich, dass das Pflanzenmaterial weiterhin vollständig mit Öl bedeckt ist (füllen Sie ggf. weiteres Öl nach, um bakterielles Wachstum zu verhindern). Sollte sich Wasser an der Oberfläche absetzen, entfernen Sie es mit einem sterilen Löffel. Das Öl ist fertig, wenn es Duft und Farbe des verwendeten Pflanzenmaterials angenommen hat.

ÖLAUSZÜGE/MAZERATE GEHÖREN IN DEN KÜHLSCHRANK

Ölauszüge/Mazerate sollten immer im Kühlschrank gelagert werden, um ihre Haltbarkeit zu verlängern. Werden sie häufig gebraucht, wie bei Körper- und Gesichtsölen, empfiehlt es sich, eine kleine Menge in eine andere Flasche abzufüllen, die Sie dann außerhalb des Kühlschranks stehen lassen können. Im Allgemeinen sollten Ölauszüge nicht länger als 1 Jahr verwendet werden. Gekühlt können sie jedoch bis zu 2 Jahre halten. Solange es keine Anzeichen von Schimmel gibt, können Sie sie unbesorgt verwenden.

TIPPS

- *Um sicherzustellen, dass die Blüten oder Kräuter vollständig von Öl bedeckt sind, legen Sie einen sterilisierten Stein (waschen Sie ihn ab, kochen Sie ihn für einige Minuten in Wasser und lassen Sie ihn vor Gebrauch vollständig trocknen) oder einen anderen schweren Gegenstand auf das Pflanzenmaterial in dem Gefäß.*
- *Während das Öl zieht, muss es unbedingt an einem kühlen, dunklen Ort stehen. In der Sonne werden Wirkstoffe der Pflanze zerstört und die Gefahr, dass es zu Bakterienwachstum kommt, nimmt zu. Die einzige Ausnahme ist das Johanniskraut, das schon immer in der Sonne hergestellt wurde (siehe »Johanniskrautöl«, Seite 164).*

3. Legen Sie ein Sieb mit einem groben Musselintuch oder einer Mullwindel aus und hängen Sie es über eine Glas- oder Porzellanschale. Seihen Sie das Öl ab und wringen Sie den Stoff aus (achten Sie auf saubere Hände!), um so viel Öl wie möglich zu gewinnen.
4. Legen Sie nun ein besonders fein gewebtes Tuch in das Sieb und filtern Sie das Öl erneut, diesmal in ein steriles dunkles Glasgefäß. Fügen Sie 5% Weizenkeimöl als Konservierungsmittel hinzu, um zu vermeiden, dass der Ölauszug ranzig wird. Bei Weizenallergie oder Glutenunverträglichkeit ersetzen Sie das Weizenkeimöl durch 1% Vitamin-E-Öl mit gemischten Tocopherolen.
5. Verschließen Sie es sorgfältig; im Kühlschrank ist es bis zu 2 Jahre haltbar.

HEISSAUSZÜGE HERSTELLEN

Wenn Sie sicher sein wollen, dass die gesamte Feuchtigkeit im Pflanzenmaterial verdampft, machen Sie einen Heißauszug. (Diese Methode ist nicht für Johanniskraut geeignet, das in der Sonne ausgezogen wird.) Es gibt drei Methoden, einen Heißauszug herzustellen.

Die Topf-Methode:

1. Folgen Sie der Anweisung zur Herstellung eines Mazerats (Seite 166), geben Sie das Pflanzenmaterial und das Öl in ein Gefäß. Das gefüllte Gefäß geben Sie unverschlossen in einen Topf, der zu zwei Dritteln mit Wasser gefüllt ist. Wählen Sie eine sehr niedrige Heizstufe und erhitzen Sie das Wasser so lang, bis kleine Bläschen vom Boden des Ölgefäßes aufsteigen (das Wasser darf auf keinen Fall kochen). Dieser Prozess sollte mehrere Stunden bis zu einem Tag dauern. Rühren Sie das Öl hin und wieder um. Überprüfen Sie das Gefäß regelmäßig, um sicherzustellen, dass das Wasser nicht zu heiß ist – sonst verbrennt das Öl. (Wenn Sie sich sorgen, dass es zu heiß wird, legen Sie einen Hitzeverteiler unter den Topf oder stellen Sie das Gefäß im Topf auf den Gummiring eines Einmachglases.)
2. Sobald Sie mit Farbe und Duft des Öls zufrieden sind, seihen Sie das Öl ab, wie bei »Herstellung von Mazeraten« (Seite 166) beschrieben, und gießen es in ein steriles Glasgefäß. Fügen Sie Vitamin-E- oder Weizenkeimöl als Konservierungsmittel hinzu (siehe »Vitamin-E-Öl«, Seite 157).
3. Verschließen Sie das Gefäß sorgfältig und lassen Sie es abkühlen; im Kühlschrank ist das Öl bis zu 2 Jahre haltbar.

Die Simmertopf-/Wasserbad-Methode:

1. Geben Sie das frische Pflanzenmaterial in eine Glas- oder Porzellanschale und bedecken Sie es mit Öl. Stellen Sie die Schale auf einen

Topf mit schwach köchelndem Wasser (sie sollte dabei das Wasser nicht berühren). Überprüfen Sie regelmäßig, ob genug Wasser im Topf vorhanden ist.

2. Sobald Sie mit Farbe und Duft des Öls zufrieden sind, seihen Sie das Öl ab, wie bei »Herstellung von Mazeraten« (Seite 166) beschrieben, und gießen es in ein steriles Glasgefäß. Fügen Sie Vitamin-E- oder Weizenkeimöl als Konservierungsmittel hinzu (siehe »Vitamin-E-Öl«, Seite 157).
3. Verschließen Sie das Gefäß sorgfältig und lassen Sie es abkühlen; im Kühlschrank ist das Öl bis zu 2 Jahre haltbar.

Die Schongarer-Methode:

1. Geben Sie das Pflanzenmaterial in den Einsatz des Schongarers und bedecken Sie es mit Öl. Legen Sie den Deckel des Schongarers nicht auf. Heizen Sie auf der niedrigsten Stufe und rühren Sie regelmäßig; das Öl sollte 12–24 Stunden lang ziehen.
2. Sobald Sie mit Farbe und Duft des Öls zufrieden sind, seihen Sie das Öl ab, wie bei »Herstellung von Mazeraten« (Seite 166) beschrieben, und gießen es in ein steriles Glasgefäß. Fügen Sie Vitamin-E- oder Weizenkeimöl als Konservierungsmittel hinzu (siehe »Vitamin-E-Öl«, Seite 157).
3. Verschließen Sie das Gefäß sorgfältig und lassen Sie es abkühlen; im Kühlschrank ist das Öl bis zu 2 Jahre haltbar.

TIPP

Bei einigen Schongarern kann schon die niedrigste Stufe zu heiß sein und das Öl verbrennen. Die Temperatur sollte 38 °C nicht überschreiten. Wenn Sie einen Tropfen Öl auf die Innenseite des Handgelenks geben, sollte es sich nur etwas wärmer anfühlen als Ihre Körpertemperatur.

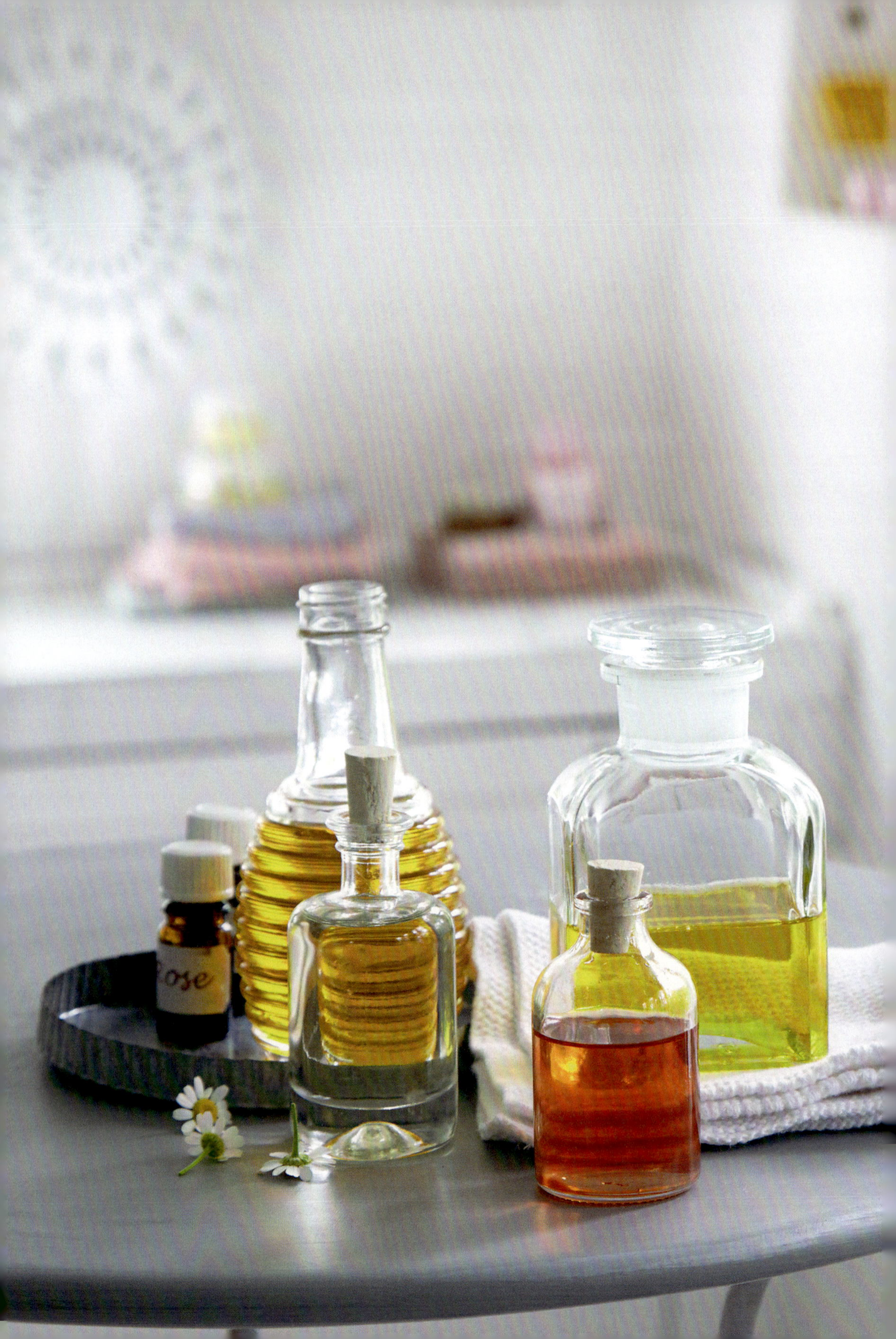

TEIL 2:

Beschwerden und Anwendungsbeispiele

Beschwerden und Anwendungsbeispiele von A bis Z

In diesem Kapitel werden zahlreiche Anwendungen und Rezepte vorgestellt und Sie erhalten wertvolle Tipps und Hintergrundinformationen, um Beschwerden jeglicher Art zu lindern oder zu vermeiden.

Die Anwendungen basieren auf dem Wissen und der Erfahrung im Umgang mit ätherischen Ölen, die ich gemeinsam mit meinen Weggefährten der Aromatherapie gesammelt habe. Die Rezepte selbst sind einfach, sie sind schnell hergestellt und die meisten Inhaltsstoffe können Sie recht günstig kaufen.

Denken Sie jedoch bitte daran: Dieses Buch ersetzt nicht den Besuch bei einem Arzt oder Heilpraktiker. Sie wissen ja: Auch leichte Symptome können zu schweren Erkrankungen führen bzw. auf solche hinweisen! Wenn die Symptome sehr ernst sind oder länger als ein paar Tage bestehen, müssen Sie damit unbedingt zu einem Arzt oder Heilpraktiker.

Der wahre Wert ätherischer Öle liegt darin, dass sie dem Körper helfen, sich selbst zu heilen. Mit ätherischen Ölen können Sie

- alltägliche Beschwerden lindern, z. B. kleinere Schnittwunden und Abschürfungen, Verbrennungen, Kopfschmerzen, Schlaflosigkeit, Erschöpfung und Angstzustände;
- das Immunsystem, die Organe und Drüsen stärken, damit sie sich gegen Bakterien, Viren und Pilze (z.B. Candida albicans, E. coli, Listerien, Noroviren und Staphylokokken) wehren können;
- den Stresspegel senken und
- die Muskeln stärken und entspannen.

Auch Menschen mit schweren Krankheiten können von ätherischen Ölen profitieren. Diese können gegebenenfalls ergänzend zu medizi-

♡ TIPP

Für die meisten in diesem Buch vorgestellten Mischungen sind 5 ml Glas-Tropfflaschen (z. B. Braun- oder Blauglasflaschen mit Tropfergarnitur) ideal. Sie fassen gut 100 Tropfen. Verwenden Sie keine Fläschchen mit Schraubverschluss und Tropfpipette, da die ätherischen Öle das Gummi angreifen und die Mischung verderben könnten.

△ VORSICHT

Bevor Sie ein ätherisches Öl verwenden, beachten Sie bitte die jeweiligen Hinweise im Teil 1 dieses Buchs, »Die wichtigsten Öle von A bis Z« (Seite 37).

SO VERWENDEN SIE DIE ÖLE

Verwenden Sie, soweit möglich, alle bei einer Rezeptur aufgeführten Aromaöle. Wenn Ihnen eines der genannten Öle fehlt, können Sie es durch ein anderes ersetzen, das die gleichen Eigenschaften hat (siehe dazu Tabelle »Die wichtigsten ätherischen Öle und ihre Eigenschaften«, Seite 33) oder durch eines, das in der Liste der ätherischen Öle der jeweiligen Anwendung aufgeführt ist.
Wichtig sind die jeweilige Menge an Öl und das Mischungsverhältnis. Achten Sie beim Mischen einer Rezeptur genau auf die angegebenen Mengen. Ob Sie 1 oder 2 Tropfen Öl verwenden, kann die Wirksamkeit der Mischung sehr stark beeinflussen. Halten Sie stets das richtige Verhältnis von ätherischen Ölen zu Trägeröl ein. Die Gesamtmenge an Aromaölen wird selten 4 % der Gesamtmischung übersteigen, und einige Öle sollten deutlich stärker verdünnt verwendet werden. Die meisten Rezepte in diesem Buchteil entsprechen einer Verdünnung von 2 % bis 3 %; wo eine abweichende Verdünnung sicherer oder wirksamer ist, wurde das entsprechend berücksichtigt. Bei der Herstellung einer Lotion oder eines Massageöls zur täglichen Verwendung sollten Sie eine 1,5 %-Verdünnung verwenden: 40–50 Tropfen pro 125 ml Trägeröl oder Lotion.
Wenn Sie Zeit haben, können Sie die Mischung vor dem weiteren Gebrauch 4 Tage lang stehen lassen. Es gibt Aromatherapeuten, die davon überzeugt sind, dass auf diese Weise Synergien (Seite 31) zwischen den Inhaltsstoffen entstehen und sich der Duft der jeweiligen Mischung voll ausbilden kann.

nischen Therapien eingesetzt werden. Natürlich ist es wichtig, dass Sie solch eine komplementäre Behandlung mit dem Arzt absprechen!

Abszesse

Ein Abszess ist ein lokalisierter, durch Bakterien erzeugter und eitergefüllter Hohlraum. Häufige Abszesse können auf ein geschwächtes Immunsystem (Seite 246) hinweisen; in diesem Fall sollten Sie Maßnahmen ergreifen, um das Immunsystem zu stärken. Lassen Sie sich bitte auch von einem Arzt oder Heilpraktiker beraten.

ÖLE
- *Kamille*
- *Lavendel*
- *Teebaum*

Heiße Kompresse gegen Abszesse

½ Tasse (125 ml)	heißes Wasser
4 Tropfen	Teebaumöl
3 Tropfen	Lavendelöl
3 Tropfen	Kamillenöl

△ VORSICHT

- *Bevor Sie ein ätherisches Öl verwenden, beachten Sie bitte die jeweiligen Hinweise im Teil 1 dieses Buchs, »Die wichtigsten Öle von A bis Z« (Seite 37).*
- *Für Menschen mit Nussallergie ist Mandelöl nicht geeignet. Verwenden Sie stattdessen die gleiche Menge Traubenkernöl.*

Geben Sie die Zutaten in eine kleine Glas- oder Porzellanschale und rühren Sie gründlich um, damit sich die Öle gut vermischen. Tauchen Sie ein Tuch ein, das gerade groß genug ist, um alle Flüssigkeit aufzusaugen, ohne dass es tropft. Legen Sie die Kompresse alle 2 Stunden auf die betroffene Stelle.

Variante: Für eine noch wirkungsvollere Kompresse mischen Sie in einer kleinen Glas- oder Porzellanschale 2 Tropfen Teebaumöl, 2 Tropfen Lavendelöl, 1 Tropfen Kamillenöl und ½ TL (2,5 ml) Traubenkern- oder

KOMPRESSEN

Eine kalte Kompresse reduziert Entzündungen dadurch, dass sie die Wärme aus der entzündeten Fläche ableitet und dadurch Schwellung und Schmerzen lindert. Für eine kalte Kompresse mischen Sie ½ Tasse (125 ml) kaltes Wasser und die ätherischen Öle des jeweiligen Rezepts. Rühren Sie gründlich um, damit sich die Öle vermischen. Tauchen Sie ein weiches Tuch in das Wasser. Wringen Sie das Tuch aus, sodass es schön feucht ist, aber nicht tropft. Legen Sie das Tuch auf die betroffene Stelle und ersetzen Sie es, wenn es sich erwärmt hat.

Eine warme oder heiße Kompresse erhöht die Durchblutung an der behandelten Stelle. Sie lindert Schmerzen, entspannt bei Krämpfen, zieht Eiter aus dem Gewebe und wirkt gegen Schwellungen und Stauungen. Warme bzw. heiße Kompressen werden genauso vorbereitet wie kalte Kompressen, nur wird heißes statt kaltes Wasser verwendet. Sobald Sie die Öle zugegeben haben, arbeiten Sie sehr zügig, damit die Öle nicht verdunsten und sich verflüchtigen. Bei der Vorbereitung einer warmen oder heißen Kompresse ist es wichtig, dass Sie die Temperatur auf der Innenseite des Handgelenks testen, bevor Sie den Stoff auflegen. Verwenden Sie die Kompresse so heiß wie möglich. Halten Sie sie mit einem Stück Plastikfolie oder einem Handtuch warm und wiederholen Sie die Behandlung alle 2 Stunden, bis Erleichterung eintritt.

Mandelöl. Tränken Sie einen Wattebausch mit dieser Mischung, legen Sie ihn auf den betroffenen Bereich auf und bedecken Sie ihn mit einem Pflaster, einem Verband oder einem Stück Plastikfolie. Legen Sie ein heißes Handtuch darüber und lassen Sie die Kompresse bis zu 30 Minuten einwirken. Wiederholen Sie die Behandlung so oft wie nötig.

Abszess am Zahn

ÖLE

- *Nelke*
- *Römische Kamille*
- *Teebaum*

ANWENDUNG

Äußerliche/lokale Anwendung: Mischen Sie in einem Esslöffel aus Edelstahl (15 ml) 2–3 Tropfen Natives Olivenöl Extra und 1 Tropfen Kamillen-, Nelken- oder Teebaumöl. Rühren Sie mit einem Wattestäbchen um und tupfen Sie die Mischung auf den Abszess. Zunächst wird es brennen, dann jedoch dazu beitragen, dass der Bereich betäubt wird und der Abszess heilen kann. Nach der Anwendung spülen Sie den Mund mit 6 TL (30 ml) Rosenhydrolat und spucken alles aus.

Achillessehnenentzündung

ÖLE

- *Ingwer*
- *Kamille*
- *Lavendel*
- *Pfeffer (schwarz)*
- *Thymian*

Eine Entzündung der Achillessehne, die sich hinter dem Knöchel befindet, kann durch übermäßige Beanspruchung oder durch Überlastung verursacht werden. Der Bereich ist oft heiß und schmerzhaft und hat eine beschränkte Bewegungsfähigkeit. Um weitere Verletzungen zu vermeiden, müssen Sie ruhen und den Fuß hochlegen (höher als das Herz).

Achillessehnen-Massageöl

15 Tropfen	Kamillenöl
12 Tropfen	Lavendelöl
12 Tropfen	Ingweröl
¼ Tasse (60 ml)	Traubenkern- oder Mandelöl

Geben Sie die ätherischen Öle in eine 60-ml-Glasflasche. Fügen Sie das Traubenkernöl hinzu und schütteln Sie die Flasche gründlich. Nutzen Sie das Öl für eine Massage oder eine Kompresse.

ANWENDUNGEN

Kalte Kompresse: Geben Sie 2 Tassen (500 ml) kaltes (nicht eiskaltes) Wasser in eine Glas- oder Porzellanschale und fügen Sie insgesamt 2–3 Tropfen Kamillen- und/oder Lavendelöl hinzu. Rühren Sie gründlich um, damit sich die Öle gut vermischen. Tauchen Sie ein Tuch ein und wringen Sie es gerade so weit aus, dass es nicht tropft. Legen Sie das Tuch auf die betroffene Stelle. Wiederholen Sie die Behandlung 3 Stunden lang alle 30 Minuten. Reduzieren Sie dann auf 4 Kompressen pro Tag, 2 Tage lang.

Massage: Geben Sie mehrmals täglich eine kleine Menge Achillessehnen-Massageöl in die Handfläche und massieren Sie den Fersenbereich. Legen Sie nach der Massage ein in ein Handtuch gewickeltes Coolpack auf die betroffene Stelle auf. Die Behandlung ist oft langwierig, doch wenn Sie nicht dranbleiben, wird es nur noch schlimmer!

Allergien

ÖLE

- *Bergamotte*
- *Echte Kamille*
- *Eukalyptus (dives, radiata, globulus, smithii)*
- *Immortelle*
- *Lavendel*
- *Nelke (Knospe)*
- *Niaouli*
- *Pfefferminze*
- *Ravensara*
- *Rosenholz*
- *Rosmarin Ct. Cineol*
- *Teebaum*
- *Wacholder (Nadeln)*
- *Zimt*
- *Zitrone*

Heutzutage geht man davon aus, dass viele Beschwerden, wie Heuschnupfen, Müdigkeit, Hyperaktivität, Ohrenentzündung, Kopfschmerzen und Migräne mit Allergien im Zusammenhang stehen. Allergien werden durch Proteine ausgelöst, die der Körper nicht erkennt, als fremd und gefährlich einstuft und daher zu entfernen versucht. Die meisten allergischen Reaktionen werden durch Stress verstärkt und können mit beruhigenden Ölen wie Kamille, Lavendel und Melisse gemildert werden.

Die folgenden Öle sind in jedem Fall geeignet, wenn es um Allergien geht (etwa um die Luft zu reinigen, die Zahl der Bakterien und Viren in der Atemluft zu verringern oder Stress abzubauen). Die meisten sind wirksam gegen Bakterien und Viren, andere wiederum können auch die Nebenniere und das Immunsystem stimulieren oder ganz allgemein entspannend wirken. Besonders Echte Kamille hat sich als antiallergisch, krampflösend und entzündungshemmend erwiesen. Um spezifische Allergiesymptome wie übermäßigen Schleim zu behandeln, suchen Sie sich bitte die entsprechenden Einträge in diesem Buchteil heraus.

Allergiemischung

30 Tropfen Bergamotteöl
20 Tropfen Lavendelöl
20 Tropfen Wacholderöl
10 Tropfen Pfefferminzöl

Geben Sie die ätherischen Öle in eine 5-ml-Glas-Tropfflasche und schütteln Sie die Mischung gründlich. Die Mischung eignet sich für unterschiedliche Anwendungen.

ANWENDUNGEN

Aroma-Raumspray: Mischen Sie 75 Tropfen Allergiemischung und 1 TL (5 ml) Wodka in einer 125-ml-Sprühflasche. Fügen Sie ½ Tasse (125 ml) destilliertes oder gefiltertes Wasser hinzu (siehe »Tipps«). Schütteln Sie die Flasche kräftig vor jedem Gebrauch und sprühen Sie nach Belieben.

Vollbad: Füllen Sie die Wanne mit warmem Wasser. In der Zwischenzeit mischen Sie in einer kleinen Glas- oder Porzellanschale 1 TL (5 ml) Milch und 4–6 Tropfen Allergiemischung. Geben Sie die Mischung ins Wasser und verteilen Sie sie gut. Tauchen Sie dann für 30 Minuten in das Bad ein und massieren Sie in dieser Zeit umherschwimmende Öltropfen in die Haut ein.

Hand-/Fuß-/Sitzbad: Mischen Sie 1 TL (5 ml) Milch und 4 Tropfen der Allergiemischung. Geben Sie diese Mischung in ein Becken mit warmem Wasser, verteilen Sie sie gut und tauchen Sie dann den entsprechenden Körperteil für 10 Minuten in das Bad ein. Massieren Sie umherschwimmende Öltropfen in die Haut ein.

Massage: Mischen Sie in einer kleinen Glas- oder Porzellanschale 4 TL (20 ml) Traubenkern- oder Mandelöl mit 8 Tropfen der Allergiemischung. Ist alles gründlich vermischt, können Sie den ganzen Körper damit einreiben.

Alter und Reife

Reife und Alter sind keine Krankheit und kein Grund, den Lebensmut zu verlieren. Vielmehr ist dies der Beginn des »dritten Alters« mit der Freiheit, man selbst zu sein und sich selbst zu gefallen. Nutzen Sie das Ältersein als eine Gelegenheit, die Dinge zu tun, die Sie in den

VORSICHT

— *Bei bekannter Allergie gegen ein ätherisches Öl sollte dieses konsequent gemieden werden. Patch-Tests (Seite 15) sind umstritten; ob Sie einen durchführen oder nicht, ist Ihre individuelle Entscheidung.*

TIPPS

— *Wenn Sie möchten, können Sie bei der Herstellung von Aromaspray Solubol statt Wodka verwenden. Dazu nehmen Sie pro 1 Tropfen Aromaöl 4 Tropfen Solubol. Solubol ist ein natürlicher Emulgator, der es ermöglicht, ätherische Öle mit wässrigen Flüssigkeiten zu mischen.*

— *Bei der Herstellung von Aromaspray geben Sie bitte immer das ätherische Öl zuerst in die Flasche, danach den gewählten Zusatz (Wodka oder Solubol). So stellen Sie sicher, dass sich das Aromaöl tatsächlich ganz fein im Wasser verteilen wird (das macht es nicht von sich aus).*

geschäftigen Jahren nicht tun konnten, in denen Sie Geld verdienen, Hypotheken abzahlen und Kinder großziehen mussten. Sie können jetzt die Früchte der Weisheit, die Sie im Laufe der Jahre erworben haben, ernten. Sie können reisen und Orte der Welt kennenlernen, die einmal nur Namen auf der Landkarte waren. Sie können Bücher lesen, Bücher schreiben (oder Gedichte – es gibt lustige Wochenendkurse zu diesen Themen), Golf oder Bowling spielen. Sie können Malen lernen, Schwimm- oder Yogaunterricht nehmen, ununterbrochen Musik hören, ein neues Hobby beginnen ... Müssen wir weiter aufzählen? Das Geheimnis, Geist und Körper jung zu halten, besteht darin, sie zu benutzen. Fordern Sie sich selbst mit Projekten heraus, die zunächst viel zu ehrgeizig erscheinen – Sie werden sehen, dass vieles von dem, das Ihnen vollkommen unmöglich erscheint, sehr wohl erreichbar ist. Heutzutage beginnen Menschen in den Siebzigern und Achtzigern mit Fallschirmspringen oder Wildwasser-Rafting. Sie schreiben ihren ersten Roman, gründen neue Firmen und machen lauter Dinge, die zuvor vollkommen unmöglich erschienen wären, als man von Älteren erwartete, dass sie sang- und klanglos in ihre Schattenjahre versinken.

Der Trick ist, sich um sich selbst zu kümmern, mit dem Ziel, die »maximale Kilometerleistung« aus diesem klassischen Vintage-Körper, den man bewohnt, herauszuholen.

- Schwimmen Sie oder laufen Sie jeden Tag. Es muss kein Marathon sein, ein halbstündiger Spaziergang reicht vollkommen.
- Machen Sie täglich Yoga. Yoga verbessert heute die Balance und hilft morgen gegen Gleichgewichtsstörungen.
- Essen Sie gut! Gesundes, frisches Essen kann auch ohne großen Zeitaufwand zubereitet werden – und Sie brauchen die Nährstoffe, um ernste Krankheiten fernzuhalten.
- Schlafen Sie genug – aber nicht zu viel.
- Lachen und umarmen Sie viel und oft.

Ätherische Öle können ein wunderbar therapeutischer und duftender Teil Ihres Lebensstils sein. Die vorgeschlagene Mischung soll Ihnen Freude machen und die Atmosphäre in Ihrem Haus friedvoll und einladend gestalten. Für konkrete aromatherapeutische Anwendungen für die Haut- und Haarpflege oder bei gesundheitlichen Problemen lesen Sie das entsprechende Kapitel in diesem Buch.

Willkommensmischung

40 Tropfen Lavendelöl
40 Tropfen Geraniumöl
20 Tropfen Orangen- oder Blutorangenöl
10 Tropfen Sandelholz- oder Zedernholzöl

Geben Sie die ätherischen Öle in eine 5-ml-Glas-Tropfflasche und schütteln Sie sie gründlich. Beachten Sie die unten beschriebenen Anwendungshinweise.

ANWENDUNGEN

Aroma-Raumspray: Mischen Sie in einer 125-ml-Sprühflasche 75 Tropfen »Willkommensmischung« und 1 TL (5 ml) Wodka. Fügen Sie ¼ Tasse (60 ml) Rosenhydrolat hinzu und schütteln Sie die Flasche. Füllen Sie die Flasche mit destilliertem oder gefiltertem Wasser auf.

Inhalierstift: Geben Sie 21 Tropfen »Willkommensmischung« in eine kleine Glas- oder Porzellanschale. Legen Sie einen Inhalierdocht in die Schale, damit er die Öle aufsaugt. Führen Sie ihn danach in das Riechelement ein und verschließen Sie den Boden des Inhalierstifts. Schieben Sie den Deckel über den Riechstift und schrauben Sie ihn fest zu.

TIPP

Die Verwendung eines Emulgators wie Solubol ermöglicht es, ätherische Öle mit Wasser zu mischen.

Anämie

Menschen mit Anämie haben einen blassen Teint und fühlen sich schwach und lethargisch. Sie neigen dazu, leicht zu ermüden, weil ihr Blut zu wenig rote Blutkörperchen (Hämoglobin) enthält. Die häufigste Ursache von Anämie ist Eisenmangel. Kinder unter 2 Jahren, Jugendliche, Schwangere und stillende Frauen, ältere Menschen und Vegetarier sind am häufigsten betroffen.

Eine ausgewogene Ernährung, die durch Vitamine und Mineralstoffe ergänzt wird, ist von wesentlicher Bedeutung für die Bewältigung dieser Erkrankung. Sprechen Sie mit dem Arzt oder Heilpraktiker, wenn Sie vermuten, dass Sie anämisch sein könnten. Bevor Sie mit einer Ernährungsumstellung oder Spezialdiät beginnen, ist es sinnvoll, gewisse Blutwerte bestimmen zu lassen.

ÖLE

- *Kamille*
- *Narde*
- *Pfeffer (schwarz)*
- *Pfefferminze*
- *Thymian*
- *Zitrone*

TIPPS

- *Bei der Herstellung von Aromaspray geben Sie bitte immer das ätherische Öl zuerst in die Flasche, danach den gewählten Zusatz (Wodka oder Solubol). So stellen Sie sicher, dass sich das Aromaöl tatsächlich ganz fein im Wasser verteilen wird.*
- *Geben Sie Aromaöl erst dann zum Badewasser, wenn das Wasser eingelaufen ist. Sonst könnten einige der wertvollen Essenzen verdunsten und Sie nicht in den vollen Genuss der ätherischen Öle kommen.*
- *Für die Bademischungen können Sie anstelle der Milch die gleiche Menge neutral-milde Flüssigseife nehmen, wenn Ihnen das lieber ist.*
- *Verwenden Sie ätherische Öle kurz vor dem Baden oder Duschen, können Sie deren Wirkung wie folgt intensivieren: Mischen Sie sie mit einem Trägeröl und reiben Sie die Haut vor dem Baden oder Duschen mit dieser Mischung ein. Auf diese Weise können die Aromaöle von der Haut aufgenommen werden und in den Blutkreislauf gelangen. Und Sie profitieren gleich doppelt, denn das warme Wasser fördert die Verdunstung der ätherischen Öle, sodass Sie sie leichter einatmen können.*

Die folgende Mischung ist für eine Selbstbehandlung geeignet, wenn der Bluttest eine Anämie bestätigt hat. Sie ist als eine Ergänzung zur medizinischen Behandlung gedacht.

Anämiemischung

10 Tropfen	Kamillenöl
3 Tropfen	Zitronen- oder Pfefferminzöl
3 Tropfen	Pfefferöl (schwarz) oder Thymian Ct. Linalool

Geben Sie die ätherischen Öle in eine 5-ml-Glasflasche und schütteln Sie die Mischung gründlich. Die Mischung eignet sich für unterschiedliche Anwendungen.

ANWENDUNGEN

Aroma-Raumspray: Mischen Sie in einer 125-ml-Sprühflasche 75 Tropfen Anämiemischung und 1 TL (5 ml) Wodka. Fügen Sie ½ Tasse (125 ml) Wasser hinzu (siehe »Tipps«).

Vollbad: Füllen Sie die Wanne mit warmem Wasser. In der Zwischenzeit mischen Sie in einer kleinen Glas- oder Porzellanschale 1 TL (5 ml) Milch und 4–6 Tropfen Anämiemischung (siehe »Tipps«). Geben Sie die Mischung ins Wasser und verteilen Sie sie gut. Tauchen Sie dann für 30 Minuten in das Bad ein und massieren Sie in dieser Zeit umherschwimmende Öltropfen in die Haut ein.

Hand-/Fuß-/Sitzbad: Mischen Sie in einer kleinen Glas- oder Porzellanschale 1 TL (5 ml) Milch und 4 Tropfen »Anämie-Mischung«. Geben Sie diese Mischung in ein Becken mit warmem Wasser, verteilen Sie alles gut und tauchen Sie dann den entsprechenden Körperteil für 30 Minuten in das Bad ein, wobei Sie die umher schwimmenden Öltropfen in die Haut einmassieren.

Massage: Mischen Sie in einer kleinen Glas- oder Porzellanschale 4 TL (20 ml) Traubenkern- oder Mandelöl mit 8 Tropfen »Anämie-Mischung«. Ist alles gründlich vermischt, können Sie den ganzen Körper damit einreiben.

Analfistel

Analfistel ist der medizinische Begriff für einen infizierten Verbindungskanal, der sich zwischen der Haut und der muskulösen Öffnung am Ende des Verdauungstraktes (dem Anus) öffnet. Die meisten Analfisteln sind das Ergebnis einer Infektion in einer Analdrüse, die sich auf die Haut ausbreitet. Meist ist ein chirurgischer Eingriff nötig, um eine Fistel zu behandeln.

ÖLE
- *Geranium*
- *Lavendel*
- *Teebaum*

Analfistel-Massagegel

4 TL (20 ml)	Aloe-vera-Gel, Traubenkernöl oder Tamanuöl
5 Tropfen	Lavendelöl
4 Tropfen	Geraniumöl
3 Tropfen	Teebaumöl

Mischen Sie in einer kleinen Glas- oder Porzellanschale das Aloe-vera-Gel (bzw. Traubenkern- oder Tamanuöl) mit den ätherischen Ölen und verrühren Sie alles gründlich.

ANWENDUNG

Wundwaschung: Mischen Sie in einer kleinen Glas- oder Porzellanschale 3 Tropfen Teebaumöl und ½ TL (2,5 ml) nicht-pasteurisierten flüssigen Honig und verrühren Sie alles gründlich. Fügen Sie 1 Tasse (250 ml) warmes Wasser hinzu und rühren Sie gründlich um. Waschen Sie den betroffenen Bereich mit einem getränkten Wattebausch. Tupfen Sie die Stelle trocken und massieren Sie den Bereich mit Analfistel-Massagegel. Zweimal täglich anwenden.

TIPP
- *Sie können die Wirkung dadurch verstärken, dass Sie kaltgepresstes Tamanuöl statt Traubenkern- oder Mandelöl verwenden. Tamanuöl reizt die Haut nicht und ist entzündungshemmend, sodass es eine gute Wahl für empfindliche Hautbereiche ist.*

Angina pectoris

Angina pectoris wird in der Regel als ein stechender Schmerz wahrgenommen, der entweder in den Arm, den Kiefer oder die Brust ausstrahlt, kann sich aber auch wie ein drückender Schmerz in der Brust anfühlen. Das Gefühl hält in der Regel bis zu 15 Minuten an und kann sich im Liegen verschlimmern. Suchen Sie sofort einen Arzt auf, wenn Sie diese Symptome bemerken. Angina pectoris tritt auf, wenn aufgrund verstopfter oder verhärteter Arterien nicht genug sauerstoffreiches Blut den Herzmuskel erreicht. Anfälle können durch körperliche Anstrengung, übermäßiges Essen oder emotionalen Stress ausgelöst werden.

ÖLE
- *Bergamotte*
- *Ingwer*
- *Melisse*
- *Pfeffer (schwarz)*
- *Rosmarin Ct. Verbenon*
- *Salbei*
- *Thymian*
- *Zitrone*

TIPPS

- *Geben Sie Aromaöl erst dann zum Badewasser, wenn das Wasser eingelaufen ist. Sonst könnten einige der wertvollen Essenzen verdunsten und Sie nicht in den vollen Genuss der ätherischen Öle kommen.*
- *Für die Bademischungen können Sie anstelle der Milch die gleiche Menge neutral-milde Flüssigseife nehmen, wenn Ihnen das lieber ist.*
- *Verwenden Sie ätherische Öle kurz vor dem Baden oder Duschen, können Sie deren Wirkung wie folgt intensivieren: Mischen Sie sie mit einem Trägeröl und reiben Sie die Haut vor dem Baden oder Duschen mit dieser Mischung ein. So können die Aromaöle von der Haut aufgenommen werden und in den Blutkreislauf gelangen. Und Sie profitieren gleich doppelt, denn das warme Wasser fördert die Verdunstung der ätherischen Öle, sodass Sie sie leichter einatmen können.*

Aromatherapeutische Anwendungen sind nur als eine Ergänzung zur medizinischen Behandlung gedacht (siehe auch »Stress und emotionale Probleme«, Seite 322).

Angina-pectoris-Mischung

15 Tropfen	Bergamotteöl
6 Tropfen	Ingwer- oder Zitronenöl
3 Tropfen	Pfefferöl (schwarz) oder Thymian

Geben Sie die ätherischen Öle in eine 5-ml-Glas-Tropfflasche und schütteln Sie die Mischung gründlich. Zu dieser Mischung stehen Ihnen unterschiedliche Anwendungen zur Verfügung.

ANWENDUNGEN

Vollbad: Füllen Sie die Wanne mit warmem Wasser. In der Zwischenzeit mischen Sie in einer kleinen Glas- oder Porzellanschale 1 TL (5 ml) Milch und 4–6 Tropfen Angina-pectoris-Mischung. Geben Sie die Mischung ins Wasser und verteilen Sie sie gut. Tauchen Sie dann für 30 Minuten in das Bad ein und massieren Sie in dieser Zeit umherschwimmende Öltropfen in die Haut ein.

Inhalierstift: Geben Sie Angina-pectoris-Mischung in eine kleine Glas- oder Porzellanschale. Legen Sie einen Inhalierdocht bzw. Wattestift in die Schale, damit er die Öle aufsaugt. Führen Sie ihn danach in das Riechelement ein und verschließen Sie den Boden. Schieben Sie den Deckel über den Riechstift und schrauben Sie ihn fest zu.

Massage: Mischen Sie in einer kleinen Glas- oder Porzellanschale 4 TL (20 ml) Traubenkern- oder Mandelöl und 8 Tropfen Angina-pectoris-Mischung. Ist alles gründlich vermischt, können Sie den ganzen Körper damit einreiben.

Aphthen (Mundgeschwüre)

ÖLE

- *Geranium*
- *Myrrhe*
- *Nelke (Knospe)*
- *Teebaum*
- *Zitrone*

Wenn Sie häufig wiederkehrende Mundgeschwüre haben, werden Sie so lange davon geplagt sein, bis die Ursache gefunden wird. Zu den möglichen Ursachen zählen Vitamin-B- und Vitamin-C-arme Ernährung, Stress, schlecht sitzende Prothesen, eine raue Kante an einem Zahn, Beißen auf die Zunge oder die Innenseite der Wange sowie Nahrungsmittelallergien. Mundgeschwüre können auch Anzeichen einer ernsteren zugrunde liegenden Erkrankung sein, wie Reizdarmsyndrom, Zöliakie oder eine Immunstörung.

ANWENDUNG

Mundspülung: Mischen Sie in einem Glas 250 ml warmes Wasser, 1 Tropfen Myrrheöl oder ¼ TL (1 ml) Myrrhetinktur, 1 TL (5 ml) Natron und eine Prise Meersalz, und rühren Sie gründlich um. Spülen Sie den Mund so intensiv wie möglich mit dieser Mischung und spucken Sie sie dann aus (nicht schlucken). Wiederholen Sie dieses Spülen, bis das Glas leer ist.

Arteriosklerose

Arteriosklerose (auch Atherosklerose) ist ein Krankheitsbild, das sich langsam entwickelt. Im Laufe der Jahre verhärten sich (bei fast jedem Menschen) die Arterien und Fettablagerungen (Atherome) beginnen, die Arterienwände auszukleiden. Verengen sich die Koronararterien, bedeutet das, dass das Herz unzureichend mit Blut, Sauerstoff und Nährstoffen versorgt wird. Mit diesem Beschwerdebild sind zahlreiche Risiken für Folgeerkrankungen verbunden, einschließlich Angina pectoris und anderer Formen von Herzerkrankungen sowie Schlaganfall.

Arteriosklerosemischung

20 Tropfen Rosmarinöl
15 Tropfen Wacholderöl
15 Tropfen Zitronenöl
10 Tropfen Pfefferöl (schwarz)
5 Tropfen Ingweröl

Geben Sie die ätherischen Öle in eine 5-ml-Glas-Tropfflasche und schütteln Sie die Mischung gründlich. Gönnen Sie sich eine Massage oder ein Bad.

ANWENDUNGEN

Massage: Mischen Sie in einer kleinen Glas- oder Porzellanschale 4 TL (20 ml) Traubenkern- oder Mandelöl und 8 Tropfen Arteriosklerosemischung. Ist alles gründlich vermischt, können Sie den ganzen Körper damit einreiben.

ÖLE

- *Basilikum Ct. Linalool*
- *Ingwer*
- *Niaouli*
- *Pfeffer (schwarz)*
- *Rosmarin Ct. Cineol*
- *Wacholder*
- *Zitrone*

TIPP

- *Verwenden Sie ätherische Öle kurz vor dem Baden oder Duschen, können Sie deren Wirkung wie folgt intensivieren: Mischen Sie sie mit einem Trägeröl und reiben Sie die Haut vor dem Baden oder Duschen mit dieser Mischung ein. So können die Aromaöle von der Haut aufgenommen werden und in den Blutkreislauf gelangen. Und durch die Verdunstung können Sie die Öle leichter einatmen.*

TIPP

Geben Sie Aromaöl erst dann zum Badewasser, wenn das Wasser eingelaufen ist. Ansonsten könnten einige der wertvollen Essenzen verdunsten und Sie nicht in den vollen Genuss der ätherischen Öle kommen.

ÖLE

- *Angelikawurzel*
- *Balsamtanne (Tanne)*
- *Benzoe*
- *Bergamotte*
- *Eukalyptus*
- *Immortelle*
- *Ingwer*
- *Lorbeer*
- *Majoran*
- *Pfeffer (schwarz)*
- *Rosmarin*
- *Wacholder*
- *Weihrauch*
- *Weißtanne*
- *Zingiber montanum (Plai)*

Vollbad: Füllen Sie die Wanne mit warmem Wasser. In der Zwischenzeit mischen Sie in einer kleinen Glas- oder Porzellanschale 1 TL (5 ml) Milch und 4–6 Tropfen der Arteriosklerosemischung. Geben Sie die Mischung ins Wasser und verteilen Sie sie gut. Tauchen Sie dann für 30 Minuten in das Bad ein und massieren Sie umherschwimmende Öltropfen in die Haut ein.

Arthritis

Arthritis und rheumatoide Arthritis sind gekennzeichnet durch Schmerzen, Steifheit und Entzündungen. Übergewicht belastet die Gelenke zusätzlich und verschlimmert die Symptome. Arthrose ist eine Verschleißerkrankung, die im Allgemeinen mit zunehmendem Alter auftritt. Sie betrifft Gelenke, die Gewicht tragen (Knie, Hüften, unterer Rücken, Hals) und Hände (Finger und Daumen), kann aber auch die Schulter oder sogar den großen Zeh betreffen. Rheumatoide Arthritis ist eine Autoimmunkrankheit, die sich von der Arthrose unterscheidet, auch wenn sie ähnliche Symptome zeigt. Die hier vorgestellten Anwendungen sind sowohl für Arthrose als auch für rheumatoide Arthritis geeignet. Wenn Patienten mit rheumatoider Arthritis Naturheilmethoden anwenden, sollten sie sich jedoch auf jeden Fall zusätzlich von ihrem Arzt beraten lassen.

Arthritis-Mischung

10 Tropfen	Echte Kamille (Matricaria recutita)
7 Tropfen	Geraniumöl
5 Tropfen	Wintergrünöl
5 Tropfen	Rosmarinöl (Rosmarinus officinalis Ct. Verbenon) oder Zingiber-montanum-Öl (Plai)

Geben Sie die ätherischen Öle in eine 5-ml-Glas-Tropfflasche und schütteln Sie die Mischung gründlich.

Variante: Wenn eine stärkere Wirkung gewünscht wird und keine Nussallergie vorliegt, ersetzen Sie bei den verschiedenen Anwendungen das Traubenkern- oder Mandelöl durch kaltgepresstes Erdnussöl in Bioqualität. Erdnussöl ist bei Arthritis und Rheuma sehr wirkungsvoll, da es eine signifikante Menge an Vitamin E enthält, das Entzündungen reduzieren kann. Wie die meisten kaltgepressten Öle sollte Erdnussöl kühl aufbewahrt werden, daher lagern Sie es am besten im Kühlschrank. Kaltgepresstes Erdnussöl ist 9 Monate haltbar.

ANWENDUNGEN

Massage: Mischen Sie in einer kleinen Glas- oder Porzellanschale 4 TL (20 ml) Traubenkern- oder Mandelöl mit 12 Tropfen der Arthritis-Mischung. Ist alles gründlich vermischt, können Sie den ganzen Körper damit einreiben.

Vollbad: Füllen Sie die Wanne mit warmem Wasser. In der Zwischenzeit mischen Sie in einer kleinen Glas- oder Porzellanschale 10 Tropfen Arthritis-Mischung und 1 TL (5 ml) Traubenkern- oder Mandelöl und verrühren Sie alles gründlich. Fügen Sie 1 Tasse (250 ml) Epsom Salz dazu und rühren Sie gründlich um. Geben Sie die Mischung ins Wasser, verteilen Sie sie gut und tauchen Sie dann 20 Minuten in das Bad ein. Massieren Sie umherschwimmende Öltropfen sanft in die Glieder ein.

Heiße Kompresse: Mischen Sie in einer Glas- oder Porzellanschale ½ Tasse (125 ml) sehr heißes Wasser mit 10 Tropfen der Arthritis-Mischung und rühren Sie gründlich um. Tauchen Sie ein Tuch ein, das gerade groß genug ist, um die gesamte Flüssigkeit aufzusaugen, ohne dass es tropft. Legen Sie das Tuch auf die betroffene Stelle und fixieren Sie es mit einem Strumpf oder Handschuh. Größere Bereiche können Sie mit einem Stück Plastikfolie abdecken, das Sie über das feuchte Tuch und darum herum auflegen. Lassen Sie die Kompresse einwirken und nehmen Sie sie ab, wenn sie abgekühlt ist.

Variante zur Kompresse: Mischen Sie in einer kleinen Glas- oder Porzellanschale 1 TL (2,5 ml) Traubenkern- oder Mandelöl mit 6 Tropfen der Arthritis-Mischung. Tränken Sie einen Wattebausch mit dieser Mischung, legen Sie ihn auf den betroffenen Bereich auf, bedecken Sie ihn mit einem Stück Plastikfolie und legen Sie ein heißes Handtuch darüber. Lassen Sie die Kompresse bis zu 30 Minuten einwirken.

Asthma

Asthma ist eine chronisch entzündliche Erkrankung, die durch Umwelteinflüsse wie Staubmilben, Schimmel, Zigarettenrauch, Autoabgase und andere chemische Dämpfe, Tierhaare, Federn oder durch bestimmte Lebensmittel hervorgerufen werden kann. Asthma kann ein sehr erns-

VORSICHT

- *Bevor Sie ein ätherisches Öl verwenden, beachten Sie bitte die jeweiligen Hinweise im Teil 1 »Die wichtigsten Öle von A bis Z« (Seite 37).*
- *Für Menschen mit Nussallergie sind Mandel- oder Erdnussöl nicht geeignet. Verwenden Sie stattdessen die gleiche Menge Traubenkernöl.*

TIPP

- *Verwenden Sie ätherische Öle kurz vor dem Baden oder Duschen, können Sie deren Wirkung wie folgt intensivieren: Mischen Sie sie mit einem Trägeröl und reiben Sie die Haut vor dem Baden oder Duschen mit dieser Mischung ein. So können die Aromaöle von der Haut aufgenommen werden und in den Blutkreislauf gelangen. Und durch die Verdunstung können Sie die Öle leichter einatmen.*

ÖLE

- *Balsamtanne*
- *Eukalyptus (globulus und smithii)*
- *Immortelle*
- *Myrte (grüne und orange)*
- *Rose*
- *Thymian Ct. Thymol*
- *Waldkiefer*
- *Ysop*

ter Krankheitszustand sein. Aromatherapeutische Behandlungen sind eine Ergänzung, aber kein Ersatz für eine medizinische Behandlung.

Asthma-Mischung

20 Tropfen Balsamtannenöl
15 Tropfen Waldkiefernöl
5 Tropfen Rosenöl Otto

Geben Sie die ätherischen Öle in eine 5-ml-Glasflasche und schütteln Sie sie gründlich. Diese Mischung bietet unterschiedliche Anwendungsmöglichkeiten.

△ VORSICHT

Dampfinhalationen sind für Asthmapatienten nicht empfehlenswert.

ANWENDUNGEN

Kaltvernebler: Feuchte Luft kann bei asthmatischen Beschwerden da helfen, wo warmer Dampf reizt. Geben Sie 2–3 Tropfen Eukalyptus- oder Ysop-Öl in einen Kaltvernebler (siehe »Bezugsquellen«, Seite 478). Setzen Sie sich bequem auf einen Stuhl und stellen Sie den Kaltvernebler auf einen Tisch vor sich. Lehnen Sie sich vor in den Nebel und inhalieren Sie eine Minute lang. Danach 2 Minuten pausieren und diesen Ablauf 10 Minuten lang wiederholen.

△ VORSICHT

Bevor Sie ein ätherisches Öl verwenden, beachten Sie bitte die jeweiligen Hinweise im Teil 1 dieses Buchs, »Die wichtigsten Öle von A bis Z« (Seite 37).

Inhalierstift: Geben Sie 21 Tropfen Asthma-Mischung in eine kleine Glas- oder Porzellanschale. Legen Sie einen Inhalierdocht in die Schale, damit er die Öle aufsaugt. Führen Sie ihn danach in das Riechelement ein und verschließen Sie den Boden des Inhalierstifts. Schieben Sie den Deckel über den Riechstift und schrauben Sie ihn fest zu. Benutzen Sie den Inhalierstift während eines Asthmaanfalls.

Massage: Mischen Sie in einer kleinen Glas- oder Porzellanschale 4 TL (20 ml) Traubenkern- oder Mandelöl und 10 Tropfen Asthma-Mischung. Ist alles gründlich vermischt, können Sie den Brustkorb zweimal täglich damit einreiben. Massieren Sie sich zwischen den Anfällen, nicht jedoch währenddessen.

Atemwegsbeschwerden

Es gibt zahlreiche Atemwegsbeschwerden. Die folgenden häufigsten Krankheitsbilder werden in gesonderten Kapiteln ausführlich beschrieben: Asthma (Seite 185), Bronchitis (Seite 194), Katarrh (Seite 253),

Husten (Seite 245), Kehlkopfentzündung (Seite 254), Nebenhöhlenentzündung (Seite 289), Mandelentzündung (Seite 272).

Bindehautentzündung (Konjunktivitis)

ANWENDUNG

Augenauflage: Mischen Sie in einer Glas- oder Porzellanschale 1 TL (5 ml) Kamillen- oder Rosenhydrolat und 6 TL (30 ml) Wasser. Rühren Sie gründlich um, damit sich die Hydrolate vermischen. Tauchen Sie ein Tuch ein und wringen Sie es so gut wie möglich aus. Schließen Sie die Augen und legen Sie das Tuch für 10 Minuten darauf. Wenden Sie das Tuch und legen Sie es weitere 10 Minuten auf die geschlossenen Augen.

ÖLE

- *Kamillenhydrolat*
- *Rosenhydrolat*

VORSICHT

- *Den direkten Augenkontakt unbedingt vermeiden. Verwenden Sie ausschließlich alkoholfreie Hydrolate für die Augenpflege.*

Bisse und Stiche

Ätherische Öle sind eine rasche Hilfe bei Stichen und Bissen von Insekten und anderen Tieren. Tragen Sie stets eine kleine Flasche Lavendelöl mit sich, wenn Sie spazieren gehen, wandern oder schwimmen gehen.

ÖLE

- *Kamille*
- *Lavendel*
- *Niaouli*
- *Salbei*
- *Teebaum*
- *Zitrone*

BIENENSTICHE

Bienenstich-Paste

1 TL (5 ml) Natron bzw. Natriumbikarbonat
1 Tropfen Kamillenöl
1 Tropfen Lavendelöl
destilliertes oder gefiltertes Wasser

Mischen Sie in einer Glas- oder Porzellanschale Natron, die ätherischen Öle und gerade so viel Wasser, dass Sie eine weiche Paste erhalten (Natron neutralisiert die Säure des Stichs). Verrühren Sie alles gründlich. Kratzen Sie den Stachel mit der Spitze einer sterilen Klinge oder Stecknadel seitlich aus der Haut. Ziehen Sie ihn nicht heraus, sonst könnte weiteres Gift in den Wundbereich gelangen. Ist eine Allergie bekannt oder wird sie vermutet, suchen Sie sofort einen Arzt auf. Geben Sie die Paste stündlich auf den Stich, bis das Stechen nachlässt (bzw. machen Sie das auf dem Weg zum Arzt oder Krankenhaus, wenn eine Allergie vorliegt).

HUNDEBISSE

Äußerliche/lokale Anwendung bei Hundebissen:

- Mischen Sie in einer kleinen Glas- oder Porzellanschale (insgesamt) 4 Tropfen Teebaum- oder Lavendelöl, ½ TL (2,5 ml) nicht-pasteurisierten flüssigen Honig und ½ Tasse (125 ml) Wasser.
- Waschen Sie den Bereich des Bisses mit einem Lappen und dieser Mischung ab (auch wenn die Haut unverletzt ist). Tupfen Sie mit einem Wattebausch unverdünntes Lavendelöl auf die betroffene Stelle.
- Legen Sie bei Bedarf einen Verband an.
- Wurde die Haut verletzt, begeben Sie sich zur weiteren Behandlung zum Arzt oder in die Notaufnahme eines Krankenhauses.

INSEKTENSTICHE UND -BISSE

Mückenstiche sind lästig, doch Mücken können auch Krankheiten wie das West-Nil-Virus, Denguefieber und Malaria übertragen. So vermeiden Sie es, gebissen bzw. gestochen zu werden:

- Schützen Sie sich an Sommerabenden oder wenn Sie wissen, dass Sie in Mückengebieten unterwegs sein werden, durch lockere langärmlige Kleidung. Meiden Sie dunkle Kleidung und parfümierte Produkte.
- Vermeiden Sie es, in der Dämmerung draußen zu sein.
- Verwenden Sie stets ein Insektenschutzmittel, wenn Sie sich im Freien aufhalten.
- Falls nötig, verwenden Sie Mückennetze über den Betten und Mückengitter vor den Fenstern.

Äußerliche/lokale Anwendung bei Insektenstichen: Tupfen Sie mit einem Wattebausch unverdünntes Lavendelöl auf die betroffene Stelle. Wiederholen Sie diese Behandlung, bis der Schmerz nachlässt.

SPINNENBISSE

Spinnenbiss-Mischung zur äußerlichen/lokalen Anwendung:

- Mischen Sie in einer kleinen Glas- oder Porzellanschale 5 Tropfen Lavendelöl und 1 TL (5 ml) Essig. Betupfen Sie den betroffenen Bereich stündlich mit einem getränkten Wattebausch.
- Wenn Sie vermuten, dass Sie von einer giftigen Spinne gebissen wurden, begeben Sie sich sofort in ärztliche Behandlung. Betupfen Sie die Bisswunde dabei weiterhin mit unverdünntem Lavendelöl, bis Sie behandelt werden. Es ist wichtig, dass Sie versuchen, die Spinne zu identifizieren.

WESPENSTICHE

Wespenstich-Mischung zur äußerlichen/lokalen Anwendung:

- Mischen Sie in einer kleinen Glasflasche 8 Tropfen Lavendelöl und 1 TL (5 ml) Essig und schütteln Sie die Mischung gründlich. Betupfen Sie den betroffenen Bereich mit einem getränkten Wattebausch, um das alkalische Gift des Stiches zu neutralisieren und Schmerz sowie Schwellung zu lindern.
- Wiederholen Sie diese Anwendung stündlich, bis der Schmerz nachlässt.

Blähungen

Gas, das im Darm gefangen ist, kann Schmerzen, Blähungen, Völlegefühl und Aufstoßen verursachen.

Massagemischung bei Blähungen

1 TL (5 ml)	Traubenkern- oder Mandelöl
2 Tropfen	Römische Kamille
1 Tropfen	Pfefferminz- oder Ingweröl

Mischen Sie die Zutaten in einer kleinen Glas- oder Porzellanschale und verrühren Sie sie gut. Massieren Sie den Bauch zwei- bis dreimal täglich im Uhrzeigersinn mit dieser Mischung. Tipp: Trinken Sie darüber hinaus dreimal täglich Pfefferminz- oder Ingwertee.

ÖLE

- *Angelikawurzel*
- *Cardamom*
- *Fenchel*
- *Ingwer*
- *Pfefferminze*
- *Römische Kamille*
- *Rosmarin Ct. Cineol*
- *Zitrone*

VORSICHT

- *Bevor Sie ein ätherisches Öl verwenden, beachten Sie bitte die jeweiligen Hinweise im Teil 1 »Die wichtigsten Öle von A bis Z« (Seite 37).*

Blasen

ANWENDUNG

Äußerliche/lokale Anwendung: Tupfen Sie mit einem Wattebausch sanft 2 Tropfen Lavendel- oder Teebaumöl auf die betroffene Stelle. Öffnen Sie die Blase nur, wenn sie sehr groß ist. Verwenden Sie in diesem Fall eine sterile Nadel (Sie können sie sterilisieren, indem Sie sie in eine Flamme halten) und drücken Sie die Haut flach. Geben Sie einen Tropfen Lavendelöl darauf und bedecken Sie sie mit einem Pflaster.

ÖLE

- *Lavendel*
- *Teebaum*

VORSICHT

- *Bevor Sie ein ätherisches Öl verwenden, beachten Sie bitte die jeweiligen Hinweise im Teil 1 dieses Buchs, »Die wichtigsten Öle von A bis Z« (Seite 37).*

Blasenentzündung

Blasenentzündung, auch Zystitis genannt, ist eine Entzündung der Harnblase, verursacht durch eine bakterielle Infektion der Harnwege. Die Symptome sind Brennen oder schneidende Schmerzen beim Wasserlassen, häufiger Harndrang, ein anhaltender dumpfer Schmerz über dem Schambein und /oder schlecht riechender Urin, der Blut oder Eiter enthalten kann. Wenn dies von Fieber und Rückenschmerzen begleitet wird, kann die Infektion außer in die Blase und Harnröhre auch in die Niere gelangt sein. Sie müssen unbedingt zum Arzt!

Mischung bei Blasenentzündung

6 Tropfen	Wacholderöl
4 Tropfen	Sandelholz- oder Petersilienöl
3 Tropfen	Kamillenöl
3 Tropfen	Eukalyptus-citriodora-Öl

Geben Sie die ätherischen Öle in eine 5-ml-Glas-Tropfflasche und schütteln Sie sie gründlich. Zu dieser Mischung stehen unterschiedliche Anwendungsmöglichkeiten zur Verfügung.

ANWENDUNGEN

Vollbad: Füllen Sie die Wanne mit warmem Wasser. In der Zwischenzeit mischen Sie in einer kleinen Glas- oder Porzellanschale 1 TL (5 ml) Milch und 4–6 Tropfen »Mischung bei Blasenentzündung« (siehe »Tipp«). Geben Sie die Mischung ins Wasser und verteilen Sie sie gut. Tauchen Sie dann für 15–20 Minuten in das Bad ein und massieren Sie in dieser Zeit umherschwimmende Öltropfen in die Haut ein.

Heiße Kompresse: Mischen Sie in einer kleinen Glas- oder Porzellanschale ½ Tasse (125 ml) sehr heißes Wasser und 10 Tropfen »Mischung bei Blasenentzündung«. Rühren Sie gründlich um, damit sich die Öle gut vermischen. Tauchen Sie ein Tuch ein, das gerade groß genug ist, um die Flüssigkeit aufzusaugen, ohne dass es tropft. Legen Sie das Tuch auf die betroffene Stelle und fixieren Sie es, indem Sie den Körper mit Plastikfolie umwickeln. Lassen Sie die Kompresse 1 Stunde lang einwirken.

Variante zur Kompresse: Für eine noch wirkungsvollere Kompresse mischen Sie in einer kleinen Glas- oder Porzellanschale 4 Tropfen »Mischung bei Blasenentzündung« und ½ TL (2,5 ml) Traubenkern- oder Mandelöl. Rühren Sie gründlich um, damit sich die Öle gut vermischen.

ÖLE

- *Atlaszeder/Zedernholz*
- *Balsamtanne*
- *Bergamotte*
- *Eukalyptus (citriodora oder globulus)*
- *Fenchel*
- *Kamille*
- *Lavendel*
- *Rosmarin Ct. Cineol*
- *Sandelholz*
- *Teebaum*
- *Thymian Ct. Linalool*
- *Wacholder*

VORSICHT

- *Bevor Sie ein ätherisches Öl verwenden, beachten Sie bitte die jeweiligen Hinweise im Teil 1 dieses Buchs, »Die wichtigsten Öle von A bis Z« (Seite 37).*

TIPP

- *Verwenden Sie ätherische Öle kurz vor dem Baden oder Duschen, können Sie deren Wirkung wie folgt intensivieren: Mischen Sie sie mit einem Trägeröl und reiben Sie die Haut vor dem Baden oder Duschen mit dieser Mischung ein. So können die Aromaöle von der Haut aufgenommen werden und in den Blutkreislauf gelangen. Und Sie profitieren gleich doppelt, denn das warme Wasser fördert die Verdunstung der ätherischen Öle, sodass Sie sie leichter einatmen können.*

Legen Sie einen getränkten Wattebausch auf den betroffenen Bereich (unterer Bauch, über der Blase) und bedecken Sie ihn mit einem Pflaster, einen Verband oder einem Stück Plastikfolie. Legen Sie ein heißes Handtuch darüber und lassen Sie die Kompresse bis zu 30 Minuten einwirken. Wiederholen Sie die Behandlung so oft wie nötig.

Massage: Wärmen Sie ½ TL (2,5 ml) Traubenkern- oder Mandelöl und 1 Tropfen »Mischung bei Blasenentzündung« in einem heißen Löffel (erhitzen Sie dazu zunächst den Löffel, indem Sie ihn in kochendes Wasser tauchen oder unter heißes Leitungswasser halten). Rühren Sie mit einem Zahnstocher gründlich um. Massieren Sie damit den unteren Bauch.

TIPPS

- *Geben Sie Aromaöl erst dann zum Badewasser, wenn das Wasser eingelaufen ist. Ansonsten könnten einige der wertvollen Essenzen verdunsten und Sie nicht in den vollen Genuss der ätherischen Öle kommen.*
- *Für die Bademischungen können Sie anstelle der Milch auch neutral-milde Flüssigseife verwenden.*

Blaues Auge

ANWENDUNG

Kühle Kompresse: Mischen Sie in einer kleinen Glas- oder Porzellanschale je 1 Tropfen Lavendel- und Kamillenöl und 2 TL (10 ml) Immortellenhydrolat und verrühren Sie alles gründlich. Geben Sie 1 Eiswürfel hinzu. Rühren Sie so lange weiter, bis der Eiswürfel geschmolzen und die ätherischen Öle gut verteilt sind. Tauchen Sie ein Tuch ein und wringen Sie es aus, bis es nicht mehr tropft. Legen Sie die Kompresse vorsichtig auf den Bluterguss (siehe »Vorsicht«). Ersetzen Sie die Kompresse, sobald das Tuch warm wird.

ÖLE

- *Kamille*
- *Lavendel*

VORSICHT

- *Wenn Sie ätherische Öle im Bereich der Augen anwenden, halten Sie die Augen gut geschlossen. Es ist extrem wichtig, dass kein Öl ins Auge gelangt. (Zum Vorgehen bei Kontakt mit den Augen siehe »Sofort-Maßnahmen bei unerwünschten Reaktionen«, Seite 212).*

Blutdruck, niedriger (Hypotonie)

Ein zu niedriger Blutdruck kann Schwindel und rasche Ermüdbarkeit auslösen. Sport und Gymnastik helfen, den Blutdruck auf bessere Werte zu steigern.

Blutdrucksteigernde Mischung

25 Tropfen	Muskatellersalbeiöl
20 Tropfen	Rosmarinöl
10 Tropfen	Pfefferöl (schwarz)
10 Tropfen	Pfefferminzöl

ÖLE

- *Basilikum*
- *Muskatellersalbei*
- *Pfeffer (schwarz)*
- *Pfefferminze*
- *Rosmarin Ct. Cineol*
- *Salbei*
- *Thymian Ct. Linalool*
- *Waldkiefer*
- *Ysop*

Geben Sie die ätherischen Öle in eine 5-ml-Glas-Tropfflasche und schütteln Sie die Mischung gründlich. Wählen Sie eine der unten aufgeführten Anwendungen.

ANWENDUNGEN

Vollbad: Füllen Sie die Wanne mit warmem Wasser. In der Zwischenzeit mischen Sie in einer kleinen Glas- oder Porzellanschale 1 TL (5 ml) Milch und 4–6 Tropfen »Blutdrucksteigernde Mischung« (siehe »Tipps«). Geben Sie die Mischung ins Wasser und verteilen Sie sie gut. Tauchen Sie dann für 30 Minuten in das Bad ein und massieren Sie umherschwimmende Öltropfen in die Haut ein.

Massage: Mischen Sie in einer kleinen Glas- oder Porzellanschale 4 TL (20 ml) Traubenkern- oder Mandelöl und 4 Tropfen »Blutdrucksteigernde Mischung«. Ist alles gründlich vermischt, können Sie den ganzen Körper damit einreiben.

VORSICHT

— *Bevor Sie ein ätherisches Öl verwenden, beachten Sie bitte die jeweiligen Hinweise im Teil 1 »Die wichtigsten Öle von A bis Z« (Seite 37).*

TIPPS

— *Geben Sie Aromaöl erst dann zum Badewasser, wenn das Wasser eingelaufen ist. Ansonsten könnten einige der wertvollen Essenzen verdunsten.*

— *Für die Bademischungen können Sie anstelle der Milch auch die gleiche Menge neutral-milde Flüssigseife nehmen.*

Blutergüsse

ÖLE

— *Fenchel*
— *Geranium*
— *Immortelle*
— *Lavendel*
— *Majoran*
— *Römische Kamille*
— *Rosmarin Ct. Cineol*

ANWENDUNG

Äußerliche/lokale Anwendung: Legen Sie gegen die Schwellung einen Eisbeutel auf den geprellten Bereich. Mischen Sie in einer kleinen Glas- oder Porzellanschale 1 TL Traubenkern- oder Mandelöl und 4 Tropfen Geranium- oder Lavendelöl. Geben Sie die Mischung auf die betroffene Stelle und wiederholen Sie das stündlich, bis der Bluterguss nicht mehr berührungsempfindlich ist. Dehnen Sie die Behandlungsabstände auf 2 Stunden aus, bis der Bluterguss kleiner wird.

Variante: Sie können die Wirkung dadurch verstärken, dass Sie Arnika-Mazerat statt Traubenkern- oder Mandelöl nehmen. Arnika-Mazerat reduziert nachweislich Schwellungen und Schmerz, sodass es ein wirksames Mittel bei Blutergüssen ist.

Bluthochdruck (Hypertonie)

Bluthochdruck muss immer ernst genommen werden. Die passende Behandlung besprechen Sie bitte unbedingt mit dem Arzt. Als Begleittherapie empfehlen sich Massagen, die Stress reduzieren können.

Blutdrucksenkende Mischung

20 Tropfen Majoranöl
10 Tropfen Geranium- oder Ylang-Ylang-Öl
10 Tropfen Mandarinenöl
5 Tropfen Lavendelöl (Berglavendel)

Geben Sie die ätherischen Öle in eine 5-ml-Glas-Tropfflasche und schütteln Sie die Mischung gründlich. Wählen Sie eine der unten aufgeführten Anwendungen.

ANWENDUNGEN

Vollbad: Füllen Sie die Wanne mit warmem Wasser. In der Zwischenzeit mischen Sie in einer kleinen Glas- oder Porzellanschale 1 TL (5 ml) Milch und 4–6 Tropfen der »Blutdrucksenkenden Mischung«. Geben Sie die Mischung ins Wasser und verteilen Sie sie gut. Tauchen Sie dann für 20 Minuten in das Bad ein und massieren Sie in dieser Zeit umherschwimmende Öltropfen in die Haut ein. Nicht öfter als zweimal pro Woche anwenden.

Massage: Mischen Sie in einer kleinen Glas- oder Porzellanschale 6 Tropfen »Blutdrucksenkende Mischung« und 2 TL (10 ml) Traubenkern- oder Mandelöl. Ist alles gründlich vermischt, können Sie den ganzen Körper damit einreiben.

Variante: Sie können die Wirkung dadurch verstärken, dass Sie Passionsblumen-Mazerat statt Traubenkern- oder Mandelöl nehmen. Passionsblume wirkt stark entspannend.

ÖLE

- *Eukalyptus citriodora*
- *Geranium*
- *Lavendel*
- *Majoran*
- *Mandarine*
- *Melisse*
- *Neroli*
- *Schafgarbe*
- *Ylang Ylang*
- *Zitrone*

TIPP

- *Verwenden Sie ätherische Öle kurz vor dem Baden oder Duschen, können Sie deren Wirkung wie folgt intensivieren: Mischen Sie sie mit einem Trägeröl und reiben Sie diese Mischung vor dem Baden oder Duschen in die Haut ein. So können die Aromaöle von der Haut aufgenommen werden und in den Blutkreislauf gelangen. Und Sie profitieren gleich doppelt, denn das warme Wasser fördert die Verdunstung der ätherischen Öle, sodass Sie sie leichter einatmen können.*

Blutungen, kleinflächige äußere

ANWENDUNG

Kühle Kompresse: Geben Sie ½ Tasse (125 ml) kühles (nicht eiskaltes) Wasser in eine Glas- oder Porzellanschale und fügen Sie 25 Tropfen eines der ätherischen Öle hinzu. Rühren Sie gründlich um, damit sich die Öle gut vermischen. Tauchen Sie ein Tuch ein und wringen Sie es gerade so weit aus, dass es nicht tropft. Legen Sie das Tuch auf die betroffene Stelle und fixieren Sie es gut, aber nicht zu fest, indem Sie es mit Kunststofffolie umwickeln. Sollte die Blutung sich nicht stoppen lassen, legen Sie die Kompresse erneut auf und begeben Sie sich in ärztliche Behandlung.

ÖLE

- *Geranium*
- *Rose*
- *Schafgarbe*
- *Zitrone*

Bronchitis

Bronchitis ist eine akute oder chronische Entzündung der Auskleidung der Bronchien und bedarf einer sorgfältigen Behandlung.

Bronchitis-Brustmischung

15 Tropfen	Eukalyptus radiata
10 Tropfen	Zedernholzöl
8 Tropfen	Pfefferminzöl

Geben Sie die ätherischen Öle in eine 5-ml-Glasflasche und schütteln Sie sie gründlich.

ANWENDUNGEN

Aroma-Raumspray: Mischen Sie in einer 125-ml-Sprühflasche 75 Tropfen Bronchitis-Brustmischung und 1 TL (5 ml) Wodka. Füllen Sie die Flasche mit destilliertem oder gefiltertem Wasser auf (siehe »Tipps«) und schütteln Sie die Mischung gründlich.

Vollbad: Füllen Sie die Wanne mit warmem Wasser. In der Zwischenzeit mischen Sie in einer kleinen Glas- oder Porzellanschale 1 TL (5 ml) Milch und 4–6 Tropfen Bronchitis-Brustmischung. Geben Sie die Mischung ins Wasser und verteilen Sie sie gut. Tauchen Sie dann für 30 Minuten in das Bad ein und massieren Sie in dieser Zeit umherschwimmende Öltropfen in die Haut ein.

Inhalierstift: Geben Sie 21 Tropfen Bronchitis-Brustmischung in eine kleine Glas- oder Porzellanschale. Legen Sie einen Inhalierdocht in die Schale, damit er die Öle aufsaugt. Führen Sie ihn danach in das Riechelement ein und verschließen Sie den Boden des Inhalierstifts. Schieben Sie den Deckel über den Riechstift und schrauben Sie ihn fest zu. Inhalieren Sie nach Bedarf.

Massage: Mischen Sie in einer kleinen Glas- oder Porzellanschale 2 TL (10 ml) Traubenkern- oder Mandelöl und 6 Tropfen Bronchitis-Brustmischung. Ist alles gründlich vermischt, können Sie Hals und Brustkorb damit einreiben.

ÖLE

- *Atlaszeder/Zedernholz*
- *Benzoe*
- *Eukalyptus (dives, globulus, radiata und smithii)*
- *Immortelle*
- *Lavandin*
- *Majoran*
- *Neroli*
- *Niaouli*
- *Perubalsam*
- *Pfefferminze*
- *Rose*
- *Rosmarin Ct. Verbenon*
- *Weihrauch*
- *Ysop*
- *Zitrone*

TIPPS

- *Wenn Sie möchten, können Sie bei der Herstellung von Aromaspray Solubol statt Wodka verwenden. Dazu nehmen Sie pro 1 Tropfen Aromaöl 4 Tropfen Solubol.*
- *Bei der Herstellung von Aromaspray geben Sie bitte immer das ätherische Öl zuerst in die Flasche, danach den gewählten Zusatz (Wodka oder Solubol).*
- *Geben Sie Aromaöl erst dann zum Badewasser, wenn das Wasser eingelaufen ist. Ansonsten könnten einige der wertvollen Essenzen verdunsten und Sie nicht in den vollen Genuss der ätherischen Öle kommen.*
- *Für die Bademischungen können Sie anstelle der Milch auch die gleiche Menge neutral-milde Flüssigseife nehmen.*

Burnout

Ihre Familie und Freunde sagen Ihnen schon seit Wochen oder gar Monaten, dass Sie einen Gang zurückschalten sollten, doch Sie fühlten sich unbesiegbar. Vielleicht hatten Sie das Gefühl, das ganze Universum würde einstürzen, wenn Sie nicht alles selbst machen würden. Und nun? Nun sind Sie geistig und körperlich so erschöpft, dass Sie kaum genug Energie haben, morgens aufzustehen. Es ist nicht zu spät, sich um sich selbst zu kümmern. Aromatherapie allein wird allerdings nicht reichen; Sie sollten auch Ihren Lebensstil drastisch verändern.

ÖLE
- *Atlaszeder*
- *Grapefruit*
- *Lavendel*
- *Sandelholz*
- *Vetiver*
- *Zitrone*

Hier ein paar Beispiele, wie Sie Burnout entgegenwirken können:
- Verringern Sie Ihre Arbeitsbelastung.
- Essen Sie viele frische, unverarbeitete Lebensmittel, aber essen Sie nichts, wenn Sie verärgert oder übermüdet sind. Warten Sie, bis Sie ruhiger sind, sonst ist Ihr Körper nicht in der Lage, die Verdauung zu bewältigen.
- Schlafen Sie – wenn möglich – mindestens 8 Stunden pro Nacht.
- Meiden Sie negative Menschen und Situationen. Lesen oder schauen Sie eine Zeit lang keine Nachrichten – alles wird weiter geschehen, auch wenn Sie es nicht überwachen.
- Gönnen Sie sich Zeit, allein zu sein, ohne dass irgendjemand irgendwelche Forderungen an Sie stellt.
- Machen Sie jeden Tag ein wenig Sport, gehen Sie spazieren oder schwimmen oder wählen Sie die Bewegungsart, die Ihnen am meisten Freude bereitet.
- Scheuen Sie sich nicht, um Hilfe zu bitten.
- Lernen Sie zu meditieren.
- Vereinbaren Sie einen oder zwei Massagetermine pro Woche, bei denen Sie sich mit »Burnout-Mischung« (siehe unten) massieren lassen. Wenn Sie sich professionelle Massagen nicht leisten können, vereinbaren Sie mit Ihrem Partner oder einer Freundin bzw. einem Freund, sich gegenseitig zu massieren. Es ist fast so erfüllend, jemanden zu massieren, wie selbst massiert zu werden.

Burnout-Mischung

1 TL (5 ml)	Lavendelöl
68 Tropfen	Grapefruitöl
68 Tropfen	Zitronenöl
68 Tropfen	Sandelholz- oder Vetiveröl

TIPPS

- *Geben Sie Aromaöl erst dann zum Badewasser, wenn das Wasser eingelaufen ist. Ansonsten könnten einige der wertvollen Essenzen verdunsten und Sie nicht in den vollen Genuss der ätherischen Öle kommen.*
- *Für die Bademischungen können Sie anstelle der Milch die gleiche Menge neutral-milde Flüssigseife nehmen, wenn Ihnen das lieber ist.*
- *Verwenden Sie ätherische Öle kurz vor dem Baden oder Duschen, können Sie deren Wirkung wie folgt steigern: Mischen Sie sie mit einem Trägeröl und reiben Sie die Haut vor dem Baden oder Duschen mit dieser Mischung ein. Auf diese Weise können die Aromaöle von der Haut aufgenommen werden und in den Blutkreislauf gelangen. Und Sie profitieren gleich doppelt, denn das warme Wasser fördert die Verdunstung der ätherischen Öle, sodass Sie sie leichter einatmen können.*

VORSICHT

- *Bevor Sie ein ätherisches Öl verwenden, beachten Sie bitte die jeweiligen Hinweise im Teil 1 »Die wichtigsten Öle von A bis Z« (Seite 37).*

Geben Sie die ätherischen Öle in eine 15-ml-Glas-Tropfflasche und schütteln Sie sie gründlich. Wählen Sie eine der unten aufgeführten Anwendungen.

ANWENDUNGEN

Raumspray: Mischen Sie in einer 125-ml-Sprühflasche 75 Tropfen Burnout-Mischung und 1 TL (5 ml) Wodka. Füllen Sie sie mit destilliertem oder gefiltertem Wasser auf (siehe »Tipps«) und schütteln Sie die Mischung erneut.

Vollbad: Füllen Sie die Wanne mit warmem Wasser. In der Zwischenzeit mischen Sie in einer kleinen Glas- oder Porzellanschale 1 TL (5 ml) Milch und 4–6 Tropfen Burnout-Mischung. Geben Sie die Mischung ins Wasser und verteilen Sie sie gut. Tauchen Sie dann für 30 Minuten in das Bad ein und massieren Sie in dieser Zeit umherschwimmende Öltropfen in die Haut ein.

Inhalierstift: Geben Sie 21 Tropfen Burnout-Mischung in eine kleine Glas- oder Porzellanschale. Legen Sie einen Inhalierdocht in die Schale, damit er die Öle aufsaugt. Führen Sie ihn danach in das Riechelement ein und verschließen Sie den Boden des Inhalierstifts. Schieben Sie den Deckel über den Riechstift und schrauben Sie ihn fest zu.

Massage: Mischen Sie in einer kleinen Glas- oder Porzellanschale 2 TL (10 ml) Traubenkern- oder Passionsblumenöl und 4 Tropfen Burnout-Mischung. Ist alles gründlich vermischt, können Sie den ganzen Körper damit einreiben.

Nebennieren-Stärkungsmischung

Eine Erschöpfung der Nebennieren (Burnout) ist kein Spaß! Wird der Körper über lange Zeit hinweg überbeansprucht, fährt er seine Funktionen allmählich herunter. Das schadet dem Immunsystem und verlangsamt den Stoffwechsel; dies entzieht Energie und beeinträchtigt die Fähigkeit, einzuschlafen und durchzuschlafen. Diese Mischung erdet Sie und hilft Ihnen zu entspannen, Druck abzubauen und einen erholsamen Schlaf wiederzugewinnen.

20 Tropfen	Vetiveröl
12 Tropfen	Sandelholz- oder Zedernholzöl
12 Tropfen	Patchouliöl

10 Tropfen Ylang-Ylang-Öl
8 Tropfen Geraniumöl

Geben Sie die ätherischen Öle in eine 5-ml-Glas-Tropfflasche und schütteln Sie sie gründlich. Wählen Sie eine der unten aufgeführten Anwendungen.

ANWENDUNGEN

Raumspray: Mischen Sie in einer 125-ml-Sprühflasche 75 Tropfen Nebennieren-Stärkungsmischung und 1 TL (5 ml) Wodka. Füllen Sie die Flasche mit destilliertem oder gefiltertem Wasser auf (siehe »Tipps«) und schütteln Sie die Mischung erneut. Besprengen Sie mit dieser Mischung Kopfkissen und Bettwäsche vor dem Schlafengehen.

Vollbad: Füllen Sie die Wanne mit warmem Wasser. In der Zwischenzeit mischen Sie in einer kleinen Glas- oder Porzellanschale 1 TL (5 ml) Milch und 4–6 Tropfen Nebennieren-Stärkungsmischung. Geben Sie die Mischung ins Wasser und verteilen Sie sie gut. Tauchen Sie dann für 30 Minuten in das Bad ein und massieren Sie in dieser Zeit umherschwimmende Öltropfen in die Haut ein.

Aromazerstäuber: Geben Sie 3–5 Tropfen Nebennieren-Stärkungsmischung in einen Aromazerstäuber und befolgen Sie dabei die Anweisungen des Herstellers. Lassen Sie das Gerät 20 Minuten vor dem Schlafengehen laufen.

Inhalierstift: Geben Sie 21 Tropfen Nebennieren-Stärkungsmischung in eine Glas- oder Porzellanschale. Legen Sie einen Inhalierdocht in die Schale, damit er die Öle aufsaugt. Führen Sie ihn danach in das Riechelement ein und verschließen Sie den Boden des Inhalierstifts. Schieben Sie den Deckel über den Riechstift und schrauben Sie ihn fest zu.

Massage: Mischen Sie in einer kleinen Glas- oder Porzellanschale 2 TL (10 ml) Passionsblumenöl und 4 Tropfen Nebennieren-Stärkungsmischung. Ist alles gründlich vermischt, können Sie den ganzen Körper damit einreiben.

Roll-On: Geben Sie 15 Tropfen Nebennieren-Stärkungsmischung in eine 10-ml-Roll-On-Flasche und füllen Sie sie mit fraktioniertem Kokosnussöl auf (passen Sie auf, dass Sie sie nicht überfüllen). Setzen Sie den Roll-On-Einsatz auf, verschließen Sie die Flasche mit der Schraubkappe und schütteln Sie die Mischung. Tragen Sie diese Zubereitung nach Bedarf auf den Schläfen, Handgelenken und/oder Schlüsselbeinen auf.

TIPPS

- *Wenn Sie möchten, können Sie bei der Herstellung von Aromaspray Solubol statt Wodka verwenden. Dazu nehmen Sie pro 1 Tropfen Aromaöl 4 Tropfen Solubol.*
- *Bei der Herstellung von Aromaspray geben Sie bitte immer das ätherische Öl zuerst in die Flasche, danach den gewählten Zusatz (Wodka oder Solubol).*
- *Geben Sie Aromaöl erst dann zum Badewasser, wenn das Wasser eingelaufen ist. Ansonsten könnten einige der wertvollen Essenzen verdunsten.*
- *Für die Bademischungen können Sie anstelle der Milch auch die gleiche Menge neutral-milde Flüssigseife nehmen.*
- *Verwenden Sie ätherische Öle kurz vor dem Baden oder Duschen, können Sie deren Wirkung wie folgt steigern: Mischen Sie sie mit einem Trägeröl und reiben Sie die Haut vor dem Baden oder Duschen mit dieser Mischung ein. Auf diese Weise können die Aromaöle von der Haut aufgenommen werden und in den Blutkreislauf gelangen. Und Sie profitieren gleich doppelt, denn das warme Wasser fördert die Verdunstung der ätherischen Öle, sodass Sie sie leichter einatmen können.*

Candidose

ÖLE

- *Atlaszeder/Zedernholz*
- *Eukalyptus globulus*
- *Geranium*
- *Immortelle*
- *Lavandin*
- *Lavendel*
- *Manuka*
- *Rosenholz*
- *Rosmarin Ct. Verbenon*
- *Teebaum*
- *Zitrone*

Candida albicans ist ein harmloser Hefepilz, der unseren Körper von Geburt an besiedelt. Hin und wieder nimmt er jedoch überhand und kann gesundheitliche Probleme verursachen. Soor, der die Schleimhäute befällt, ist die häufigste Erscheinungsform und tritt zuweilen im Mund (insbesondere bei Säuglingen), vor allem aber in der Scheide auf. Da auch Männer Soor übertragen können, ohne selbst Symptome zeigen zu müssen, ist es wichtig, dass immer beide Partner behandelt werden. Neben der Verwendung der nachfolgenden Mischung sollten Sie täglich 3 Becher (750 ml) Naturjoghurt essen und ein Vitamin-B-Komplex–Präparat einnehmen. Soor im Mund des Säuglings kann mit Naturjoghurt und Kamillentee sanft betupft werden.

ANWENDUNGEN

Intimspülung 1: Mischen Sie in einer kleinen Glas- oder Porzellanschale 2 Tropfen Manuka-, Lavendel- oder Teebaumöl, 4 TL (20 ml) Naturjoghurt und 1 TL (5 ml) Wasser und verrühren Sie alles gut. Führen Sie die Mischung mithilfe einer Spritze (ohne Kanüle) in die Scheide ein, oder tränken Sie einen Tampon in der Mischung und führen Sie ihn in die Scheide ein. Sie können die Menge der Mischung auch verdoppeln, um sie dann in kleinen Würfelchen einzufrieren (siehe »Tipp«). Tragen Sie auf jeden Fall eine Binde oder Slipeinlage, um auslaufende Flüssigkeit aufzufangen. Duschen Sie anschließend.

INTIMSPÜLUNGEN

Scheidensekret ist nur dann unangenehm, wenn eine Entzündung vorliegt oder die Körperpflege vernachlässigt wird. Intimspülungen sollten nur bei lokalen Infektionen angewendet werden, da unnötige Spülungen den Säure-Basen-Haushalt der Scheide stören und natürliches, wichtiges Sekret wegspülen können. Intimspülungen sollten bis zu einer Woche lang zweimal täglich durchgeführt werden. Wenn dann noch immer keine Besserung eingetreten ist, sprechen Sie mit dem Arzt oder Heilpraktiker. Nicht erkannte und unbehandelte Scheideninfektionen können zu schweren Problemen führen oder ein Anzeichen für eine ernsthafte Störung sein.

Intimspülung 2: Mischen Sie in einer kleinen Glas- oder Porzellanschale 1 Tropfen Zimtrindenöl, 3 Tropfen Lavendelöl und 1 TL (5 ml) rohen Honig und verrühren Sie alles gründlich. Fügen Sie 2 TL Kamillenhydrolat (Echte Kamille) und ½ Tasse (125 ml) destilliertes oder gefiltertes Wasser hinzu und verrühren Sie alles gut. Füllen Sie einen Irrigator (in Apotheken oder online erhältlich) mit der Mischung. Setzen Sie sich auf die Toilette, lehnen Sie sich zurück und führen Sie den Irrigatorschlauch in die Scheide ein. Lassen Sie die Flüssigkeit in Ihre Scheide fließen. Wenn Sie keine Intimdusche zur Verfügung haben, können Sie die Öle und das Wasser in einem Kännchen mischen. Setzen Sie sich in die Badewanne, lehnen Sie sich so weit wie möglich zurück und lassen Sie die Mischung aus dem Kännchen in Ihre Scheide fließen. Führen Sie diese Behandlung bis zu einer Woche lang zweimal täglich durch (siehe Kasten »Intimspülungen«, Seite 198).

TIPP

Im Internet finden Sie Eiswürfelformen, die kleinere, eiförmige »Würfel« oder Eisstangen bereiten.

Sitzbad: Mischen Sie in einem Becken oder einer Schüssel, die groß genug ist, um sich hineinzusetzen, 1⅓ Tassen (325 ml) Natron und 16 Tassen (4 l) warmes Wasser. Setzen Sie sich in das Becken und halten Sie die Scheide mit einer Hand offen, während die andere Hand das Wasser so weit wie möglich in die Scheide schaufelt. Machen Sie das ca. 10 Minuten lang.

VORSICHT

Meiden Sie Echte Kamille, wenn Sie Medikamente einnehmen (siehe »Vorsicht«-Kasten bei Kamille, Seite 64).

Cellulite

Cellulite kann viele Ursachen haben, unter anderem mangelnden Lymphabfluss, Allergien, Gifte, hormonelle Veränderungen und Wassereinlagerungen. Cellulite ist Teil Ihrer Haut und kann nicht beseitigt werden. Sie können sie jedoch bessern, indem Sie die Haut trockenbürsten und ätherische Öle verwenden. Eine Aromamassage ist ein wichtiger Teil der ganzheitlichen Behandlung.

ÖLE

- *Atlaszeder/Zedernholz*
- *Fenchel*
- *Geranium*
- *Grapefruit*
- *Lemongras*
- *Rosmarin*
- *Salbei*
- *Wacholder*

Cellulite-Öl

20 Tropfen Rosmarinöl
20 Tropfen Fenchelöl
15 Tropfen Wacholderöl
15 Tropfen Grapefruitöl
5 Tropfen Geraniumöl

Geben Sie die ätherischen Öle in eine 5-ml-Glas-Tropfflasche und schütteln Sie sie gründlich. Wählen Sie eine der aufgeführten Anwendungen.

TIPPS

- *Geben Sie Aromaöl erst dann zum Badewasser, wenn das Wasser eingelaufen ist. Ansonsten könnten einige der wertvollen Essenzen verdunsten und Sie nicht in den vollen Genuss der ätherischen Öle kommen.*
- *Für die Bademischungen können Sie anstelle der Milch die gleiche Menge neutral-milde Flüssigseife nehmen, wenn Ihnen das lieber ist.*
- *Verwenden Sie ätherische Öle kurz vor dem Baden oder Duschen, können Sie deren Wirkung wie folgt intensivieren: Mischen Sie sie mit einem Trägeröl und reiben Sie die Haut vor dem Baden oder Duschen mit dieser Mischung ein. So können die Aromaöle von der Haut aufgenommen werden und in den Blutkreislauf gelangen. Und Sie profitieren gleich doppelt, denn das warme Wasser fördert die Verdunstung der ätherischen Öle, sodass Sie sie leichter einatmen können.*
- *Verwenden Sie eine Naturhaar-Körperbürste vor dem Duschen oder Baden, um den Kreislauf anzuregen und die Haut zu straffen. Bürsten Sie die Beine und Arme stets in kleinen Kreisen in Richtung Herz.*

ANWENDUNGEN

Vollbad: Füllen Sie die Wanne mit warmem Wasser. In der Zwischenzeit mischen Sie in einer kleinen Glas- oder Porzellanschale 1 TL (5 ml) Milch und 4–6 Tropfen Cellulite-Öl. Geben Sie die Mischung ins Wasser und verteilen Sie sie gut. Tauchen Sie dann für 30 Minuten in das Bad ein und massieren Sie umherschwimmende Öltropfen in die Haut ein.

Trockenbürsten: Träufeln Sie vor dem Baden oder Duschen 1–2 Tropfen Cellulite-Öl auf eine Naturhaar-Körperbürste. Bürsten Sie die Beine und Arme in kleinen Kreisen in Richtung Herz, um den Kreislauf anzuregen und zu stärken.

Massage: Mischen Sie in einer kleinen Glas- oder Porzellanschale 4 TL (20 ml) Traubenkern- oder Mandelöl und 10 Tropfen Cellulite-Öl. Ist alles gründlich vermischt, können Sie den ganzen Körper damit einreiben. (Lassen Sie, falls möglich, regelmäßige Lymphdrainagen von einem erfahrenen Therapeuten durchführen.)

Chronisches Erschöpfungssyndrom

Das Chronische Erschöpfungs- oder Müdigkeitssyndrom (CFS) ist auch bekannt als (benigne) myalgische Enzephalomyelitis (ME). Wie auch immer Sie es nennen, es läuft auf dasselbe hinaus: Der daran Leidende ist chronisch müde. Es handelt sich um eine schwächende und deprimierende Erkrankung, die tiefe Erschöpfung und Muskelschwäche verursacht und die in der medizinischen Fachwelt erst seit den 1980er Jahren anerkannt ist. Die Ursache ist nicht ganz klar, offenbar gibt es eine Reihe von Faktoren, die die Erkrankung auslösen könnten: Zustand nach einer Virusinfektion, Umweltgifte, eine Immunreaktion oder sogar genetische Veranlagung. Die Symptome dauern mindestens sechs Monate, aber manchmal auch Jahre an, wobei sie im Laufe der Zeit abflauen. Die Behandlung zielt weitgehend auf die Verbesserung des allgemeinen Gesundheitszustandes und des Immunsystems ab.

Aromatherapie kann einen Beitrag zur Behandlung chronischer Müdigkeit leisten, da sie Muskelschmerzen durch Massage lindern, ein deprimiertes Gemüt aufhellen und das Immunsystem stimulieren kann. Bereiten Sie je eine Flasche der nachfolgend aufgeführten ätherischen Ölmischungen zu und verwenden Sie sie zur rechten Zeit.

(Siehe auch »Immunsystem«, Seite 246, »Pfeiffer'sches Drüsenfieber«, Seite 295 und »Stress und emotionale Probleme«, Seite 322).

Weckt-die-Lebensgeister-Mischung

20 Tropfen	Bergamotte-, Eukalyptus-radiata- oder Lavendelöl
15 Tropfen	Grapefruitöl
15 Tropfen	Cistrosen-, Ylang-Ylang-, Zedernholz- oder Sandelholzöl

Geben Sie die ätherischen Öle in eine 5-ml-Glas-Tropfflasche und schütteln Sie sie gründlich. Sie können zwischen unterschiedlichen Anwendungen wählen.

ANWENDUNGEN

Aroma-Raumspray: Mischen Sie in einer 125-ml-Sprühflasche 75 Tropfen »Weckt-die-Lebensgeister-Mischung« und 1 TL (5 ml) Wodka. Füllen Sie die Flasche mit destilliertem oder gefiltertem Wasser auf (siehe »Tipps«), schütteln Sie sie gründlich.

Vollbad: Füllen Sie die Wanne mit warmem Wasser. In der Zwischenzeit mischen Sie in einer kleinen Glas- oder Porzellanschale 1 TL (5 ml) Milch und 4–6 Tropfen »Weckt-die-Lebensgeister-Mischung«. Geben Sie die Mischung ins Wasser und verteilen Sie sie gut. Tauchen Sie dann für 30 Minuten in das Bad ein und massieren Sie in dieser Zeit umherschwimmende Öltropfen in die Haut ein.

Inhalierstift: Geben Sie 25 Tropfen »Weckt-die-Lebensgeister-Mischung« in eine kleine Glas- oder Porzellanschale. Legen Sie einen Inhalierdocht in die Schale, damit er die Öle aufsaugt. Führen Sie ihn danach in das Riechelement ein und verschließen Sie den Boden des Inhalierstifts. Schieben Sie den Deckel über den Riechstift und schrauben Sie ihn fest zu.

Massage: Mischen Sie in einer kleinen Glas- oder Porzellanschale 4 TL (20 ml) Traubenkern- oder Mandelöl und 8 Tropfen »Weckt-die-Lebensgeister-Mischung«. Ist alles gründlich vermischt, können Sie den ganzen Körper damit einreiben.

Muskelschmerz-Öl

20 Tropfen	Bergamotteöl
15 Tropfen	Majoranöl

ÖLE

Bei Depression:

- *Atlaszeder/Zedernholz*
- *Bergamotte*
- *Grapefruit*
- *Lavendel*
- *Neroli*
- *Petitgrain*
- *Ravensara*
- *Rose*
- *Rosenholz*
- *Sandelholz*
- *Ylang Ylang*

Bei Muskelschmerzen:

- *Bergamotte*
- *Eukalyptus smithii*
- *Ingwer*
- *Lavendel*
- *Manuka*
- *Majoran*
- *Pfeffer (schwarz)*
- *Ravensara*

Antiviral und immunmodulierend:

- *Cistrose*
- *Eukalyptus radiata*
- *Majoran*
- *Nelke*
- *Rosenholz*
- *Teebaum*
- *Thymian Ct. Linalool*
- *Vetiver*
- *Zimt*

TIPPS

- *Bei der Herstellung von Aromaspray können Sie auch Solubol statt Wodka verwenden. Dazu nehmen Sie pro 1 Tropfen Aromaöl 4 Tropfen Solubol.*
- *Bei der Herstellung von Aromaspray geben Sie bitte immer das ätherische Öl zuerst in die Flasche, danach den gewählten Zusatz (Wodka oder Solubol).*

10 Tropfen	Ingweröl
5 Tropfen	Pfefferöl (schwarz)

Geben Sie die ätherischen Öle in eine 5-ml-Glasflasche und schütteln Sie sie gründlich.

ANWENDUNGEN

Vollbad: Füllen Sie die Wanne mit warmem Wasser. In der Zwischenzeit mischen Sie in einer kleinen Glas- oder Porzellanschale 1 TL (5 ml) Milch und 4–6 Tropfen Muskelschmerz-Öl. Geben Sie die Mischung ins Wasser und verteilen Sie sie gut. Tauchen Sie dann für 30 Minuten in das Bad ein und massieren Sie in dieser Zeit umherschwimmende Öltropfen in die Haut ein.

Massage: Mischen Sie in einer kleinen Glas- oder Porzellanschale 4 TL (20 ml) Traubenkern- oder Mandelöl, 20 Tropfen Borretschsamenöl und 8 Tropfen Muskelschmerz-Öl. Ist alles gründlich vermischt, können Sie den ganzen Körper damit einreiben.

TIPPS

- *Geben Sie Aromaöl erst dann zum Badewasser, wenn das Wasser eingelaufen ist. Ansonsten könnten einige der wertvollen Essenzen verdunsten und Sie nicht in den vollen Genuss der ätherischen Öle kommen.*
- *Für die Bademischungen können Sie anstelle der Milch die gleiche Menge neutral-milde Flüssigseife nehmen, wenn Ihnen das lieber ist.*
- *Verwenden Sie ätherische Öle kurz vor dem Baden oder Duschen, können Sie deren Wirkung wie folgt intensivieren: Mischen Sie sie mit einem Trägeröl und reiben Sie die Haut vor dem Baden oder Duschen mit dieser Mischung ein. So können die Aromaöle von der Haut aufgenommen werden und in den Blutkreislauf gelangen. Und Sie profitieren gleich doppelt, denn das warme Wasser fördert die Verdunstung der ätherischen Öle, sodass Sie sie leichter einatmen können.*

Immunmodulierendes Öl

20 Tropfen	Rosenholzöl
10 Tropfen	Thymianöl
10 Tropfen	Teebaumöl
10 Tropfen	Zimtöl

Geben Sie die ätherischen Öle in eine 5-ml-Glas-Tropfflasche und schütteln Sie sie gründlich. Es gibt unterschiedliche Anwendungsmöglichkeiten.

ANWENDUNGEN

Vollbad: Füllen Sie die Wanne mit warmem Wasser. In der Zwischenzeit mischen Sie in einer kleinen Glas- oder Porzellanschale 1 TL (5 ml) Milch und 4–6 Tropfen »Immunmodulierendes Öl«. Geben Sie die Mischung ins Wasser und verteilen Sie sie gut. Tauchen Sie dann für 30 Minuten in das Bad ein und massieren Sie umherschwimmende Öltropfen in die Haut ein.

Aroma-Raumspray: Mischen Sie in einer 125-ml-Sprühflasche 75 Tropfen »Immunmodulierendes Öl« und 1 TL (5 ml) Wodka. Füllen Sie die Flasche mit destilliertem oder gefiltertem Wasser auf (siehe »Tipps«) und schütteln Sie sie gründlich.

Inhalierstift: Geben Sie 25 Tropfen »Immunmodulierendes Öl« in eine kleine Glas- oder Porzellanschale. Legen Sie einen Inhalierdocht bzw. Wattestift in die Schale, damit er die Mischung aufsaugt. Führen Sie ihn danach in das Riechelement ein und verschließen Sie den Boden des Inhalierstifts. Schieben Sie den Deckel über den Riechstift und schrauben Sie ihn fest zu.

Massage: Mischen Sie in einer kleinen Glas- oder Porzellanschale 4 TL (20 ml) Traubenkern- oder Mandelöl, 20 Tropfen Borretschsamenöl und 8 Tropfen »Immunmodulierendes Öl«. Ist alles gründlich vermischt, können Sie den ganzen Körper damit einreiben.

Dellwarzen

Dellwarzen sind eine Virusinfektion der Haut, die durch ein Pockenvirus ausgelöst wird (der medizinische Name ist Molluscum contagiosum). Er wird durch Hautkontakt (oder gemeinsam genutzte Gegenstände wie Spielsachen, Kleidung oder Handtücher) übertragen und befällt meist Kinder zwischen 1 und 10 Jahren. Dellwarzen treten als kleine, erhabene perlenartige Knötchen oder Erhebungen der Haut auf und sind mit einer käsigen oder wächsernen weißen Substanz gefüllt. Sie tun nicht weh und jucken nicht, und sind nur dann gerötet, wenn an ihnen gekratzt wurde. Jedoch sollten Sie weder an ihnen kratzen noch sie ausdrücken, da dies dazu führt, dass sich das Virus auf benachbarte Hautgebiete oder andere Menschen ausbreitet. Dellwarzen sind so lange ansteckend, bis die Erhebungen verschwinden. Unbehandelt dauert das zwischen 6 und 18 Monate. Die herkömmlichen Behandlungsmethoden können unangenehm sein und Narben hinterlassen. Aromatherapie ist wirksam und nicht-invasiv.

ANWENDUNG

Äußerliche/lokale Anwendung: Mischen Sie in einer 5-ml-Glas-Tropfflasche 15 Tropfen Zitronenmyrtenöl und 1 TL (5 ml) Natives Olivenöl Extra in Bio-Qualität. Träufeln Sie 1–2 Tropfen auf ein Wattestäbchen und betupfen Sie die betroffene Stelle. Brauchen Sie mehr Öl, geben Sie weitere 1–2 Tropfen auf das Wattestäbchen (achten Sie darauf, dass es dabei nicht die Tropfflasche berührt). Bedecken Sie den behandelten Bereich mit einem Pflaster. Wiederholen Sie diese Anwendung täglich, bis die Dellwarzen verschwunden sind (manchmal nach schon einem Monat).

Divertikulitis

Symptome der Divertikulitis sind Unterbauchschmerzen und/oder Unbehagen und Krämpfe, Blähungen, Verstopfung und/oder Durchfall. Sie scheint durch eine ballaststoffarme Ernährung, Mangel an Bewegung und durch Stress hervorgerufen zu werden. Massagen können die Beschwerden lindern.

Massagemischung für Divertikulitis

18 Tropfen	Echte Kamille
12 Tropfen	Pfefferminzöl
12 Tropfen	Rosmarin Ct. Cineol
6 Tropfen	Majoranöl

Geben Sie die ätherischen Öle in eine 5-ml-Glas-Tropfflasche und schütteln Sie sie gründlich.

ANWENDUNGEN

Vollbad: Füllen Sie die Wanne mit warmem Wasser. In der Zwischenzeit mischen Sie in einer kleinen Glas- oder Porzellanschale 1 TL (5 ml) Milch und 4–6 Tropfen »Massagemischung für Divertikulitis«. Geben Sie die Mischung ins Wasser und verteilen Sie sie gut. Tauchen Sie dann für 20 Minuten in das Bad ein und massieren Sie in dieser Zeit umherschwimmende Öltropfen in die Haut ein.

Heiße Kompresse: Mischen Sie in einer kleinen Glas- oder Porzellanschale ½ Tasse (125 ml) sehr heißes Wasser und 10 Tropfen »Massagemischung für Divertikulitis«. Rühren Sie gründlich um, damit sich die Öle gut vermischen. Tauchen Sie ein Tuch ein, das gerade groß genug ist, um die gesamte Flüssigkeit aufzusaugen, ohne dass es tropft. Legen Sie das Tuch auf die betroffene Stelle und fixieren Sie es mit Plastikfolie. Lassen Sie die Kompresse 1 Stunde lang einwirken.

Massage: Mischen Sie in einer kleinen Glas- oder Porzellanschale 3 Tropfen »Massagemischung für Divertikulitis« und 1 TL (5 ml) Traubenkern- oder Mandelöl. Ist alles gründlich vermischt, können Sie den Bauch im Uhrzeigersinn zweimal täglich damit einreiben.

ÖLE

- *Bitterorange*
- *Echte Kamille*
- *Geranium*
- *Majoran*
- *Melisse*
- *Myrrhe*
- *Niaouli*
- *Pfefferminze*
- *Rosmarin*
- *Wacholder (Beeren)*

TIPPS

- *Geben Sie Aromaöl erst dann zum Badewasser, wenn das Wasser eingelaufen ist. Sonst könnten einige der wertvollen Essenzen verdunsten und Sie nicht in den vollen Genuss der ätherischen Öle kommen.*
- *Für die Bademischungen können Sie anstelle der Milch die gleiche Menge neutral-milde Flüssigseife nehmen, wenn Sie mögen.*
- *Verwenden Sie ätherische Öle kurz vor dem Baden oder Duschen, können Sie deren Wirkung wie folgt intensivieren: Mischen Sie sie mit einem Trägeröl und reiben Sie die Haut vor dem Baden oder Duschen mit dieser Mischung ein. So können die Aromaöle von der Haut aufgenommen werden und in den Blutkreislauf gelangen. Und Sie profitieren gleich doppelt, denn das warme Wasser fördert die Verdunstung der ätherischen Öle, sodass Sie sie leichter einatmen können.*

Durchblutung

Spazierengehen, Schwimmen oder andere Formen von Bewegung verbessern die Durchblutung. Die folgende Mischung regt die Durchblutung von Armen und Beinen an.

Massagemischung zur Durchblutung

16 Tropfen	Zitronenöl
8 Tropfen	Rosmarin Ct. Cineol
8 Tropfen	Pfefferöl (schwarz)

Geben Sie die ätherischen Öle in eine 5-ml-Glas-Tropfflasche und schütteln Sie sie gründlich. Mischen Sie in einer kleinen Glas- oder Porzellanschale 4 TL (20 ml) Traubenkern- oder Mandelöl und 12 Tropfen »Massagemischung zur Durchblutung«. Ist alles gut vermischt, können Sie die Hände und Füße recht kräftig damit einreiben und dabei die Finger und Zehen drücken und bewegen, um die Durchblutung anzuregen. Verwenden Sie das Massageöl ebenfalls, um die Handflächen und Fußsohlen durchzukneten. Bei Frostbeulen verwenden Sie die »Massagemischung zur Durchblutung« täglich.

Durchblutungsfördernde Bademischung

1⅓ Tasse (325 ml)	Bittersalz
1⅓ Tasse (325 ml)	Meersalz
2 TL (10 ml)	Natron
3 Tropfen	Ingweröl
3 Tropfen	Grapefruitöl
2 Tropfen	Eukalyptusöl
2 Tropfen	Muskatnussöl

Mischen Sie die trockenen Zutaten in einer kleinen Glas- oder Porzellanschale. Fügen Sie nun tropfenweise, unter ständigem Rühren, die ätherischen Öle hinzu, sodass sich keine Klümpchen bilden. Verrühren Sie alles gründlich. Füllen Sie die Wanne mit sehr warmem Wasser. Geben Sie diese »Durchblutungsfördernde Bademischung« ins Badewasser und rühren Sie kräftig um. Tauchen Sie für 30 Minuten in das Bad ein und massieren Sie in dieser Zeit kräftig die Gliedmaßen. Trocknen Sie sich anschließend zügig mit einem Handtuch ab, um die Durchblutung weiter anzuregen.

ÖLE

- *Bitterorange*
- *Eukalyptus*
- *Fenchel*
- *Ingwer*
- *Majoran*
- *Muskatnuss*
- *Pfeffer (schwarz)*
- *Rosmarin*
- *Wacholder*
- *Zitrone*
- *Zypresse*

TIPPS

- *Geben Sie Aromaöl erst dann zum Badewasser, wenn das Wasser eingelaufen ist. Ansonsten könnten einige der wertvollen Essenzen verdunsten und Sie nicht in den vollen Genuss der ätherischen Öle kommen.*
- *Für die Bademischungen können Sie anstelle der Milch auch die gleiche Menge neutral-milde Flüssigseife nehmen.*
- *Verwenden Sie ätherische Öle kurz vor dem Baden oder Duschen, können Sie deren Wirkung wie folgt intensivieren: Mischen Sie sie mit einem Trägeröl und reiben Sie die Haut vor dem Baden oder Duschen mit dieser Mischung ein. So können die Aromaöle von der Haut aufgenommen werden und in den Blutkreislauf gelangen. Und durch die Verdunstung können Sie die Öle leichter einatmen.*

ÖLE
- *Atlaszeder/Zedernholz*
- *Geranium*
- *Ingwer*
- *Lavendel*
- *Majoran*
- *Muskatnuss*
- *Nelke (Knospe)*
- *Niaouli*
- *Römische Kamille*
- *Sandelholz*
- *Spearmint*
- *Zimtrinde*
- *Zitrone*

VORSICHT
- *Wenn Sie Zitronenöl verwenden, sollten Sie 12 Stunden lang die Sonne meiden.*

TIPP
- *Eines der Risiken von Durchfall ist die Dehydrierung (Austrocknung). Daher ist es wichtig, dass Sie ausreichend Flüssigkeit zu sich nehmen, z. B. gefiltertes, in Flaschen abgefülltes Wasser oder Mineralwasser, Pfefferminztee (ideal!) oder verdünnte Fruchtsäfte.*

Durchfall

Die folgenden Behandlungen sind für kurzfristige, akute Durchfälle gedacht. Suchen Sie einen Arzt auf, wenn der Durchfall weiter bestehen bleibt.

ANWENDUNG

Bauchmassage: Massieren Sie den Bauch zwei- bis dreimal täglich im Uhrzeigersinn mit einer geeigneten Mischung.

Massageöl für nahrungsmittelbedingten Durchfall

1 TL (5 ml)	Traubenkern- oder Mandelöl
2 Tropfen	Römische Kamille
1 Tropfen	Majoranöl
1 Tropfen	Ingweröl

Geben Sie die Öle in eine kleine Glas- oder Porzellanschale und verrühren Sie sie gründlich.

Massageöl für virusbedingten Durchfall

1 TL (5 ml)	Traubenkern- oder Mandelöl
2 Tropfen	Niaouliöl
1 Tropfen	Lavendelöl
1 Tropfen	Zitronenöl

Geben Sie die Öle in eine kleine Glas- oder Porzellanschale und verrühren Sie sie gründlich.

Massageöl für stressbedingten Durchfall

1 TL (5 ml)	Traubenkern- oder Mandelöl
2 Tropfen	Kamillenöl
1 Tropfen	Geranium- oder Spearmintöl
1 Tropfen	Lavendelöl

Geben Sie die Öle in eine kleine Glas- oder Porzellanschale und verrühren Sie sie gründlich.

Emphysem

Das chronisch schwere Emphysem, eine Erkrankung der Lunge, verursacht Atemnot, die durch Infektionen verschlimmert wird. Einige Patienten brauchen regelmäßig Sauerstoff. Die Therapie zielt darauf ab, die Atmung zu erleichtern. Es gilt, Tabakrauch zu vermeiden, Atemübungen durchzuführen, zu pfeifen und sich regelmäßig zu bewegen (Wandern, Schwimmen oder Radfahren). Gehen Sie sofort zum Arzt, wenn es irgendwelche Anzeichen von Atemversagen (z. B. blaue Lippen oder extreme Kurzatmigkeit) gibt.

Emphysem-Massagemischung

15 Tropfen	Zedernholzöl
10 Tropfen	Eukalyptusöl
5 Tropfen	Thymian Ct. Thymol oder Ysop-Öl

Geben Sie die ätherischen Öle in eine 5-ml-Glas-Tropfflasche und schütteln Sie sie gründlich. Wählen Sie eine der aufgeführten Anwendungen.

ANWENDUNGEN

Aroma-Raumspray: Mischen Sie in einer 125-ml-Sprühflasche 75 Tropfen »Emphysem-Massagemischung« und 1 TL (5 ml) Wodka. Füllen Sie die Flasche mit destilliertem oder gefiltertem Wasser auf (siehe »Tipps«) und schütteln Sie die Flasche gründlich.

Vollbad: Füllen Sie die Wanne mit warmem Wasser. In der Zwischenzeit mischen Sie in einer kleinen Glas- oder Porzellanschale 1 TL (5 ml) Milch und 4–6 Tropfen »Emphysem-Massagemischung«. Geben Sie die Mischung ins Wasser und verteilen Sie sie gut. Tauchen Sie dann für 20 Minuten in das Bad ein.

Inhalierstift: Geben Sie 21 Tropfen »Emphysem-Massagemischung« in eine kleine Glas- oder Porzellanschale. Legen Sie einen Inhalierdocht bzw. Wattestift in die Schale. Führen Sie ihn danach in das Riechelement ein und verschließen Sie den Boden des Inhalierstifts. Schieben Sie den Deckel über den Riechstift und schrauben Sie ihn fest zu.

Massage: Mischen Sie in einer kleinen Glas- oder Porzellanschale 4 TL (20 ml) Traubenkern- oder Mandelöl und 8 Tropfen »Emphysem-Massagemischung«. Ist alles gründlich vermischt, können Sie Brustkorb und Rücken damit einreiben.

ÖLE

- *Atlaszeder/Zedernholz*
- *Basilikum*
- *Eukalyptus*
- *Pfefferminze*
- *Thymian Ct. Thymol*
- *Ysop*

TIPPS

- *Wenn Sie möchten, können Sie bei der Herstellung von Aromaspray Solubol statt Wodka verwenden. Dazu nehmen Sie pro 1 Tropfen Aromaöl 4 Tropfen Solubol. Solubol ist ein natürlicher Emulgator, der es ermöglicht, ätherische Öle mit wässrigen Flüssigkeiten zu mischen.*
- *Bei der Herstellung von Aromaspray geben Sie bitte immer das ätherische Öl zuerst in die Flasche, danach den gewählten Zusatz (Wodka oder Solubol). So stellen Sie sicher, dass sich das Aromaöl tatsächlich ganz fein im Wasser verteilen wird (das macht es nicht von sich aus).*

Erste Hilfe

Verletzungen sind ein unvermeidbarer Teil des Lebens. Es ist wichtig zu wissen, was in diesen Situationen zu tun ist, denn frühes Eingreifen kann Schmerz und Traumata verringern – und kann sogar Leben retten! Sie sollten eine Liste mit den Notfallnummern griffbereit aufbewahren.

Es würde den Rahmen dieses Buches sprengen, die Grundlagen der Ersten Hilfe zu vermitteln. Sollten Sie noch keinen Erste-Hilfe-Kurs gemacht haben, kaufen Sie sich ein gutes Erste-Hilfe-Buch oder besuchen Sie einen Kurs in Ihrer Nähe.

Basis-Heilsalbe

Salben werden verwendet zum Schutz verletzter, gereizter oder wunder Haut vor Luft und Feuchtigkeit, während sie zugleich mit ihren antibakteriellen und/oder antimykotischen Eigenschaften zur Heilung beitragen. Dieses Rezept liefert eine allgemein wirksame Salbe, die Sie für die Erste Hilfe verwenden können.

7 g	Bienenwachs (Pastillen)
8 TL (40 ml)	Lanolin wasserfrei
4 TL (20 ml)	kaltgepresstes Oliven- oder Traubenkernöl
30 Tropfen	Teebaum- oder Manukaöl
20 Tropfen	Lavendelöl
20 Tropfen	Rosmarinöl
10 Tropfen	Thymianöl

Schmelzen Sie das Bienenwachs vorsichtig in einem kleinen Topf bei mittlerer Hitze. Achten Sie darauf, dass es nicht zu heiß wird. Geben Sie das Lanolin hinzu und rühren Sie ununterbrochen weiter, bis es komplett im Wachs geschmolzen ist. Unter ständigem Rühren fügen Sie nun das Olivenöl hinzu. Nehmen Sie den Topf vom Herd und lassen Sie ihn etwas abkühlen, bis der Inhalt noch ca. 37 °C warm ist. Lassen Sie das Wachs nicht erstarren! Geben Sie nun tropfenweise, unter ständigem Rühren, die ätherischen Öle hinzu. Rühren Sie gründlich um, damit sich die Öle gut vermischen. Füllen Sie die Mischung in ein luftdichtes Glasgefäß, bevor sie fest wird (siehe »Tipp«). Bewahren Sie sie kühl und dunkel auf.

TIPP

Das Schwierigste bei der Herstellung von Salben ist zu erkennen, wann der richtige Zeitpunkt zum Umfüllen ist. Es darf nicht zu früh und nicht zu spät sein, da sonst die Textur nicht stimmt. Lassen Sie die Mischung leicht abkühlen, bevor Sie sie in das Glasgefäß füllen.

Variante: Ersetzen Sie das Olivenöl durch Calendula- oder Beinwellöl. Calendula (Ringelblume) ist ein erstklassiges Erste-Hilfe-Mittel für Wunden, Schnittwunden, Abschürfungen, wunde Brustwarzen, Geschwüre und Verstauchungen. Bei Masern und Windpocken kann sie die Entzündung und den Schmerz lindern. Beinwell wird bei Blutergüssen, Verstauchungen und Zerrungen verwendet und kann die Heilung von Knochenbrüchen, Schnittwunden, Geschwüren und Wunden beschleunigen.

Der aromatherapeutische Erste-Hilfe-Kasten

In jedem Haushalt und jedem Auto sollte es einen gut ausgestatteten aromatherapeutischen Erste-Hilfe-Kasten geben. Schnelle Hilfe kann oft übermäßigen Schmerz und Trauma vermeiden und – vielleicht – sogar Leben retten.

Dies sollte im Erste-Hilfe-Kasten enthalten sein:

- 2 leere Tropfflaschen zum Mischen
- 2 Einwegpipetten, um ätherische Öle abzumessen
- Holzspatel, um Salben aus den Gefäßen zu entnehmen
- Wattebäusche, für äußere Anwendungen und Inhalationen
- 1 kleine Flasche Traubenkern- oder Mandelöl, zum Mischen
- 1 kleine Flasche parfümfreie Lotion
- Basis-Heilsalbe (Seite 208)
- Hamamelishydrolat (Seite 138) (alkoholfrei), um Entzündungen und Schmerzen nach Bissen oder Stichen zu lindern
- Kamillen-Teebeutel, zur Beruhigung bei Anspannung, Depressionen und Angstzuständen, Schlaflosigkeit sowie bei Magenschleimhautentzündung (Gastritis), Durchfall, Blasenentzündung, Menstruationsschmerz und Prämenstruellem Syndrom (PMS)
- Kamillenöl (Seite 64), um die oben genannten Beschwerden äußerlich zu behandeln und um dumpfen Schmerz zu lindern
- Eukalyptusöl (Seite 53), wegen der entzündungshemmenden, desinfizierenden und schmerzlindernden Eigenschaften
- Geraniumöl (Seite 106), zur Verwendung mit Zitronenöl und Hamamelis, um Blutungen zu stoppen, als Nerventonikum oder mit Zitronen- und Lavendelöl als Insektenschutzmittel
- Ingweröl (Seite 60), gegen Übelkeit, Magenkrämpfe, Muskelschmerzen, Reisekrankheit/Jetlag und Erschöpfung

♡ TIPP

— *Legen Sie auch Gaze bzw. Mullbinden, Pflaster, ein kleines Tuch als Kompresse, eine Pinzette und eine Schere in Ihren Erste-Hilfe-Kasten.*

- Grapefruitöl (Seite 57), gegen Müdigkeit, Depressionen und nervöse Erschöpfung oder, gemischt mit Geraniumöl, bei steifen Muskeln
- Lavendelöl (Seite 69), unverdünnt anzuwenden aufgrund seiner antibakteriellen, antiviralen und antidepressiven Eigenschaften, insbesondere bei Kopfschmerzen und Depressionen, oder gemischt mit Hamamelis bei Insektenbissen (oder als Insektenschutzmittel), Blutergüssen, kleineren Verbrennungen und Sonnenbrand
- Zitronenöl (Seite 130), zur Verwendung mit Geraniumöl und Hamamelis, um Blutungen zu stoppen und bakteriellen Infektionen bei Wunden vorzubeugen
- Pfefferminzöl (Seite 99), gegen Magenkrämpfe, Reisekrankheit und Übelkeit
- Ein kleines Glas Manukahonig
- Rosmarinöl (Seite 109), um das zentrale Nervensystem zu stimulieren, Erkältung, Husten und Katarrh zu lindern (durch Inhalation) sowie zur Schmerzlinderung bei müden, steifen Muskeln
- Teebaumöl (Seite 116), anzuwenden bei Abszessen, Fußpilz, Lippenbläschen, Schnittwunden, Abschürfungen, Bissen, Ringelflechte und Sonnenbrand

Erste Hilfe mit ätherischen Ölen

ERKRANKUNG BZW. STÖRUNG	ÄTHERISCHES ÖL	ANWENDUNG
Bisse, Tier-Bisse (Seite 187)	Lavendel, Teebaum	Unverdünnt
Bisse, Insekten-Bisse (Seite 187)	Lavendel, Teebaum	Unverdünnt
Blasen (Seite 189)	Geranium, Teebaum	Unverdünnt
Blutergüsse (Seite 192)	Hamamelis, Lavendel	Kompresse
Blutungen, äußere (Seite 193)	Geranium, Hamamelis, Zitrone	Kompresse
Durchfall/Ruhr (Seite 304)	Ingwer, Pfefferminze	Magenmassage
Erbrechen (Seite 215)	Ingwer, Pfefferminze	Inhalation, Getränk
Erkältung (Seite 215)	Eukalyptus, Ingwer	Vollbad, Massage
Erschöpfung, körperliche (Seite 220)	Lavendel, Pfefferminze	Vollbad, Dusche, Massage
Heuschnupfen (Seite 240)	Kamille, Eukalyptus	Inhalation
Hitzeausschlag (Seite 243)	Geranium, Hamamelis, Lavendel	Lotion

ERKRANKUNG BZW. STÖRUNG	ÄTHERISCHES ÖL	ANWENDUNG
Hitzeschlag (Seite 314)	Eukalyptus, Lavendel, Zitrone	Kalter Wickel mit nassem Laken
Insektenschutzmittel (Seite 248)	Lavendel, Pfefferminze	Lotion
Jetlag (Seite 250)	Grapefruit, Lavendel, Rosmarin	Vollbad, Dusche, Massage
Juckreiz (Seite 251)	Eukalyptus, Lavendel	Lotion
Kopfschmerzen (Seite 258)	Lavendel, Pfefferminze	Inhalation, Halsmassage
Krämpfe, Menstruations- (Seite 258)	Geranium	Massage
Krämpfe, Muskel- (Seite 258)	Ingwer	Massage
Muskelschmerzen (Seite 286)	Ingwer, Lavendel, Rosmarin	Vollbad, Massage
Reisekrankheit/Seekrankheit (Seite 297)	Ingwer, Pfefferminze	Inhalation, Getränk
Schlaflosigkeit (Seite 306)	Kamille, Lavendel	Vollbad, Massage
Schürfwunden (Seite 311)	Lavendel, Teebaum	Wundwaschung
Schüttelfrost und Fieber (Seite 225)	Ingwer, Geranium	Vollbad, Dusche, Massage
Sonnenbrand (Seite 313)	Lavendel	Vollbad, unverdünnt
Sonnenstich (Seite 314)	Eukalyptus, Lavendel, Zitrone	Kalter Wickel mit nassem Laken
Verbrennungen (Seite 332)	Lavendel	Unverdünnt
Verdauungsbeschwerden (Seite 333)	Ingwer, Pfefferminze	Getränk
Verstauchung oder Zerrung (Seite 333)	Hamamelis, Kamille, Lavendel	Kompresse (4 Tage lang)
Wunden, Schnittwunden (Seite 311)	Hamamelis, Lavendel, Teebaum	Lotion
Zahnschmerzen (Seite 342)	Kamille (Kinder), Nelke (Erwachsene)	Zahnfleischmassage, Ausspucken

Erste Hilfe – Anwendungsmöglichkeiten

METHODE	ANWENDUNG
Vollbad	4–6 Tropfen (insgesamt) ätherisches Öl mit 1 TL (5 ml) Traubenkern- oder Mandelöl gemischt zum Bad geben.
Kalter Wickel mit nassem Laken	4–6 Tropfen ätherisches Öl gründlich in einem wassergefüllten Waschbecken verteilen. Ein großes Tuch oder Laken mit dem Wasser tränken und auswringen. Die Person bzw. den zu behandelnden Körperteil darin einwickeln.

METHODE	ANWENDUNG
Kompresse	4 Tropfen (insgesamt) ätherisches Öl auf einem kalten nassen Tuch. Auswringen, um die Öle zu verteilen.
Getränk	1 Tropfen ätherisches Öl mit ½ TL (2,5 ml) Honig in eine Tasse (250 ml) warmes Wasser einrühren; vor dem Trinken kräftig umrühren.
Inhalation	1–2 Tropfen auf einem Wattebausch; inhalieren.
Lotion	3 Tropfen (insgesamt) ätherisches Öl pro 1 TL (5 ml) parfümfreie Lotion.
Massage	3 Tropfen (insgesamt) ätherisches Öl pro 1 TL (5 ml) Traubenkern- oder Mandelöl.
Dusche	3 Tropfen (insgesamt) ätherisches Öl mit 1 TL (5 ml) Traubenkern- oder Mandelöl mischen; vor dem Duschen den ganzen Körper damit einreiben.
Unverdünnt	1–3 Tropfen mit einem Wattebausch auf die betroffene Stelle tupfen.
Wundwaschung	3 Tropfen (insgesamt) ätherisches Öl und ½ TL (2,5 ml) Honig in eine Tasse (250 ml) Hamamelishydrolat (alkoholfrei) einrühren.

Sofort-Maßnahmen bei unerwünschten Reaktionen

Die folgenden Maßnahmen gelten für den Fall, dass ätherische Öle verschluckt oder unverdünnt auf der Haut angewendet wurden oder ins Auge gelangt sind.

Wurde ätherisches Öl verschluckt:

1. Kein Erbrechen herbeiführen.
2. Ist die Person bei Bewusstsein und krampft nicht, sollte der Mund mit viel kühlem Wasser ausgespült werden, dann ausspucken.
3. Ist die Person nicht bei Bewusstsein und krampft, stellen Sie sicher, dass die Atemwege frei sind, und drehen Sie sie auf die Seite. Verabreichen Sie ihr nichts in den Mund!
4. Wurde die unerwünschte Reaktion durch die Inhalation eines ätherischen Öls ausgelöst, bringen Sie die Person an die frische Luft.
5. Atmet die Person nicht, stellen Sie sicher, dass die Atemwege frei sind, und beginnen Sie mit Mund-zu-Mund-Beatmung und Herzdruckmassage. Rufen Sie den Notarzt.
6. Stellen Sie sicher, dass jemand bei dem Patienten bleibt, während Sie die 112 anrufen. (Sie sollten die Liste mit den Notfallnummern, einschließlich der der Giftnotrufzentrale, neben dem Telefon aufbewahren oder im Handy speichern.)

7. Haben Sie das ätherische Öl bei sich, während Sie telefonieren. Sie werden mehrere Fragen beantworten müssen, unter anderem:
   - Alter und Gewicht des Patienten?
   - Welches Öl wurde verschluckt?
   - War das Öl unverdünnt oder mit einer anderen Flüssigkeit verdünnt? Wenn es verdünnt war, in welcher Verdünnung?
   - Wie viel Öl wurde verschluckt?
   - Wann wurde das Öl verschluckt?
   - Was wurde bisher unternommen?
   - Welche Symptome zeigen sich?

Ist unverdünntes ätherisches Öl auf die Haut gekommen?

1. Waschen Sie den betroffenen Bereich mit fließendem warmem Wasser und Seife ab und waschen Sie so lange, bis kein Öl mehr zu sehen ist.
2. Lassen Sie viel Luft an die betroffene Hautstelle, sodass das Öl komplett verdunsten kann (vermeiden Sie dabei direkte Sonne).
3. Nehmen Sie ein warmes Vollbad mit ½ Tasse (125 ml) gemahlenen Haferflocken oder tragen Sie eine hydrokortisonhaltige Creme auf. Gegen Juckreiz können Sie antihistamine Medikamente schlucken. (Vorsicht: Manche kortisonhaltige und/oder antihistaminische Cremes können eine allergische Kontaktdermatitis auslösen.
4. Sollte eine Hautreizung nicht abklingen, begeben Sie sich in ärztliche Behandlung.

Ist ätherisches Öl ins Auge gelangt:

1. Spülen Sie das Auge mindestens 15 Minuten lang mit kühlem Wasser. (Kontaktlinsenträger entfernen nach 5 Minuten die Linsen und spülen dann weiter.)
2. Sollte die Reizung nicht abklingen, begeben Sie sich in ärztliche Behandlung.

△ VORSICHT

- *Denken Sie daran: Ätherische Öle können tödlich wirken, wenn sie verschluckt werden. Schon ½ TL (2,5 ml) könnte ein Kind töten.*
- *Es gibt kein 100%ig »kindersicheres« Gefäß, lediglich gesicherte Deckel. Kinder sind hartnäckig und werden viel Zeit dafür verwenden, eine Herausforderung zu meistern, die sie interessiert. Kinder sind auch neugierig und ungeduldig. Selten riechen sie an einer Flasche, bevor sie einen Schluck davon nehmen – sie öffnen die Flasche und trinken drauflos. Das hat schon oft schlimme Folgen gehabt.*
- *Bewahren Sie ätherische Öle an einem Ort auf, zu dem Kinder keinen Zutritt haben!*

Endometriose

ÖLE

- *Geranium*
- *Lavendel*
- *Muskatellersalbei*
- *Römische Kamille*
- *Wacholder*
- *Zypresse*

Bei der Endometriose wächst Gewebe, das normalerweise die Gebärmutter auskleidet, an anderen Stellen im Bauch; dies kann eine akute und schmerzhafte Erkrankung sein. Zu den zahlreichen unangenehmen Symptomen zählen eine starke und schmerzhafte Menstruationsblutung, innere Blutungen, Schmerzen bei Geschlechtsverkehr und Eisprung, Schmerzen beim Stuhlgang, Verstopfung, Durchfall, Unfruchtbarkeit und viele mehr. Etwa 10 % aller Frauen sind betroffen. Aromatherapeutische Anwendungen können Schmerzen und Beschwerden lindern, doch eine Änderung des Lebensstils – vollwertige Ernährung, mehr Bewegung, Vitamine und Mineralstoffe als Nahrungsergänzungsmittel – werden ebenfalls empfohlen.

ANWENDUNG

Sitzbad: Ein tägliches Sitzbad, abwechselnd mit heißem und kaltem Wasser, regt die Beckenregion an. Füllen Sie die Wanne mit gerade so viel heißem Wasser, dass es den unteren Bauch bedeckt. Füllen Sie ein Gefäß, das groß genug ist, um darin zu sitzen, mit kaltem Wasser und stellen Sie es neben die Wanne auf den Boden. In der Zwischenzeit mischen Sie in einer kleinen Glas- oder Porzellanschale je 2 Tropfen der ätherischen Öle und 1 TL (5 ml) Traubenkernöl. Geben Sie diese Mischung ins Badewasser und rühren Sie kräftig, um das Öl im Wasser zu verteilen. Setzen Sie sich 10 Minuten lang in die Wanne. Wechseln Sie anschließend für 5 Minuten in das kalte Wasser (ohne ätherische Öle) und wiederholen Sie beide Durchgänge.

Massagemischung für Endometriose

20 Tropfen	Zypressenöl
5 Tropfen	Muskatellersalbeiöl
5 Tropfen	Römische Kamille oder Lavendelöl

Geben Sie die Öle in eine 5-ml-Glasflasche und schütteln Sie die Mischung gründlich. Mischen Sie in einer kleinen Glas- oder Porzellanschale 2 TL (10 ml) Traubenkern- oder Mandelöl und 5 Tropfen Massageölmischung für Endometriose. Ist alles gründlich vermischt, können Sie Bauch und unteren Rücken ein- oder zweimal täglich damit einreiben.

Entzündungen

Eine Entzündung ist ein Zeichen, dass der Körper auf Zellschäden mit Erhöhung der Blutversorgung und Erwärmung des entsprechenden Gebiets reagiert. Ein Eingreifen ist nur dann notwendig, wenn der Bereich sehr schmerzhaft wird.

ANWENDUNG

Kühle Kompresse: Geben Sie 1 Tasse (250 ml) kaltes Wasser in eine Glas- oder Porzellanschale und fügen Sie (je nach Alter, Seite 355) 4–6 Tropfen Römische Kamille, Ingwer-, Lavendel- oder Zitronenöl hinzu. Verrühren Sie alles gründlich, damit sich die Öle vermischen. Tauchen Sie ein Tuch ein und wringen Sie es gerade so weit aus, dass es nicht tropft. Legen Sie das Tuch auf die betroffene Stelle. Wiederholen Sie diese Behandlung häufig.

ÖLE

- *Atlaszeder/Zedernholz*
- *Echte Kamille*
- *Eukalyptus globulus*
- *Geranium*
- *Immortelle*
- *Lavendel*
- *Muskatellersalbei*
- *Myrrhe*
- *Rose*
- *Sandelholz*
- *Schafgarbe*
- *Weihrauch*
- *Zingiber montanum (Plai)*

Erbrechen/Brechreiz

Übelkeit und Brechreiz bzw. Erbrechen können zahlreiche Ursachen haben. Oft hilft eine sanfte Bauchmassage. Für zusätzliche Anwendungen siehe auch »Übelkeit« (Seite 327).

ANWENDUNG

Bauch-Massage: Mischen Sie in einer kleinen Glas- oder Porzellanschale insgesamt 2 Tropfen der oben genannten Öle (je nach Ursache) und 1 TL (5 ml) Traubenkernöl und verrühren Sie alles gut. Inhalieren Sie die Dämpfe und massieren Sie das Öl sanft über Ihren Oberbauch ein.

ÖLE

Zur Beruhigung des Verdauungssystems:

- *Ingwer*
- *Pfefferminze*

Bei morgendlicher Übelkeit:

- *Spearmint*

Bei stressbedingtem Erbrechen:

- *Lavendel*
- *Pfefferminze*
- *Römische Kamille*

Erkältung und Grippe

Schon beim Händeschütteln oder beim Umgang mit Geld können Sie sich anstecken, da Sie die Infektion bzw. den Virus auf Mund oder Nase übertragen, sobald Sie Ihr Gesicht berühren; und den meisten von uns ist nicht bewusst, wie oft wir dies tun. Wenn Sie sich nach einer Berührung diskret die Finger oder Hände mit der »Ansteckungsschutz-Mischung« (Seite 216) abwischen, können Sie sich vor den umherschwirrenden Keimen schützen.

ÖLE

- *Bitterorange*
- *Eukalyptus (globulus und smithii)*
- *Immortelle*
- *Lavendel*
- *Limette*
- *Manuka*
- *Myrte (grüne oder orange)*
- *Niaouli*
- *Rosenholz*
- *Schafgarbe*
- *Teebaum*
- *Thymian (Ct. Thymol oder Ct. Carvacrol)*
- *Thymian Ct. Linalool*
- *Waldkiefer*
- *Waldmajoran*
- *Ysop*
- *Zimtrinde*
- *Zitrone*

VORSICHT

- *Die Ansteckungs-schutz-Mischung darf nicht in die Hände von Kindern gelangen, damit sie nicht versehentlich verschluckt werden kann.*

TIPPS

- *Bei der Herstellung von Aromaspray können Sie Solubol statt Wodka verwenden. Dazu nehmen Sie pro 1 Tropfen Aromaöl 4 Tropfen Solubol. Zuerst das ätherische Öl in die Flasche geben, danach den gewählten Zusatz.*
- *Damit das Handdesinfektionsmittel wirksam ist, muss es mindestens 60% Alkohol enthalten.*

Werden Sie, sobald Sie erste leichte Symptome einer Erkältung oder Grippe spüren, aktiv, und verringern Sie dadurch einige der unangenehmen Begleiterscheinungen. Meiden Sie andere Menschen weitestgehend, wenn Sie eine Erkältung oder Grippe haben, um die Ausbreitung der Krankheit, so gut es geht, einzuschränken. Eine Inhalation mit »Husten-und-Erkältungs-Mischung« (s. unten) wird den Kopf frei machen.

Ansteckungsschutz-Mischung

40 Tropfen	Lavendel- oder Manukaöl
30 Tropfen	Zitronen- oder Limettenöl
20 Tropfen	Teebaumöl
10 Tropfen	Waldmajoran- oder Schafgarbenöl

Geben Sie die ätherischen Öle in eine 5-ml-Glasflasche und schütteln Sie sie gründlich.

ANWENDUNGEN

Aroma-Raumspray: Mischen Sie in einer 125-ml-Sprühflasche 75 Tropfen »Ansteckungsschutz-Mischung« und 1 TL (5 ml) Wodka. Füllen Sie die Flasche mit destilliertem oder gefiltertem Wasser auf (siehe »Tipps«). Schütteln Sie die Flasche gründlich.

Handdesinfektion: Mischen Sie in einer 60-ml-Flasche mit Schnappverschluss 4 TL (20 ml) Aloe-vera-Gel, 6 TL (30 ml) Franzbranntwein und 40 Tropfen »Ansteckungsschutz-Mischung«. Schütteln Sie die Flasche gründlich. Verwenden Sie eine kleine Menge, um die Hände bei Bedarf zu reinigen (nach dem Händeschütteln, nach Kontakt mit Geld etc.).

Husten-und-Erkältungs-Mischung

Dies ist eine ausgezeichnete entzündungshemmende Mischung für die Behandlung von Erkältungen und Husten. Sie hat eine stark abschwellende Wirkung und hilft, den Schleim zu verflüssigen und abzuhusten. Der Zusatz von Zitrone wirkt zudem antiviral.

80 Tropfen	Eukalyptusöl
60 Tropfen	Teebaumöl
45 Tropfen	Zitronenöl
10 Tropfen	Thymian Ct. Linalool
5 Tropfen	Zimtöl

Geben Sie die ätherischen Öle in eine 10-ml-Glas-Tropfflasche und schütteln Sie sie gründlich.

ANWENDUNGEN

Vollbad: Füllen Sie die Wanne mit warmem Wasser. In der Zwischenzeit mischen Sie in einer kleinen Glas- oder Porzellanschale 1 TL (5 ml) Milch und 4–6 Tropfen »Husten-und-Erkältungs-Mischung«. Geben Sie die Mischung ins Wasser und verteilen Sie sie gut. Tauchen Sie dann für 30 Minuten in das Bad ein und massieren Sie die Öltropfen in die Haut ein. Während Sie das warme Bad genießen, trinken Sie eine Tasse kochend heißen Ingwer-Zitronen-Tee (siehe »Ingwerhonig«).

Massage: Mischen Sie in einer kleinen Glas- oder Porzellanschale 4 TL (20 ml) Traubenkern- oder Mandelöl und 8 Tropfen »Husten-und-Erkältungs-Mischung«. Ist alles gründlich vermischt, können Sie den ganzen Körper damit einreiben, insbesondere den Brustkorb.

TIPPS

- *Geben Sie Aromaöl erst dann zum Badewasser, wenn das Wasser eingelaufen ist. Ansonsten könnten einige der wertvollen Essenzen verdunsten und Sie nicht in den vollen Genuss der ätherischen Öle kommen.*
- *Für die Bademischungen können Sie anstelle der Milch die gleiche Menge neutral-milde Flüssigseife nehmen, wenn Ihnen das lieber ist.*
- *Verwenden Sie ätherische Öle kurz vor dem Baden oder Duschen, können Sie deren Wirkung wie folgt intensivieren: Mischen Sie sie mit einem Trägeröl und reiben Sie die Haut vor dem Baden oder Duschen mit dieser Mischung ein. So können die Aromaöle von der Haut aufgenommen werden und in den Blutkreislauf gelangen. Und Sie profitieren gleich doppelt, denn das warme Wasser fördert die Verdunstung der ätherischen Öle, sodass Sie sie leichter einatmen können.*

Ingwerhonig

Brauen Sie sich ein beruhigendes Getränk mit Ingwer und Honig, wenn Sie spüren, dass eine Erkältung im Anmarsch ist oder wenn Sie sich schlapp und appetitlos fühlen.

1½ Tassen (375 ml)	nicht-pasteurisierter flüssiger Honig
1 Stück (5 cm)	frischer Ingwer, in hauchdünnen Scheiben

Geben Sie die Zutaten in ein Glasgefäß mit luftdichtem Deckel. Legen Sie den Deckel nur lose auf und stellen Sie das Gefäß bei mittlerer Hitze in ein Wasserbad. Erwärmen Sie den Honig (nicht kochen lassen!) für ungefähr 1 Stunde, damit der Ingwer gut durchziehen kann. Geben Sie den Honig durch ein feinmaschiges Sieb in eine Schüssel. Pressen Sie mit der Rückseite eines Löffels den Ingwer aus, um so viel wie möglich von seinem Saft und seinen Ölen zu erhalten. Füllen Sie den Honig wieder ins Glas zurück und lassen Sie ihn abkühlen. Schließen Sie dann den Deckel und lagern Sie den Honig bei Raumtemperatur. Mischen Sie 1–2 TL (5–10 ml) Ingwerhonig und den Saft von 1 Zitrone mit einem Glas heißem Wasser. Trinken Sie es, während Sie entspannen.

»Alles-tut-weh«-Mischung

Diese Mischung wirkt stark schleimlösend, abschwellend und antiviral – perfekt bei allen typischen grippalen Beschwerden.

9 Tropfen	Plai-Öl
9 Tropfen	Saro-Öl
7 Tropfen	Weißtannen- oder Mastixöl
5 Tropfen	Zitronenöl

Geben Sie die ätherischen Öle in eine kleine Glasflasche und schütteln Sie sie gründlich. Für diese Mischung gibt es unterschiedliche Anwendungen.

ANWENDUNGEN

Body Lotion: Geben Sie 18 Tropfen »Alles-tut-weh«-Mischung in eine 60-ml-Flasche und füllen Sie die Flasche mit parfümfreier Lotion auf. Reiben Sie Brustkorb und Rücken mehrmals täglich mit dieser Lotion ein, um die Schmerzen, die mit einer Grippe einhergehen, zu lindern.

Aromazerstäuber: Geben Sie 4–6 Tropfen »Alles-tut-weh«-Mischung in einen Aromazerstäuber, um die Luft zu reinigen und einen benommenen Kopf freizumachen.

Inhalierstift: Geben Sie 21 Tropfen »Alles-tut-weh«-Mischung in eine kleine Glas- oder Porzellanschale. Legen Sie einen Inhalierdocht bzw. Wattestift in die Schale, damit er die Mischung aufsaugt. Führen Sie ihn danach in das Riechelement ein und verschließen Sie den Boden des Inhalierstifts. Schieben Sie den Deckel über den Riechstift und schrauben Sie ihn fest zu.

TIPPS

- *Wenn Sie möchten, können Sie bei der Herstellung von Aromaspray Solubol statt Wodka verwenden. Dazu nehmen Sie pro 1 Tropfen Aromaöl 4 Tropfen Solubol. Solubol ist ein natürlicher Emulgator, der es ermöglicht, ätherische Öle mit wässrigen Flüssigkeiten zu mischen.*
- *Bei der Herstellung von Aromaspray geben Sie bitte immer das ätherische Öl zuerst in die Flasche, danach den gewählten Zusatz (Wodka oder Solubol). So stellen Sie sicher, dass sich das Aromaöl tatsächlich ganz fein im Wasser verteilen wird (das macht es nicht von sich aus).*

Erkältungsschutz-Wintermischung

Dies ist eine hervorragende Mischung zur Anwendung in einem Aromazerstäuber, um eine Erkältung oder Grippe abzuwehren. Die verwendeten ätherischen Öle wirken antiviral und unterstützen das Atmungssystem.

36 Tropfen	Douglasienöl
30 Tropfen	Zypressenöl
15 Tropfen	Zitronenöl
12 Tropfen	Manukaöl

Geben Sie die ätherischen Öle in eine 5-ml-Glasflasche und schütteln Sie sie gründlich.

ANWENDUNGEN

Aroma-Raumspray: Mischen Sie in einer 125-ml-Sprühflasche 75 Tropfen »Erkältungsschutz-Wintermischung« und 1 TL (5 ml) Wodka. Füllen Sie die Flasche mit destilliertem oder gefiltertem Wasser auf (siehe »Tipps«) und schütteln Sie sie gründlich.

Aromazerstäuber: Geben Sie 4–6 Tropfen der »Erkältungsschutz-Wintermischung« in einen Aromazerstäuber, um die Luft zu reinigen und einen benommenen Kopf freizumachen.

Atemweg-Schutzmischung

Verwenden Sie diese Mischung 3 Tage lang bis zu viermal am Tag als Dampfinhalation, um die schleimhautschonenden und hustenlösenden Eigenschaften dieser Öle zu nutzen. Mit einem Trägeröl gemischt, wird es zu einem Brustbalsam nach einer heißen Dusche am Morgen.

8 Tropfen	Ravintsaraöl
4 Tropfen	Eukalyptus globulus
4 Tropfen	Teebaumöl

Geben Sie die ätherischen Öle in eine 5-ml-Glasflasche und schütteln Sie sie gründlich.

ANWENDUNGEN

Brustbalsam: Mischen Sie in einer kleinen Glas- oder Porzellanschale 2 Tropfen »Atemweg-Schutzmischung« und 1 TL (5 ml) Traubenkern- oder Mandelöl. Reiben Sie es auf den Brustkorb und atmen Sie tief ein.

Inhalierstift: Geben Sie 21 Tropfen »Atemweg-Schutzmischung« in eine kleine Glas- oder Porzellanschale. Legen Sie einen Inhalierdocht bzw. Wattestift in die Schale, damit er die Mischung aufsaugt. Führen Sie ihn danach in das Riechelement ein und verschließen Sie den Boden des Inhalierstifts. Schieben Sie den Deckel über den Riechstift und schrauben Sie ihn fest zu.

Dampfinhalation: Mischen Sie in einer kleinen Glas- oder Porzellanschale 2 Tassen (500 ml) kochendes Wasser und 1 Tropfen »Atemweg-Schutzmischung«. Setzen Sie sich bequem auf einen Stuhl und stellen Sie die Schüssel auf einen Tisch vor sich. Halten Sie das Gesicht in 20–30 cm Entfernung über die Wasseroberfläche und hängen Sie ein Handtuch über den Kopf und die Schüssel, sodass auch der Halsansatz bedeckt ist. Halten Sie die Enden des Handtuchs mit den Unterarmen auf dem Tisch fest oder stecken Sie die Handtuchenden um die Schüssel herum fest. Es ist wichtig, dass der Dampf nicht entweichen kann. Atmen Sie die Dämpfe eine Minute lang ein – oder so lange, wie es für Sie angenehm ist. Stecken Sie anschließend den Kopf aus dem Handtuch und atmen Sie ein wenig frische Luft. Wiederholen Sie die Inhalation für 5–10 Minuten, falls möglich. (Vorsicht: Diese Inhalation kann bei Asthmakranken (Seite 185) reizend wirken!)

Erschöpfung

Mischung bei körperlicher Erschöpfung

10 Tropfen Geraniumöl
3 Tropfen Eukalyptus radiata
3 Tropfen Spearmintöl

Geben Sie die ätherischen Öle in eine 5-ml-Glasflasche und schütteln Sie sie gründlich. Wählen Sie eine der unten aufgeführten Anwendungsmöglichkeiten.

Mischung bei nervöser Erschöpfung

10 Tropfen Muskatellersalbeiöl
3 Tropfen Weihrauchöl
3 Tropfen Pfefferminzöl

Geben Sie die ätherischen Öle in eine 5-ml-Glasflasche und schütteln Sie sie gründlich. Wählen Sie eine der unten aufgeführten Anwendungsmöglichkeiten.

ANWENDUNGEN

Massage: Mischen Sie in einer kleinen Glas- oder Porzellanschale 2 TL (10 ml) Traubenkern- oder Mandelöl und 4 Tropfen »Mischung bei körperlicher (oder nervöser) Erschöpfung«. Ist alles gründlich vermischt, können Sie den ganzen Körper damit einreiben. Wenn Sie sich zu schwach für eine Ganzkörpermassage fühlen, können Sie sich stattdessen nur die Hände und/oder Füße massieren – auch auf diesem Weg gelangen die Öle in die Blutbahn und können ihre Wirkung entfalten.

ÖLE

Körperliche Erschöpfung:

- *Eukalyptus radiata*
- *Geranium*
- *Grapefruit*
- *Ingwer*
- *Lavendel*
- *Pfefferminze*
- *Spearmint*

Nervöse Erschöpfung:

- *Basilikum Ct. Linalool*
- *Geranium*
- *Muskatellersalbei*
- *Pfefferminze*
- *Teebaum*
- *Thymian Ct. Linalool*
- *Weihrauch*

TIPPS

- *Sie können auch Solubol statt Wodka verwenden. Dazu nehmen Sie pro 1 Tropfen Aromaöl 4 Tropfen Solubol.*
- *Bei der Herstellung von Aromaspray geben Sie bitte immer das ätherische Öl zuerst in die Flasche, danach den gewählten Zusatz (Wodka oder Solubol). So stellen Sie sicher, dass sich das Aromaöl ganz fein im Wasser verteilt.*

Aroma-Raumspray: Mischen Sie in einer 125-ml-Sprühflasche 75 Tropfen »Mischung bei körperlicher (oder nervöser) Erschöpfung« und 1 TL (5 ml) Wodka. Füllen Sie die Flasche mit destilliertem oder gefiltertem Wasser auf (siehe »Tipps«). Schütteln Sie die Flasche gründlich.

Vollbad: Füllen Sie die Wanne mit warmem Wasser. In der Zwischenzeit mischen Sie in einer kleinen Glas- oder Porzellanschale 1 TL (5 ml) Milch und 4–6 Tropfen »Mischung bei körperlicher (oder nervöser) Erschöpfung«. Geben Sie die Mischung ins Wasser und verteilen Sie sie gut. Tauchen Sie dann für 20 Minuten in das Bad ein und massieren Sie in dieser Zeit umherschwimmende Öltropfen in die Haut ein.

Inhalierstift: Geben Sie 21 Tropfen »Mischung bei körperlicher (oder nervöser) Erschöpfung« in eine kleine Glas- oder Porzellanschale. Legen Sie einen Inhalierdocht bzw. Wattestift in die Schale, damit er die Mischung aufsaugt. Führen Sie ihn danach in das Riechelement ein und verschließen Sie den Boden des Inhalierstifts. Schieben Sie den Deckel über den Riechstift und schrauben Sie ihn fest zu.

Fettleibigkeit

Aromatherapie kann hilfreich sein für Menschen, die abnehmen wollen. Natürlich kann sie nur ein Teil eines komplexen Prozesses sein, doch zusammen mit Beratung, Änderung der Essgewohnheiten und allmählich steigender körperlicher Aktivität kann die Verwendung von ätherischen Ölen eine Person dazu anregen, ihren Körper zu respektieren und zu lieben und ein gutes Selbstbild zu entwickeln. Manche übergewichtige Menschen wollen nicht, dass jemand anderes ihren Körper zu sehen bekommt. Sie brauchen die Sicherheit, dass ein Aromatherapeut jemand ist, der dafür ausgebildet wurde, zu helfen und nicht zu werten. Wenn Sie lieber nicht zu einem Aromatherapeuten gehen möchten, kann ein Freund/eine Freundin oder Partner mithilfe des Kapitels »Aromamassagen« (Seite 462) lernen, Ihnen eine liebevolle und therapeutisch wirksame Massage zu geben. Bäder sind ebenfalls ein wertvoller Weg, ätherische Öle in die Blutbahnen zu bringen. Die aufgeführten ätherischen Öle haben Eigenschaften, die sich gegenseitig ergänzen: Sie wirken entwässernd, stimulierend, stärkend und ausgleichend auf das Hormonsystem.

TIPPS

- *Geben Sie Aromaöl erst dann zum Badewasser, wenn das Wasser eingelaufen ist. Ansonsten könnten einige der wertvollen Essenzen verdunsten.*
- *Für die Bademischungen können Sie anstelle der Milch die gleiche Menge neutral-milde Flüssigseife nehmen.*
- *Verwenden Sie ätherische Öle kurz vor dem Baden oder Duschen, können Sie deren Wirkung wie folgt intensivieren: Mischen Sie sie mit einem Trägeröl und reiben Sie die Haut vor dem Baden oder Duschen mit dieser Mischung ein. So können die Aromaöle von der Haut aufgenommen werden und in den Blutkreislauf gelangen. Und das warme Wasser fördert die Verdunstung der Öle, sodass Sie sie leichter einatmen können.*

ÖLE

- *Fenchel*
- *Geranium*
- *Grapefruit*
- *Lavendel*
- *Rosmarin*
- *Wacholder*
- *Zitrone*
- *Zypresse*

»Ich liebe meinen Körper«-Massageöl

15 Tropfen Lavendelöl
10 Tropfen Zitronenöl
10 Tropfen Fenchelöl
5 Tropfen Rosmarinöl
5 Tropfen Geraniumöl

TIPP

Kaufen Sie jeweils nur ein Aromaöl und lernen Sie so viel wie möglich darüber, bevor Sie sich das nächste gönnen.

Geben Sie die ätherischen Öle in eine 5-ml-Glasflasche und schütteln Sie sie gründlich. Mischen Sie in einer kleinen Glas- oder Porzellanschale 4 TL (20 ml) Traubenkern- oder Mandelöl und 8 Tropfen »Ich liebe meinen Körper«-Massageöl. Ist alles gründlich vermischt, können Sie den ganzen Körper mit kräftigen knetenden Bewegungen einreiben. Wiederholen Sie diese Anwendung täglich.

»Ich liebe meinen Körper«-Bademischung

12 Tropfen Wacholderöl
9 Tropfen Grapefruitöl
9 Tropfen Zypressenöl
6 Tropfen Fenchelöl

Geben Sie die ätherischen Öle in eine 5-ml-Glasflasche und schütteln Sie sie gründlich. Füllen Sie die Wanne mit warmem Wasser. In der Zwischenzeit mischen Sie in einer kleinen Glas- oder Porzellanschale 1 TL (5 ml) Milch und 4–6 Tropfen »Ich liebe meinen Körper«-Bademischung. Geben Sie die Mischung ins Wasser und verteilen Sie sie gut. Tauchen Sie dann für 30 Minuten in das Bad ein und massieren (bzw. kneten) Sie in dieser Zeit umherschwimmende Öltropfen in die Haut ein. Bleiben Sie dabei, so gut es geht, unter Wasser.

Fibromyalgie (Fibrositis)

ÖLE

- *Lavendel*
- *Majoran*
- *Pfeffer (schwarz)*
- *Pfefferminze*
- *Rosmarin*
- *Wacholder*
- *Zypresse*

Fibromyalgie ist eine Entzündung durch überschießendes Wachstum von Zellen des fibrösen Bindegewebes im Muskel- und Skelettsystem. Sie kann als Reaktion auf eine chronische Entzündung, ein Hormonungleichgewicht oder als Folge eines anderen Schadens oder einer anderen Krankheit auftreten. Dieser Zustand ist auch bekannt als Fibrositis oder myofasziales Schmerzsyndrom.

Fibromyalgiemischung für Kompressen

1 TL (5 ml)	Rosmarinöl
50 Tropfen	Lavendelöl
50 Tropfen	Majoranöl

Geben Sie die ätherischen Öle in eine 10-ml-Glas-Tropfflasche und schütteln Sie sie gründlich. Zur Vorgehensweise bei Kompressen siehe »Anwendungen«.

Fibromyalgiemischung für Vollbäder

1 TL (5 ml)	Traubenkern- oder Mandelöl
2 Tropfen	Wacholderöl
2 Tropfen	Zypressenöl
1 Tropfen	Pfefferöl (schwarz)

Zur Vorgehensweise beim Vollbad siehe »Anwendungen«.

Fibromyalgiemischung für Massagen

1 TL (5 ml)	Traubenkern- oder Mandelöl
2 Tropfen	Lavendelöl
1 Tropfen	Wacholderöl
1 Tropfen	Pfefferminzöl

Zur Vorgehensweise bei Massagen siehe »Anwendungen«.

ANWENDUNGEN

Warme Kompresse: Geben Sie 1 Tasse (250 ml) heißes Wasser in eine Glas- oder Porzellanschale und fügen Sie 10 Tropfen »Fibromyalgiemischung für Kompressen« hinzu (siehe oben). Rühren Sie gründlich um, damit sich die Öle gut vermischen. Tauchen Sie ein Tuch ein und wringen Sie es gerade so weit aus, dass es nicht tropft. Legen Sie das Tuch auf die betroffene Stelle und fixieren Sie es gut, aber nicht zu fest, indem Sie es mit Plastikfolie umwickeln.

Kalte Kompresse: Wenden Sie die Methode zur »Warmen Kompresse« (oben) als kalte Kompresse an und testen Sie, was Ihnen größere Erleichterung verschafft. Behandeln Sie so oft wie nötig (siehe auch »Rheumatismus«, Seite 300).

TIPPS

- *Geben Sie Aromaöl erst dann zum Badewasser, wenn das Wasser eingelaufen ist. Ansonsten könnten einige der wertvollen Essenzen verdunsten und Sie nicht in den vollen Genuss der ätherischen Öle kommen.*
- *Verwenden Sie ätherische Öle kurz vor dem Baden oder Duschen, können Sie deren Wirkung wie folgt intensivieren: Mischen Sie sie mit einem Trägeröl und reiben Sie die Haut vor dem Baden oder Duschen mit dieser Mischung ein. So können die Aromaöle von der Haut aufgenommen werden und in den Blutkreislauf gelangen. Und Sie profitieren gleich doppelt, denn das warme Wasser fördert die Verdunstung der ätherischen Öle, sodass Sie sie leichter einatmen können.*

Vollbad: Füllen Sie die Wanne mit warmem Wasser. In der Zwischenzeit mischen Sie in einer kleinen Glas- oder Porzellanschale die Zutaten der »Fibromyalgiemischung für Vollbäder« (siehe oben). Reiben Sie die Mischung auf der Haut ein, bevor Sie in die Wanne steigen. Tauchen Sie 30 Minuten in das Badewasser ein.

Massage: Mischen Sie in einer kleinen Glas- oder Porzellanschale die Zutaten der »Fibromyalgiemischung für Massagen« (siehe oben). Ist alles gründlich vermischt, können Sie den ganzen Körper damit einreiben.

Fibrozystische Brust

ÖLE
- *Geranium*
- *Lavendel*
- *Patchouli*
- *Petitgrain*
- *Römische Kamille*
- *Rose*
- *Zypresse*

Die Symptome dieses Beschwerdebildes (das nicht wirklich eine Krankheit ist, aber ein häufiger Beschwerdekomplex) sind Knoten oder Knubbel in den Brüsten, die in Größe und Lage unterschiedlich sein können. Manchmal treten ein Gefühl der Wundheit oder Schwellung und Berührungsempfindlichkeit auf. Zystische Brüste stehen oft im Zusammenhang mit PMS, da auch sie durch hormonelle Veränderungen im Körper ausgelöst werden. Die Knoten verschwinden in der Regel in den Wechseljahren (es sei denn, Sie machen eine Hormonersatztherapie). Bitten Sie einen Arzt, Ihre Brust zu untersuchen, und lassen Sie, wenn empfohlen, eine Mammografie durchführen.

Brustmassageöl

30 Tropfen	Lavendelöl
20 Tropfen	Kamillenöl
20 Tropfen	Geraniumöl
1 TL (5 ml)	Passionsblumenöl
1 TL (5 ml)	Jojobaöl

Geben Sie die ätherischen Öle in eine 10-ml-Glasflasche und schütteln Sie die Mischung gründlich. Fügen Sie das Passionsblumen- und Jojobaöl hinzu und schütteln Sie kräftig, bis alles gut vermischt ist. Bewahren Sie die Mischung kühl und dunkel auf. Beachten Sie die unten aufgeführten Anwendungshinweise.

ANWENDUNGEN

Massage: Träufeln Sie ein paar Tropfen Brustmassageöl auf die Finger. Massieren Sie es auf die Brustwarzen und das umgebende Gewebe, indem Sie mit dem Daumen, Zeige- und Mittelfinger fest-rollende Bewegungen machen. Massieren Sie die Brüste zweimal täglich.

Kalte Kompresse: Mischen Sie in einer Glas- oder Porzellanschale 1 Tasse (250 ml) warmes Wasser mit je 2 Tropfen Kamillen- und Lavendelöl. Rühren Sie gründlich um, damit sich die Öle gut vermischen. Tauchen Sie ein Tuch ein und wringen Sie es gerade so weit aus, dass es nicht tropft. Legen Sie das warme Tuch auf die Brust. Zweimal täglich anwenden.

Fieber

Fieber ist eine der Reaktionen des Körpers, mit der er sich gegen Infektionen zur Wehr setzt. Greift man nicht ein, kann Fieber den Körper heilen (eine Körpertemperatur von 39–40 °C kann helfen, die Krankheitsdauer zu verkürzen). Steigt die Temperatur weiter an oder hält das Fieber mehr als 2 Tage an, wenden Sie sich bitte an einen Arzt. Möglicherweise müssen Sie das Fieber senken, indem Sie das Schwitzen anregen oder ein kühlendes Wannen- oder Schwammbad nehmen. In diesen Fällen hilft Aromatherapie.

ÖLE

- *Cajeput*
- *Pfefferminze*
- *Römische Kamille*
- *Spearmint*
- *Teebaum*
- *Ysop*
- *Zitrone*

ANWENDUNGEN

Kühle Kompresse: Geben Sie 2 Tassen (500 ml) kühles (nicht eiskaltes) Wasser in eine Glas- oder Porzellanschale und fügen Sie 3–4 Tropfen Lavendel- und Pfefferminzöl (gemischt) dazu. Rühren Sie gründlich um, damit sich die Öle gut vermischen. Tauchen Sie ein Tuch ein und wringen Sie es gerade so weit aus, dass es nicht tropft. Legen Sie das Tuch auf die Stirn. Wiederholen Sie diese Behandlung häufig und nehmen Sie im Anschluss ein Vollbad (siehe unten).

Vollbad: Füllen Sie die Wanne mit warmem Wasser. Mischen Sie in einer kleinen Glas- oder Porzellanschale 5–10 Tropfen Römische Kamille und Cajeputöl (gemischt; die Menge ist abhängig vom Alter des Patienten; siehe Tabelle »Altersgerechte Aromaöle«, Seite 355) und 2 TL (10 ml) nicht-pasteurisierten flüssigen Honig. Schneiden Sie eine (Bio-) Zitrone in Scheiben. Geben Sie die Ölmischung und Zitronenscheiben ins Badewasser. Verteilen Sie die Öle gut. Tauchen Sie dann für 30 Minuten in das Bad ein und massieren Sie in dieser Zeit umherschwimmende Öltropfen in die Haut ein.

Schwammbad: Füllen Sie eine Schüssel mit warmem Wasser. Mischen Sie in einer kleinen Glas- oder Porzellanschale je 2 Tropfen Römische Kamille und Cajeputöl und 1 TL (5 ml) nicht-pasteurisierten flüssigen Honig. Schneiden Sie eine (Bio-)Zitrone in Scheiben. Geben Sie die Ölmischung und Zitronenscheiben in die Waschschüssel. Verteilen Sie die Öle gut im Wasser und benutzen Sie es für ein Schwammbad.

Fingerherpes

ÖLE
- *Basilikum Ct. Linalool*
- *Eukalyptus smithii*
- *Lavendel*
- *Lorbeer*
- *Nelke (Knospe)*
- *Niaouli*
- *Pfefferminze*
- *Rosmarin (Ct. Cineol und Ct. Kampfer)*
- *Zimt*

Bei Fingerherpes befallen Herpes-simplex-Viren die Fingerspitzen. Eiter sammelt sich und es entsteht Druck, der auch unter den Fingernägeln spürbar sein kann. Unbehandelt heilt er nach 2–3 Wochen von allein ab, doch die Schmerzen in dieser Zeit sind sehr stark. Die empfohlenen ätherischen Öle wirken antiviral und lindern den Schmerz.

ANWENDUNG

Äußerliche/lokale Anwendung: Geben Sie 1 Tasse (250 ml) kochendes Wasser in eine kleine Glas- oder Porzellanschale und lassen Sie es so weit abkühlen, dass Sie es ertragen können. In der Zwischenzeit mischen Sie in einer anderen kleinen Glas- oder Porzellanschale je 2 Tropfen Rosmarin- und Zitronenöl mit 1 TL (5 ml) nicht-pasteurisiertem Honig oder Milch. Rühren Sie gründlich um. Fügen Sie die ätherischen Öle zum heißen Wasser hinzu und rühren Sie die Mischung gut um. Tauchen Sie die betroffenen Finger für 2–3 Minuten in das heiße Wasserbad und trocknen Sie sie sanft mit einem sauberen Handtuch. Geben Sie 1 Tropfen Lavendelöl auf die Wundauflage eines atmungsaktiven Pflasters und decken Sie damit die betroffenen Finger ab. Wiederholen Sie diese Behandlung zur Schmerzlinderung zwei- bis dreimal täglich.

Flugreisen

Die folgenden einfachen Regeln können dazu beitragen, dass Sie so fit wie möglich ankommen und hoffentlich keinen Jetlag bekommen.

- Trinken Sie während des Flugs viel Wasser und verzichten Sie auf Alkohol. Wenn Ihnen übel wird, verwenden Sie Ihren Inhalierstift (siehe »Übelkeit«, Seite 327).
- Essen Sie nur, wenn Sie wirklich hungrig sind.

- Tragen Sie lose sitzende Schuhe, denn die Füße können während einer langen Reise anschwellen. Machen Sie kurze Spaziergänge auf dem Gang, um die Durchblutung zu verbessern.
- Verwenden Sie den Reisebegleiter-Inhalierstift (Seite 229). Geben Sie 1 Tropfen Reisebegleiter-Mischung auf einen kleinen Wattebausch und legen Sie ihn in die Ohrmuschel (drücken Sie ihn nicht ins Ohr).

Flugangst-Mixtur

Viele Menschen fürchten sich vor dem Fliegen, obwohl es statistisch gesehen eine der sichersten Reise-Arten ist. Wenn diese Angst Ihre Urlaubsvorfreude trübt, wenden Sie die Mischung schon eine Woche vor der Abreise an. Diese Mischung macht auch Kinder ruhiger.

1 TL (5 ml)	Lavendelöl
½ TL (2,5 ml)	Bergamotteöl
½ TL (2,5 ml)	Geraniumöl
40 Tropfen	Sandelholz- oder Atlaszedernöl
10 Tropfen	Kamillenöl

Geben Sie die ätherischen Öle in eine kleine Glas-Tropfflasche und schütteln Sie sie gründlich. Wählen Sie eine der unten aufgeführten Anwendungsmöglichkeiten.

ANWENDUNGEN

Raumspray: Mischen Sie in einer 125-ml-Sprühflasche einige Tropfen »Flugangst-Mixtur« und 1 TL (5 ml) Wodka. Füllen Sie die Flasche mit destilliertem oder gefiltertem Wasser auf (siehe »Tipps«) und schütteln Sie die Mischung.

Vollbad: Füllen Sie die Wanne mit warmem Wasser. In der Zwischenzeit mischen Sie in einer kleinen Glas- oder Porzellanschale 1 TL (5 ml) Milch und 4–6 Tropfen »Flugangst-Mixtur«. Geben Sie die Mischung ins Wasser und verteilen Sie sie gut. Tauchen Sie dann für 30 Minuten in das Bad ein und massieren Sie in dieser Zeit umherschwimmende Öltropfen in die Haut ein.

Massage: Mischen Sie in einer kleinen Glas- oder Porzellanschale 2 TL (10 ml) Traubenkern- oder Mandelöl und 4 Tropfen »Flugangst-Mixtur«. Ist alles gründlich vermischt, können Sie den ganzen Körper damit einreiben.

TIPPS

- *Führen Sie Handdesinfektionsmittel mit sich (siehe »Erkältungen und Grippe«, Seite 215), da nicht nur Erkältungen, Magen-Darm-Erkrankungen, Hepatitis, Influenza und Krätze über Türklinken, Geld, Handläufe, WC-Armaturen und andere Wege übertragen werden können.*
- *Beachten Sie unbedingt die Gepäckbeschränkungen der Luftfahrtgesellschaften und packen Sie nur kleine, gut beschriftete Flaschen ätherischer Öle oder Ölmischungen ein, vor allem, wenn Sie sie im Handgepäck mitführen möchten. Achten Sie darauf, dass die Fläschchen dicht verschlossen sind, da vor allem Zitrusöle Spürhunde anziehen. Bereiten Sie sich darauf vor, den Inhalierstift und alles, was mit ausgelaufenem ätherischen Öl in Kontakt gekommen ist, vorzeigen zu können.*

VORSICHT

- *Bevor Sie ein ätherisches Öl verwenden, beachten Sie bitte die jeweiligen Hinweise im Teil 1 dieses Buchs, »Die wichtigsten Öle von A bis Z« (Seite 37).*

Roll-On: Geben Sie 15 Tropfen »Flugangst-Mixtur« in eine 10-ml-Roll-On-Flasche und füllen Sie sie mit fraktioniertem Kokosnussöl auf (passen Sie auf, dass Sie sie nicht überfüllen). Setzen Sie den Roll-On-Einsatz auf, verschließen Sie die Flasche mit der Schraubkappe und schütteln Sie die Mischung. Tragen Sie diese Zubereitung nach Bedarf auf den Schläfen, Handgelenken und/oder Schlüsselbeinen auf.

Überflieger-Mischung

Verwenden Sie diese Mischung, sobald Sie in der Luft sind, um Nervosität und Erschöpfung entgegenzuwirken. Am besten tragen Sie sie in einer kleinen Sprühflasche bei sich. Die Mischung ist für Erwachsene und Kinder ab 2 Jahren geeignet. Bei Kindern dürfen Sie nur einen ganz leichten kurzen Sprühstoß geben.

30 Tropfen	Lavendelöl
30 Tropfen	Geraniumöl
20 Tropfen	Grapefruitöl

TIPPS

- *Wenn Sie möchten, können Sie bei der Herstellung von Aromaspray Solubol statt Wodka verwenden. Dazu nehmen Sie pro 1 Tropfen Aromaöl 4 Tropfen Solubol. Solubol ist ein natürlicher Emulgator, der es ermöglicht, ätherische Öle mit wässrigen Flüssigkeiten zu mischen.*
- *Bei der Herstellung von Aromaspray geben Sie bitte immer das ätherische Öl zuerst in die Flasche, danach den gewählten Zusatz (Wodka oder Solubol). So stellen Sie sicher, dass sich das Aromaöl tatsächlich ganz fein im Wasser verteilen wird (das macht es nicht von sich aus).*

Geben Sie die ätherischen Öle in eine kleine Glas-Tropfflasche und schütteln Sie sie gründlich.

ANWENDUNGEN

Raumspray: Mischen Sie in einer 30-ml-Sprühflasche 20 Tropfen Überflieger-Mischung und ½ TL (2,5 ml) Wodka. Füllen Sie die Flasche mit destilliertem oder gefiltertem Wasser auf (siehe »Tipps«) und schütteln Sie die Mischung.

Inhalierstift: Geben Sie 21 Tropfen Überflieger-Mischung in eine kleine Glas- oder Porzellanschale. Legen Sie einen Inhalierdocht in die Schale, damit er die Öle aufsaugt. Führen Sie ihn danach in das Riechelement ein und verschließen Sie den Boden des Inhalierstifts. Schieben Sie den Deckel über den Riechstift und schrauben Sie ihn fest zu.

Reisekompresse: Wringen Sie ein Tuch in sehr heißem Wasser aus und sprühen Sie es ganz leicht mit etwas Überflieger-Mischung ein (entsprechend etwa 1–2 Tropfen) und wischen Sie sich damit Gesicht und Hände ab. Die Wärme wirkt beruhigend. Wenn Sie das heiße Tuch an Hals und Nacken halten, wirkt auch das entspannend und beruhigend.

Kleinkind-Zähmer

Kinder können auf Reisen sehr überreizt, müde und quengelig sein. Diese Mischung ist für Kinder ab 1 Jahr geeignet.

4 TL (20 ml)	Traubenkern- oder Mandelöl
3 Tropfen	Kamillenöl
2 Tropfen	Lavendelöl

Geben Sie die ätherischen Öle in eine 30-ml-Glasflasche und schütteln Sie sie gründlich. Träufeln Sie ein wenig »Kleinkind-Zähmer« auf ein Taschentuch und ermuntern Sie das Kind, daran zu riechen.

TIPP

Für Babys unter 1 Jahr verwenden Sie 2 Tropfen Kamillenöl in 4 TL (20 ml) Traubenkernöl. Massieren Sie die Arme und Beine des Babys mit sanften aufwärtsstreichenden Bewegungen in Richtung Herz.

Gel gegen schmerzende Füße

¼ Tasse (60 ml)	Aloe vera
24 Tropfen	Lavendelöl
12 Tropfen	Pfefferminzöl (bzw. Spearmintöl bei Kindern)

Mischen Sie die Zutaten in einer kleinen Glas- oder Porzellanschale und verrühren Sie alles gut. Füllen Sie die Mischung in ein wiederverschließbares doppelwandiges 30-ml-Gefäß und bewahren Sie sie kühl und dunkel auf. Geben Sie das Gel auf die Beine und Füße, wann immer Sie das Bedürfnis danach haben. Doch massieren Sie es nicht in die Haut ein – Pfefferminze verursacht Blutgefäßverengung, was ein kühlendes Gefühl auslöst, dem jedoch ein Gefühl der Erwärmung folgt (siehe »Vorsicht«).

Variante: Verwenden Sie die Mischung für Kinder, ersetzen Sie das Pfefferminzöl durch die gleiche Menge Spearmintöl.

VORSICHT

Das Gel nicht während des Fluges anwenden, da langes Sitzen die Blutgefäße zusammenzieht.

Reisebegleiter-Mischung

Bereiten Sie sich einen Inhalierstift mit der Reisebegleiter-Mischung zu und verwenden Sie ihn beim Landeanflug und um die Symptome des Jetlags zu lindern. Der Inhalierstift ist am wirksamsten, wenn Sie ihn bereits 2 Tage vor Abreise und dann während der Reise verwenden.

30 Tropfen	Lavendelöl
20 Tropfen	Grapefruitöl
12 Tropfen	Pfefferminz- oder Rosmarinöl
12 Tropfen	Ingweröl

Geben Sie die ätherischen Öle in eine kleine Glas-Tropfflasche und schütteln Sie sie gründlich.

ANWENDUNGEN

Vollbad: Füllen Sie die Wanne mit warmem Wasser. In der Zwischenzeit mischen Sie in einer kleinen Glas- oder Porzellanschale 1 TL (5 ml) Milch und 4–6 Tropfen Reisebegleiter-Mischung. Geben Sie die Mischung ins Wasser und verteilen Sie sie gut. Tauchen Sie dann für 30 Minuten in das Bad ein und massieren Sie in dieser Zeit umherschwimmende Öltropfen in die Haut ein (siehe auch »Sonnenscheinmischung«, Seite 373).

Inhalierstift: Geben Sie 21 Tropfen Reisebegleiter-Mischung in eine kleine Glas- oder Porzellanschale. Legen Sie einen Inhalierdocht in die Schale, damit er die Öle aufsaugt. Führen Sie ihn danach in das Riechelement ein und verschließen Sie den Boden des Inhalierstifts. Schieben Sie den Deckel über den Riechstift und schrauben Sie ihn fest zu.

Roll-On: Geben Sie 15 Tropfen Reisebegleiter-Mischung in eine 10-ml-Roll-On-Flasche und füllen Sie sie mit fraktioniertem Kokosnussöl auf (passen Sie auf, dass Sie sie nicht überfüllen). Setzen Sie den Roll-On-Einsatz auf, verschließen Sie die Flasche mit der Schraubkappe und schütteln Sie die Mischung. Tragen Sie diese Zubereitung nach Bedarf auf den Schläfen, Handgelenken und/oder Schlüsselbeinen auf.

TIPPS

- *Geben Sie Aromaöl erst dann zum Badewasser, wenn das Wasser eingelaufen ist. Ansonsten könnten einige der wertvollen Essenzen verdunsten.*
- *Für die Bademischungen können Sie anstelle der Milch auch die gleiche Menge neutral-milde Flüssigseife nehmen.*
- *Verwenden Sie ätherische Öle kurz vor dem Baden oder Duschen, können Sie deren Wirkung wie folgt steigern: Mischen Sie sie mit einem Trägeröl und reiben Sie die Haut vor dem Baden oder Duschen mit dieser Mischung ein. Auf diese Weise können die Aromaöle von der Haut aufgenommen werden und in den Blutkreislauf gelangen. Und durch die Verdunstung können Sie die Öle leichter einatmen.*

Füße

Unsere Füße sind die stillen Helden, die uns mehr oder weniger klaglos auf unserer Reise durch das Leben tragen. Wir schenken ihnen normalerweise nur dann Beachtung, wenn sie schmerzen oder wenn uns Hühneraugen wachsen. Wir missbrauchen sie mit schlecht sitzenden Schuhen, wenn wir die Zehennägel falsch schneiden, zu viel Gewicht auf die Waage bringen oder zu viel und zu lange stehen. Also verwöhnen Sie doch Ihre Füße einmal mit ein paar Streicheleinheiten.

Auf die häufigsten Fußprobleme – Schmerzende Füße (Seite 309), Fußpilz (Seite 232), Hallux valgus (Seite 237), Hühneraugen (Seite 244), geschwollene Füße und Knöchel (Seite 234) – gehen wir gesondert ein.

TIPP

- *Schweißfüße sind peinlich; oft ist der Zustand in der Pubertät schlimmer, doch auch eine ungesunde Ernährung mit zu vielen »Sünden« kann schlecht riechende Füße verursachen. Befolgen Sie die Vorschläge bei »Fußpilz« (Seite 232).*

Furunkel und Karbunkel

Furunkel (und Karbunkel) sind Entzündungen durch Staphylokokken, die zu Hautabszessen führen. Die Behandlung zielt darauf ab, den Furunkel zum Reifen zu bringen, damit der Eiter abfließen und das Gewebe heilen kann. Befindet sich der Furunkel in der Nähe des Gesichts, der Wirbelsäule oder des Anus, sind Sie Diabetiker oder tritt Fieber auf, begleitet von roten Streifen, die sich aus dem Furunkel ausbreiten, begeben Sie sich sofort in ärztliche Behandlung.

Furunkel sind sehr ansteckend. Vermeiden Sie den Umgang mit Lebensmitteln, solange die Entzündung nicht abgeklungen ist. Kleidungsstücke, die mit dem erkrankten Bereich in Kontakt kommen, müssen getrennt gewaschen werden. Fügen Sie ein paar Tropfen Teebaum- oder Lavendelöl zum Wasch- und Spülwasser hinzu. Hängen Sie die Kleidung zum Trocknen auf (siehe »Vorsicht«).

ÖLE

- *Bergamotte*
- *Echter Lorbeer*
- *Lavendel*
- *Niaouli*
- *Petitgrain*
- *Römische Kamille*
- *Teebaum*
- *Thymian Ct. Linalool*
- *Zitrone*

Furunkelmischung

¼ Tasse (60 ml)	warmes Wasser
1 TL (5 ml)	neutral-milde Flüssigseife
3 Tropfen	Lavendelöl
2 Tropfen	Bergamotteöl

Geben Sie die Zutaten in eine kleine Glas- oder Porzellanschale. Reinigen Sie den Furunkel und die umgebenden Hautbereiche mithilfe eines Wattebauschs. Tun Sie dies dreimal täglich, gefolgt von einer heißen Kompresse (siehe »Anwendung«).

ANWENDUNG

Heiße Kompresse: Mischen Sie in einer kleinen Glas- oder Porzellanschale 2 Tropfen Bergamotteöl, 2 Tropfen Niaouliöl und ½ Tasse (125 ml) sehr heißes Wasser. Rühren Sie gründlich um, damit sich die Öle gut vermischen. Tauchen Sie ein Tuch ein, das gerade groß genug ist, um die gesamte Flüssigkeit aufzusaugen, ohne dass es tropft. Legen Sie das Tuch auf die betroffene Stelle und fixieren Sie es, indem Sie es mit Plastikfolie umwickeln. Legen Sie einen Wärmepack auf die Kompresse, damit der Furunkel schneller reift und der Eiter auslaufen kann. Lassen Sie die Kompresse 20–30 Minuten auf der Haut. 3–4 Mal täglich anwenden.

VORSICHT

- *Man weiß von Bränden, die in Wäschetrocknern ausgebrochen sind, weil ätherische Öle (manchmal auch Pflanzenöle) in der Waschmaschine nicht gründlich genug aus den Stoffen ausgewaschen worden waren. Um sicherzustellen, dass das Waschmittel die Öle lösen kann, waschen Sie bei mindestens 40 °C.*

Sie können diese Behandlung einige Tage lang wiederholen, maximal jedoch eine Woche. Wenn Eiter aus dem Furunkel zu fließen beginnt, reinigen Sie ihn weiter wie bisher und decken ihn mit einem Pflaster mit nicht verklebender Wundauflage ab, auf das Sie einen Tropfen Teebaumöl gegeben haben. Damit sich die Entzündung nicht ausbreitet, sollte der offene Furunkel bedeckt bleiben. Nutzen Sie Handtücher und Waschlappen ausschließlich allein und nicht gemeinsam mit anderen. Wechseln Sie das Pflaster täglich, bis kein Eiter mehr aus der Wunde fließt.

Fußpilz

ÖLE

- *Geranium*
- *Lavandin*
- *Lavendel*
- *Manuka*
- *Rosmarin*
- *Teebaum*
- *Zypresse*

TIPP

- *Wenn Sie unter Fußpilz leiden, sollten Sie Baumwollsocken und atmungsaktive Schuhe tragen (Obermaterial nicht Synthetik). Achten Sie darauf, die Füße nach dem Waschen immer gründlich abzutrocknen. Waschen Sie Ihre Socken und Handtücher getrennt von der restlichen Wäsche und geben Sie ein paar Tropfen Teebaumöl zum letzten Spülgang hinzu, damit Sie niemanden anstecken. Hängen Sie die Sachen zum Trocknen auf, nicht in den Wäschetrockner. (Beachten Sie unbedingt den Hinweis »Vorsicht« auf der vorherigen Seite!).*

Fußpilz, Tinea pedis, wird durch einen ansteckenden Pilz verursacht und ist in Schulen und Schwimmbädern weit verbreitet. Die Haut juckt und schuppt sich oder löst sich ab und sieht zwischen den Zehen aufgequollen und weiß aus.

ANWENDUNG

Fußbad: Füllen Sie ein Becken, das groß genug für beide Füße ist, mit warmem Wasser. Mischen Sie in einer kleinen Glas- oder Porzellanschale 4 Tropfen Manukaöl, 4 Tropfen Lavendelöl und 1 TL (5 ml) rohen Honig oder Senfpulver. Geben Sie diese Mischung ins Wasser und rühren Sie kräftig um. Baden Sie die Füße 10 Minuten lang darin. Trocknen Sie die Füße sanft mit einem sauberen Handtuch und achten Sie besonders auf die Zehenzwischenräume. Pudern Sie die Füße anschließend mit Kräuter-Öl-Fußpuder, das antimykotisch wirkt und die Füße deodoriert.

Kräuter-Öl-Fußpuder

1 Tasse (250 ml)	Pfeilwurzpulver
6 Tropfen	Zypressenöl
6 Tropfen	Teebaumöl
6 Tropfen	Lavendelöl
6 Tropfen	Rosmarinöl

Geben Sie das Pfeilwurzpulver in eine Glas- oder Porzellanschale. Fügen Sie nun tropfenweise unter ständigem Rühren die ätherischen Öle hinzu, sodass sich keine Klümpchen bilden. Verrühren Sie alles gründlich. Füllen Sie die Mischung in ein wiederverschließbares 250-ml-Glasgefäß um. Bewahren Sie sie kühl und dunkel auf. Tupfen Sie mithilfe eines

Wattebauschs »Kräuter-Öl-Fußpuder« auf die Füße und insbesondere in die Zehenzwischenräume, jeweils nach dem Duschen oder Baden und vor dem Schlafengehen. Dieser Fußpuder funktioniert auch gut, wenn Sie ihn in Socken und Schuhe streuen, vor allem, wenn Sie unter Fußschweiß und Fußgeruch leiden.

Gedächtnis

Vergesslichkeit ist in der Regel nichts Schlimmeres als ein Mangel an Aufmerksamkeit, und sie betrifft alle Menschen, von den ganz jungen bis zu den ganz alten. Im Zuge des Älterwerdens entwickeln wir immer mehr Angst davor, dass unsere einfache Vergesslichkeit ein Zeichen von Alzheimer oder seniler Demenz sein könnte. Diese Angst kann uns lähmen und bremst unsere Bemühungen, das Gedächtnis zu verbessern. Denken Sie daran: Wer rastet, der rostet! Es gibt viel, was wir tun können, um unser Gehirn in optimalem Zustand zu halten. Ginkgo biloba, das bekannte pflanzliche Mittel, verbessert nachweislich die Blutversorgung des Gehirns und erhöht die Informationsrate, die vom Gehirn verarbeitet wird.

ÖLE

- *Basilikum Ct. Linalool*
- *Grapefruit*
- *Ingwer*
- *Lavendelsalbei*
- *Pfeffer (schwarz)*
- *Rosmarin*
- *Salbei*
- *Zitrone*

Gedächtnisschärfer

30 Tropfen	Basilikum Ct. Linalool
30 Tropfen	Rosmarin- oder Lavendelsalbeiöl
18 Tropfen	Zitronenöl
18 Tropfen	Pfefferöl (schwarz)

Geben Sie die ätherischen Öle in eine 5-ml-Glasflasche und schütteln Sie sie gründlich. Es stehen Ihnen verschiedene Anwendungsmöglichkeiten zur Verfügung.

ANWENDUNGEN

Aroma-Raumspray: Mischen Sie in einer 125-ml-Sprühflasche 75 Tropfen »Gedächtnisschärfer« und 1 TL (5 ml) Wodka. Füllen Sie die Flasche mit destilliertem oder gefiltertem Wasser auf (siehe »Tipps«) und schütteln Sie sie gründlich.

Vollbad: Füllen Sie die Wanne mit warmem Wasser. In der Zwischenzeit mischen Sie in einer kleinen Glas- oder Porzellanschale 1 TL (5 ml) Milch und 4–6 Tropfen »Gedächtnisschärfer« (siehe »Tipps«). Geben Sie die Mischung ins Wasser und verteilen Sie sie gut. Tauchen Sie dann

TIPP

- *Verwenden Sie ätherische Öle kurz vor dem Baden oder Duschen, können Sie deren Wirkung wie folgt steigern: Mischen Sie sie mit einem Trägeröl und reiben Sie die Haut vor dem Baden oder Duschen mit dieser Mischung ein. Auf diese Weise können die Aromaöle von der Haut aufgenommen werden und in den Blutkreislauf gelangen. Und Sie profitieren gleich doppelt, denn das warme Wasser fördert die Verdunstung der ätherischen Öle, sodass Sie sie leichter einatmen können.*

für 30 Minuten in das Bad ein und massieren Sie in dieser Zeit umherschwimmende Öltropfen in die Haut ein.

Inhalierstift: Geben Sie 25 Tropfen »Gedächtnisschärfer« in eine kleine Glas- oder Porzellanschale. Legen Sie einen Inhalierdocht in die Schale, damit er die Öle aufsaugt. Führen Sie ihn danach in das Riechelement ein und verschließen Sie den Boden des Inhalierstifts. Schieben Sie den Deckel über den Riechstift und schrauben Sie ihn fest zu.

Massage: Mischen Sie in einer kleinen Glas- oder Porzellanschale 4 TL (20 ml) Traubenkern- oder Mandelöl und 8 Tropfen »Gedächtnisschärfer«. Ist alles gründlich vermischt, können Sie den ganzen Körper damit einreiben.

TIPPS

- *Geben Sie Aromaöl erst dann zum Badewasser, wenn das Wasser eingelaufen ist. Sonst könnten einige der wertvollen Essenzen verdunsten und Sie nicht in den vollen Genuss der ätherischen Öle kommen.*
- *Für die Bademischungen können Sie anstelle der Milch die gleiche Menge neutral-milde Flüssigseife nehmen, wenn Ihnen das lieber ist.*

Geschwollene Füße und Knöchel

ÖLE

- *Eukalyptus*
- *Fenchel*
- *Lavendel*
- *Zypresse*

Es gibt viele Gründe, warum Füße anschwellen, darunter längeres Stehen, Arthritis, Rheuma, Krampfadern, Verstopfung, heißes Wetter, Langstreckenflüge. Die Schwellungen, die durch diese Faktoren verursacht werden, sind leicht zu behandeln. Schwellen die Füße und Beine häufig an, könnte allerdings ein Herz- oder Nierenproblem vorliegen. In diesem Fall sollten Sie zum Arzt gehen. Vor dem Massieren oder Anwenden einer Beinlotion sollten Sie die Füße hochlegen, sodass diese mit dem Herzen auf einer Höhe sind, und für 10–15 Minuten ruhen.

Mischung gegen geschwollene Füße

10 Tropfen	Zypressenöl
5 Tropfen	Eukalyptusöl oder Fenchelöl
5 Tropfen	Lavendelöl

Geben Sie die ätherischen Öle in eine 5-ml-Glasflasche und schütteln Sie sie gründlich. Wählen Sie eine der genannten Anwendungen.

ANWENDUNGEN

Fußmassage: Mischen Sie die Zutaten in einer kleinen Glas- oder Porzellanschale und verrühren Sie sie gut. Tragen Sie die Mischung mit leichten, schwungvollen Bewegungen auf Füßen, Knöcheln und Waden auf. Beginnend am oberen Ende der Waden arbeiten Sie sich nun mit zum Herzen gerichteten Streichbewegungen Stück für Stück bis zum Knöchel hinunter. Wiederholen Sie diesen Ablauf mehrmals.

Legen Sie die Füße hoch, wenn Sie sitzen, und vermeiden Sie es, längere Zeit bewegungslos zu stehen.

Kalte Kompresse: Mischen Sie in einer kleinen Glas- oder Porzellanschale 4 TL (5 ml) »Mischung gegen geschwollene Füße« und 1 TL (5 ml) Milch. Fügen Sie 1 Tasse (250 ml) eiskaltes Wasser hinzu und rühren Sie gründlich um. Tauchen Sie ein Tuch ein und wringen Sie es gerade so weit aus, dass es nicht tropft. Legen Sie das Tuch auf die Knöchel und Füße. Wiederholen Sie diese Behandlung häufig und machen Sie im Anschluss eine Fußmassage (siehe oben).

VORSICHT

— *Bevor Sie ein ätherisches Öl verwenden, beachten Sie bitte die jeweiligen Hinweise im Teil 1 dieses Buchs, »Die wichtigsten Öle von A bis Z« (Seite 37).*

Gicht

Gicht wird durch überhöhte Harnsäuremengen im Körper verursacht. Die Harnsäure verwandelt sich in Kristalle, die sich um die Gelenke ablagern, am häufigsten am Großzehengrundgelenk. Ein Gichtanfall wird von extrem schmerzhaften Schwellungen und Entzündungen begleitet.

ÖLE

- *Agonis fragrans*
- *Basilikum Ct. Linalool*
- *Cajeput*
- *Fenchel*
- *Pfefferminze*
- *Römische Kamille*
- *Rosenholz*
- *Rosmarin (Ct. Cineol und Ct. Kampfer)*
- *Wacholder*
- *Waldkiefer*
- *Zimt*
- *Zitrone*
- *Zypresse*

Gichtmischung

15 Tropfen	Kamillenöl
15 Tropfen	Cajeputöl oder Agonis fragrans
5 Tropfen	Pfefferminzöl oder Rosmarin Ct. Verbenon

Geben Sie die ätherischen Öle in eine 5-ml-Glas-Tropfflasche und schütteln Sie sie gründlich. Die Mischung eignet sich für Fußbäder und Massagen.

ANWENDUNGEN

Fußbad: Mischen Sie 2 TL (10 ml) Milch und 12 Tropfen Gichtmischung. Füllen Sie zwei Becken oder große Schüsseln mit kaltem bzw. warmem Wasser. Geben Sie jeweils die Hälfte dieser Mischung in eines der Becken und verrühren Sie alles gründlich. Baden Sie die Füße 10 Minuten lang im warmen Wasser, wechseln Sie dann ins kalte Wasser und baden Sie die Füße dort noch einmal 10 Minuten. Massieren Sie in dieser Zeit umherschwimmende Öltropfen in die Haut ein.

Massage: Mischen Sie in einer kleinen Glas- oder Porzellanschale 4 TL (20 ml) Traubenkern- oder Mandelöl und 12 Tropfen der Gichtmischung. Ist alles gründlich vermischt, können Sie die betroffenen Stellen dreimal täglich damit einreiben.

Hämorrhoiden

ÖLE

- *Atlaszeder/Zedernholz*
- *Cajeput*
- *Geranium*
- *Muskatellersalbei*
- *Narde*
- *Niaouli*
- *Patchouli*
- *Römische Kamille*
- *Sandelholz*
- *Teebaum*
- *Wacholder*
- *Zypresse*

Unter Hämorrhoiden versteht man Krampfadern im Rektum, knapp über dem Anus. Sie entstehen durch angestrengtes Pressen während des Stuhlgangs oder während der Geburt und können jucken, geschwollen und schmerzhaft sein.

Hämorrhoidengel

1 TL (5 ml)	Hamamelishydrolat (alkoholfrei)
2 Tropfen	Zypressenöl
2 Tropfen	Wacholderöl
2 Tropfen	Geraniumöl
8 TL (40 ml)	parfümfreies Aloe-vera-Gel

Geben Sie alle Zutaten bis auf das Aloe-vera-Gel in eine kleine Glas- oder Porzellanschale und verrühren Sie sie gut. Fügen Sie das Aloe-vera-Gel hinzu und verrühren Sie alles gründlich. Füllen Sie die Mischung in ein wiederverschließbares 30-ml-Gefäß um. Bewahren Sie sie kühl und dunkel auf. Vor Gebrauch gründlich umrühren. Das Gel wird auf die entsprechenden Stellen aufgetragen. Es eignet sich besonders gut nach einem Sitzbad (siehe unten). Sollte die Mischung brennen, verdünnen Sie sie mit zusätzlichem Aloe-vera-Gel.

ANWENDUNG

Sitzbad: Füllen Sie die Wanne oder ein großes Becken mit gerade so viel warmem Wasser, dass das Gesäß bedeckt ist. In der Zwischenzeit mischen Sie in einer kleinen Glas- oder Porzellanschale 1 TL (5 ml) Milch und je 2 Tropfen Römische Kamille, Wacholder- und Zedernholz- bzw. Sandelholzöl. Geben Sie diese Mischung ins Badewasser und rühren Sie kräftig, um die Öle im Wasser zu verteilen. Setzen Sie sich dann für 10–15 Minuten in dieses Bad. Anschließend massieren Sie die Hämorrhoiden sanft mit dem Hämorrhoidengel (siehe oben).

Beruhigende Hämorrhoiden-Reinigungspads

⅓ Tasse (75 ml)	Hamamelishydrolat (alkoholfrei)
10 Tropfen	Römische Kamille
5 Tropfen	Niaouliöl
20–30	Wattepads

Geben Sie die Zutaten in ein 125-ml-Glasgefäß. Verschließen Sie das Gefäß und schütteln Sie es kräftig. Legen Sie die Wattepads in das Gefäß, damit sie sich mit der Flüssigkeit vollsaugen können. (Sie sollten gut durchfeuchtet, aber nicht tropfnass sein.) Sollte noch Flüssigkeit verbleiben, geben Sie weitere Wattepads in das Gefäß. Wischen Sie sich nach dem Stuhlgang (oder bei Bedarf) mit »Beruhigenden Hämorrhoiden-Reinigungspads« ab, um den Juckreiz zu lindern.

Hallux valgus, Ballenzeh

Beim Ballenzeh oder Hallux valgus kommt es zu Schwellung, Verdickung und Verformung des Großzehengrundgelenks. Ursache der Schmerzen und Beschwerden ist fußschädigendes Schuhwerk, das den Fuß wund reibt.

Ballenwohl-Massagemischung

9 Tropfen	Kamillenöl
9 Tropfen	Karottensamenöl
6 TL (30 ml)	Calendulaöl/Ringelblumen-Mazerat

Geben Sie die ätherischen Öle in eine 30-ml-Glasflasche, füllen Sie die Flasche mit Calendulaöl auf und schütteln Sie sie gründlich. Geben Sie eine kleine Menge »Ballenwohl-Massagemischung« in die Handfläche und massieren Sie damit sanft den ganzen Fuß, besonders den Ballenzeh. Zweimal täglich anwenden.

ÖLE

- *Kamille*
- *Karottensamen*
- *Calendulaöl/Ringelblumen-Mazerat*

VORSICHT

- *Karottensamenöl nicht in der Schwangerschaft oder Stillzeit verwenden.*

TIPP

- *Wenn Sie unter einem Hallux valgus leiden, halten Sie Ausschau nach gut passenden Schuhen und gehen Sie regelmäßig zur Fußpflege. Dort erhalten Sie spezielle Pflaster, die den Zeh schützen. Gehen Sie so oft wie möglich barfuß oder suchen Sie Sandalen, die den schmerzhaften Bereich nicht berühren.*

Halsschmerzen

Auslöser für Halsschmerzen sind meist Bakterien oder Viren. Sie können jedoch auch eine Folge einer Überlastung sein – durch zu viel, zu lautes und zu langes Reden, Heuschnupfen, Mundatmung, Staub, Zigarettenrauch, Schadstoffe in der Luft oder Klimaanlagen. In diesen Fällen sind Gurgellösungen sehr wirksam (siehe auch »Atemwegsbeschwerden«, Seite 186).

ÖLE

- *Benzoe*
- *Geranium*
- *Lavendel*
- *Muskatellersalbei*
- *Myrte (grüne oder orange)*
- *Orange*
- *Salbei (siehe »Vorsicht«)*
- *Thymian (Ct. Geraniol oder Ct. Linalool)*

ANWENDUNGEN

Mundwasser: Mischen Sie in einem Glas 1–2 Tropfen Muskatellersalbei-, Geranium- oder Lavendelöl und ½ TL (5 ml) Salz und verrühren

> ## TIPP
> — *Wenn Sie weniger als 500 Tropfen (20 ml) ätherische Öle mischen, verwenden Sie ein Mess- oder ein Schnapsglas als »kleine Glas- oder Porzellanschale«.*

> ## VORSICHT
> — *Salbeiöl nicht verwenden, wenn Sie schwanger sind oder stillen.*
> — *Salbeiöl ist neurotoxisch. Verwenden Sie nicht mehr als 1 Tropfen pro 2 TL (10 ml) Trägeröl oder Lotion.*
> — *Stellen Sie ganz sicher, dass Salbeiöl nicht versehentlich verschluckt werden kann. Verschlucken kann, je nach Menge, zu Krampfanfällen, Ohnmacht und sogar zum Tod führen.*

Sie alles gut. Fügen Sie 1 Tasse (250 ml) warmes Wasser hinzu und rühren Sie gründlich um. Spülen Sie den Mund mehrere Male mit dieser Mischung und spucken Sie sie dann aus (nicht schlucken). Wiederholen Sie die Behandlung mehrmals täglich.

Getränk: Geben Sie 1 Tropfen Zedernholzöl auf einen Würfel Zucker oder auf einen Teebeutel (Kamillentee wirkt am besten) und bereiten Sie sich den Tee wie üblich zu. Alternativ mischen Sie 1 Tropfen Zedernholzöl und 1 TL (5 ml) nicht-pasteurisierten flüssigen Honig. Schlucken Sie diese Mischung oder geben Sie sie in eine Tasse Tee, oder mischen Sie sie in einem kleinen Glas mit 3 TL (15 ml) sehr heißem Wasser und trinken Sie sie dann.

Äußerliche/lokale Anwendung: Mischen Sie in Ihrer Handfläche 1 Tropfen Zedernholzöl mit ½ TL (2,5 ml) Traubenkern- oder Mandelöl und massieren Sie damit den Hals. Zwei- bis dreimal täglich anwenden, um den Schmerz zu lindern.

Harnröhrenentzündung (Urethritis)

Bei einer Infektion der Harnröhre wandern die Keime meist schnell in die Blase und verursachen dort eine Blasenentzündung (Zystitis). Symptome sind häufiges und schmerzhaftes Wasserlassen, verbunden mit einem brennenden und/oder stechenden Gefühl, häufig auch von Erschöpfung begleitet. Die Behandlung sollte baldmöglichst erfolgen, um eine Ausbreitung der Infektion zu vermeiden. Wenn Ihr Zustand sich verschlimmert oder länger als 2 Tage andauert, sprechen Sie mit Ihrem Arzt. Zu den Behandlungsmöglichkeiten siehe »Blasenentzündung« (Seite 190).

Herpes

Es gibt verschiedene Mitglieder in der Herpes-Viren-Familie. Herpes simplex 1 ist verantwortlich für die schmerzhaften Fieberbläschen und Wunden auf den Lippen. Es kann bei jedem Ausbruch durch Hautkontakt übertragen werden und wird durch Küssen oder das Teilen von Zahnbürsten verbreitet.

Herpes simplex 2, in der Regel durch sexuellen Kontakt mit einer infizierten Person übertragen, erzeugt Wunden auf und um die Genitalien, Anus und Gesäß. Die Wunden sind meist unterhalb der Taille zu finden, können aber auch an anderen Stellen auftreten. Die Krankheit kann auch dann weitergegeben werden, wenn keine Wunden sichtbar sind.

Herpes zoster, auch Gürtelrose genannt, ist ein schmerzhafter Hautausschlag, verursacht durch das Varicella-Zoster-Virus, das für Windpocken verantwortlich ist. Das Virus kann jahrelang ruhen, kann aber wieder auftreten, wenn es durch Stress, zu viel Sonne oder kleine Infektionen aktiviert wird. Im Kapitel »Immunsystem« (Seite 246) finden Sie Anwendungen, die helfen können, Ausbrüche zu vermeiden.

Herpes-Simplex-1-Mischung

3 Tropfen	Teebaumöl
2 Tropfen	Bergamotteöl (FCF)
1 Tropfen	Eukalyptus globulus
1 TL (5 ml)	Johanniskrautöl

Mischen Sie die Öle in einer kleinen Glas- oder Porzellanschale. Betupfen Sie mit einem mit »Herpes-Simplex-1-Mischung« getränkten Wattebausch die Bläschen und Wunden. Wiederholen Sie diese Behandlung zweimal täglich, bis die Wunden kleiner werden, austrocknen und heilen.

Herpes-Simplex-2-Mischung

4 Tropfen	Bergamotte FCF (oder 1 Tropfen Bergamotteöl)
4 Tropfen	Eukalyptus globulus
4 Tropfen	Melissenöl
4 Tropfen	Manukaöl
4 Tropfen	Sandelholz- oder Zedernholzöl

Geben Sie die ätherischen Öle in eine 5-ml-Glas-Tropfflasche und schütteln Sie sie gründlich. Mischen Sie in einer kleinen Glas- oder Porzellanschale »Herpes-Simplex-2-Mischung« und 4 TL (20 ml) Aloe-vera-Gel und verrühren Sie alles gründlich. Betupfen Sie die äußeren Wunden sanft mit einem Wattebausch. Wiederholen Sie diese Behandlung alle 2 Stunden, bis die Wunden kleiner werden, austrocknen und heilen (in der Regel nach 7–10 Tagen).

ÖLE

Herpes simplex 1:

- *Atlaszeder/Zedernholz*
- *Bergamotte (FCF)*
- *Cajeput*
- *Eukalyptus globulus*
- *Ingwer*
- *Kamille*
- *Majoran*
- *Manuka*
- *Melisse*
- *Sandelholz*
- *Speik-Lavendel*
- *Sternanis*
- *Teebaum*
- *Thymian Ct. Thymol*
- *Ysop*
- *Zypresse*

Herpes simplex 2:

- *Atlaszeder/Zedernholz*
- *Eukalyptus globulus*
- *Kamille*
- *Majoran*
- *Manuka*
- *Melisse*
- *Sandelholz*
- *Speik-Lavendel*
- *Teebaum*
- *Wacholder*
- *Zypresse*

Herpes zoster:

- *Bergamotte (FCF)*
- *Eukalyptus globulus*
- *Geranium*
- *Manuka*
- *Melisse*
- *Myrrhe*
- *Niaouli*
- *Ravensara*
- *Teebaum*

Gürtelrosemischung 1

60 Tropfen	Bergamotteöl (FCF)
60 Tropfen	Eukalyptus globulus
60 Tropfen	Teebaumöl
18 Tropfen	Melissenöl

Geben Sie die ätherischen Öle in eine 10-ml-Glasflasche und schütteln Sie sie gründlich. Es stehen unterschiedliche Anwendungen zur Verfügung.

ANWENDUNGEN

Raum- und Bodyspray: Mischen Sie in einer 125-ml-Sprühflasche 165 Tropfen (6 ml) »Gürtelrosemischung 1« und 1 TL (5 ml) Glycerin und schütteln Sie sie gründlich. Füllen Sie die Flasche mit destilliertem oder gefiltertem Wasser auf (siehe »Tipps«). Schütteln Sie die Flasche kräftig vor jedem Gebrauch und sprühen Sie nach Belieben.

Vollbad: Füllen Sie die Wanne mit warmem Wasser. In der Zwischenzeit mischen Sie in einer kleinen Glas- oder Porzellanschale 1 TL (5 ml) Milch und 4–6 Tropfen »Gürtelrosemischung 1« und verrühren Sie sie gründlich. Geben Sie die Mischung ins Wasser und verteilen Sie sie gut. Tauchen Sie dann für 30 Minuten in dieses Bad ein, inhalieren Sie die Dämpfe und massieren Sie in dieser Zeit umherschwimmende Öltropfen in die Haut ein.

TIPPS

- *Wenn Sie möchten, können Sie bei der Herstellung von Aromaspray Solubol statt Wodka verwenden. Dazu nehmen Sie pro 1 Tropfen Aromaöl 4 Tropfen Solubol. Solubol ist ein natürlicher Emulgator, der es ermöglicht, ätherische Öle mit wässrigen Flüssigkeiten zu mischen.*
- *Bei der Herstellung von Aromaspray geben Sie bitte immer das ätherische Öl zuerst in die Flasche, danach den gewählten Zusatz (Wodka oder Solubol). So stellen Sie sicher, dass sich das Aromaöl tatsächlich ganz fein im Wasser verteilen wird (das macht es nicht von sich aus).*

Gürtelrosemischung 2

2 TL (10 ml)	Tamanuöl
6 Tropfen	Ravensaraöl

Mischen Sie die Öle in einer kleinen Glas- oder Porzellanschale. Legen Sie alle 2 Stunden einen mit »Gürtelrosemischung 2« getränkten Wattebausch auf den betroffenen Bereich. Wiederholen Sie diese Anwendung 7–10 Tage lang, bis der Ausschlag verschwunden und die Schmerzen abgeklungen sind.

Heuschnupfen

Die meisten Menschen, die an Heuschnupfen leiden, reagieren auf Gräser, Blüten und Baumpollen. Sie verbringen jedes Jahr elende Monate (üblicherweise im Frühjahr) mit Niesen, laufender Nase, Halsschmerzen und juckenden Augen. Staubmilben, Schimmelsporen, Chemikalien und Tierhaare sind ebenfalls ein Problem für viele Menschen. Die größte Erleichterung erzielen Sie, wenn Sie die folgenden Inhalationsöle abwechselnd benutzen.

Heuschnupfen-Inhalierstift 1

7 Tropfen Römische Kamille oder Immortellenöl
7 Tropfen Eukalyptusöl
7 Tropfen Zitronenöl

Mischen Sie die ätherischen Öle in einer kleinen Glas- oder Porzellanschale und legen Sie einen Inhalierdocht hinein, damit er die Mischung aufsaugt. Führen Sie ihn danach in das Riechelement ein und verschließen Sie den Boden des Inhalierstifts. Schieben Sie den Deckel über den Riechstift und schrauben Sie ihn fest zu.

Heuschnupfen-Inhalierstift 2

7 Tropfen Lavendelöl
7 Tropfen Teebaum- oder Myrtenöl
4 Tropfen Geraniumöl
4 Tropfen Zitronenöl

Mischen Sie die ätherischen Öle in einer kleinen Glas- oder Porzellanschale und legen Sie einen Inhalierdocht hinein, damit er die Mischung aufsaugt. Führen Sie ihn danach in das Riechelement ein und verschließen Sie den Boden des Inhalierstifts. Schieben Sie den Deckel über den Riechstift und schrauben Sie ihn fest zu.

Heuschnupfenmischung

10 Tropfen Römische Kamille
4 Tropfen Zitronenöl
2 Tropfen Myrtenöl

Geben Sie die ätherischen Öle in eine 5-ml-Glas-Tropfflasche und schütteln Sie sie gründlich. Wählen Sie eine der unten aufgeführten Anwendungen.

ÖLE

- *Eukalyptus*
- *Geranium*
- *Immortelle*
- *Lavendel*
- *Myrte (grüne oder orange)*
- *Römische Kamille*
- *Teebaum*
- *Ysop*
- *Zitrone*

VORSICHT

- *Die Öle sind nicht für Kinder unter 5 Jahren geeignet.*

ANWENDUNGEN

Massage: Mischen Sie in einer kleinen Glas- oder Porzellanschale 4 TL (20 ml) Traubenkern- oder Mandelöl und 8 Tropfen Heuschnupfenmischung. Ist alles gründlich vermischt, können Sie den Brustkorb und oberen Rücken damit einreiben.

VORSICHT

Diese Inhalation kann bei Asthmakranken reizend wirken (siehe »Asthma«, Seite 185).

Dampfinhalation: Mischen Sie in einer kleinen Glas- oder Porzellanschale 2 Tassen (500 ml) kochendes Wasser und 3 Tropfen eines der bei Heuschnupfen geeigneten ätherischen Öle (siehe oben). Setzen Sie sich bequem auf einen Stuhl und stellen Sie die Schüssel auf einen Tisch vor sich. Halten Sie das Gesicht in 20–30 cm Entfernung über die Wasseroberfläche und hängen Sie ein Handtuch über den Kopf und die Schüssel, sodass auch der Halsansatz bedeckt ist. Halten Sie die Enden des Handtuchs mit den Unterarmen auf dem Tisch fest oder stecken Sie die Handtuchenden um die Schüssel herum fest. Es ist wichtig, dass der Dampf nicht entweichen kann. Atmen Sie die Dämpfe eine Minute lang ein – oder so lange, wie es für Sie angenehm ist. Stecken Sie anschließend den Kopf aus dem Handtuch und atmen Sie ein wenig frische Luft. Wiederholen Sie die Inhalation für 5–10 Minuten, falls möglich.

Hexenschuss

ÖLE

- *Ingwer*
- *Lavendel*
- *Majoran*
- *Rosmarin*

Hexenschuss ist ein schmerzhafter Zustand im unteren Rücken, verursacht durch einen Bandscheibenvorfall oder Muskelverspannungen.

Hexenschuss-Mischung

10 Tropfen Lavendelöl
10 Tropfen Ingweröl
5 Tropfen Majoranöl
5 Tropfen Rosmarinöl

Geben Sie die ätherischen Öle in eine 5-ml-Glas-Tropfflasche und schütteln Sie die Mischung gründlich. Wählen Sie eine der Anwendungen nach Belieben.

ANWENDUNGEN

Vollbad: Füllen Sie die Wanne mit warmem Wasser. In der Zwischenzeit mischen Sie in einer kleinen Glas- oder Porzellanschale 1 TL (5 ml) Milch und 4–6 Tropfen der Hexenschuss-Mischung. Geben Sie die Mischung ins Wasser und verteilen Sie sie gut. Tauchen Sie dann für

20 Minuten in das Bad ein und massieren Sie in dieser Zeit umherschwimmende Öltropfen in die Haut ein.

Kühle Kompresse: Mischen Sie in einer kleinen Glas- oder Porzellanschale 2 Tassen (500 ml) kühles (nicht eiskaltes) Wasser und 12 Tropfen der Hexenschuss-Mischung. Rühren Sie gründlich um, damit sich die Öle gut vermischen. Tauchen Sie ein Tuch ein und wringen Sie es gerade so weit aus, dass es nicht tropft. Legen Sie die Kompresse alle 2 Stunden auf die betroffene Stelle auf, bis der Schmerz nachlässt. Legen Sie in der Zeit dazwischen Coolpacks auf.

Massage: Mischen Sie in einer kleinen Glas- oder Porzellanschale 4 TL (20 ml) Traubenkern- oder Mandelöl und 8 Tropfen Hexenschuss-Mischung. Ist alles gründlich vermischt, können Sie den Rücken damit einreiben (lassen), sobald die Entzündung abgeklungen ist.

TIPPS

- *Geben Sie Aromaöl erst dann zum Badewasser, wenn das Wasser eingelaufen ist. Ansonsten könnten einige der wertvollen Essenzen verdunsten und Sie nicht in den vollen Genuss der ätherischen Öle kommen.*
- *Für die Bademischungen können Sie anstelle der Milch die gleiche Menge neutral-milde Flüssigseife nehmen, wenn Ihnen das lieber ist.*

Hitzeausschlag

Hitzeausschlag ist ein juckender, unangenehmer Hautausschlag, der bei heißem Wetter auftritt, wenn die Haut nicht »atmen« und der Schweiß nicht verdunsten kann. Tragen Sie leichte, locker sitzende Kleidung aus Naturfasern wie Baumwolle.

ÖLE

- *Eukalyptus*
- *Lavendel*

ANWENDUNG

Vollbad: Füllen Sie die Wanne mit warmem Wasser. In der Zwischenzeit mischen Sie in einer kleinen Glas- oder Porzellanschale 8 Tropfen Lavendelöl und 1 Tasse (250 ml) Natron. Geben Sie die Mischung ins Wasser und verteilen Sie sie gut. Tauchen Sie dann für 30 Minuten in das Bad ein und achten Sie darauf, dass der juckende Ausschlag unter Wasser bleibt. Massieren Sie die umherschwimmenden Öltropfen in die Haut ein. Nach dem Baden sollten Sie die Haut trockentupfen, nicht reiben. Verwenden Sie für Kinder die Menge an ätherischem Öl, die in der Tabelle »Altersgerechte Öle« (Seite 355) aufgeführt wird.

TIPP

- *Wenn Sie möchten, können Sie bei der Herstellung von Aromaspray Solubol statt Wodka verwenden. Dazu nehmen Sie pro 1 Tropfen Aromaöl 4 Tropfen Solubol. Solubol ist ein natürlicher Emulgator. Solubol enthält Glycerin, Sonnenblumen- und Kokosöl sowie weitere nützliche Extrakte.*

Anti-Juck-Spray bei Hitzeausschlag

1 TL (5 ml)	Wodka
40 Tropfen	Lavendelöl
35 Tropfen	Eukalyptus smithii
4 TL (20 ml)	Hamamelishydrolat (alkoholfrei)

destilliertes oder gefiltertes Wasser

Mischen Sie den Wodka und die ätherischen Öle in einer 125-ml-Sprühflasche. Fügen Sie das Hamamelishydrolat hinzu und schütteln Sie die Flasche gründlich. Füllen Sie die Flasche mit Wasser auf und schütteln Sie erneut. Vor jedem Gebrauch Flasche kräftig schütteln. Besprühen Sie die betroffenen Hautstellen und lassen Sie sie an der Luft trocknen.

Hühneraugen

ÖLE

- *Wintergrünöl*
- *Calendulaöl/Ringelblumen-Mazerat*

ANWENDUNGEN

Äußerliche/lokale Anwendung: Schrubben Sie mit einem Bimsstein nach dem Duschen oder Baden die tote Haut vom Hühnerauge. Legen Sie einen mit Calendulaöl getränkten Wattebausch auf die betroffene Stelle und bedecken Sie ihn mit einem Pflaster oder Verband. Wiederholen Sie diese Behandlung täglich, bis der letzte Rest toter Haut entfernt wurde.

Fußbad: Wenn die Schleifbehandlung zu schmerzhaft ist, versuchen Sie, die Füße einzuweichen. Füllen Sie ein Becken, das groß genug für

BEHANDLUNG HARTNÄCKIGER HÜHNERAUGEN

Harte, dicke Hühneraugen können schwierig zu entfernen sein. Acetylsalicylsäure (ASS), bekannt als Aspirin, kann helfen! Die Salicylsäure im Aspirin erweicht das Hühnerauge, was es einfacher macht, die tote Haut abzurubbeln. Zerdrücken Sie mit der Rückseite eines Löffels 5 ASS-Tabletten zu feinem Pulver und geben es in eine kleine Schale. Fügen Sie ½ TL (2,5 ml) Zitronensaft und ½ TL (2,5 ml) destilliertes oder gefiltertes Wasser hinzu und rühren Sie, um eine Paste zu erhalten. Tragen Sie die Paste auf das Hühnerauge auf und umwickeln Sie den Fuß mit Plastikfolie. Decken Sie den Bereich mit einem heißen, trockenen Handtuch ab und lassen Sie die Paste 10 Minuten einwirken. Spülen Sie den Fuß unter warmem fließendem Wasser ab und schrubben Sie ihn anschließend sanft mit einem Bimsstein. Geben Sie dann ein paar Tropfen Calendulaöl auf das Hühnerauge und decken Sie es mit einem weichen Pflaster oder Verband ab.

beide Füße ist, bis zur Hälfte mit genügend warmem Wasser und geben Sie 6 Tropfen Wintergrünöl und ½ Tasse (125 ml) Bittersalz hinzu. Rühren Sie gut um, damit sich Öl und Salz gut vermischen. Baden Sie die Füße 10 Minuten lang und trocknen Sie sie anschließend gründlich ab. Legen Sie einen mit Calendulaöl getränkten Wattebausch auf das Hühnerauge bzw. die Hühneraugen. Ziehen Sie dicke Socken darüber. Fast immer sind Schuhe die Verursacher von Hühneraugen. Finden Sie die Schuldigen und werden Sie sie los!

Husten

Die Behandlung von Husten zielt darauf ab, den Schleim zu reduzieren und abzuhusten sowie die Lungen zu stärken. Wenn Husten über einen längeren Zeitraum bestehen bleibt, konsultieren Sie einen Arzt oder Heilpraktiker.

Husten-Mischung 1

45 Tropfen	Majoranöl
30 Tropfen	Benzoe-Öl
15 Tropfen	Immortellen- oder Ysop-Öl

Geben Sie die ätherischen Öle in eine 5-ml-Glasflasche und verrühren Sie sie gründlich.

ANWENDUNGEN

Aroma-Raumspray: Mischen Sie in einer 125-ml-Sprühflasche 75 Tropfen »Husten-Mischung 1« und 1 TL (5 ml) Wodka. Füllen Sie die Flasche mit destilliertem oder gefiltertem Wasser auf (siehe »Tipps«) und schütteln Sie die Mischung gründlich.

Inhalierstift: Geben Sie 25 Tropfen »Husten-Mischung 1« in eine kleine Glas- oder Porzellanschale. Legen Sie einen Inhalierdocht in die Schale, damit er die Öle aufsaugt. Führen Sie ihn danach in das Riechelement ein und verschließen Sie den Boden des Inhalierstifts. Schieben Sie den Deckel über den Riechstift und schrauben Sie ihn fest zu. Inhalieren Sie nach Bedarf.

ÖLE

- *Balsamtanne*
- *Benzoe*
- *Cajeput*
- *Eukalyptus (globulus, radiata und smithii)*
- *Immortelle*
- *Lavandin*
- *Lavendel*
- *Majoran*
- *Myrte (grüne oder orange)*
- *Niaouli*
- *Perubalsam*
- *Ravensara*
- *Rosenholz*
- *Rosmarin*
- *Waldkiefer*
- *Ysop*
- *Zedernholz*

TIPPS

- *Bei der Herstellung von Aromaspray können Sie Solubol statt Wodka verwenden. Dazu nehmen Sie pro 1 Tropfen Aromaöl 4 Tropfen Solubol. Geben Sie dabei das Öl zuerst in die Flasche, danach den Zusatz (Wodka oder Solubol).*

♡ TIPPS

- *Geben Sie Aromaöl erst dann zum Badewasser, wenn das Wasser eingelaufen ist. Ansonsten könnten einige der wertvollen Essenzen verdunsten.*
- *Für die Bademischungen können Sie anstelle der Milch auch die gleiche Menge neutral-milde Flüssigseife nehmen.*
- *Verwenden Sie ätherische Öle kurz vor dem Baden oder Duschen, können Sie deren Wirkung wie folgt intensivieren: Mischen Sie sie mit einem Trägeröl und reiben Sie die Haut vor dem Baden oder Duschen mit dieser Mischung ein. Auf diese Weise können die Aromaöle von der Haut aufgenommen werden und in den Blutkreislauf gelangen. Und Sie profitieren gleich doppelt, denn das warme Wasser fördert die Verdunstung der ätherischen Öle, sodass Sie sie leichter einatmen können.*

ÖLE

- *Eukalyptus radiata*
- *Lavendel*
- *Manuka*
- *Niaouli*
- *Patchouli*
- *Teebaum*
- *Thymian Ct. Linalool*
- *Vetiver*
- *Weihrauch*

Husten-Mischung 2

36 Tropfen	Eukalyptus smithii
24 Tropfen	Zedernholzöl
12 Tropfen	Waldkiefernöl
8 Tropfen	Myrtenöl (grün oder orange)

Geben Sie die ätherischen Öle in eine 5-ml-Glasflasche und verrühren Sie sie gründlich.

ANWENDUNGEN

Aroma-Raumspray: Mischen Sie in einer 125-ml-Sprühflasche 80 Tropfen »Husten-Mischung 2« und 1 TL (5 ml) Wodka. Füllen Sie die Flasche mit destilliertem oder gefiltertem Wasser auf (siehe »Tipps«) und schütteln Sie die Mischung gründlich.

Vollbad: Füllen Sie die Wanne mit warmem Wasser. In der Zwischenzeit mischen Sie in einer kleinen Glas- oder Porzellanschale 1 TL (5 ml) Milch und 4–6 Tropfen »Husten-Mischung 2«. Geben Sie die Mischung ins Wasser und verteilen Sie sie gut. Tauchen Sie dann für 30 Minuten in das Bad ein und massieren Sie in dieser Zeit umherschwimmende Öltropfen auf den Hals- und Brustbereich.

Inhalierstift: Geben Sie 23 Tropfen »Husten-Mischung 2« in eine kleine Glas- oder Porzellanschale. Legen Sie einen Inhalierdocht in die Schale, damit er die Öle aufsaugt. Führen Sie ihn danach in das Riechelement ein und verschließen Sie den Boden des Inhalierstifts. Schieben Sie den Deckel über den Riechstift und schrauben Sie ihn fest zu.

Massage: Mischen Sie in einer kleinen Glas- oder Porzellanschale 4 TL (20 ml) Traubenkern- oder Mandelöl und 8 Tropfen der »Husten-Mischung 2«. Ist alles gründlich vermischt, können Sie Brustkorb, Hals und Rücken damit einreiben.

Immunsystem

Ein starkes und gesundes Immunsystem schützt uns vor wiederkehrenden Erkältungen und Grippe, Candidose (durch Pilze), chronischem Müdigkeitssyndrom und vielen anderen Störungen. Um dieses System zu verbessern und zu stärken, versuchen Sie positiv zu denken, zu lachen, viele Menschen zu umarmen und gutes, nahrhaftes Essen zu sich zu nehmen. Bleiben Sie aktiv und sorgen Sie für ausreichenden erholsamen Schlaf. Immunstärkende natürliche Ergänzungen wie Astragalus (Astragalus membranaceus), Reishi-Pilz (Ganoderma lucidum) und Goji-Beeren sind in Reformhäusern und/oder Bioläden erhältlich. In Verbindung mit aromatherapeutischen Anwendungen werden sie rasch das Immunsystem stärken.

Immunsystem-Kick

1 TL (5 ml)	Lavendelöl
60 Tropfen	Eukalyptus radiata
20 Tropfen	Vetiveröl
20 Tropfen	Teebaum- oder Manukaöl

Geben Sie die ätherischen Öle in eine 10-ml-Glas-Tropfflasche und schütteln Sie sie gründlich. Wählen Sie eine der aufgeführten Anwendungen.

ANWENDUNGEN

Aroma-Raumspray: Mischen Sie in einer 125-ml-Sprühflasche 75 Tropfen «Immunsystem-Kick« und 1 TL (5 ml) Wodka. Füllen Sie die Flasche mit destilliertem oder gefiltertem Wasser auf (siehe »Tipps«).

Vollbad: Füllen Sie die Wanne mit warmem Wasser. In der Zwischenzeit mischen Sie in einer kleinen Glas- oder Porzellanschale 1 TL (5 ml) Milch und 6 Tropfen »Immunsystem-Kick«. Geben Sie die Mischung ins Wasser und verteilen Sie sie gut. Tauchen Sie dann für 30 Minuten in das Bad ein und massieren Sie in dieser Zeit umherschwimmende Öltropfen in die Haut ein.

Inhalierstift: Geben Sie 21 Tropfen »Immunsystem-Kick« in eine kleine Glas- oder Porzellanschale. Legen Sie einen Inhalierdocht in die Schale, damit er die Öle aufsaugt. Führen Sie ihn danach in das Riechelement ein und verschließen Sie den Boden des Inhalierstifts. Schieben Sie den Deckel über den Riechstift und schrauben Sie ihn fest zu.

Massage: Mischen Sie in einer kleinen Glas- oder Porzellanschale 2 TL (10 ml) Traubenkern- oder Mandelöl und 4 Tropfen «Immunsystem-Kick«. Ist alles gründlich vermischt, können Sie den ganzen Körper damit einreiben.

TIPPS

- *Wenn Sie möchten, können Sie bei der Herstellung von Aromaspray Solubol statt Wodka verwenden. Dazu nehmen Sie pro 1 Tropfen Aromaöl 4 Tropfen Solubol.*
- *Bei der Herstellung von Aromaspray geben Sie bitte immer das ätherische Öl zuerst in die Flasche, danach den gewählten Zusatz (Wodka oder Solubol).*
- *Geben Sie Aromaöl erst dann zum Badewasser, wenn das Wasser eingelaufen ist. Ansonsten könnten einige der wertvollen Essenzen verdunsten.*
- *Für die Bademischungen können Sie anstelle der Milch die gleiche Menge neutral-milde Flüssigseife nehmen.*
- *Verwenden Sie ätherische Öle kurz vor dem Baden oder Duschen, können Sie deren Wirkung wie folgt steigern: Mischen Sie sie mit einem Trägeröl und reiben Sie die Haut vor dem Baden oder Duschen mit dieser Mischung ein. Auf diese Weise können die Aromaöle von der Haut aufgenommen werden und in den Blutkreislauf gelangen. Und durch die Verdunstung können Sie die Öle leichter einatmen.*

Insektenschutzmittel

Ätherische Öle können einen wirkungsvollen Schutz vor Mücken und beißenden Fliegen wie Schnaken, Kriebelmücken und Bremsen bieten.

ÖLE
- *Atlaszeder/Zedernholz*
- *Citronella*
- *Katzenminze*
- *Lemongras*
- *Pfefferminze*

TIPP
- *Das in diesem Abwehrmittel enthaltene Sesamöl liefert auch einen gewissen UV-Schutz.*

VORSICHT
- *Dieses Insektenschutzmittel nicht bei Kindern anwenden!*
- *Cajeput kann das Nervensystem eines Kindes schädigen und Atembeschwerden auslösen.*

Mücken-Abwehr

35 Tropfen	Katzenminzeöl
15 Tropfen	Lemongrasöl
10 Tropfen	Geraniumöl
5 Tropfen	Cajeputöl
5 Tropfen	Zitronenöl
5 Tropfen	Mandarinenöl
3 Tropfen	Zedernholzöl
½ Tasse (125 ml)	Sesamöl

Mischen Sie die ätherischen Öle in einer 125-ml-Sprühflasche und schütteln Sie sie gründlich. Füllen Sie die Flasche mit Sesamöl auf (siehe »Tipp«). Sprühen Sie die Insektenabwehrmischung auf alle exponierten Hautbereiche und massieren Sie sie in die Haut ein. Bleiben Sie jedoch in sicherem Abstand zu den Augen. Wiederholen Sie die Anwendung alle 2–3 Stunden.

Intertrigo

ÖLE
- *Geranium*
- *Lavendel*
- *Rosmarin*
- *Teebaum*

Intertrigo ist eine Hautentzündung, die durch eine Bakterien-, Pilz- oder Virusinfektion bedingt ist. Sie entwickelt sich im Leistenbereich, unter den Brüsten und an anderen Stellen, wo Haut mit Haut in Berührung kommt. Die Infektion kann sehr ernst sein. Daher ist es am besten, einen Hautarzt aufzusuchen.

Die Behandlung umfasst typischerweise Kompressen mit einem adstringierenden Mittel. Anschließend wird der Bereich an der Luft getrocknet und eine Hautschutzcreme aufgetragen. Natürliche Alternativen sind Kompressen mit nassen Teebeuteln und selbst hergestellte Puder aus biologischen Zutaten, um den Bereich trocken zu halten.

Intertrigo-Puder

1 Tasse (250 ml)	Maisstärke
2 TL (10 ml)	Zinkoxidpulver
20 Tropfen	Teebaumöl
20 Tropfen	Lavendelöl
20 Tropfen	Rosmarinöl

Mischen Sie in einer kleinen Glas- oder Porzellanschale die Maisstärke gründlich mit dem Zinkoxidpulver. Geben Sie nun tropfenweise, unter ständigem Rühren, die ätherischen Öle hinzu, sodass sich keine Klümpchen bilden. Bewahren Sie die Mischung kühl und dunkel auf. Wenden Sie den Puder am besten nach der Wundwaschung an (siehe unten).

ANWENDUNG

Wundwaschung und äußerliche/lokale Anwendung: Mischen Sie in einer kleinen Glas- oder Porzellanschale 4 Tropfen Lavendelöl und 1 TL (5 ml) Essig. Fügen Sie 1 Tasse (250 ml) lauwarmes Wasser hinzu und rühren Sie gründlich um. Säubern Sie die betroffene Stelle gründlich mit einem getränkten Wattebausch. Tupfen Sie die Haut mit einem sauberen, weichen Handtuch trocken. Bestäuben Sie mit einem frischen Wattebausch die Haut leicht mit Intertrigo-Puder. Wiederholen Sie diese Behandlung zwei- bis dreimal täglich.

Ischias

Mit Ischias bezeichnet man einen Schmerz entlang des Ischiasnervs. Er kann im Gesäß, hinter dem Hüftgelenk, an der Oberschenkelrückseite (manchmal aber auch an der Oberschenkelvorderseite), entlang der Wade und bis zum Fuß zu spüren sein. Bevor eine Heilung erzielt werden kann, ist es nötig, die Ursache für den Ischias zu identifizieren (meist liegt es an falscher Sitzhaltung oder Druck auf eine Bandscheibe). Ein Termin beim Arzt, Chiropraktiker oder Osteopathen ist meist hilfreich.

Ist der Schmerz sehr stark, könnte eine Entzündung vorliegen; in diesem Fall sind Massagen nicht empfehlenswert. Coolpacks und Kompressen mit Lavendel und Kamille helfen, die Entzündung abklingen zu lassen (siehe hierzu »Blaues Auge«, Seite 191)

ÖLE

- *Anis*
- *Atlaszeder/Zedernholz*
- *Kamille*
- *Lavendel*
- *Majoran*
- *Pfefferminze*
- *Rosmarin*
- *Sandelholz*
- *Thymian (Ct. Thymol oder Ct. Carvacrol)*

Ischias-Mischung

12 Tropfen Lavendelöl
10 Tropfen Rosmarinöl
10 Tropfen Majoranöl

Geben Sie die ätherischen Öle in eine 5-ml-Glas-Tropfflasche und schütteln Sie die Mischung gründlich. Wählen Sie Bäder oder Massagen mit dieser Mischung.

ANWENDUNGEN

Vollbad: Füllen Sie die Wanne mit warmem Wasser. In der Zwischenzeit mischen Sie in einer kleinen Glas- oder Porzellanschale 1 TL (5 ml) Milch und 4–6 Tropfen der Ischias-Massage-Mischung. Geben Sie die Mischung ins Wasser und verteilen Sie sie gut. Tauchen Sie dann für 20 Minuten in das Bad ein und massieren Sie in dieser Zeit umherschwimmende Öltropfen auf den schmerzhaften Stellen ein.

Massage: Mischen Sie in einer kleinen Glas- oder Porzellanschale 4 TL (20 ml) Traubenkern- oder Mandelöl mit 12 Tropfen der Ischias-Massagemischung. Ist alles gründlich vermischt, können Sie den Rücken damit einreiben (lassen), sobald die Entzündung abgeklungen ist.

TIPP

Verwenden Sie ätherische Öle kurz vor dem Baden oder Duschen, können Sie deren Wirkung wie folgt intensivieren: Mischen Sie sie mit einem Trägeröl und reiben Sie die Haut vor dem Baden oder Duschen mit dieser Mischung ein. So können die Aromaöle von der Haut aufgenommen werden und in den Blutkreislauf gelangen. Und Sie profitieren gleich doppelt, denn das warme Wasser fördert die Verdunstung der ätherischen Öle, sodass Sie sie leichter einatmen können.

Jetlag

Ein Flugzeug kann uns in wenigen Stunden von einer Seite der Erde zur anderen bringen. Die folgenden Vorschläge können helfen, die körperlichen Probleme zu überwinden, die Zeitverschiebung häufig verursacht. Sie helfen Ihnen auch dabei, sich von der Reise zu erholen, wenn Sie wieder zuhause sind.

- Gehen Sie erst schlafen, wenn dort, wo Sie sind, Schlafenszeit ist.
- Trinken Sie viel sauberes, ggf. abgepacktes Wasser.
- Vermeiden Sie Alkohol.
- Beim Zubettgehen können Sie 1 Tropfen Kamillenöl und 1 Tropfen Lavendelöl auf ein Tuch tropfen und es in den Kissenbezug schieben. Das fördert guten Schlaf. Diese Methode beruhigt auch überreizte und sensible Kinder.

Einschlaf-Mischung

30 Tropfen	Lavendelöl
30 Tropfen	Geraniumöl
30 Tropfen	Kamillenöl

Geben Sie die ätherischen Öle in eine 5-ml-Glas-Tropfflasche und schütteln Sie sie gründlich. Die Mischung eignet sich für ein Bad und eine Massage.

ANWENDUNGEN

Vollbad: Füllen Sie die Wanne mit warmem Wasser. In der Zwischenzeit mischen Sie in einer kleinen Glas- oder Porzellanschale 1 TL (5 ml) Milch und 4–6 Tropfen Einschlaf-Mischung. Geben Sie die Mischung ins Wasser und verteilen Sie sie gut. Tauchen Sie dann für 30 Minuten in das Bad ein und massieren Sie in dieser Zeit umherschwimmende Öltropfen in die Haut ein.

Massage: Mischen Sie in einer kleinen Glas- oder Porzellanschale 2 TL (10 ml) Traubenkernöl und 4 Tropfen Einschlaf-Mischung. Ist alles gründlich vermischt, können Sie den ganzen Körper damit einreiben.

Juckreiz (Pruritus)

Der peinlichste und unangenehmste Juckreiz ist der am Anus (oder an der Scheide), da man sich in der Öffentlichkeit nicht kratzen kann! Es gibt viele mögliche Ursachen: Von unzureichendem Waschen oder Abspülen von Seifenresten bis hin zu Antibiotika, allergischer Reaktion auf Chemikalien im Toilettenpapier bzw. Hygieneartikeln oder das Tragen von Kleidungsstücken aus synthetischen Stoffen. Das warme, dunkle und feuchte Gebiet ist der perfekte Nährboden für Pilze und Bakterien.

ÖLE

- *Atlaszeder/Zedernholz*
- *Bergamotte*
- *Echter Lorbeer*
- *Geranium*
- *Kamille*
- *Lavendel*
- *Myrrhe*
- *Niaouli*
- *Pfefferminze*
- *Teebaum*

VORSICHT

- *Bevor Sie ein ätherisches Öl verwenden, beachten Sie bitte die jeweiligen Hinweise im Teil 1 »Die wichtigsten Öle von A bis Z« (Seite 37).*

Anti-Juckreiz-Spülung

1 Tasse (250 ml)	Hamamelishydrolat (alkoholfrei) oder destilliertes bzw. gefiltertes Wasser
1 TL (5 ml)	neutral-milde Flüssigseife oder nicht-pasteurisierter flüssiger Honig
40 Tropfen	Lavendelöl
35 Tropfen	Niaouliöl

Mischen Sie die Zutaten in einem 250-ml-Glas oder einer Flasche und schütteln Sie sie gründlich. Vor Gebrauch kräftig schütteln. Benetzen Sie nach dem Toilettenbesuch einen Wattebausch mit »Anti-Juckreiz-Spülung« und reinigen Sie den betroffenen Bereich.

TIPPS

- *Tragen Sie Unterwäsche aus Naturfasern.*
- *Vermeiden Sie Hosen, die im Schritt sehr eng sitzen.*

Anti-Juckreiz-Öl

2 TL (10 ml)	Traubenkernöl oder Aloe-vera-Gel
3 Tropfen	Lavendelöl
2 Tropfen	Kamillen- oder Bergamotteöl
1 Tropfen	Lorbeer- oder Niaouliöl

Geben Sie die Öle in eine 10-ml-Glasflasche und schütteln Sie sie gründlich. Vor jedem Gebrauch gründlich schütteln. Tupfen Sie nach dem Duschen, Baden oder Waschen einen mit »Anti-Juckreiz-Öl« benetzten Wattebausch auf die betroffenen Stellen.

Karpaltunnelsyndrom

ÖLE

- *Kamille*
- *Arnika-Mazerat*

TIPPS

- *Verwenden Sie Arnika-Mazerat nicht auf verletzter Haut.*
- *Sobald der Schmerz nachlässt, ist es wichtig, Hand und Finger regelmäßig zu bewegen. Dieses Training ist auch sinnvoll, um ein erneutes Auftreten der Beschwerden zu vermeiden. Öffnen Sie zunächst die Hände und strecken Sie die Finger möglichst weit aus. Ballen Sie die Hände dann fest zu Fäusten. Wiederholen Sie dies ein- bis zweimal. Strecken Sie die Arme aus und drehen Sie die ausgestreckten Hände jeweils zehnmal in beide Richtungen.*

Das Karpaltunnelsyndrom scheint am häufigsten bei Frauen im mittleren Alter oder Schwangeren aufzutreten, bei Arthritispatienten und Menschen, die ununterbrochen eine Tastatur benutzen. Die Ursache selbst ist jedoch oft unklar. Verwenden Sie eine Schiene bzw. einen geformten Stützverband, um die Hand so gut wie möglich ruhigzustellen.

ANWENDUNG

Massage: Mischen Sie in einer kleinen Glas- oder Porzellanschale gründlich 3 Tropfen Arnika-Mazerat (siehe »Tipps«) und 1 TL (5 ml) Traubenkernöl und massieren Sie mit dieser Mischung Handgelenk, Daumen und Unterarm bis zum Ellenbogen. Mischen Sie dann in einer sauberen Glas- oder Porzellanschale 4 Tropfen Kamillenöl und 1 TL (5 ml) Traubenkernöl. (Verwenden Sie Johanniskrautöl statt Traubenkernöl, falls Sie welches haben.) Ist alles gründlich vermischt, können Sie die betroffenen Stellen damit erneut massieren. Wiederholen Sie diesen Vorgang bei Bedarf 4–6 Mal täglich, bis der Schmerz nachlässt.

Katarrh

Katarrh ist eine Entzündung der Schleimhäute der Atmungsorgane. Die Produktion von übermäßigem Schleim kann durch eine Infektion, Heuschnupfen, Nahrungsmittelallergien oder durch Reizstoffe wie Tabakrauch, Chemikalien, Tierhaare und Pollen verursacht werden.

Anti-Katarrh-Mischung

48 Tropfen Waldkiefer (schottisch)
32 Tropfen Teebaumöl oder Eukalyptus dives
16 Tropfen Lavandinöl

Geben Sie die ätherischen Öle in eine 5-ml-Glasflasche und schütteln Sie sie gründlich. Beachten Sie die Anwendungsbeschreibungen.

ANWENDUNGEN

Aroma-Raumspray: Mischen Sie in einer 125-ml-Sprühflasche 75 Tropfen Anti-Katarrh-Mischung und 1 TL (5 ml) Wodka und schütteln Sie die Flasche. Füllen Sie sie mit destilliertem oder gefiltertem Wasser auf (siehe »Tipps«) und schütteln Sie die Mischung erneut gründlich.

Inhalierstift: Geben Sie 25 Tropfen Anti-Katarrh-Mischung in eine kleine Glas- oder Porzellanschale. Legen Sie einen Inhalierdocht in die Schale, damit er die Öle aufsaugt. Führen Sie ihn danach in das Riechelement ein und verschließen Sie den Boden des Inhalierstifts. Schieben Sie den Deckel über den Riechstift und schrauben Sie ihn fest zu.

Massage: Geben Sie ½ Tasse (125 ml) parfümfreie Creme in ein doppelwandiges 125-ml-Gefäß. Fügen Sie 40 Tropfen Anti-Katarrh-Mischung hinzu und rühren Sie gut um. Geben Sie eine kleine Menge davon auf die Hand und massieren Sie zweimal täglich Ihre Brust und den oberen Rücken.

ÖLE

- *Balsamtannenöl*
- *Eukalyptus dives*
- *Lavandin*
- *Majoran*
- *Myrrhe*
- *Myrte (grüne oder orange)*
- *Niaouli*
- *Pfeffer (schwarz)*
- *Teebaum*
- *Waldkiefer*

VORSICHT

- *Bevor Sie ein ätherisches Öl verwenden, beachten Sie bitte die jeweiligen Hinweise im Teil 1 dieses Buchs, »Die wichtigsten Öle von A bis Z« (Seite 37).*

Kater

Jeder, der dieses Buch in Händen hält, kennt wohl den Schmerz und Jammer, der mit einem Kater einhergeht. Der Kater ist im Grunde ein Vergiftungssymptom; der Körper muss die schädigenden Toxine so schnell wie möglich loswerden.

ÖLE

- *Grapefruit*
- *Rosmarin*
- *Wacholder*

Wenn Sie vorhaben, etwas über die Stränge zu schlagen, trinken Sie im Vorfeld viel Wasser und essen Sie ein oder zwei Scheiben trockenes Brot. Versuchen Sie pro alkoholischem Getränk, das Sie zu sich nehmen, ein Glas Wasser zu trinken. Wenn Sie wieder zuhause sind, trinken Sie noch mehr Wasser (Alkohol verursacht Austrocknung) und nehmen 1000 mg Vitamin C sowie eine Vitamin-B-Tablette ein. Sollten Sie sich am folgenden Morgen immer noch schlecht fühlen, wiederholen Sie die Vitaminbehandlung und nehmen ein Bad (siehe unten).

ANWENDUNGEN

Vollbad: Füllen Sie die Wanne mit warmem Wasser. In der Zwischenzeit mischen Sie in einer kleinen Glas- oder Porzellanschale 1 TL (5 ml) Milch, 2 Tropfen Wacholder-, 2 Tropfen Grapefruit- und 1 Tropfen Rosmarinöl. Geben Sie die Mischung ins Wasser und verteilen Sie sie gut. Tauchen Sie dann für 30 Minuten in das Bad ein und massieren Sie in dieser Zeit umherschwimmende Öltropfen in die Haut ein.

Einreibung: Beträufeln Sie nach dem Duschen einen Waschlappen mit je 1 Tropfen Wacholder-, Grapefruit- und Rosmarinöl und reiben Sie den Körper kräftig damit ab. Alternativ geben Sie vor dem Duschen jeweils einen Tropfen der genannten ätherischen Öle auf eine Naturhaar-Körperbürste und bürsten sich in kleinen kreisenden Bewegungen ab. Beginnen Sie an den Knöcheln und Handgelenken und arbeiten Sie sich in Richtung Herz vor.

Kehlkopfentzündung

ÖLE

- *Eukalyptus globulus*
- *Kamille*
- *Lavendel*
- *Myrrhe*
- *Pfeffer (schwarz)*
- *Pfefferminze*
- *Zitrone*
- *Zypresse*

Eine Kehlkopfentzündung (Laryngitis) kann zu Heiserkeit oder einem vorübergehenden Verlust der Stimme führen.

Kehlkopf-Inhalationsmischung

12 Tropfen Lavendelöl
6 Tropfen Pfefferöl (schwarz)
3 Tropfen Myrrhenöl

Geben Sie die ätherischen Öle in eine 5-ml-Glasflasche und schütteln Sie sie gründlich. Geben Sie 23 Tropfen Kehlkopf-Inhalationsmischung in eine kleine Glas- oder Porzellanschale. Legen Sie einen Inhalierdocht in die Schale, damit er die Öle aufsaugt. Führen Sie ihn danach in das Riechelement ein und verschließen Sie den Boden des Inhalierstifts.

Schieben Sie den Deckel über den Riechstift und schrauben Sie ihn fest zu. Stecken Sie den Inhalierstift bis zur Hälfte in den Mund und umschließen Sie ihn mit den Lippen. Atmen Sie durch den Mund ein und halten Sie 5 Sekunden lang den Atem an. Atmen Sie ein paar Sekunden normal ein und aus und wiederholen Sie dann die Inhalation.

Knorpelverletzung (Knie)

Lagern Sie das verletzte Bein hoch. Legen Sie abwechselnd Eisbeutel und Handtücher oder Lappen auf, die Sie in sehr heißem Wasser ausgewrungen haben. Tragen Sie eine Schiene oder Bandage, bis der Schaden behoben wurde. Reiben Sie den betroffenen Bereich mehrmals täglich mit der folgenden Mischung ein.

Knorpel-Massagemischung

16 Tropfen Ingweröl
10 Tropfen Pfefferöl (schwarz)
8 Tropfen Nelkenöl

Geben Sie die ätherischen Öle in eine 5-ml-Glasflasche und schütteln Sie sie gründlich. Mischen Sie in einer kleinen Glas- oder Porzellanschale 4 TL (20 ml) Traubenkern- oder Mandelöl und 6 Tropfen Knorpel-Massagemischung. Ist alles gründlich vermischt, können Sie das Knie zwei- bis dreimal täglich damit einreiben.

ÖLE

- *Eukalyptus smithii*
- *Ingwer*
- *Manuka*
- *Nelke*
- *Pfeffer (schwarz)*
- *Teebaum*
- *Thymian Ct. Linalool*
- *Wacholder*

VORSICHT

- *Die Knorpel-Massagemischung nicht bei Kindern unter 2 Jahren verwenden.*

Körperliche Schwäche

Massage-und-Badeölmischung bei Schwäche 1

20 Tropfen Geraniumöl
15 Tropfen Rosmarinöl
10 Tropfen Pfefferminzöl

Geben Sie die ätherischen Öle in eine 5-ml-Glas-Tropfflasche und schütteln Sie sie gründlich.

ÖLE

- *Basilikum*
- *Geranium*
- *Lavandin*
- *Lavendel*
- *Majoran*
- *Muskatnuss*
- *Pfefferminze*
- *Rose*
- *Rosenholz*
- *Rosmarin Ct. Cineol*
- *Teebaum*
- *Wacholder (Nadeln)*
- *Waldkiefer*
- *Zypresse*

VORSICHT

- *Bevor Sie ein ätherisches Öl verwenden, beachten Sie bitte die jeweiligen Hinweise im Teil 1 »Die wichtigsten ätherischen Öle von A bis Z« (Seite 37).*

TIPPS

- *Geben Sie Aromaöl erst dann zum Badewasser, wenn das Wasser eingelaufen ist. Ansonsten könnten einige der wertvollen Essenzen verdunsten.*
- *Für die Bademischungen können Sie anstelle der Milch die gleiche Menge neutral-milde Flüssigseife nehmen.*
- *Verwenden Sie ätherische Öle kurz vor dem Baden oder Duschen, können Sie deren Wirkung wie folgt intensivieren: Mischen Sie sie mit einem Trägeröl und reiben Sie die Haut vor dem Baden oder Duschen mit dieser Mischung ein.*

Massage-und-Badeölmischung bei Schwäche 2

20 Tropfen	Lavandinöl
15 Tropfen	Majoranöl
5 Tropfen	Basilikumöl

Geben Sie die ätherischen Öle in eine 5-ml-Glas-Tropfflasche und schütteln Sie sie gründlich.

ANWENDUNGEN

Vollbad: Füllen Sie die Wanne mit warmem Wasser. In der Zwischenzeit mischen Sie in einer kleinen Glas- oder Porzellanschale 1 TL (5 ml) Milch und 4–6 Tropfen einer der Massage-und-Badeölmischungen bei Schwäche. Geben Sie die Mischung ins Wasser und verteilen Sie sie gut. Tauchen Sie dann für 30 Minuten in das Bad ein und massieren Sie in dieser Zeit umherschwimmende Öltropfen in die Haut ein.

Hand-/Fuß-/Sitzbad: Mischen Sie in einer kleinen Glas- oder Porzellanschale 1 TL (5 ml) Milch und 4 Tropfen einer der Massage-und-Badeölmischungen bei Schwäche. Geben Sie die Mischung in ein Becken mit warmem Wasser, verteilen Sie sie gut und tauchen Sie dann den entsprechenden Körperteil 10 Minuten in das Bad ein. Massieren Sie umherschwimmende Öltropfen in die Haut ein.

Massage: Mischen Sie in einer kleinen Glas- oder Porzellanschale 2 TL (10 ml) Traubenkern- oder Mandelöl und 4 Tropfen einer der Massage-und-Badeölmischungen bei Schwäche. Ist alles gründlich vermischt, können Sie den ganzen Körper damit einreiben. Wenn Sie sich zu schwach für eine Ganzkörpermassage fühlen, können Sie sich stattdessen nur die Hände und/oder Füße massieren – auch auf diesem Weg gelangen die Öle in die Blutbahn und können ihre Wirkung entfalten.

Kopfläuse

Läuse waren schon immer und werden auch weiterhin ein Problem unter Schulkindern sein. Kleine Kinder sind kuschelige Wesen – sie stecken ihre Köpfe zusammen, um Geheimnisse, Mützen, Haarspangen und somit auch Kopfläuse zu teilen. Eine breit angelegte Behandlung ist erforderlich, denn wenn die Nissen (Eier) der Kopfläuse nicht zerstört werden, dann kehrt das Problem wieder.

Bei der Behandlung ist es wichtig, die gesamte Bettwäsche und persönliche Kleidung in sehr heißem Wasser zu waschen. Geben Sie 2 TL (10 ml) Eukalyptusöl zum Spülgang hinzu. Hängen Sie die Wäsche einen ganzen Tag lang in die Sonne, drehen Sie die Teile von rechts auf links und wieder auf rechts, immer wieder abwechselnd, damit jeder Teil des Wäschestücks (insbesondere Nähte und Säume) Luft und Sonne abbekommen. Da Nissen in 48-Stunden-Intervallen schlüpfen, muss diese Behandlung von Kleidung und Bettwäsche alle 2 Tage wiederholt werden, bis das Problem nicht mehr besteht.

Ätherische Öle können hervorragend helfen. Sie werden bemerken, dass die Konzentration der Öle in den Rezepten höher ist als üblich. Sollte es zu Brennen oder irgendwelchen Hautbeschwerden kommen, verdünnen Sie bitte mit zusätzlichem Sesamöl.

Kopflaus-Ölbehandlung für Erwachsene

15 Tropfen	Teebaumöl
15 Tropfen	Lavendelöl
8 Tropfen	Citronellaöl
6 Tropfen	Thymian Ct. Linalool
4 Tropfen	Nelkenöl
1 Tropfen	Zimtblätteröl
¼ Tasse (60 ml)	Sesamöl

Geben Sie die ätherischen Öle in eine 60-ml-Glasflasche. Füllen Sie die Flasche mit Sesamöl auf und schütteln Sie sie gründlich. Beachten Sie die Schritt-für-Schritt-Anleitung unter »Anwendung«.

Variante: Für Kinder verwenden Sie eine 125-ml-Flasche und nehmen ½ Tasse (125 ml) Sesamöl.

ANWENDUNG

1. Massieren Sie »Kopflaus-Ölbehandlung« in das gesamte Haar und in die gesamte Kopfhaut ein. Bedecken Sie den Kopf mit einer Duschhaube und lassen Sie die Öle den ganzen Tag oder die ganze Nacht über einwirken.
2. Waschen Sie die Haare mit Shampoo und kämmen Sie sich währenddessen mit einem Nissenkamm. Vergessen Sie nicht den Bereich hinter den Ohren und den Nacken. (Auf diese Weise entfernen Sie die Nissen.)
3. Spülen Sie die Haare aus und verwenden Sie abschließend die Haarspülung für Kopfläuse (siehe unten).

ÖLE

- *Bergamotte*
- *Citronella*
- *Eukalyptus*
- *Geranium*
- *Lavendel*
- *Nelke*
- *Rosmarin*
- *Teebaum*
- *Thymian*
- *Zimt (Blätter)*

VORSICHT

- *Es hat schon Fälle von Wäschetrockner-Bränden gegeben, weil ätherische Öle (manchmal auch Pflanzenöle) in der Waschmaschine nicht gründlich genug aus den Stoffen ausgewaschen worden waren. Um sicherzustellen, dass Ihr Waschmittel die Öle lösen kann, waschen Sie bei mindestens 40 °C.*

TIPP

- *Für eine noch bessere Wirkung ersetzen Sie das Sesamöl durch Palmkernöl.*

4. Trocknen Sie die Haare und kämmen Sie sie erneut mit dem Läusekamm durch. Wiederholen Sie dieses Vorgehen alle 2 Tage, eine Woche lang – nicht länger.

Haarspülung für Kopfläuse

4 Tropfen	Teebaumöl
3 TL (15 ml)	Zitronensaft oder Essig
2 Tassen (500 ml)	sehr warmes Wasser

Mischen Sie das Teebaumöl und den Zitronensaft bzw. Essig in einer mittelgroßen Glas- oder Porzellanschale oder einem 500-ml-Glasmessbecher und verrühren Sie alles gründlich. Fügen Sie das Wasser hinzu und verrühren Sie die Mischung erneut. Lehnen Sie sich über das Waschbecken oder in die Dusche und schütten Sie die Spülung nach dem Haarewaschen als letzte Spülung über die Haare.

Kopfschmerzen

Sollten Sie unter regelmäßigen und anhaltenden Kopfschmerzen leiden und die Ursache nicht offensichtlich sein, gehen Sie bitte zum Arzt. Es gibt viele Ursachen für Kopfschmerzen, von Überlastung der Augen bis hin zu Verdauungsstörungen und anderen, ernsteren Erkrankungen.

Auf die häufigsten Kopfschmerzarten – Spannungskopfschmerz (Seite 315) und Magenbedingter Kopfschmerz (Seite 265) – sowie auf Migräne (Seite 278) wird in eigenen Kapiteln gesondert eingegangen.

Krämpfe

Ein Krampf ist eine schmerzhafte Kontraktion der Muskeln, meist in den Füßen oder den Waden. Krämpfe treten oft nachts auf. Halten Sie eine Flasche der folgenden Mischung auf dem Nachttisch für Notfälle bereit! Wenn Beine und Füße kalt sind, versuchen Sie, mit Wollsocken oder mit dem unteren Teil des Körpers in einem Schlafsack zu schlafen. Wenn solche Krämpfe bei Ihnen häufig auftreten, sollten Sie die Ursache herausfinden und/oder zum Arzt oder Heilpraktiker gehen.

ÖLE

- *Baldrian*
- *Echter Lorbeer*
- *Geranium*
- *Lavendel*
- *Majoran*
- *Pfeffer (schwarz)*
- *Rosmarin*
- *Ylang Ylang*

Krampflösendes Massageöl

Massieren Sie ein wenig von dieser Mischung in den betroffenen Muskel ein. Gehen und Strecken des Muskels wird Ihnen auch helfen.

15 Tropfen	Geranium- oder Lavendelöl
15 Tropfen	Rosmarinöl
10 Tropfen	Majoranöl
5 Tropfen	Pfefferöl (schwarz) oder Lavendelöl

Geben Sie die ätherischen Öle in eine 5-ml-Glas-Tropfflasche und schütteln Sie sie gründlich. Mischen Sie in einer kleinen Glas- oder Porzellanschale 3 TL (15 ml) Traubenkern- oder Mandelöl und 8 Tropfen »Krampflösendes Massageöl«. Ist alles gründlich vermischt, können Sie den krampfenden Muskel damit einreiben.

VORSICHT

— *Bevor Sie ein ätherisches Öl verwenden, beachten Sie bitte die jeweiligen Hinweise im Teil 1 dieses Buchs, »Die wichtigsten Öle von A bis Z« (Seite 37).*

Krätze

Krätze ist eine stark juckende Hautkrankheit, die von Milben verursacht wird, die unter die Haut schlüpen, um dort ihre Eier abzulegen. Die Behandlung ist schwierig und man sollte unbedingt einen Arzt hinzuziehen. Es ist wichtig, sämtliche Kleidung, Handtücher und Bettwäsche in sehr heißem Wasser zu waschen. Fügen Sie 4–6 Tropfen Eukalyptusöl zum Wasch- und zum Spülgang hinzu und lassen Sie die Wäsche in der Sonne trocknen (siehe »Vorsicht«). Reiben Sie Matratzen und Kissen mit einer Mischung aus Lavendel- und Teebaumöl ab und lassen Sie sie in der Sonne trocknen.

ÖLE

- *Lavendel*
- *Lemongras*
- *Orange*
- *Pfefferminze*
- *Römische Kamille*
- *Rosenholz*
- *Teebaum*
- *Thymian Ct. Linalool*

Krätze-Salbe

1/3 Tasse (75 ml)	Natives Olivenöl Extra
3 TL (15 ml)	Bienenwachs (Pastillen)
1 TL (5 ml)	Wiesenschaumkrautöl oder Calendulaöl/Ringelblumen-Mazerat
3/4 TL (3 ml)	Tamanuöl
40 Tropfen	Lavendelöl
20 Tropfen	Orangen- oder Lemongrasöl
20 Tropfen	Teebaumöl
10 Tropfen	Thymian Ct. Linalool
10 Tropfen	Pfefferminzöl

2 Vitamin-E-Weichkapseln (250 IE) oder 1/4 TL (1 ml) Vitamin-E-Öl

VORSICHT

— *Es hat schon Fälle von Wäschetrockner-Bränden gegeben, weil ätherische Öle (manchmal auch Pflanzenöle) in der Waschmaschine nicht gründlich genug aus den Stoffen ausgewaschen worden waren. Um sicherzustellen, dass das Waschmittel die Öle lösen kann, waschen Sie bei mindestens 40 °C.*

VORSICHT

Die Salbe gegen Krätze hat einen deutlich höheren Anteil an ätherischen Ölen als andere Salben. Verwenden Sie sie sehr häufig, aber nur auf betroffenen Hautstellen!

Mischen Sie in einem Glasmessbecher die Öle mit den Bienenwachs-Pastillen. Erhitzen Sie die Mischung eine Minute lang in der Mikrowelle auf höchster Stufe und rühren Sie anschließend um. Erhitzen Sie die Mischung weitere 30 Sekunden und rühren Sie sie erneut um. Machen Sie in 30-Sekunden-Schritten weiter, bis das Bienenwachs vollständig geschmolzen ist. (Alternativ können Sie die Wachs-Öl-Mischung auch im Wasserbad erhitzen.) Stechen Sie die Vitamin-E-Weichkapseln mit der Spitze eines sauberen, scharfen Messers auf und fügen Sie den Inhalt zur Bienenwachsmischung hinzu. Fügen Sie auch das Tamanuöl hinzu und rühren Sie gründlich um, bis alles gut vermischt ist. Fügen Sie die ätherischen Öle hinzu und rühren Sie erneut gründlich um. Füllen Sie die Mischung in ein doppelwandiges Gefäß und lassen Sie es vollständig abkühlen und erstarren, bevor Sie den Deckel schließen. Reiben Sie die Salbe gegen Krätze auf die betroffenen Hautstellen (siehe »Vorsicht«).

Krebs

ÖLE

- *Atlaszeder/Zedernholz*
- *Bergamotte*
- *Lavendel*
- *Mandarine*
- *Orange*
- *Rose*
- *Weihrauch*

Es wäre unethisch (und illegal) zu behaupten, dass eine Behandlung Krebs heilen kann. Dennoch gibt es sehr viele Möglichkeiten, parallel zur schulmedizinischen Behandlung das Immunsystem mit alternativen Methoden zu unterstützen und unangenehme Symptome zu lindern. Es ist wichtig, dass Sie mit dem Arzt darüber sprechen, welche alternativmedizinischen Anwendungen Sie planen. Und bevor Sie zur Aromatherapie greifen, sollten Sie nach Aromatherapeuten und Masseuren suchen, die sich auf Krebspatienten spezialisiert haben. Es gibt Krebserkrankungen, die nicht gut auf bestimmte ätherische Öle oder Massagen reagieren.

VORSICHT

Aromatherapie ist nicht für jeden Krebspatienten geeignet, auch wenn sie stimmungsaufhellend und beruhigend wirken kann. Sprechen Sie auf jeden Fall zuerst mit dem Arzt, bevor Sie zur Aromatherapie greifen.

Ölmischung für Krebspatienten

15 Tropfen	Zedernholzöl
10 Tropfen	Lavendelöl
5 Tropfen	Bergamotte- oder Mandarinenöl

Geben Sie die ätherischen Öle in eine 5-ml-Glas-Tropfflasche und schütteln Sie die Mischung gründlich. Wählen Sie eine der unten aufgeführten Anwendungen.

ANWENDUNGEN

Aroma-Raumspray: Mischen Sie in einer 125-ml-Sprühflasche 75 Tropfen Ölmischung für Krebspatienten und 1 TL (5 ml) Wodka. Füllen Sie die Flasche mit destilliertem oder gefiltertem Wasser auf (siehe »Tipps«).

Vollbad: Füllen Sie die Wanne mit warmem Wasser. In der Zwischenzeit mischen Sie in einer kleinen Glas- oder Porzellanschale 1 TL (5 ml) Milch und 4–6 Tropfen der Ölmischung für Krebspatienten. Geben Sie die Mischung ins Wasser und verteilen Sie sie gut. Tauchen Sie dann für 20 Minuten in das Bad ein und massieren Sie in dieser Zeit umherschwimmende Öltropfen in die Haut ein.

Inhalierstift: Geben Sie 21 Tropfen Ölmischung für Krebspatienten in eine kleine Glas- oder Porzellanschale. Legen Sie einen Inhalierdocht bzw. Wattestift in die Schale, damit er die Öle aufsaugt. Führen Sie ihn danach in das Riechelement ein und verschließen Sie den Boden des Inhalierstifts. Schieben Sie den Deckel über den Riechstift und schrauben Sie ihn fest zu.

Massage: Mischen Sie in einer kleinen Glas- oder Porzellanschale 4 TL (20 ml) Traubenkern- oder Mandelöl und 8 Tropfen Ölmischung für Krebspatienten. Ist alles gründlich vermischt, können Sie den ganzen Körper damit einreiben.

TIPPS

- *Wenn Sie möchten, können Sie bei der Herstellung von Aromaspray Solubol statt Wodka verwenden. Dazu nehmen Sie pro 1 Tropfen Aromaöl 4 Tropfen Solubol. Solubol ist ein natürlicher Emulgator, der es ermöglicht, ätherische Öle mit wässrigen Flüssigkeiten zu mischen.*
- *Bei der Herstellung von Aromaspray geben Sie bitte immer das ätherische Öl zuerst in die Flasche, danach den gewählten Zusatz (Wodka oder Solubol). So stellen Sie sicher, dass sich das Aromaöl tatsächlich ganz fein im Wasser verteilen wird (das macht es nicht von sich aus).*

Lähmung

Die Begriffe »Paraplegie«, »Tetraplegie« und »Hemiplegie« bedeuten, dass ein Teil oder ein großer Teil des Körpers gelähmt ist. »Paraplegie« ist die Lähmung der unteren Hälfte des Körpers, »Tetraplegie« bezieht sich auf den oberen und unteren Teil des Körpers, und »Hemiplegie« bedeutet, dass eine Seite des Körpers gelähmt ist.

Massagen und ätherische Öle können von großem Nutzen sein zur Verbesserung des Tonus der betroffenen, gestörten Muskeln. Die Massage sollte regelmäßig durchgeführt werden. Aus diesem Grund führen wir zwei Rezepte auf, um die Gefahr zu vermeiden, dass ein Öl zu lange verwendet wird. Wechseln Sie die Mischungen wöchentlich.

ÖLE

- *Basilikum*
- *Benzoe*
- *Grapefruit*
- *Kamille*
- *Lavendel*
- *Majoran*
- *Muskatellersalbei*
- *Orange*
- *Pfeffer (schwarz)*
- *Pfefferminze*
- *Rosmarin*

Gliedmaßen-Massageöl 1

10 TL (50 ml)	Traubenkern- oder Mandelöl
2 TL (10 ml)	Jojobaöl
10 Tropfen	Lavendelöl
10 Tropfen	Grapefruitöl
3 Tropfen	Rosmarinöl
3 Tropfen	Pfefferöl (schwarz) oder Benzoe-Öl

Geben Sie die Öle in eine 60-ml-Glasflasche und schütteln Sie sie gründlich. Zur Vorgehensweise bei der Massage siehe »Anwendung«.

Gliedmaßen-Massageöl 2

10 TL (50 ml)	Traubenkern- oder Mandelöl
2 TL (10 ml)	Jojobaöl
10 Tropfen	Majoranöl
10 Tropfen	Orangenöl
3 Tropfen	Kamillenöl
3 Tropfen	Benzoe-Öl

Geben Sie die Öle in eine 60-ml-Glasflasche und schütteln Sie sie gründlich. Zur Vorgehensweise bei der Massage siehe »Anwendung«.

ANWENDUNG

Massage: Wählen Sie eines der Massageöle und massieren Sie die Gliedmaßen in Richtung Herz mit schwungvollen, aufwärtsgerichteten Bewegungen. Wiederholen Sie die Massae ein- bis zweimal täglich. Wechseln Sie die Ölmischungen wöchentlich.

Leber

ÖLE

- *Basilikum Ct. Linalool*
- *Immortelle*
- *Ingwer*
- *Kamille*
- *Melisse*
- *Pfeffer (schwarz)*
- *Pfefferminze*
- *Rosmarin*
- *Thymian*
- *Zitrone*
- *Zypresse*

Die Leber hat viele wichtige Funktionen und hat großen Einfluss auf unsere Gesundheit und Energie. Ein paar der unzähligen Symptome einer trägen oder anderweitig erkrankten Leber sind Müdigkeit, allergische Reaktionen, Verdauungsprobleme, Wetterfühligkeit und PMS. Die folgende Massagemischung hilft, die allgemeine Lebergesundheit zu verbessern, doch ein veränderter Lebensstil gehört auch dazu.

Gesunde-Leber-Massageöl

40 Tropfen	Rosmarinöl
20 Tropfen	Kamillenöl
20 Tropfen	Zitronenöl
5 Tropfen	Pfefferminzöl

Geben Sie die ätherischen Öle in eine 5-ml-Glasflasche und schütteln Sie sie gründlich. Mischen Sie in einer kleinen Glas- oder Porzellanschale 4 TL (20 ml) Traubenkernöl und 8 Tropfen »Gesunde-Leber-Massageöl«. Ist alles gründlich vermischt, können Sie nach dem Duschen oder Baden den ganzen Körper zweimal täglich damit einreiben. Eine professionelle Lymphdrainage mit diesem Öl kann sehr hilfreich sein.

HEPATITIS

»Hepatitis« bedeutet »Leberentzündung«. Alle Typen sind ansteckend und durch verwandte Viren verursacht. Die bekanntesten sind Hepatitis-A-, -B- und -C-Viren. Wenn Sie Hepatitis haben (oder vermuten, es könnte so sein), ist es wichtig, einen Arzt aufzusuchen. Symptome können sein: Müdigkeit, grippeartige Symptome, Fieber, Gelbsucht, Appetitlosigkeit und/oder Übelkeit und dunkler Urin. Eine Bürstenmassage des ganzen Körpers, die Sie zweimal täglich durchführen, verbessert die Durchblutung und Ausscheidung über die Haut, was wiederum die Leber von einigen ihrer Aufgaben entlastet. Bitten Sie einen Heilpraktiker oder Arzt um Rat hinsichtlich Ihrer Ernährung.

Hepatitis-Massageöl

40 Tropfen	Kamillenöl
20 Tropfen	Basilikum- oder Rosmarin Ct. Cineol
20 Tropfen	Eukalyptusöl
10 Tropfen	Zypressenöl
½ Tasse (125 ml)	Natives Olivenöl Extra und Avocadoöl, gemischt

Geben Sie die ätherischen Öle in eine 125-ml-Glasflasche. Fügen Sie das Gemisch aus Oliven- und Avocadoöl hinzu und schütteln Sie die Mischung gründlich. Geben Sie nach dem Duschen oder Baden, wenn die Haut noch feucht ist, eine kleine Menge dieser Mischung in die Handfläche und reiben Sie sich damit ein. Eine professionelle Lymphdrainage mit diesem Öl kann sher hilfreich sein.

Lymphsystem

Das lymphatische System ist das zweite Kreislaufsystem des Körpers (der Blutkreislauf ist das erste). Der Fluss der Lymphe im Körper wird durch Druck der umliegenden Muskeln aufrechterhalten. Das bedeutet, dass unzureichende körperliche Bewegung einem ineffizienten Lymphfluss entspricht!

Die Lymphe ist daran beteiligt, Körperflüssigkeiten auszuscheiden und giftige Stoffwechselschlacken zu entfernen. Sie spielt eine Schlüsselrolle bei der Immunantwort und bei der Absorption von Fett aus dem Dünndarm. Professionelle Lymphmassage nützt all jenen, die an Flüssigkeitsretention, Katarrh, Kopfschmerzen oder Migräne und einem schwachen Immunsystem leiden. (Hinweis: Krebspatienten sollten sich an jemanden wenden, der sich auf manuelle Lymphdrainage, MLD, spezialisiert hat; siehe auch »Krebs«, Seite 260).

Lymphfreundliche Massage- und Bademischung

15 Tropfen	Wacholderöl
10 Tropfen	Rosmarinöl
8 Tropfen	Geranium- oder Pfefferöl (schwarz)

Geben Sie die ätherischen Öle in eine 5-ml-Glasflasche und schütteln Sie sie gründlich.

ANWENDUNGEN

Vollbad: Füllen Sie die Wanne mit warmem Wasser. In der Zwischenzeit mischen Sie in einer kleinen Glas- oder Porzellanschale 1 TL (5 ml) Milch und 4–6 Tropfen »Lymphfreundliche Massage- und Bademischung«. Geben Sie die Mischung ins Wasser und verteilen Sie sie gut. Tauchen Sie dann für 30 Minuten in das Bad ein und massieren Sie in dieser Zeit umherschwimmende Öltropfen in die Haut ein.

Massage: Mischen Sie in einer kleinen Glas- oder Porzellanschale 4 TL (20 ml) Traubenkernöl und 8 Tropfen »Lymphfreundliche Massage- und Bademischung«. Ist alles gründlich vermischt, können Sie den ganzen Körper damit einreiben. Reiben Sie dabei von den Händen ausgehend die Arme aufwärts, und von den Füßen ausgehend die Beine aufwärts, und achten Sie dabei besonders auf die Drüsen in der Leiste, den Achselhöhlen und unterhalb der Schlüsselbeine.

ÖLE

- *Atlaszeder/Zedernholz*
- *Fenchel*
- *Geranium*
- *Myrte (grüne oder orange)*
- *Pfeffer (schwarz)*
- *Rosmarin*
- *Wacholder*
- *Waldkiefer*

TIPPS

- *Geben Sie Aromaöl erst dann zum Badewasser, wenn das Wasser eingelaufen ist. Ansonsten könnten einige der wertvollen Essenzen verdunsten und Sie nicht in den vollen Genuss der ätherischen Öle kommen.*
- *Für die Bademischungen können Sie anstelle der Milch die gleiche Menge neutral-milde Flüssigseife nehmen, wenn Ihnen das lieber ist.*
- *Verwenden Sie ätherische Öle kurz vor dem Baden oder Duschen, können Sie deren Wirkung wie folgt steigern: Mischen Sie sie mit einem Trägeröl und reiben Sie die Haut vor dem Baden oder Duschen mit dieser Mischung ein. Auf diese Weise können die Aromaöle von der Haut aufgenommen werden und in den Blutkreislauf gelangen. Und Sie profitieren gleich doppelt, denn das warme Wasser fördert die Verdunstung der ätherischen Öle, sodass Sie sie leichter einatmen können.*

Magenbedingter Kopfschmerz

Ein magenbedingter Kopfschmerz tritt auf, wenn das Verdauungssystem verlangsamt ist und es zu einer Verzögerung beim Abbau von Lebensmitteln und dem Entleeren des Mageninhalts kommt. Meist ist der Schmerz doppelseitig und wird oft von Übelkeit und/oder Erbrechen begleitet. Manche Betroffene suchen Erleichterung, indem sie Migränemedikamente einnehmen, aber das kann das Übel noch verschlimmern, da der Körper Schwierigkeiten haben kann, das Medikament zu resorbieren, aufzuschließen und zu nutzen. Inhalation ist ein effizienter Weg, diese Art von Kopfschmerz zu lindern, da die ätherischen Öle das Verdauungssystem umgehen und in nur 20 Minuten direkt in den Organismus übergehen.

ANWENDUNGEN

Vollbad: Füllen Sie die Wanne mit warmem Wasser. In der Zwischenzeit mischen Sie in einer kleinen Glas- oder Porzellanschale 1 TL (5 ml) Milch und 4–6 Tropfen Pfefferminz- oder Cardamomöl. Geben Sie die Mischung ins Wasser und verteilen Sie sie gut. Tauchen Sie dann für 30 Minuten in das Bad ein und massieren Sie in dieser Zeit umherschwimmende Öltropfen in die Haut ein.

Massage: Mischen Sie in einer kleinen Glas- oder Porzellanschale 1 TL (5 ml) Traubenkern- oder Mandelöl und 3 Tropfen Pfefferminz- oder Cardamomöl. Ist alles gründlich vermischt, können Sie den Oberbauch im Uhrzeigersinn zweimal täglich damit einreiben.

Inhalierstift 1 für magenbedingte Kopfschmerzen

65 Tropfen Bergamotteöl
10 Tropfen Cardamomöl

Mischen Sie die ätherischen Öle in einer kleinen Glas- oder Porzellanschale. Legen Sie einen Inhalierdocht bzw. Wattestift in die Schale, damit er die Mischung aufsaugt. Führen Sie ihn danach in das Riechelement ein und verschließen Sie den Boden des Inhalierstifts. Schieben Sie den Deckel über den Riechstift und schrauben Sie ihn fest zu. Inhalieren Sie nach Bedarf, um die Kopfschmerzen zu lindern.

ÖLE

- *Cardamom*
- *Pfefferminze*

VORSICHT

- *Geben Sie Aromaöl erst dann zum Badewasser, wenn das Wasser eingelaufen ist. Sonst könnten einige der wertvollen Essenzen verdunsten und Sie nicht in den vollen Genuss der ätherischen Öle kommen.*
- *Für die Bademischungen können Sie anstelle der Milch die gleiche Menge neutral-milde Flüssigseife nehmen, wenn Ihnen das lieber ist.*
- *Verwenden Sie ätherische Öle kurz vor dem Baden oder Duschen, können Sie deren Wirkung wie folgt steigern: Mischen Sie sie mit einem Trägeröl und reiben Sie die Haut vor dem Baden oder Duschen mit dieser Mischung ein. Auf diese Weise können die Aromaöle von der Haut aufgenommen werden und in den Blutkreislauf gelangen. Und Sie profitieren gleich doppelt, denn das warme Wasser fördert die Verdunstung der ätherischen Öle, sodass Sie sie leichter einatmen können.*

△ VORSICHT

— *Die Inhalierstift-Anwendung nicht bei kleinen Kindern durchführen!*

Inhalierstift 2 für magenbedingte Kopfschmerzen

11 Tropfen	Lavendelöl
10 Tropfen	Pfefferminzöl

Mischen Sie die ätherischen Öle in einer kleinen Glas- oder Porzellanschale. Legen Sie einen Inhalierdocht bzw. Wattestift in die Schale, damit er die Mischung aufsaugt. Führen Sie ihn danach in das Riechelement ein und verschließen Sie den Boden des Inhalierstifts. Schieben Sie den Deckel über den Riechstift und schrauben Sie ihn fest zu. Inhalieren Sie nach Bedarf, um die Kopfschmerzen zu lindern.

Magenverstimmung

ÖLE

- *Basilikum Ct. Linalool*
- *Bergamotte*
- *Fenchel*
- *Ingwer*
- *Lavendel*
- *Mandarine*
- *Majoran*
- *Pfefferminze*
- *Römische Kamille*
- *Rosmarin Ct. Cineol*
- *Spearmint*
- *Sternanis*
- *Thymian Ct. Linalool*
- *Zitrone*

ANWENDUNG

Innere Einnahme: Mischen Sie in einem 250-ml-Glas 1 Tropfen Zitronen- oder Ingweröl und 1 TL (5 ml) nicht-pasteurisierten flüssigen Honig. Füllen Sie das Glas mit lauwarmem Wasser auf und verrühren Sie alles gründlich. Je nach Bedarf zwei- bis dreimal täglich in kleinen Schlucken trinken.

Massagemischung bei Magenverstimmung

1 TL (5 ml)	Traubenkern- oder Mandelöl
2 Tropfen	Rosmarin Ct. Cineol
1 Tropfen	Römische Kamille
1 Tropfen	Majoranöl

Geben Sie die Zutaten in eine kleine Glas- oder Porzellanschale und verrühren Sie sie gründlich. Reiben Sie die »Massagemischung bei Magenverstimmung« im Uhrzeigersinn über den Oberbauch.

Magersucht (Anorexie)

ÖLE

- *Angelikawurzel*
- *Bergamotte*
- *Lavendel*
- *Muskatellersalbei*
- *Rose*
- *Ylang Ylang*

Aromatherapie ist ein sinnvoller Teil eines Therapieplans für Magersucht (Anorexia nervosa), der weitere Ansätze wie Beratung umfasst. Massage kann das Selbstwertgefühl eines Menschen steigern, Stress reduzieren und ein positives Körperbild fördern. Manche Öle beruhigen, andere wirken wie Antidepressiva, wieder andere regen den

Appetit an. Bei Magersucht sollten Sie Patchouli meiden, da es den Appetit zügeln kann.

Anorexiemischung

Ideal ist eine professionelle Massage mit dieser Mischung, doch Sie können sich damit auch gut selbst massieren oder ein Bad damit nehmen.

9 Tropfen	Bergamotteöl
9 Tropfen	Lavendelöl oder Ylang-Ylang-Öl
3 Tropfen	Muskatellersalbeiöl

Geben Sie die ätherischen Öle in eine 5-ml-Glas-Tropfflasche und schütteln Sie sie gründlich. Wählen Sie eine Anwendung nach Wahl.

ANWENDUNGEN

Aroma-Raumspray: Mischen Sie in einer 125-ml-Sprühflasche 75 Tropfen Anorexiemischung und 1 TL (5 ml) Wodka. Fügen Sie ½ Tasse (125 ml) destilliertes oder gefiltertes Wasser hinzu (siehe »Tipps«).

Vollbad: Füllen Sie die Wanne mit warmem Wasser. In der Zwischenzeit mischen Sie in einer kleinen Glas- oder Porzellanschale 1 TL (5 ml) Milch und 4–6 Tropfen Anorexiemischung. Geben Sie die Mischung ins Wasser und verteilen Sie alles gut. Tauchen Sie dann für 30 Minuten in das Bad ein und massieren Sie in dieser Zeit umherschwimmende Öltropfen in die Haut ein.

Inhalierstift: Geben Sie Anorexiemischung in eine kleine Glas- oder Porzellanschale. Legen Sie einen Inhalierdocht bzw. Wattestift in die Schale, damit er die Öle aufsaugt. Führen Sie ihn danach in das Riechelement ein und verschließen Sie den Boden des Inhalierstifts. Schieben Sie den Deckel über den Riechstift und schrauben Sie ihn fest zu.

Massage: Mischen Sie in einer kleinen Glas- oder Porzellanschale 4 TL (20 ml) Traubenkern- oder Mandelöl und 8 Tropfen Anorexiemischung. Ist alles gründlich vermischt, können Sie den ganzen Körper damit einreiben.

TIPPS

- *Wenn Sie möchten, können Sie bei der Herstellung von Aromaspray Solubol statt Wodka verwenden. Dazu nehmen Sie pro 1 Tropfen Aromaöl 4 Tropfen Solubol. Solubol ist ein natürlicher Emulgator, der es ermöglicht, ätherische Öle mit wässrigen Flüssigkeiten zu mischen.*
- *Bei der Herstellung von Aromaspray geben Sie bitte immer das ätherische Öl zuerst in die Flasche, danach den gewählten Zusatz (Wodka oder Solubol). So stellen Sie sicher, dass sich das Aromaöl tatsächlich ganz fein im Wasser verteilen wird (das macht es nicht von sich aus).*
- *Geben Sie Aromaöl erst dann zum Badewasser, wenn das Wasser eingelaufen ist. Ansonsten könnten einige der wertvollen Essenzen verdunsten und Sie nicht in den vollen Genuss der ätherischen Öle kommen.*
- *Für die Bademischungen können Sie anstelle der Milch die gleiche Menge neutral-milde Flüssigseife nehmen, wenn Ihnen das lieber ist.*

Männergesundheit

VORSICHT

- *Bevor Sie ein ätherisches Öl verwenden, beachten Sie bitte die jeweiligen Hinweise im Teil 1 »Die wichtigsten Öle von A bis Z« (Seite 37).*

ÖLE

Zur Förderung der Durchblutung:

- *Eukalyptus*
- *Fenchel*
- *Geranium*
- *Ingwer*
- *Majoran*
- *Muskatellersalbei*
- *Orange*
- *Pfeffer (schwarz)*
- *Pfefferminze*
- *Rose*
- *Rosmarin (Ct. Cineol oder Ct. Kampfer)*
- *Salbei*
- *Ysop*
- *Zitrone*
- *Zypresse*

Um Stress abzubauen:

- *Atlaszeder/Zedernholz*
- *Basilikum Ct. Linalool*
- *Balsamtanne*
- *Bergamotte*
- *Kamille*
- *Litsea cubeba*
- *Majoran*
- *Manuka*
- *Muskatellersalbei*
- *Sandelholz*
- *Weihrauch*
- *Zypresse*

Untersuchungen legen die Vermutung nahe, dass Männer sich seltener mit Maßnahmen der Gesundheitsvorsorge befassen – nicht einmal mit den grundlegendsten, wie etwa der Kontrolle des Cholesterinspiegels oder Blutdrucks. Einige Experten machen unsere Gesellschaft dafür verantwortlich, die von Männern erwartet, »hart« zu sein. Das wiederum könnte dazu führen, dass sie die ersten Anzeichen schwerwiegender Gesundheitsprobleme vom Tisch wischen. Ein gesunder Lebensstil, der gute Ernährung, Bewegung und Stressabbau umfasst, kann dazu beitragen, schwere Krankheiten zu verhindern. Auch Aromatherapie kann einen Beitrag dazu leisten.

»Leicht-ums-Herz«-Mischung

Dieses Rezept verbessert die Durchblutung, reduziert Stress und hilft, den Blutdruck zu senken.

30 Tropfen	Lavendelöl
30 Tropfen	Muskatellersalbeiöl
15 Tropfen	Orangenöl
15 Tropfen	Rosmarinöl
8 Tropfen	Majoranöl

Geben Sie die ätherischen Öle in eine 5-ml-Glas-Tropfflasche und schütteln Sie die Mischung gründlich. Die Mischung kann für unterschiedliche Anwendungen genutzt werden.

ANWENDUNGEN

Aroma-Raumspray: Mischen Sie in einer 125-ml-Sprühflasche 75 Tropfen »Leicht-ums-Herz«-Mischung und 1 TL (5 ml) Wodka. Füllen Sie die Flasche mit destilliertem oder gefiltertem Wasser auf (siehe »Tipps«) und schütteln Sie die Mischung gründlich.

Vollbad: Füllen Sie die Wanne mit warmem Wasser. In der Zwischenzeit mischen Sie in einer kleinen Glas- oder Porzellanschale 1 TL (5 ml) Milch und 4–6 Tropfen »Leicht-ums-Herz«-Mischung (siehe »Tipps«). Geben Sie die Mischung ins Wasser und verteilen Sie sie gut. Tauchen

Sie dann für 30 Minuten in das Bad ein und massieren Sie in dieser Zeit die umherschwimmenden Öltropfen in die Haut ein.

Inhalierstift: Geben Sie 21 Tropfen »Leicht-ums-Herz«-Mischung in eine kleine Glas- oder Porzellanschale. Legen Sie einen Inhalierdocht in die Schale, damit er die Öle aufsaugt. Führen Sie ihn danach in das Riechelement ein und verschließen Sie den Boden des Inhalierstifts. Schieben Sie den Deckel über den Riechstift und schrauben Sie ihn fest zu.

Massage: Mischen Sie in einer kleinen Glas- oder Porzellanschale 4 TL (20 ml) Traubenkern- oder Mandelöl und 8 Tropfen »Leicht-ums-Herz«-Mischung. Ist alles gründlich vermischt, können Sie den ganzen Körper damit einreiben.

TIPPS

- *Wenn Sie möchten, können Sie bei der Herstellung von Aromaspray Solubol statt Wodka verwenden. Dazu nehmen Sie pro 1 Tropfen Aromaöl 4 Tropfen Solubol.*
- *Bei der Herstellung von Aromaspray geben Sie bitte immer das ätherische Öl zuerst in die Flasche, danach den gewählten Zusatz (Wodka oder Solubol).*

Impotenz

Moderne Frauen haben so hohe Erwartungen an Sex, dass Männer oft völlig eingeschüchtert sind und aufgrund einer Art »Leistungsdruck« impotent werden können. Stress bei der Arbeit und Geldsorgen erhöhen den Druck, bis alles zu viel wird. Erleben Sie, was ein bisschen Zärtlichkeit und Zweisamkeit erreichen kann.

ÖLE

- *Anis*
- *Atlaszeder/Zedernholz*
- *Ingwer*
- *Jasmin*
- *Muskatellersalbei*
- *Muskatnuss*
- *Nelke*
- *Neroli*
- *Pfeffer (schwarz)*
- *Pfefferminze*
- *Rose*
- *Rosmarin (Ct. Cineol und Ct. Kampfer)*
- *Sandelholz*
- *Vetiver*
- *Waldkiefer*
- *Ylang Ylang*

»Zärtliche Berührung«-Mischung

Ihr Partner und Sie können einen Pakt schließen, der so lange dauert, wie er eben dauert – vielleicht sogar Monate. Sie vereinbaren, dass Sie einander viel Zärtlichkeit schenken, ohne dafür Geschlechtsverkehr zu erwarten. Nehmen Sie sich Zeit, miteinander sinnliche Erfahrungen zu genießen, ohne den Druck, eine sexuelle »Leistung« erbringen zu müssen.

20 Tropfen	Sandelholzöl
20 Tropfen	Zedernholzöl
15 Tropfen	Muskatellersalbeiöl
10 Tropfen	Rosenholzöl

Geben Sie die Öle in eine 5-ml-Glasflasche und schütteln Sie die Mischung gründlich. Die Mischung kann für unterschiedliche Anwendungen genutzt werden.

ANWENDUNGEN

Vollbad: Füllen Sie die Wanne mit warmem Wasser. In der Zwischenzeit mischen Sie in einer kleinen Glas- oder Porzellanschale 1 TL (5 ml) Milch und 4–6 Tropfen »Zärtliche Berührung«-Mischung. Geben Sie die Mischung ins Wasser und verteilen Sie sie gut. Tauchen Sie dann für 30 Minuten in das Bad ein und massieren Sie (sich gegenseitig) in dieser Zeit die umherschwimmenden Öltropfen in die Haut ein.

Massage: Mischen Sie in einer kleinen Glas- oder Porzellanschale 4 TL (20 ml) Traubenkern- oder Mandelöl und 8 Tropfen »Zärtliche Berührung«-Mischung. Wenn alles gut vermischt ist, können Sie sich gegenseitig damit einreiben.

TIPPS

- *Geben Sie das Öl erst dazu, wenn das Wasser eingelaufen ist.*
- *Für die Bademischungen können Sie anstelle der Milch auch neutral-milde Flüssigseife nehmen.*
- *Verwenden Sie ätherische Öle kurz vor dem Baden oder Duschen, können Sie deren Wirkung wie folgt intensivieren: Mischen Sie sie mit einem Trägeröl und reiben Sie die Haut vor dem Baden oder Duschen mit dieser Mischung ein.*

Genitaljuckreiz

Hierbei handelt es sich um eine Pilzinfektion der Leistengegend, die mit dem Fußpilz in Verbindung steht. Sie wird oft durch das Tragen von Unterhosen und/oder Hosen verursacht, die zu eng sind und die aus Kunstfasern gefertigt sind. Schweiß kann nicht verdunsten und der Bereich wird zum perfekten Nährboden für den Pilz. Charakteristisch sind kleine rote juckende Flecken, die sehr wund werden können.

ÖLE

- *Atlaszeder/Zedernholz*
- *Geranium*
- *Lavendel*
- *Teebaum*

ANWENDUNGEN

Massage: Mischen Sie in einer kleinen Glas- oder Porzellanschale 2 TL (10 ml) Traubenkernöl und je 2 Tropfen der ätherischen Öle. Ist alles gründlich vermischt, können Sie die juckenden Stellen zwei- bis dreimal täglich damit einreiben.

Wundwaschung: Mischen Sie in einer kleinen Glas- oder Porzellanschale 4–6 Tropfen Lavendelöl, 1 TL (5 ml) neutral-milde Flüssigseife und ½ Tasse (125 ml) destilliertes oder gefiltertes Wasser. Waschen Sie den betroffenen Bereich zweimal täglich mithilfe eines frischen Waschlappens. Trocknen Sie ihn vorsichtig, aber gründlich ab.

TIPP

- *Tragen Sie Boxershorts aus Baumwolle und möglichst locker sitzende Baumwoll- oder Wollhosen.*

Prostatitis

Prostatitis ist eine Entzündung der Prostata, die ein Brennen beim Wasserlassen verursacht. Hinzu kommen Schmerzen und Empfindlichkeit im Beckenbereich und am unteren Rücken, Fieber und Erschöpfung. Bevor Sie die folgenden Vorschläge umsetzen, lassen Sie sich bitte von einem Arzt untersuchen, um eine schwerere Erkrankung auszuschließen.

Prostatitis Bade- und Massagemischung

15 Tropfen Zypressenöl
15 Tropfen Myrtenöl
10 Tropfen Lavendel- oder Kamillenöl
10 Tropfen Myrrhenöl

Geben Sie die Öle in eine 5-ml-Glasflasche und schütteln Sie die Mischung gründlich. Die Mischung kann für unterschiedliche Anwendungen genutzt werden.

ANWENDUNGEN

Vollbad: Füllen Sie die Wanne mit warmem Wasser. In der Zwischenzeit mischen Sie in einer kleinen Glas- oder Porzellanschale 1 TL (5 ml) Milch und 4–6 Tropfen Prostatitis Bade- und Massagemischung. Geben Sie die Mischung ins Wasser und verteilen Sie sie gut. Tauchen Sie dann für 30 Minuten in das Bad ein und massieren Sie in dieser Zeit die umherschwimmenden Öltropfen in die Haut ein.

Massage: Mischen Sie in einer kleinen Glas- oder Porzellanschale 2 TL (10 ml) Traubenkernöl und 4 Tropfen Prostatitis Bade- und Massagemischung. Ist alles gründlich vermischt, können Sie Bauch und unteren Rücken damit einreiben.

ÖLE

- *Eukalyptus*
- *Kamille*
- *Lavendel*
- *Myrrhe*
- *Myrte (grüne oder orange)*
- *Niaouli*
- *Schafgarbe*
- *Waldkiefer*
- *Zypresse*

TIPPS

- *Geben Sie Aromaöl erst dann zum Badewasser, wenn das Wasser eingelaufen ist. Ansonsten könnten einige der wertvollen Essenzen verdunsten.*
- *Für die Bademischungen können Sie anstelle der Milch die gleiche Menge neutral-milde Flüssigseife nehmen, wenn Ihnen das lieber ist.*
- *Verwenden Sie ätherische Öle kurz vor dem Baden oder Duschen, können Sie deren Wirkung wie folgt intensivieren: Mischen Sie sie mit einem Trägeröl und reiben Sie die Haut vor dem Baden oder Duschen mit dieser Mischung ein. Auf diese Weise können die Aromaöle von der Haut aufgenommen werden und in den Blutkreislauf gelangen. Und durch die Verdunstung können Sie die Öle leichter einatmen.*

Mandelentzündung

ÖLE
- *Atlaszeder/Zedernholz*
- *Bergamotte*
- *Eukalyptus*
- *Geranium*
- *Myrrhe*
- *Myrte (grüne oder orange)*
- *Orange*
- *Teebaum*
- *Thymian (Ct. Geraniol oder Ct. Linalool)*
- *Ysop*

Mandelentzündung, medizinisch Tonsillitis, ist eine Entzündung der Rachenmandeln und tritt überwiegend bei Kindern und jungen Erwachsenen auf. Manchmal trifft es auch ältere Menschen (siehe auch »Halsschmerzen«, Seite 237).

Öl für den Hals

4 TL (20 ml)	Traubenkern- oder Mandelöl
6 Tropfen	Geraniumöl
4 Tropfen	Ysop- oder Myrrhenöl
2 Tropfen	Orangenöl

Geben Sie die ätherischen Öle in eine 30-ml-Glasflasche und schütteln Sie sie gründlich.

ANWENDUNGEN

Gurgellösung: Mischen Sie in einem 250-ml-Glas 1 Tropfen Teebaumöl und 1 TL (5 ml) nicht-pasteurisierten flüssigen Honig. Fügen Sie 250 ml warmes Wasser hinzu und rühren Sie gründlich um. Nehmen Sie eine kleine Menge der Mischung in den Mund, gurgeln Sie gründlich und spucken Sie sie dann aus (nicht schlucken). Wiederholen Sie das Gurgeln alle 2 Stunden, bis die Symptome abklingen.

Massage: Wärmen Sie einen Löffel in sehr heißem (nicht kochendem) Wasser. Gießen Sie 1 TL (5 ml) »Öl für den Hals« in den Löffel, um das Öl zu wärmen. Reiben Sie den Hals mit dem warmen Öl ein und bedecken Sie den Bereich dann mit einem Schal oder warmen Tuch. Wiederholen Sie diese Anwendung alle 2 Stunden, bis die Symptome abklingen.

Masern

ÖLE
- *Eukalyptus*
- *Geranium*
- *Lavendel*
- *Rosmarin*
- *Teebaum*
- *Zitrone*
- *Zypresse*

Diese Erkrankung sollten Sie niemals leichtnehmen, da es eine potenziell sehr ernste Krankheit ist, die zu sekundären Infektionen der Augen, Ohren und der Brust führen kann. Es ist am besten, den Patienten während der ansteckenden Phase zu isolieren. Absolute Bettruhe ist wichtig, um Komplikationen zu vermeiden. Geben Sie Schwammbäder, um Fieber zu senken. Besprühen Sie das Schlafzimmer und den Rest des Hauses mit der folgenden Mischung, um eine Ausbreitung der

Infektion zu verhindern. Wenn Ihr Kind Masern hat, muss Ihr Arzt es auf jeden Fall sehen. Doch es gibt auch Dinge, die Sie tun können, um die Beschwerden, die mit den Symptomen einhergehen, zu reduzieren.

Anti-Infektionsmischung bei Masern

34 Tropfen Lavendelöl
17 Tropfen Geraniumöl
17 Tropfen Rosmarinöl
17 Tropfen Zitronenöl

Geben Sie die ätherischen Öle in eine 5-ml-Glasflasche und schütteln Sie sie gründlich. Beachten Sie die unten beschriebenen Anwendungshinweise.

ANWENDUNGEN

Aroma-Raumspray: Mischen Sie in einer 125-ml-Sprühflasche 75 Tropfen »Anti-Infektionsmischung bei Masern« und 1 TL (5 ml) Wodka. Füllen Sie die Flasche mit destilliertem oder gefiltertem Wasser auf (siehe »Tipps«).

Vollbad: Dieses Bad lindert den Juckreiz und wirkt zudem beruhigend auf den kleinen Patienten. Füllen Sie die Wanne mit warmem Wasser. In der Zwischenzeit mischen Sie in einer kleinen Glas- oder Porzellanschale 4–6 Tropfen Lavendelöl und ½ Tasse (125 ml) Natron. Geben Sie die Mischung ins Wasser, verteilen Sie sie gut und legen Sie Ihr Kind dann 30 Minuten in dieses Bad, wobei Sie die umherschwimmenden Öltropfen in seine Haut einmassieren.

Lotion: Mischen Sie in einer Glas- oder Porzellanschale 15 Tropfen Lavendel- und 5 Tropfen Niaouliöl mit ¼ Tasse (60 ml) Karottensamenmazerat (das Karottensamenöl lindert den Juckreiz). Füllen Sie die Mischung in ein sauberes 60-ml-Glasgefäß um. Füllen Sie die Flasche bis zum Hals mit parfümfreier Lotion auf und schütteln Sie sie kräftig. Betupfen Sie die juckenden Stellen so oft wie nötig mit einem getränkten Wattebausch.

TIPPS

- *Wenn Sie möchten, können Sie bei der Herstellung von Aromaspray Solubol statt Wodka verwenden. Dazu nehmen Sie pro 1 Tropfen Aromaöl 4 Tropfen Solubol.*
- *Bei der Herstellung von Aromaspray geben Sie bitte immer das ätherische Öl zuerst in die Flasche, danach den gewählten Zusatz (Wodka oder Solubol). So stellen Sie sicher, dass sich das Aromaöl tatsächlich ganz fein im Wasser verteilen wird (das macht es nicht von sich aus).*

VORSICHT

- *Karottensamenmazerat nicht in der Schwangerschaft oder Stillzeit verwenden.*

Menstruation

Ab dem Alter von etwa 12 Jahren beginnt bei Frauen der ca. 28 Tage umfassende Zyklus, der (mit Ausnahme von Schwangerschaften oder bestimmten Krankheiten) bis etwa zum 50. Lebensjahr andauert. Der Zyklus umfasst viele hormonelle Veränderungen, die im Ausscheiden der Gebärmutterschleimhaut gipfeln. Dies wird als Menstruation oder Periode bezeichnet. Dieser Zyklus hat sehr unterschiedliche Auswirkungen auf Frauen. Einige spüren kaum Veränderungen und haben weder Schmerzen noch emotionale Probleme. Viele andere jedoch leiden fast eine Woche lang unter Aufgedunsenheit, Bauchkrämpfen, Schmerzen im Beckenbereich, Verstopfung, Rückenschmerzen, Kopfschmerzen, Müdigkeit und/oder anderen unangenehmen Symptomen, die sie außer Gefecht setzen. Ätherische Öle sind ein nützlicher Teil der Behandlung, die auch pflanzliche und homöopathische Heilmittel, Entspannung und – soweit erforderlich – einen Termin beim Arzt oder Heilpraktiker einschließen sollte.

Amenorrhö

ÖLE

- *Anis*
- *Kamille*
- *Majoran*
- *Muskatellersalbei*
- *Myrte (grüne oder orange)*
- *Niaouli*
- *Rosmarin (Ct. Cineol und Ct. Kampfer)*
- *Schafgarbe*
- *Sternanis*
- *Vetiver*

»Amenorrhö« bedeutet unregelmäßige oder ausbleibende Menstruation. Es gibt viele Ursachen für spärliche Perioden, einschließlich Schwangerschaft und Stillzeit, Menopause, starke Gewichtsabnahme, übermäßiger Sport, Stress oder Krankheit. Vor der Verwendung von ätherischen Ölen als Heilmittel (die alle die Menstruation fördern), müssen Sie sicherstellen, dass Sie nicht schwanger sind. Sprechen Sie mit dem Arzt, wenn die Menstruationsblutung plötzlich ausbleibt.

Menstruationsmischung

15 Tropfen	Rosmarinöl
10 Tropfen	Majoranöl
10 Tropfen	Muskatellersalbeiöl

Geben Sie die Öle in eine 5-ml-Glasflasche und schütteln Sie sie gründlich. Wählen Sie eine der nachfolgend beschriebenen Anwendungen.

ANWENDUNGEN

Vollbad: Füllen Sie die Wanne mit warmem Wasser. In der Zwischenzeit mischen Sie in einer kleinen Glas- oder Porzellanschale 1 TL (5 ml) Milch und 4–6 Tropfen Menstruationsmischung. Geben Sie die Mischung ins Wasser und verteilen Sie sie gut. Tauchen Sie dann für 30 Minuten in das Bad ein und massieren Sie in dieser Zeit umherschwimmende Öltropfen in die Haut ein.

Massage: Mischen Sie in einer kleinen Glas- oder Porzellanschale 2 TL (10 ml) Traubenkern- oder Mandelöl und 6 Tropfen Menstruationsmischung. Ist alles gründlich vermischt, können Sie Bauch, den unteren Rücken, Knöchel und Füße kräftig damit einreiben. Zweimal täglich anwenden.

Warme Kompresse: Geben Sie 2 Tassen (500 ml) warmes Wasser in eine Glas- oder Porzellanschale und fügen Sie je 2 Tropfen Rosmarin-, Majoran- und Muskatellersalbeiöl hinzu. Rühren Sie gründlich um, damit sich die Öle gut vermischen. Tauchen Sie ein Tuch ein und wringen Sie es gerade so weit aus, dass es nicht tropft. Legen Sie das warme Tuch auf den Beckenbereich und wenden Sie es, wenn es abzukühlen beginnt (siehe »Tipps«).

TIPPS

- *Geben Sie das Öl erst dazu, wenn das Wasser eingelaufen ist.*
- *Verwenden Sie ätherische Öle kurz vor dem Baden, können Sie deren Wirkung steigern: Mischen Sie sie mit einem Trägeröl und reiben Sie die Haut vor dem Baden damit ein.*
- *Für eine noch wirkungsvollere Kompresse mischen Sie 4–6 Tropfen Menstruationsmischung und ½ TL (2,5 ml) Traubenkern- oder Mandelöl bzw. parfümfreie Lotion. Reiben Sie die Mischung auf Bauch und unteren Rücken. Bedecken Sie den Leib mit einem Stück Plastikfolie und legen Sie für 20–30 Minuten ein heißes Handtuch darüber.*

Dysmenorrhö

»Dysmenorrhö« bedeutet schmerzhafte Menstruation, die oft mit sehr starken Krämpfen einhergeht. Neben den hier aufgeführten Vorschlägen kann Ihnen auch der Abschnitt »Prämenstruelles Syndrom (PMS)« weiterhelfen.

ÖLE

- *Angelikawurzel*
- *Fenchel*
- *Geranium*
- *Ingwer*
- *Kamille*
- *Lavendel*
- *Majoran*
- *Muskatellersalbei*
- *Myrte (grüne oder orange)*
- *Rose*
- *Schafgarbe*
- *Teebaum*

Krampfvorbeugende Mischung

15 Tropfen Majoranöl
10 Tropfen Lavendelöl
5 Tropfen Muskatellersalbeiöl

Geben Sie die Öle in eine 5-ml-Glasflasche und schütteln Sie sie gründlich. Beachten Sie die unten beschriebenen Anwendungshinweise.

ANWENDUNGEN

Vollbad: Füllen Sie die Wanne mit warmem Wasser. In der Zwischenzeit mischen Sie in einer kleinen Glas- oder Porzellanschale 1 TL (5 ml)

♡ TIPP

Für eine noch wirkungsvollere Kompresse mischen Sie 4–6 Tropfen Krampfvorbeugende Mischung und ½ TL (2,5 ml) Traubenkern- oder Mandelöl bzw. parfümfreie Lotion. Reiben Sie die Mischung auf Bauch und/oder unteren Rücken. Bedecken Sie den Leib mit einem Stück Plastikfolie und legen Sie für 20–30 Minuten ein heißes Handtuch darüber. 10 Tage vor Beginn der Regelblutung jeweils täglich anwenden.

Milch und 4–6 Tropfen Krampfvorbeugende Mischung. Geben Sie die Mischung ins Wasser und verteilen Sie sie gut. Tauchen Sie dann für 30 Minuten in das Bad ein und massieren Sie umherschwimmende Öltropfen in die Haut ein.

Massage: Mischen Sie in einer kleinen Glas- oder Porzellanschale 2 TL (10 ml) Traubenkern- oder Mandelöl und 6 Tropfen Krampfvorbeugende Mischung. Ist alles gründlich vermischt, können Sie Bauch, unteren Rücken, Knöchel und Füße kräftig damit einreiben. Zweimal täglich anwenden.

Warme Kompresse: Geben Sie 2 Tassen (500 ml) warmes Wasser in eine Glas- oder Porzellanschale und fügen Sie je 2 Tropfen Majoran-, Muskatellersalbei- und Lavendelöl hinzu. Rühren Sie gründlich um, damit sich die Öle gut vermischen. Tauchen Sie ein Tuch ein und wringen Sie es gerade so weit aus, dass es nicht tropft. Legen Sie das warme Tuch auf den Beckenbereich. Wiederholen Sie diese Behandlung häufig (siehe »Tipp«).

Prämenstruelles Syndrom (PMS)

Ätherische Öle sind nur ein Teil einer Gesamtstrategie gegen das prämenstruelle Syndrom, das eine Vielzahl von Symptomen mit sich bringt, die jede Frau ganz unterschiedlich (oder auch gar nicht) belasten. Die Wohltaten, die Ihnen die Anwendung der verschiedenen Ölzusammenstellungen gemeinsam mit geeigneter Kräutermedizin und Stressbewältigungstechniken schenken können, werden Sie sicher angenehm überraschen. Wenden Sie die Bad- und Massageanwendungen in den 8–10 Tagen vor Beginn Ihrer Periode an.

PMS-Mischung

12 Tropfen	Mandarinenöl
10 Tropfen	Lavendelöl
3 Tropfen	Geraniumöl
1 Tropfen	Rosenöl

Geben Sie die ätherischen Öle in eine 5-ml-Glas-Tropfflasche und schütteln Sie sie gründlich. Die Mischung eignet sich für ein Vollbad oder eine Massage.

ANWENDUNGEN

Vollbad: Füllen Sie die Wanne mit warmem Wasser. In der Zwischenzeit mischen Sie in einer kleinen Glas- oder Porzellanschale 1 TL (5 ml) Milch und 4–6 Tropfen PMS-Mischung. Geben Sie die Mischung ins Wasser und verteilen Sie sie gut. Tauchen Sie dann für 30 Minuten in das Bad ein und massieren Sie in dieser Zeit umherschwimmende Öltropfen in die Haut ein.

Massage: Mischen Sie in einer kleinen Glas- oder Porzellanschale 4 TL (20 ml) Traubenkern- oder Mandelöl und 8 Tropfen PMS-Mischung. Ist alles gründlich vermischt, können Sie den ganzen Körper damit einreiben.

Entwässernde Mischung

Beginnen Sie mit der Anwendung dieser Mischung an Tag 21 Ihres Menstruationszyklus, gezählt ab dem ersten Tag der letzten Blutung. Diese Mischung hilft Ihnen, den Körper von überschüssiger Flüssigkeit zu befreien, und nimmt das Gefühl der Aufgedunsenheit.

15 Tropfen	Fenchelöl
10 Tropfen	Wacholderöl
8 Tropfen	Grapefruitöl

Geben Sie die ätherischen Öle in eine 5-ml-Glas-Tropfflasche und schütteln Sie sie gründlich. Nutzen Sie die Mischung für ein Vollbad oder eine Massage.

ANWENDUNGEN

Vollbad: Füllen Sie die Wanne mit warmem Wasser. In der Zwischenzeit mischen Sie in einer kleinen Glas- oder Porzellanschale 1 TL (5 ml) Milch und 4–6 Tropfen Entwässernde Mischung. Geben Sie die Mischung ins Wasser und verteilen Sie sie gut. Tauchen Sie dann für 30 Minuten in das Bad ein und massieren Sie in dieser Zeit umherschwimmende Öltropfen in die Haut ein.

Massage: Mischen Sie in einer kleinen Glas- oder Porzellanschale 2 TL (10 ml) Traubenkern- oder Mandelöl und 4 Tropfen Entwässernde Mischung. Ist alles gründlich vermischt, können Sie den ganzen Körper damit einreiben.

TIPPS

- *Geben Sie Aromaöl erst dann zum Badewasser, wenn das Wasser eingelaufen ist. Sonst könnten einige der wertvollen Essenzen verdunsten und Sie nicht in den vollen Genuss der ätherischen Öle kommen.*
- *Für die Bademischungen können Sie anstelle der Milch die gleiche Menge neutral-milde Flüssigseife nehmen, wenn Ihnen das lieber ist.*
- *Verwenden Sie ätherische Öle kurz vor dem Baden oder Duschen, können Sie deren Wirkung wie folgt steigern: Mischen Sie sie mit einem Trägeröl und reiben Sie die Haut vor dem Baden oder Duschen mit dieser Mischung ein. Auf diese Weise können die Aromaöle von der Haut aufgenommen werden und in den Blutkreislauf gelangen. Und Sie profitieren gleich doppelt, denn das warme Wasser fördert die Verdunstung der ätherischen Öle, sodass Sie sie leichter einatmen können.*

Migräne

Migräne ist mehr als nur schlimme Kopfschmerzen! Es gibt viele Auslöser, unter anderem Lebensmittelunverträglichkeiten bzw. -allergien und Stress. Behandlungen mit ätherischen Ölen sind hilfreich vor allem als vorbeugende Maßnahme.

ANWENDUNGEN

Kalte Kompresse: Diese Anwendung hilft, wenn die Blutgefäße beginnen, sich zu weiten. Geben Sie 2 Tassen (500 ml) kaltes Wasser in eine Glas- oder Porzellanschale und fügen Sie 4–6 Tropfen Lavendel- und/oder Pfefferminzöl hinzu. Rühren Sie gründlich um, damit sich die Öle gut vermischen. Tauchen Sie ein Tuch ein und wringen Sie es gerade so weit aus, dass es nicht tropft. Legen Sie die Kompresse alle 2 Stunden auf die Stirn. Machen Sie einige tiefe Atemzüge, die den Stress vertreiben.

Migräne-Mischung

Dieses Rezept enthält viele ätherische Öle. So kann der Verwender die Migräne nicht mit einem bestimmten Duft assoziieren. (Wenn Sie nur ein oder zwei Öle verwenden, ist die Wahrscheinlichkeit hoch, dass Sie diese Öle mit der Migräne assoziieren und ihr Duft unerwünschte Symptome triggern wird.)

27 Tropfen	Pfefferminzöl
24 Tropfen	Eukalyptus globulus
17 Tropfen	Rosmarin Ct. Cineol
10 Tropfen	Römische Kamille
10 Tropfen	Ingweröl
10 Tropfen	Melissenöl
7 Tropfen	Eukalyptus staigeriana
5 Tropfen	Lavendelöl
4 Tropfen	Basilikumöl
3 Tropfen	Sternanisöl

Geben Sie die ätherischen Öle in eine 5-ml-Glasflasche und schütteln Sie sie gründlich. Nutzen Sie die Mischung für unterschiedliche Anwendungen.

ÖLE

- *Basilikum Ct. Linalool*
- *Eukalyptus globulus*
- *Lavandin*
- *Lavendel*
- *Majoran*
- *Pfefferminze*
- *Römische Kamille*
- *Rosmarin (Ct. Cineol und Ct. Kampfer)*
- *Sternanis*

TIPP

- *Wenn Sie unter Migräne leiden, sprechen Sie mit dem Arzt über mögliche Nahrungsmittelunverträglichkeiten. Auch kann es helfen, wenn Sie Techniken zum Umgang mit und zur Reduzierung von Stress erlernen.*

TIPPS

- *Wenn Sie möchten, können Sie bei der Herstellung von Aromaspray Solubol statt Wodka verwenden. Dazu nehmen Sie pro 1 Tropfen Aromaöl 4 Tropfen Solubol.*
- *Bei der Herstellung von Aromaspray geben Sie bitte immer das ätherische Öl zuerst in die Flasche, danach den gewählten Zusatz (Wodka oder Solubol). So stellen Sie sicher, dass sich das Aromaöl tatsächlich ganz fein im Wasser verteilen wird (das macht es nicht von sich aus).*

SO VERWENDEN SIE EINEN INHALIERSTIFT

Halten Sie den Inhalierstift unter die Nase. Verschließen Sie mit einem Finger sanft Ihr linkes Nasenloch und atmen Sie durch das rechte Nasenloch ein. Verschließen Sie dann Ihr rechtes Nasenloch mit dem Finger und atmen Sie durch das linke Nasenloch ein. Machen Sie insgesamt 2 Durchgänge pro Nasenloch. Atmen Sie durch den Mund aus, nicht durch die Nase.

ANWENDUNGEN

Aroma-Raumspray: Mischen Sie in einer 125-ml-Sprühflasche 75 Tropfen Migräne-Mischung und 1 TL (5 ml) Wodka. Füllen Sie die Flasche mit destilliertem oder gefiltertem Wasser auf (siehe »Tipps«).

Vollbad: Füllen Sie die Wanne mit warmem Wasser. In der Zwischenzeit mischen Sie in einer kleinen Glas- oder Porzellanschale 1 TL (5 ml) Milch und 4–6 Tropfen Migräne-Mischung. Geben Sie die Mischung ins Wasser und verteilen Sie sie gut. Tauchen Sie dann für 30 Minuten in das Bad ein und massieren Sie in dieser Zeit umherschwimmende Öltropfen in die Haut ein.

Inhalierstift: Geben Sie 25 Tropfen Migräne-Mischung in eine kleine Glas- oder Porzellanschale. Legen Sie einen Inhalierdocht in die Schale, damit er die Öle aufsaugt. Führen Sie ihn danach in das Riechelement ein und verschließen Sie den Boden des Inhalierstifts. Schieben Sie den Deckel über den Riechstift und schrauben Sie ihn fest zu. Inhalieren Sie nach Bedarf.

TIPPS

- *Geben Sie Aromaöl erst dann zum Badewasser, wenn das Wasser eingelaufen ist. Ansonsten könnten einige der wertvollen Essenzen verdunsten und Sie nicht in den vollen Genuss der ätherischen Öle kommen.*
- *Für die Bademischungen können Sie anstelle der Milch die gleiche Menge neutral-milde Flüssigseife nehmen, wenn Ihnen das lieber ist.*
- *Verwenden Sie ätherische Öle kurz vor dem Baden oder Duschen, können Sie deren Wirkung wie folgt intensivieren: Mischen Sie sie mit einem Trägeröl und reiben Sie die Haut vor dem Baden oder Duschen mit dieser Mischung ein. Auf diese Weise können die Aromaöle von der Haut aufgenommen werden und in den Blutkreislauf gelangen. Und Sie profitieren gleich doppelt, denn das warme Wasser fördert die Verdunstung der ätherischen Öle, sodass Sie sie leichter einatmen können.*

Müdigkeit

Mischung bei körperlicher Müdigkeit

60 Tropfen Lavendelöl
18 Tropfen Zitronenöl
18 Tropfen Muskatellersalbeiöl

ÖLE

Körperliche Müdigkeit:

- *Eukalyptus radiata*
- *Geranium*
- *Grapefruit*
- *Ingwer*
- *Lavendel*
- *Muskatellersalbei*
- *Spearmint*
- *Zitrone*

Mentale Müdigkeit:

- *Angelikawurzel*
- *Geranium*
- *Lavendel*
- *Pfefferminze*
- *Rosmarin (Ct. Cineol und Ct. Kampfer)*
- *Spearmint*
- *Thymian Ct. Linalool*

TIPPS

- *Wenn Sie möchten, können Sie bei der Herstellung von Aromaspray Solubol statt Wodka verwenden. Dazu nehmen Sie pro 1 Tropfen Aromaöl 4 Tropfen Solubol. Solubol ist ein natürlicher Emulgator.*
- *Bei der Herstellung von Aromaspray geben Sie bitte immer das ätherische Öl zuerst in die Flasche, danach den gewählten Zusatz (Wodka oder Solubol). So stellen Sie sicher, dass sich das Aromaöl tatsächlich ganz fein im Wasser verteilen wird.*

Geben Sie die ätherischen Öle in eine 5-ml-Glas-Tropfflasche und schütteln Sie sie gut. Es gibt unterschiedliche Anwendungsmöglichkeiten.

ANWENDUNGEN

Aroma-Raumspray: Mischen Sie in einer 125-ml-Sprühflasche 75 Tropfen »Mischung bei körperlicher Müdigkeit« und 1 TL (5 ml) Wodka. Füllen Sie die Flasche mit destilliertem oder gefiltertem Wasser auf (siehe »Tipps«). Schütteln Sie die Flasche gründlich.

Vollbad: Füllen Sie die Wanne mit warmem Wasser. In der Zwischenzeit mischen Sie in einer kleinen Glas- oder Porzellanschale 5 Tropfen Lavendel-, 3 Tropfen Zitronen- und 2 Tropfen Grapefruitöl und verrühren Sie alles gründlich. Fügen Sie 1 Tasse (250 ml) Bittersalz hinzu und rühren Sie gründlich um. Geben Sie diese Mischung ins Badewasser und rühren Sie kräftig, um die Öle im Wasser zu verteilen und das Salz aufzulösen. Tauchen Sie für 30 Minuten in das Bad ein und massieren Sie in dieser Zeit umherschwimmende Öltropfen in die Haut ein.

Fußbad: Mischen Sie in einer kleinen Glas- oder Porzellanschale 1 TL (5 ml) Milch und 6–8 Tropfen »Mischung bei körperlicher Müdigkeit«. Geben Sie die Mischung in ein Becken oder eine große Schüssel mit warmem Wasser und verteilen Sie sie gut. Tauchen Sie dann Ihre Füße für 10 Minuten in das Bad ein und massieren Sie in dieser Zeit umherschwimmende Öltropfen in die Haut ein.

Inhalierstift: Geben Sie 25 Tropfen »Mischung bei körperlicher Müdigkeit« in eine kleine Glas- oder Porzellanschale. Legen Sie einen Inhalierdocht bzw. Wattestift in die Schale, damit er die Mischung aufsaugt. Führen Sie ihn danach in das Riechelement ein und verschließen Sie den Boden des Inhalierstifts. Schieben Sie den Deckel über den Riechstift und schrauben Sie ihn fest zu.

Massage: Mischen Sie in einer kleinen Glas- oder Porzellanschale 2 TL (10 ml) Traubenkern- oder Mandelöl und 4 Tropfen »Mischung bei körperlicher Müdigkeit«. Ist alles gründlich vermischt, können Sie den ganzen Körper damit einreiben.

Mischung bei mentaler Müdigkeit

5 Tropfen	Geraniumöl
5 Tropfen	Lavendelöl
3 Tropfen	Rosmarinöl
3 Tropfen	Pfefferminzöl

Geben Sie die ätherischen Öle in eine 5-ml-Glasflasche und schütteln Sie sie gründlich. Wählen Sie eine der unten aufgeführten Anwendungen.

ANWENDUNGEN

Aroma-Raumspray: Mischen Sie in einer 125-ml-Sprühflasche 75 Tropfen »Mischung bei mentaler Müdigkeit« und 1 TL (5 ml) Wodka. Füllen Sie die Flasche mit destilliertem oder gefiltertem Wasser auf (siehe »Tipps«). Schütteln Sie die Flasche gründlich.

Vollbad: Füllen Sie die Wanne mit warmem Wasser. In der Zwischenzeit mischen Sie in einer kleinen Glas- oder Porzellanschale 1 TL (5 ml) Milch und 4–6 Tropfen »Massagemischung bei mentaler Müdigkeit«. Geben Sie die Mischung ins Wasser und verteilen Sie sie gut. Tauchen Sie dann für 30 Minuten in das Bad ein und massieren Sie in dieser Zeit umherschwimmende Öltropfen in die Haut ein.

Inhalierstift: Geben Sie 21 Tropfen »Mischung bei mentaler Müdigkeit« in eine kleine Glas- oder Porzellanschale. Legen Sie einen Inhalierdocht in die Schale, damit er die Öle aufsaugt. Führen Sie ihn danach in das Riechelement ein und verschließen Sie den Boden des Inhalierstifts. Schieben Sie den Deckel über den Riechstift und schrauben Sie ihn fest zu.

Massage: Mischen Sie in einer kleinen Glas- oder Porzellanschale 2 TL (10 ml) Traubenkern- oder Mandelöl und 4 Tropfen »Massagemischung bei mentaler Müdigkeit«. Ist alles gründlich vermischt, können Sie den ganzen Körper damit einreiben.

TIPPS

- *Geben Sie Aromaöl erst dann zum Badewasser, wenn das Wasser eingelaufen ist.*
- *Für die Bademischungen können Sie anstelle der Milch die gleiche Menge neutral-milde Flüssigseife nehmen, wenn Ihnen das lieber ist.*
- *Verwenden Sie ätherische Öle kurz vor dem Baden oder Duschen, können Sie deren Wirkung wie folgt intensivieren: Mischen Sie sie mit einem Trägeröl und reiben Sie die Haut vor dem Baden oder Duschen mit dieser Mischung ein.*

Mukoviszidose

Mukoviszidose (oder auch Cystische Fibrose, CF) ist eine Erbkrankheit, die bereits in der Kindheit auftritt. Sie ist gekennzeichnet durch Symptome, die mit Verdauungsstörungen (Unfähigkeit, Fett zu verdauen) und Atemproblemen einhergehen (die Lungen produzieren ständig zu viel und zu zähen Schleim). Die medizinische Behandlung zielt darauf ab, die Auswirkungen der Krankheit zu minimieren, und schließt große Mengen an Medikamenten ein. Eltern von Kindern, die an dieser Krankheit leiden, bekommen physiotherapeutische Übungen gezeigt, die die Lungen von dem überschüssigen Schleim befreien sollen, und täglich durchgeführt werden müssen. Ätherische Öle können hier enorm helfen und vor Lungeninfektionen schützen. Die unten

ÖLE

- *Eukalyptus globulus*
- *Kamille*
- *Lavendel*
- *Ravensara*
- *Rosmarin*
- *Teebaum*
- *Weihrauch*

aufgeführten ätherischen Öle haben unterschiedliche Wirkungen auf das Lungensystem, das Immunsystem, den Verdauungstrakt und auf Leber und Gallenblase.

Die Konzentration der ätherischen Öle, die in den folgenden Mischungen verwendet wird, beträgt 1 % und ist daher für kleine Kinder geeignet. Um die Menge an ätherischem Öl für ältere Kinder zu erhöhen, siehe »Babys und Kinder« (Seite 355).

Mukoviszidose-Mischung 1

30 Tropfen	Lavendelöl
30 Tropfen	Kamillen- oder Ravensaraöl
20 Tropfen	Teebaumöl
10 Tropfen	Rosmarinöl

Geben Sie die ätherischen Öle in eine 5-ml-Glas-Tropfflasche und schütteln Sie sie gründlich. Wenden Sie die Mischung als Raumspray, als Massage oder als Inhalation an (siehe »Anwendungen«).

Mukoviszidose-Mischung 2

30 Tropfen	Weihrauchöl
30 Tropfen	Lavendelöl
15 Tropfen	Eukalyptusöl
15 Tropfen	Rosmarinöl

Geben Sie die ätherischen Öle in eine 5-ml-Glas-Tropfflasche und schütteln Sie sie gründlich. Wenden Sie die Mischung als Raumspray, als Massage oder als Inhalation an (siehe »Anwendungen«).

ANWENDUNGEN

Aroma-Raumspray: Mischen Sie in einer 125-ml-Sprühflasche 75 Tropfen »Mukoviszidose-Mischung 1« oder »Mukoviszidose-Mischung 2« und 1 TL (5 ml) Wodka. Füllen Sie die Flasche mit destilliertem oder gefiltertem Wasser auf (siehe »Tipps«).

Inhalierstift: Geben Sie 25 Tropfen »Mukoviszidose-Mischung 1« oder »Mukoviszidose-Mischung 2« in eine kleine Glas- oder Porzellanschale. Legen Sie einen Inhalierdocht in die Schale, damit er die Öle aufsaugt. Führen Sie ihn danach in das Riechelement ein und verschließen Sie den Boden des Inhalierstifts. Schieben Sie den Deckel über den Riechstift und schrauben Sie ihn fest zu.

VORSICHT

— *Beim Einsatz ätherischer Öle zur Behandlung von Mukoviszidose ist es besonders wichtig, die Mischungen immer wieder zu wechseln. Beschränken Sie die Verwendung jeder einzelnen auf einen 3-wöchigen Zeitraum, während dem die ätherischen Öle 5 Tage verwendet und 2 Tage ausgesetzt werden. So vermeiden Sie, dass die gleichen Öle über einen zu langen Zeitraum hinweg angewendet werden.*

VORSICHT

— *Die Mischungen nicht direkt ins Gesicht des Kindes sprühen.*

TIPPS

— *Wenn Sie möchten, können Sie bei der Herstellung von Aromaspray Solubol statt Wodka verwenden. Dazu nehmen Sie pro 1 Tropfen Aromaöl 4 Tropfen Solubol.*

— *Bei der Herstellung von Aromaspray geben Sie bitte immer das ätherische Öl zuerst in die Flasche, danach den gewählten Zusatz (Wodka oder Solubol).*

Massage: Mischen Sie in einer 60-ml-Flasche 10 TL (50 ml) Mandelöl (oder alternativ Färberdistelöl) und 12 Tropfen »Mukoviszidose-Mischung 1« oder »Mukoviszidose-Mischung 2«. Ist alles gründlich vermischt, können Sie Brustkorb und Rücken vor der Physiotherapie damit einreiben. Ist das Kind ängstlich und verweigert die weitere Behandlung des Rückens, kann eine Fuß- und/oder Handmassage tröstend und aufbauend wirken. Auch auf diesem Weg gelangen die Öle in die Blutbahn und können ihre Wirkung entfalten.

Multiple Sklerose

Multiple Sklerose (MS) ist eine chronische Erkrankung, die Frauen doppelt so häufig trifft wie Männer. Sie schlägt in der Regel zwischen dem 20. und 50. Lebensjahr zu und kann Muskeln, Sehvermögen, Sprache, Blase und Darm angreifen. Gymnastik und Physiotherapie können die Symptome reduzieren und Gelenkflexibilität und Gleichgewicht erhalten. Chronische Müdigkeit ist ein häufiges Problem, unter dem MS-Patienten leiden. Die meisten Menschen mit MS nehmen Medikamente durch Injektionen, die Hautreaktionen und Juckreiz verursachen. Ätherische Öle können helfen, Juckreiz und Reizungen an der Injektionsstelle zu lindern.

ANWENDUNGEN

Verwenden Sie je nach Bedarf die Mischungen, die bei »Chronischem Erschöpfungssyndrom« (Seite 200), »Muskeln« (Seite 286) und »Stress und emotionale Probleme« (Seite 322) aufgeführt sind.

Schmerz- und Juckreiz-Erleichterung für MS

8 Tropfen	Basilikumöl
4 Tropfen	Lavendelöl
3 Tropfen	Rosmarinöl
2 Tropfen	Römische Kamille
½ TL (2,5 ml)	Calendulaöl/Ringelblumenmazerat
1 TL (2,5 ml)	Johanniskrautöl
	Traubenkern- oder Mandelöl

Geben Sie die ätherischen Öle in eine 10-ml-Roll-On-Flasche und schütteln Sie sie gründlich. Fügen Sie das Calendula- und Johanniskrautöl hinzu und schütteln Sie die Flasche erneut. Füllen Sie sie mit Traubenkern- oder Mandelöl auf (passen Sie auf, dass Sie sie nicht überfüllen).

Setzen Sie den Roll-On-Einsatz auf, verschließen Sie die Flasche mit der Schraubkappe und schütteln Sie sie gründlich. Tragen Sie 10 Minuten vor der Injektion die »Schmerz- und Juckreiz-Erleichterung für MS« rund um die Einstichstelle auf – nicht jedoch direkt auf ihr.

Mumps

ÖLE

- *Lavendel*
- *Niaouli*
- *Teebaum*
- *Zitrone*

Mumps ist eine Virusinfektion, die durch geschwollene Drüsen an einer oder beiden Seiten des Kiefers gekennzeichnet ist und eventuell mit Ohrenschmerzen, mildem Fieber und Kopfschmerzen einhergeht. Die sehr unangenehme Phase dauert in der Regel nur ein paar Tage, doch während dieser Zeit ist Bettruhe wichtig, um Komplikationen zu vermeiden. Die geschwollenen Drüsen unter den Ohren können die Patienten stark beeinträchtigen, da Essen und Schlucken sehr schmerzhaft ist.

TIPPS

- *Wenn Sie möchten, können Sie bei der Herstellung von Aromaspray Solubol statt Wodka verwenden. Dazu nehmen Sie pro 1 Tropfen Aromaöl 4 Tropfen Solubol. Solubol ist ein natürlicher Emulgator, der es ermöglicht, ätherische Öle mit wässrigen Flüssigkeiten zu mischen.*
- *Bei der Herstellung von Aromaspray geben Sie bitte immer das ätherische Öl zuerst in die Flasche, danach den gewählten Zusatz (Wodka oder Solubol). So stellen Sie sicher, dass sich das Aromaöl tatsächlich ganz fein im Wasser verteilen wird (das macht es nicht von sich aus).*

Geschwollene-Drüsen-Mischung

20 Tropfen	Lavendelöl
20 Tropfen	Zitronen- oder Niaouliöl
10 Tropfen	Teebaumöl

Geben Sie die ätherischen Öle in eine 5-ml-Glasflasche und schütteln Sie sie gründlich. Wählen Sie eine Anwendungsmethode nach Belieben.

ANWENDUNGEN

Aroma-Raumspray: Mischen Sie in einer 125-ml-Sprühflasche je 20 Tropfen Teebaum-, Lavendel-, Zitronen- und Niaouliöl mit 1 TL (5 ml) Wodka. Füllen Sie die Flasche mit destilliertem oder gefiltertem Wasser auf (siehe »Tipps«).

Kühle Kompresse: Geben Sie 2 Tassen (500 ml) kühles (nicht eiskaltes) Wasser in eine Glas- oder Porzellanschale und fügen Sie 2–3 Tropfen »Geschwollene-Drüsen-Mischung« hinzu. Rühren Sie gründlich um, damit sich die Öle gut vermischen. Tauchen Sie ein Tuch ein und wringen Sie es gerade so weit aus, dass es nicht tropft. Legen Sie das Tuch auf die betroffene Stelle und wiederholen Sie die Behandlung häufig.

Inhalierstift: Geben Sie 21 Tropfen »Geschwollene-Drüsen-Mischung« in eine kleine Glas- oder Porzellanschale. Legen Sie einen Inhalierdocht in die Schale, damit er die Öle aufsaugt. Führen Sie ihn danach in das Riechelement ein und verschließen Sie den Boden des Inhalierstifts.

Schieben Sie den Deckel über den Riechstift und schrauben Sie ihn fest zu.

Massage: Mischen Sie in einer kleinen Glas- oder Porzellanschale 6 Tropfen »Geschwollene-Drüsen-Mischung« und 2 TL (10 ml) Traubenkern- oder Mandelöl. Massieren Sie mit dieser Mischung die schmerzhaften Drüsen und den gesamten Halsbereich. Bedecken Sie den Hals mit einem Schal oder Tuch.

Mundgeruch

Bei Mundgeruch bzw. schlechtem Atem sollten Sie auch einen Zahnarzt aufsuchen, denn oft sind kranke Zähne die Ursache. Auch Probleme mit dem Magen kommen als Auslöser infrage. Mundwässer können, je nach Zusammensetzung, frischen Atem schenken, Bakterien- und Pilzinfektionen in Schach halten und für gesundes Zahnfleisch sorgen. Bürsten Sie beim Zähneputzen auch die Zunge sanft mit Zahnpasta.

ÖLE

- *Cardamom*
- *Lavendel*
- *Myrrhe*
- *Nelke*
- *Pfefferminze*
- *Teebaum*
- *Thymian*
- *Zitrone*

Flottes Mundwasser

1 Tropfen	Pfefferminz- oder Cardamomöl
1 TL (5 ml)	Apfelessig

Mischen Sie die Zutaten, verrühren Sie alles gründlich mit einem Zahnstocher und geben Sie es in ein Glas Wasser (125 ml). Spülen Sie den Mund intensiv mit dieser Mischung und spucken Sie sie dann aus (nicht schlucken). Cardamom wirkt besonders gut auch in schweren Fällen von Mundgeruch (Halitosis).

VORSICHT

- *Wie bereits erwähnt, sollten ätherische Öle für den Hausgebrauch nie geschluckt werden. Sollten Sie ein ätherisches Öl in einer Gurgellösung oder im Mundwasser verwenden, achten Sie bitte auf die korrekte Verdünnung (wie angegeben) und spucken Sie die Flüssigkeit komplett aus, wenn Sie mit der Anwendung fertig sind.*

Myrrhe-Mundwasser

Myrrhe kann Aphthen heilen.

⅓ Tasse (75 ml)	Sherry oder Weinbrand
8 TL (40 ml)	Apfelessig
1 TL (5 ml)	nicht-pasteurisierter flüssiger Honig
1 TL (5 ml)	pflanzliches Glycerin
10 Tropfen	Pfefferminzöl
3 Tropfen	Nelkenöl
1 TL (5 ml)	Myrrhentinktur oder 5 Tropfen Myrrhenöl

TIPP

Lesen Sie auch die Kapitel »Zähne und Zahnfleisch« (Seite 340) sowie »Mund- und Zahnpflege« (Seite 442).

Mischen Sie alle Zutaten in einem 150-ml-Glasgefäß mit fest schließendem Deckel, verschließen Sie das Gefäß und schütteln Sie es kräftig. Stellen Sie es für eine Woche an einen kühlen, dunklen Platz und schütteln Sie es regelmäßig. Seihen Sie die Mischung durch ein Seihtuch oder einen Kaffeefilter in ein sauberes Gefäß ab. Bewahren Sie sie kühl und dunkel auf. Mischen Sie in einem Glas ¼ Tasse (60 ml) lauwarmes Wasser und 1 TL (5 ml) Myrrhe-Mundwasser und verrühren Sie alles gut. Spülen Sie den Mund intensiv mit dieser Mischung und spucken Sie sie dann aus (nicht schlucken).

Zitronen-Minze-Mundwasser

Mit diesem Mundwasser bleibt der Mund gesund und wohlriechend. Es hilft auch gegen Wunden und Aphthen im Mundraum.

½ Tasse (125 ml)	Wodka oder Weinbrand
1 TL (5 ml)	pflanzliches Glycerin
5 Tropfen	Zitronenöl
5 Tropfen	Pfefferminzöl
2 Tropfen	Lavendelöl
2 Tropfen	Teebaumöl
1 Tropfen	Thymianöl

Mischen Sie alle Zutaten in einem 150-ml-Glasgefäß mit fest schließendem Deckel, verschließen Sie das Gefäß und schütteln Sie es kräftig. Stellen Sie es für eine Woche an einen kühlen, dunklen Platz und schütteln Sie es regelmäßig. Seihen Sie die Mischung durch ein Seihtuch oder einen Kaffeefilter in ein sauberes Gefäß ab. Bewahren Sie sie kühl und dunkel auf. Mischen Sie in einem Glas ¼ Tasse (60 ml) lauwarmes Wasser und 1 TL (5 ml) Zitronen-Minze-Mundwasser und verrühren Sie alles gut. Spülen Sie den Mund intensiv mit dieser Mischung und spucken Sie sie dann aus (nicht schlucken).

Muskeln

Muskeln, die nicht regelmäßig trainiert werden, können uns bestrafen, wenn wir plötzlich in intensive Aktivität verfallen. Hier droht eine echte Gefahr der Muskelüberlastung!

Wenn die Muskeln extrem schmerzen, ist nicht zu erwarten, dass der Schmerz nach einer einzigen Massage schon komplett abklingen wird.

Möglicherweise müssen Sie sich die »Bade- und Massagebehandlung« 2–3 Tage lang gönnen, bis Sie wieder völlig erholt sein werden.

ÖLE

- *Eukalyptus smithii*
- *Lavendel*
- *Majoran*
- *Manuka*
- *Muskatnuss*
- *Pfeffer (schwarz)*
- *Pfefferminze*
- *Rosmarin (Ct. Cineol und Ct. Kampfer)*
- *Wacholder*
- *Arnika-Mazerat*

Muskelentlastung-Massageöl

15 Tropfen Wacholderöl
15 Tropfen Majoranöl
10 Tropfen Rosmarinöl
5 Tropfen Pfefferöl (schwarz)

Geben Sie die ätherischen Öle in eine 5-ml-Glasflasche und schütteln Sie sie gründlich. Mischen Sie in einer kleinen Glas- oder Porzellanschale 4 TL (20 ml) Traubenkernöl und 8 Tropfen »Muskelentlastung-Massageöl«. Ist alles gründlich vermischt, können Sie den ganzen Körper damit einreiben. Alternativ mischen Sie in Ihrer Handfläche 3 Tropfen »Muskelentlastung-Massageöl« und 1 TL (5 ml) Arnika-Mazerat. Massieren Sie die Mischung auf kleinere Bereiche, die besonders schmerzhaft sind (jedoch nicht auf verletzte Haut).

Muskelschmerz-Bad

1 Tasse (250 ml) Bittersalz
3 Tropfen Lavendelöl
3 Tropfen Wacholderöl
2 Tropfen Pfefferminzöl
2 Tropfen Pfefferöl (schwarz)

Füllen Sie die Wanne mit warmem Wasser. In der Zwischenzeit geben Sie das Bittersalz in eine kleine Glas- oder Porzellanschale. Fügen Sie nun tropfenweise, unter ständigem Rühren, die ätherischen Öle hinzu, sodass sich keine Klümpchen bilden. Verrühren Sie alles gründlich. Geben Sie die Mischung ins Wasser und verteilen Sie sie gut. Tauchen Sie dann für 30 Minuten in das Bad ein und massieren Sie in dieser Zeit die schmerzenden Muskeln unter Wasser.

Narben

ÖLE

- *Benzoe*
- *Lavendel*
- *Myrrhe*
- *Weihrauch*

Narbenöl

2 Vitamin-E-Weichkapseln (250 IE) oder
1/8 TL (0,5 ml) Vitamin-E-Öl

VORSICHT

- *Bevor Sie ein ätherisches Öl verwenden, beachten Sie bitte die jeweiligen Hinweise im Teil 1 dieses Buchs, »Die wichtigsten Öle von A bis Z« (Seite 37).*

9 TL (45 ml)	Mandel- oder Sonnenblumenöl
1 TL (5 ml)	Wildrosen- bzw. Hagebuttenöl
30 Tropfen	Weihrauchöl
30 Tropfen	Lavendelöl
30 Tropfen	Myrrhenöl
30 Tropfen	Sandelholz- oder Zedernholzöl

Stechen Sie die Vitamin-E-Weichkapseln mit der Spitze eines sauberen, scharfen Messers auf und geben Sie den Inhalt in eine 60-ml-Glasflasche. Fügen Sie die Öle hinzu und schütteln Sie die Mischung gründlich. Geben Sie eine kleine Menge Narbenöl auf die Hand und massieren Sie die Narbe zweimal täglich und so lange wie nötig. (Geduld wird bei dieser Behandlung belohnt, da es bis zu 6 Monate dauern kann, bis Ergebnisse sichtbar werden.)

Nase (verstopfte)

ÖLE

- *Balsamtanne*
- *Cajeput*
- *Eukalyptus dives*
- *Lavandin*
- *Myrrhe*
- *Nelke*
- *Niaouli*
- *Pfefferminze*
- *Rosmarin*
- *Teebaum*
- *Thymian*

VORSICHT

- *Mischung nie im Gesicht oder in der Nähe des Gesichts eines Kindes verwenden.*
- *Nelkenöl nicht bei kleinen Kindern anwenden!*

TIPP

- *Bei der Herstellung von Aromaspray können Sie Solubol statt Wodka verwenden. Dazu nehmen Sie pro 1 Tropfen Aromaöl 4 Tropfen Solubol. Geben Sie hierbei das Öl immer zuerst in die Flasche.*

Nase-frei-Mischung

25 Tropfen	Cajeputöl
25 Tropfen	Eukalyptusöl
13 Tropfen	Pfefferminzöl
8 Tropfen	Nelkenöl
5 Tropfen	Thymianöl

Geben Sie die ätherischen Öle in eine 5-ml-Glasflasche und schütteln Sie sie gründlich.

ANWENDUNGEN

Aroma-Raumspray: Mischen Sie in einer 125-ml-Sprühflasche 75 Tropfen »Nase-frei-Mischung« und 1 TL (5 ml) Wodka. Füllen Sie die Flasche mit destilliertem oder gefiltertem Wasser auf (siehe »Tipps«).

Inhalierstift: Geben Sie 21 Tropfen »Nase-frei-Mischung« in eine kleine Glas- oder Porzellanschale. Legen Sie einen Inhalierdocht in die Schale, damit er die Öle aufsaugt. Führen Sie ihn danach in das Riechelement ein und verschließen Sie den Boden des Inhalierstifts. Schieben Sie den Deckel über den Riechstift und schrauben Sie ihn fest zu. Inhalieren Sie nach Bedarf, um die Nase frei zu machen.

Nebenhöhlenentzündung

Eine Nebenhöhlenentzündung (Sinusitis) kann entweder akut oder chronisch sein. Beide Formen müssen aufmerksam beobachtet werden, da die Infektion nach oben wandern und eine Hirnhautentzündung (Meningitis) verursachen könnte. Sie müssen bei der unten beschriebenen Behandlung beharrlich sein; doch dann wird Ihre Ausdauer garantiert mit einem klaren, schmerzfreien Kopf belohnt.

ÖLE

- *Balsamtanne*
- *Eukalyptus (dives und globulus)*
- *Immortelle*
- *Lavendel*
- *Majoran (auch Waldmajoran)*
- *Myrte (grüne oder orange)*
- *Niaouli*
- *Pfefferminze*
- *Ravensara*
- *Rosmarin (Ct. Cineol und Ct. Kampfer)*
- *Teebaum*
- *Thymian (Ct. Linalool und Ct. Thymol)*
- *Waldkiefer*
- *Ysop*

ANWENDUNGEN

Inhalation: Mischen Sie in einer kleinen Glas- oder Porzellanschale je 4 Tropfen Eukalyptus-, Lavendel-, Pfefferminz-, Waldkiefern- und Teebaumöl. Legen Sie einen Inhalierdocht in die Schale, damit er die Öle aufsaugt. Führen Sie ihn danach in das Riechelement ein und verschließen Sie den Boden des Inhalierstifts. Schieben Sie den Deckel über den Riechstift und schrauben Sie ihn fest zu. Verwenden Sie den Inhalierstift bis zu 5 Mal täglich.

Warme Kompresse: Geben Sie 1 Tasse (250 ml) warmes Wasser in eine Glas- oder Porzellanschale und fügen Sie je 1 Tropfen Eukalyptus-, Lavendel-, Pfefferminz-, Waldkiefern- und Teebaumöl hinzu. Rühren Sie gründlich um, damit sich die Öle gut vermischen. Tauchen Sie ein Tuch ein und wringen Sie es gerade so weit aus, dass es nicht tropft. Legen Sie das Tuch auf den Nasen- und Nebenhöhlenbereich. Wiederholen Sie diese Anwendung oft, aber seien Sie vorsichtig, dass Sie nichts von der Mischung in die Augen bekommen.

Nesselsucht (Urtikaria)

Die Nesselsucht ist geprägt von intensiven roten erhabenen Quaddeln auf der Haut, die stark jucken. Sie wird ausgelöst durch eine allergische Reaktion, die Histamin freisetzt. Die Menge ätherischer Öle, die bei der Behandlung eingesetzt werden, ist niedriger dosiert als bei vielen anderen Beschwerden, da die Haut sehr empfindlich ist und hochprozentige Mischungen sie reizen könnten.

ÖLE

- *Bergamotte*
- *Lavendel*
- *Pfefferminze*
- *Römische Kamille*
- *Vetiver*

ANWENDUNGEN

Vollbad: Füllen Sie die Wanne mit warmem Wasser. In der Zwischenzeit mischen Sie in einer kleinen Glas- oder Porzellanschale 1 TL (5 ml) Milch und je 2 Tropfen Vetiver-, Lavendel- und Kamillenöl. Geben Sie

TIPPS

- *Geben Sie Aromaöl erst dann zum Badewasser, wenn das Wasser eingelaufen ist. Ansonsten könnten einige der wertvollen Essenzen verdunsten.*
- *Für die Bademischungen können Sie anstelle der Milch die gleiche Menge neutral-milde Flüssigseife nehmen, wenn Ihnen das lieber ist.*
- *Verwenden Sie ätherische Öle kurz vor dem Baden oder Duschen, können Sie deren Wirkung wie folgt steigern: Mischen Sie sie mit einem Trägeröl und reiben Sie die Haut vor dem Baden oder Duschen mit dieser Mischung ein.*

die Mischung ins Wasser und verteilen Sie sie gut. Tauchen Sie dann für 30 Minuten in das Bad ein und massieren Sie in dieser Zeit umherschwimmende Öltropfen in die Haut ein.

Heiße Kompresse: Wenden Sie die Kompresse an, wenn der Ausschlag eine kleine Hautfläsche betrifft. Mischen Sie in einer kleinen Glas- oder Porzellanschale 1 Tasse (250 ml) heißes Wasser und 4 Tropfen Römische Kamille. Verrühren Sie alles gründlich. Tauchen Sie ein Tuch ein, das gerade groß genug ist, um die gesamte Flüssigkeit aufzusaugen, ohne dass es tropft. Legen Sie die Kompresse alle paar Stunden auf den betroffenen Bereich auf.

Vollbad: Nehmen Sie ein Bad, wenn der Ausschlag eine größere Hautfläche betrifft. Füllen Sie die Wanne mit lauwarmem Wasser. Fügen Sie ½ Tasse (125 ml) Natron und 6 Tropfen Römische Kamille hinzu und rühren Sie kräftig um, damit sich das Natron auflöst und das Öl sich verteilt. Tauchen Sie für 30 Minuten in das Bad ein und massieren Sie in dieser Zeit umherschwimmende Öltropfen in die Haut ein.

Äußerliche/lokale Anwendung: Mischen Sie in einer kleinen Glas- oder Porzellanschale je 1 Tropfen Vetiver-, Lavendel- und Kamillenöl mit 2 TL (10 ml) Traubenkern- oder Johanniskrautöl. Betupfen Sie den betroffenen Bereich mit einem getränkten Wattebausch. Alternativ mischen Sie in einer kleinen Glas- oder Porzellanschale 4 Tropfen Lavendelöl und 2 TL (10 ml) Apfelessig. Betupfen Sie den betroffenen Bereich mit einem getränkten Wattebausch, um den Juckreiz zu lindern.

Neuralgie

ÖLE

- *Cajeput*
- *Citronella*
- *Geranium*
- *Kamille*
- *Lavendel*
- *Majoran*
- *Muskatnuss*
- *Nelke*
- *Pfefferminze*
- *Rosmarin*
- *Sandelholz*
- *Schafgarbe*
- *Johanniskrautöl*

Neuralgie ist ein intensiver Schmerz, der durch einen Nerv verursacht wird. Besonders schlimm ist es, wenn sie im Gesicht auftritt (bekannt als Trigeminusneuralgie).

Neuralgie-Öl

6 Tropfen Lavendelöl
6 Tropfen Kamillenöl
4 Tropfen Rosmarin Ct. Cineol

Geben Sie die ätherischen Öle in eine 5-ml-Glasflasche und schütteln Sie sie gründlich. Wählen Sie als Anwendung zwischen Massage und Kompresse; ob kühle oder heiße Kompresse, bleibt Ihnen überlassen.

ANWENDUNGEN

Kühle Kompresse: Geben Sie 2 Tassen (500 ml) kühles (nicht eiskaltes) Wasser in eine Glas- oder Porzellanschale und fügen Sie 2–3 Tropfen »Neuralgie-Öl« hinzu. Rühren Sie gründlich um, damit sich die Öle gut vermischen. Tauchen Sie ein Tuch ein und wringen Sie es gerade so weit aus, dass es nicht tropft. Legen Sie das Tuch auf die betroffene Stelle und wiederholen Sie die Behandlung häufig.

Heiße Kompresse: Geben Sie 2 Tassen (500 ml) heißes Wasser in eine Glas- oder Porzellanschale und fügen Sie 3–4 Tropfen »Neuralgie-Öl« hinzu. Rühren Sie gründlich um, damit sich die Öle gut vermischen. Tauchen Sie ein Tuch ein, das gerade groß genug ist, um alle Flüssigkeit aufzusaugen, ohne dass es tropft. Legen Sie das Tuch auf die betroffene Stelle.

Massage: Mischen Sie in einer kleinen Glas- oder Porzellanschale 1 TL (5 ml) Johanniskrautöl, 3 TL (15 ml) Traubenkern- oder Mandelöl und 8 Tropfen »Neuralgie-Öl« und verrühren Sie alles gründlich. Geben Sie 8–10 Tropfen in die Handfläche und massieren Sie entlang des betroffenen Nervs.

Nieren

Die Nieren sind wundervolle, fleißige Organe, deren lebenswichtige Funktionen das Entfernen von überschüssigem Wasser, Abfallprodukten und giftigen Chemikalien aus dem Blut umfasst. Wenn auch nur eine dieser Funktionen beeinträchtigt wird, können ernsthafte Probleme auftreten. Wenn es Anzeichen für eine Störung gibt (Schmerzen in der Nierenregion, Blut im Urin), suchen Sie sofort einen Arzt auf.

ÖLE

- *Atlaszeder/Zedernholz*
- *Cardamom*
- *Cistrose*
- *Echte Kamille*
- *Fenchel*
- *Geranium*
- *Grapefruit*
- *Immortelle*
- *Ingwer*
- *Limette*
- *Majoran*
- *Rosmarin*
- *Sandelholz*
- *Schafgarbe*
- *Thymian Ct. Linalool*
- *Wacholder*
- *Zitrone*

Entwässernde Ölmischung

12 Tropfen Geraniumöl
8 Tropfen Fenchelöl
8 Tropfen Zedernholzöl
4 Tropfen Rosmarin Ct. Cineol

TIPPS

- *Geben Sie Aromaöl erst dann zum Badewasser, wenn das Wasser eingelaufen ist. Ansonsten könnten einige der wertvollen Essenzen verdunsten und Sie nicht in den vollen Genuss der ätherischen Öle kommen.*
- *Für die Bademischungen können Sie anstelle der Milch die gleiche Menge neutral-milde Flüssigseife nehmen, wenn Ihnen das lieber ist.*
- *Verwenden Sie ätherische Öle kurz vor dem Baden oder Duschen, können Sie deren Wirkung wie folgt steigern: Mischen Sie sie mit einem Trägeröl und reiben Sie die Haut vor dem Baden oder Duschen mit dieser Mischung ein. Auf diese Weise können die Aromaöle von der Haut aufgenommen werden und in den Blutkreislauf gelangen. Und Sie profitieren gleich doppelt, denn das warme Wasser fördert die Verdunstung der ätherischen Öle, sodass Sie sie leichter einatmen können.*

TIPP

- *Denken Sie daran: In einer Notsituation heilt Lavendel beinahe alles.*

Geben Sie die ätherischen Öle in eine 5-ml-Glasflasche und schütteln Sie sie gründlich. Diese Mischung können Sie für Bäder und Massagen anwenden.

ANWENDUNGEN

Vollbad: Füllen Sie die Wanne mit warmem Wasser. In der Zwischenzeit mischen Sie in einer kleinen Glas- oder Porzellanschale 1 TL (5 ml) Milch und 4–6 Tropfen »Entwässernde Ölmischung«. Geben Sie die Mischung ins Wasser und verteilen Sie sie gut. Tauchen Sie dann für 30 Minuten in das Bad ein und massieren Sie in dieser Zeit umherschwimmende Öltropfen in die Haut ein.

Massage: Mischen Sie in einer kleinen Glas- oder Porzellanschale 4 TL (20 ml) Traubenkern- oder Mandelöl und 8 Tropfen »Entwässernde Ölmischung«. Ist alles gründlich vermischt, können Sie den ganzen Körper damit einreiben.

Ödeme

Ödem bezeichnet die Schwellung von Gewebe durch Flüssigkeitsstau und/oder Wassereinlagerungen. Es gibt eine Reihe möglicher Ursachen. Ist das Ödem generalisiert, könnte eine ernste Erkrankung vorliegen; es kann auf schwere Nieren- oder Herzprobleme hindeuten, die sofortiges ärztliches Einschreiten nötig machen. Einfachere Ursachen für vorübergehende Ödeme sind Verstauchungen, PMS, langes Stehen oder Sitzen, Flugreisen, Insektenstiche oder allergische Reaktionen. Mithilfe von ätherischen Ölen können Wassereinlagerungen im Gewebe erfolgreich verringert werden. Die folgenden Anwendungen gelten nur für vorübergehende Schwellungen durch einfache Ursachen.

ANWENDUNGEN

Allergische Reaktion (Nesselausschlag): Geben Sie 2 Tassen (500 ml) eiskaltes Wasser in eine Glas- oder Porzellanschale und fügen Sie 4–6 Tropfen Römische Kamille, Melissen-, Pfefferminz-, Vetiver- oder Lavendelöl hinzu. Rühren Sie gründlich um, damit sich die Öle gut vermischen. Tauchen Sie ein Tuch ein und wringen Sie es gerade so weit aus, dass es nicht tropft. Legen Sie das Tuch auf die betroffene Stelle und wiederholen Sie die Behandlung häufig.

Verstauchungen und Insektenbisse: Geben Sie 2 Tassen (500 ml) eiskaltes Wasser in eine Glas- oder Porzellanschale und fügen Sie 8 Tropfen

Lavendel- oder Kamillenöl hinzu. Rühren Sie gründlich um, damit sich die Öle gut vermischen. Tauchen Sie ein Tuch ein und wringen Sie es gerade so weit aus, dass es nicht tropft. Legen Sie das Tuch auf die betroffene Stelle und wiederholen Sie die Behandlung häufig.

Geschwollene Füße und Knöchel: Mischen Sie in einer kleinen Glas- oder Porzellanschale 1 TL (5 ml) Milch und 6 Tropfen Fenchel-, Waldkiefer-, Zypressen- oder Zitronenöl. Geben Sie die Mischung in ein Becken oder eine große Schüssel mit warmem Wasser und verteilen Sie sie gut. Tauchen Sie dann Füße und Knöchel für 30 Minuten in das Bad ein und massieren Sie in dieser Zeit umherschwimmende Öltropfen in die Haut ein. Legen Sie nach dem Bad die Füße hoch.

Ohnmacht

ANWENDUNGEN

Inhalation: Wenn jemand in Ihrer Gegenwart einen Schwächeanfall hat oder in Ohnmacht gefallen ist, träufeln Sie ein paar Tropfen Lavendel-, Majoran- oder Pfefferminzöl auf ein Tuch und halten es ihm unter die Nase, oder ermutigen Sie ihn, den Duft vorsichtig aus dem Fläschchen einzuatmen.

Schläfenmassage: Massieren Sie 1–2 Tropfen Lavendelöl auf die Schläfen der betroffenen Person. Achten Sie sorgfältig darauf, dass nichts in die Augen gelangt.

ÖLE

- *Lavendel*
- *Majoran*
- *Pfefferminze*
- *Rosmarin (Ct. Cineol und Ct. Kampfer)*

Riechsalz

20 Tropfen	Majoranöl
20 Tropfen	Lavendelöl
10 Tropfen	Pfefferminzöl
⅓ Tasse (75 ml)	grobes Meersalz

Mischen Sie die Öle in einer kleinen Glas- oder Porzellanschale und verrühren Sie sie gut. Rühren Sie das Salz ein und vermischen Sie alles gründlich. Füllen Sie die Mischung in ein kleines (125 ml) wiederverschließbares Gefäß und verschließen Sie es gut. Wenn Sie einen Schwächeanfall haben, schnuppern Sie am Riechsalz, um wieder ins Lot zu kommen. Auch bei Spannungskopfschmerzen kann das Riechsalz helfen.

Ohrenschmerzen

ÖLE

- *Basilikum*
- *Cajeput*
- *Eukalyptus radiata*
- *Lavendel*
- *Römische Kamille*
- *Rosmarin Ct. Cineol*
- *Teebaum*

VORSICHT

- *Denken Sie daran: Stecken Sie nie etwas in Ihr Ohr, das kleiner ist als Ihr Finger!*

Nehmen Sie Ohrenschmerzen ernst, da jede Infektion auf das Mittel- und Innenohr übergehen kann. Die folgenden Vorschläge sind für einfache Ohrenschmerzen durch Zugluft oder eine leichte Infektion gedacht. Gehen Sie zum Arzt, wenn Ohrenschmerzen regelmäßig, anhaltend oder schwerwiegend sind. Stochern Sie nie im Ohr herum!

ANWENDUNGEN

Ohr-Auflage: Geben Sie 6 Tropfen des gewählten Öls und 1 TL (5 ml) Natives Olivenöl Extra in eine 5-ml-Glas-Tropfflasche. Träufeln Sie 3 Tropfen dieser Mischung auf einen Wattebausch und legen Sie ihn in die Ohrmuschel. Je nach Bedarf dreimal täglich wiederholen. Geben Sie nie ätherische Öle direkt ins Ohr, egal, ob verdünnt oder unverdünnt.

Pendeln

ÖLE

- *Lavendel*
- *Mandarine*
- *Pfefferminze*

Wir alle wissen genau, wie schrecklich es sein kann, beruflich bedingt pendeln zu müssen, darum wollen wir uns gar nicht darauf fixieren, wie schlimm es sich anfühlen kann, kaum dass Sie das Haus verlassen. Die folgenden Vorschläge können Ihnen helfen, eine glückliche, positive und ruhige Atmosphäre zu erzeugen und Stress zu vermeiden.

Möglichkeiten zum Stressabbau:

- Geben Sie jeweils 30 Tropfen der Öle in eine kleine Glas-Tropfflasche. Bewahren Sie sie zusammen mit einigen Wattebäuschen in einer kleinen Box oder Tasche im Handschuhfach auf. Geben Sie 1–2 Tropfen dieser Mischung auf einen Wattebausch und stecken Sie ihn in einen der Lüftungsschlitze, an die Heckscheibenleiste, die Sonnenblende oder unter/neben einen Sitz.
- Wenn Sie an Verkehrsampeln oder in einem Verkehrsstau warten und die Anspannung trotz der Öle steigt, lassen Sie alle im Auto (auch sich selbst) folgende Bewegungen machen: Ziehen Sie beim Einatmen langsam die Schultern zu den Ohren hoch und lassen Sie sie dann wieder fallen. Entspannen Sie sich, während der Atem in einem langen Seufzer durch den Mund entweicht. Kinder finden das total lustig und bemerken nicht, dass dies eine Übung ist, die Stress abbaut.

- Eine weitere gute Art, Druck abzubauen, ist, beim Einatmen die Zähne zusammenzubeißen und die Fäuste zu ballen und beim Ausatmen alles wieder zu entspannen.

Pfeiffer'sches Drüsenfieber

Pfeiffer'sches Drüsenfieber, dem Arzt als Mononucleosis infectiosa geläufig, tritt häufig bei jungen Erwachsenen auf. Es wird auch »Kusskrankheit«, »Studentenkrankheit« oder »Studentenfieber« genannt, da die Krankheitserreger über den Speichel übertragen werden. Auslöser ist das Epstein-Barr-Virus, das zur Familie der Herpes-Viren gehört. Nach der akuten Phase tritt als typisches Symptom extreme Lethargie (Abgeschlagenheit, Müdigkeit, Antriebslosigkeit) auf, die monatelang andauern kann. Für Behandlungsvorschläge siehe »Chronisches Erschöpfungssyndrom« (Seite 200).

Raynaud-Syndrom

Das Raynaud-Syndrom ist eine Störung der Zirkulation im Kreislaufsystem der kleinen Blutgefäße. Sie wird durch einen Krampf der kleinen Arterien hervorgerufen, und zwar in der Regel bei kaltem Wetter, das selbst zu verminderter Durchblutung der Haut beiträgt. Vor allem Finger und Zehen sind betroffen, es kann sich aber auch auf Hände und Füße ausdehnen. Fast ausschließlich junge Frauen sind davon betroffen und es gibt normalerweise keine Warnzeichen oder offensichtliche Gründe für die Anfälle. Vorbeugen ist definitiv besser als heilen; wenn man die Symptome ganz offensiv mit Bädern, Massagen und ätherischen Ölen angeht, sollten sie zu lindern sein. Wer davon betroffen ist, könnte Schwierigkeiten damit haben, die Badewassertemperatur zu fühlen. Ein Badethermometer leistet hier gute Dienste (siehe auch »Durchblutung«, Seite 205).

ÖLE

- *Basilikum Ct. Linalool*
- *Fenchel*
- *Römische Kamille*
- *Rosmarin (Ct. Cineol und Ct. Kampfer)*
- *Thymian Ct. Carvacrol*

Raynaud-Badeöl

25 Tropfen	Pfefferöl (schwarz)
15 Tropfen	Rosmarin Ct. Cineol oder Ct. Kampfer
10 Tropfen	Römische Kamille

Geben Sie die ätherischen Öle in eine 5-ml-Glasflasche und schütteln Sie sie gründlich. Füllen Sie die Wanne mit warmem Wasser. Geben Sie 4–6 Tropfen dieser Mischung ins Wasser und verteilen Sie sie gut. Tauchen Sie dann für 30 Minuten in das Bad ein und massieren Sie in dieser Zeit umherschwimmende Öltropfen in die Haut ein. Widmen Sie dabei den Händen und Füßen besondere Aufmerksamkeit.

TIPPS

- *Geben Sie Aromaöl erst dann zum Badewasser, wenn das Wasser eingelaufen ist. Ansonsten könnten einige der wertvollen Essenzen verdunsten und Sie nicht in den vollen Genuss der ätherischen Öle kommen.*
- *Für die Bademischungen können Sie anstelle der Milch die gleiche Menge neutral-milde Flüssigseife nehmen, wenn Ihnen das lieber ist.*
- *Verwenden Sie ätherische Öle kurz vor dem Baden oder Duschen, können Sie deren Wirkung wie folgt intensivieren: Mischen Sie sie mit einem Trägeröl und reiben Sie die Haut vor dem Baden oder Duschen mit dieser Mischung ein. Auf diese Weise können die Aromaöle von der Haut aufgenommen werden und in den Blutkreislauf gelangen. Und Sie profitieren gleich doppelt, denn das warme Wasser fördert die Verdunstung der ätherischen Öle, sodass Sie sie leichter einatmen können.*

Raynaud-Massageöl

20 Tropfen	Rosmarinöl
10 Tropfen	Pfefferöl (schwarz)
10 Tropfen	Muskatnussöl
5 Tropfen	Basilikum- oder Fenchelöl

Geben Sie die ätherischen Öle in eine 5-ml-Glas-Tropfflasche und schütteln Sie sie gründlich.

ANWENDUNGEN

Vollbad: Füllen Sie die Wanne mit warmem Wasser. In der Zwischenzeit mischen Sie in einer kleinen Glas- oder Porzellanschale 1 TL (5 ml) Milch und 4–6 Tropfen Raynaud-Massageöl. Geben Sie die Mischung ins Wasser und verteilen Sie sie gut. Tauchen Sie dann für 30 Minuten in das Bad ein und massieren Sie in dieser Zeit umherschwimmende Öltropfen in die Haut ein.

Fußbad: Mischen Sie 1 TL (5 ml) Milch und 4 Tropfen Raynaud-Massageöl. Geben Sie diese Mischung in ein Becken oder eine große Schüssel mit warmem Wasser und rühren Sie kräftig, um die Öle im Wasser zu verteilen. Weichen Sie die Füße oder Hände 10–20 Minuten ein und massieren Sie in dieser Zeit umherschwimmende Öltropfen in die Haut ein.

Reisen

Urlaubsreisen sind eine der großen Freuden des Lebens, doch wie schnell können sie von gesundheitlichen Problemen ruiniert werden, die man hätte vermeiden können. Neben der Einhaltung normaler Vorsichtsmaßnahmen lohnt es sich, eine kleine, aber wirksame Auswahl ätherischer Öle einzupacken, die einen auf der Reise gesund halten.

Was Sie gegen die typischen Beschwerden auf Reisen, wie Übelkeit, Erbrechen und Durchfall, geschwollene Beine, Müdigkeit, Ängste, Schlafstörungen usw. tun können, erfahren Sie in dem jeweils passenden Kapitel: Flugreisen (Seite 226), Jetlag (Seite 250), Reisekrankheit/Seekrankheit (Seite 297), Ruhr (Seite 304).

Reisekrankheit/Seekrankheit

Wenn die Reisekrankheit Sie übermannt, könnten Sie es bereuen, jemals Ihr Zuhause verlassen zu haben. Das braucht Ihnen aber nicht die Reise zu verderben, denn es gibt gute Mittel, die Ihnen helfen können.

Beruhigungstonikum gegen Reiseübelkeit

2 TL (10 ml) nicht-pasteurisierter flüssiger Honig
2 Tropfen Pfefferminzöl
gefiltertes Wasser oder gereinigtes Wasser aus der Apotheke (Aqua purificata)

Mischen Sie in einer 500-ml-Flasche den Honig mit dem Pfefferminzöl. Füllen Sie die Flasche mit gefiltertem oder gereinigtem Wasser auf und schütteln Sie sie gründlich. Im Kühlschrank ist das Tonikum bis zu einer Woche haltbar. Verwenden Sie das Tonikum nach Bedarf. Halten Sie sich unbedingt – abhängig vom Alter – an die unten aufgeführten Richtlinien für die Nutzung des Tonikums.

ANWENDUNGEN

Beruhigungstonikum:

- Kinder zwischen 2 und 5 Jahren: 1 TL (5 ml) Tonikum in ¼ Tasse (60 ml) destilliertem oder gefiltertem Wasser
- Kinder zwischen 5 und 12 Jahren: 2 TL (10 ml) Tonikum in ¼ Tasse (60 ml) destilliertem oder gefiltertem Wasser
- Kinder zwischen 12 und 16 Jahren: ¼ Tasse (60 ml) unverdünntes Tonikum
- Erwachsene: ½ Tasse (125 ml) unverdünntes Tonikum

Inhalation: Bei Reisen im Auto geben Sie je 1 Tropfen Pfefferminz- und Lavendelöl auf Wattebäusche, die Sie an die vorderen und hinteren Fensterleisten legen. Das hilft gegen Übelkeit und wirkt obendrein beruhigend.

TIPP

- *Nehmen Sie 30–60 Minuten vor Beginn einer Reise 2 Ingwertabletten oder -kapseln ein (erhältlich in Apotheken, Reformhäusern oder online) oder kauen Sie kandierten Ingwer.*

Reizdarmsyndrom

ÖLE
- *Kamille*
- *Katzenminze*
- *Majoran*
- *Pfefferminze*
- *Salbei*

Reizdarmsyndrom (RDS) hat eine Vielzahl von Symptomen, einschließlich Schmerzen im Unterbauch, Blähbauch und Krämpfe, Verstopfung, Durchfall, Flatulenz und manchmal Sodbrennen. Niemand weiß genau, was RDS verursacht, daher ist eine professionelle Einschätzung möglicher Faktoren wie Ernährung und Stress wichtig, bevor Sie irgendeine Eigentherapie beginnen.

Reizdarm-Massagemischung

¼ Tasse (60 ml)	Traubenkern- oder Mandelöl
12 Tropfen	Kamillenöl
12 Tropfen	Majoranöl
8 Tropfen	Pfefferminzöl

Geben Sie die Öle in eine kleine Glasflasche und schütteln Sie sie gründlich. Massieren Sie den Bauch zwei- bis dreimal täglich im Uhrzeigersinn mit dieser Mischung.

Rekonvaleszenz

ÖLE
- *Geranium*
- *Grapefruit*
- *Ingwer*
- *Lavendel*
- *Rosmarin*
- *Thymian Ct. Linalool*
- *Zitrone*

Rekonvaleszenz kann bedeuten, dass man sich nach einer schweren Erkältung ein paar Tage lang schwach fühlt, oder dass man sich wochenlang langsam von einer schweren Krankheit, einem Unfall oder einer Operation erholt. Aromatherapie kann die Erholung beschleunigen, indem sie die Abwehrkräfte des Körpers stärkt. Die Öle regen den Appetit an, stärken die Nerven und die Körpersysteme ganz allgemein.

Die »Hilf-mir-hoch-Mischung« wirkt kräftigend, sanft anregend und Energie aufbauend.

»Hilf-mir-hoch-Mischung«

20 Tropfen	Grapefruitöl
10 Tropfen	Lavendel- oder Geraniumöl
10 Tropfen	Rosmarinöl
5 Tropfen	Zitronenöl
5 Tropfen	Thymian Ct. Linalool oder Ingweröl

Geben Sie die ätherischen Öle in eine 5-ml-Glas-Tropfflasche und schütteln Sie sie gründlich.

ANWENDUNGEN

Vollbad: Füllen Sie die Wanne mit warmem Wasser. In der Zwischenzeit mischen Sie in einer kleinen Glas- oder Porzellanschale 1 TL (5 ml) Milch und 4–6 Tropfen »Hilf-mir-hoch-Mischung«. Geben Sie die Mischung ins Wasser und verteilen Sie sie gut. Tauchen Sie dann für 30 Minuten in das Bad ein und massieren Sie umherschwimmende Öltropfen in die Haut ein.

Inhalierstift: Geben Sie 21 Tropfen »Hilf-mir-hoch-Mischung« in eine kleine Glas- oder Porzellanschale. Legen Sie einen Inhalierdocht in die Schale, damit er die Öle aufsaugt. Führen Sie ihn danach in das Riechelement ein und verschließen Sie den Boden des Inhalierstifts. Schieben Sie den Deckel über den Riechstift und schrauben Sie ihn fest zu.

Massage: Mischen Sie in einer kleinen Glas- oder Porzellanschale 4 TL (20 ml) Traubenkern- oder Mandelöl und 8 Tropfen »Hilf-mir-hoch-Mischung«. Ist alles gründlich vermischt, können Sie den ganzen Körper damit einreiben. Wenn Sie sich zu schwach für eine Ganzkörpermassage fühlen, können Sie sich stattdessen die Hände, Füße oder den Rücken massieren (lassen).

TIPPS

- *Geben Sie Aromaöl erst dann zum Badewasser, wenn das Wasser eingelaufen ist.*
- *Für die Bademischungen können Sie anstelle der Milch die gleiche Menge neutral-milde Flüssigseife nehmen.*
- *Verwenden Sie ätherische Öle kurz vor dem Baden oder Duschen, können Sie deren Wirkung wie folgt intensivieren: Mischen Sie sie mit einem Trägeröl und reiben Sie die Haut vor dem Baden oder Duschen mit dieser Mischung ein.*

Restless-Legs-Syndrom

Das Restless-Legs-Syndrom (RLS) ist eine Störung im Nervensystem, deren Symptome in der Regel etwa eine Stunde nach dem Schlafengehen beginnen. Symptome sind: unwillkürlich zuckende Beinmuskeln, ein unwiderstehlicher Drang, die Beine zu bewegen, Muskelkontraktionen, schmerzende Beine oder das Gefühl von Prickeln, Stechen oder Juckreiz. Die Ursache ist unbekannt, aber man vermutet einen genetischen Zusammenhang. Es wird schlimmer bei chronischer Krankheit, Schwangerschaft, Einnahme bestimmter Medikamente, Alkoholkonsum und Schlafentzug. Tägliche Übungen verbessern die Durchblutung der Beine. Reduzieren Sie Alkohol, Kaffee und Rauchen auf ein Minimum oder streichen Sie deren Konsum komplett. Heiße Bäder und tiefe Beinmassagen sind oft eine wirksame Behandlung.

ÖLE

- *Ingwer*
- *Lavendel*
- *Majoran*
- *Muskatnuss*
- *Rosmarin*
- *Pfeffer (schwarz)*

Massagemischung für unruhige Beine

30 Tropfen Rosmarinöl
20 Tropfen Majoranöl
10 Tropfen Lavendel- oder Muskatnussöl
10 Tropfen Pfefferöl (schwarz) oder Ingweröl

Mischen Sie die ätherischen Öle in einer 5-ml-Glasflasche und schütteln Sie sie gründlich. Mischen Sie in einer kleinen Glas- oder Porzellanschale 4 TL (20 ml) Traubenkernöl und 12 Tropfen Massagemischung für unruhige Beine. Ist alles gründlich vermischt, können Sie die Beine mit festen, aufwärtsgerichteten Bewegungen massieren. Benutzen Sie die Mischung unmittelbar vor dem Schlafengehen, nach einer heißen Dusche oder einem heißen Bad.

Rheumatismus (Muskelrheuma)

ÖLE

- *Basilikum*
- *Cajeput*
- *Ingwer*
- *Lavendel*
- *Majoran*
- *Rosmarin (Ct. Cineol und Ct. Kampfer)*
- *Wacholder*
- *Zypresse*

VORSICHT

- *Bitte verwenden Sie während der Schwangerschaft nur geringe Mengen an Rosmarinöl. Um auf Nummer sicher zu gehen, vermeiden Sie die Borneon- und Verbenon-Chemotypen, da diese bislang nicht in Bezug auf ihre Verwendung in der Schwangerschaft untersucht worden sind.*

Rheumatismus ist kein anerkannter medizinischer Begriff mehr, doch man spricht noch immer von »Rheuma«, um eine entzündliche Störung, die mit Schmerzen und Entzündung der Gelenke oder des Bindegewebes einhergeht, zu beschreiben. Es kann lokalisiert (zwischen Sehne und Knochen oder zwischen Muskel und Muskel) auftreten, regional (in einem größeren Abschnitt des Körpers, wie z.B. den Beinen) oder generalisiert, was viele Körperteile einbezieht und der Fibromyalgie ähnelt. Zur Behandlung von Gelenkrheuma siehe »Arthritis« (Seite 184) und »Gicht« (Seite 235).

Rheuma-Mischung für Kompressen

50 Tropfen Rosmarinöl
25 Tropfen Lavendelöl
25 Tropfen Majoranöl

Geben Sie die ätherischen Öle in eine 30-ml-Glasflasche und schütteln Sie sie gründlich. Legen Sie entweder eine kalte oder heiße Kompresse auf – je nachdem, was bei Ihnen besser wirkt. Behandeln Sie so oft wie nötig (siehe »Anwendungen«).

ANWENDUNGEN

Kühle Kompresse: Geben Sie 2 Tassen (500 ml) kühles (nicht eiskaltes) Wasser in eine Glas- oder Porzellanschale und fügen Sie 5–8 Tropfen der

Rheuma-Mischung für Kompressen hinzu. Rühren Sie gründlich um, damit sich die Öle gut vermischen. Tauchen Sie ein Tuch ein und wringen Sie es gerade so weit aus, dass es nicht tropft. Legen Sie das Tuch auf die betroffene Stelle und wiederholen Sie die Behandlung häufig.

Heiße Kompresse: Geben Sie 1 Tasse (250 ml) heißes Wasser in eine Glas- oder Porzellanschale und fügen Sie 5–8 Tropfen der Rheuma-Mischung für Kompressen hinzu. Rühren Sie gründlich um, damit sich die Öle gut vermischen. Tauchen Sie ein Tuch ein, das gerade groß genug ist, um die gesamte Flüssigkeit aufzusaugen, ohne dass es tropft. Legen Sie das Tuch auf die betroffene Stelle.

Rheuma-Mischung für Bäder und Massagen

24 Tropfen	Zypressenöl
16 Tropfen	Rosmarin- oder Majoranöl (siehe »Vorsicht«)
12 Tropfen	Wacholderöl
12 Tropfen	Römische Kamille

Geben Sie die ätherischen Öle in eine 5-ml-Glasflasche und schütteln Sie sie gründlich. Wenden Sie ein Bad oder eine Massage an.

ANWENDUNGEN

Vollbad: Füllen Sie die Wanne mit warmem Wasser. In der Zwischenzeit mischen Sie in einer kleinen Glas- oder Porzellanschale 1 TL (5 ml) Milch und 4–6 Tropfen der »Rheuma-Mischung für Bäder und Massagen«. Geben Sie diese Mischung ins Badewasser und rühren Sie kräftig, um die Öle im Wasser zu verteilen. Tauchen Sie dann für 30 Minuten in das Bad ein und massieren Sie in dieser Zeit umherschwimmende Öltropfen auf die schmerzenden Muskeln.

Massage: Mischen Sie in einer kleinen Glas- oder Porzellanschale 4 TL (20 ml) Traubenkern- oder Mandelöl und 12 Tropfen der »Rheuma-Mischung für Bäder und Massagen«. Verrühren Sie alles gründlich und massieren Sie damit die schmerzenden Muskeln.

Ringelflechte

Ringelflechte ist eine hoch ansteckende Pilzinfektion der Haut, die sich als juckender Hautausschlag zeigt. Es gibt verschiedene Arten davon, entweder in Form eines roten Rings, weißer Schuppen oder winziger

VORSICHT

- *Abhängig von ihrem Kampfergehalt können einige Rosmarinöle neurotoxisch wirken und sollten daher mit Vorsicht verwendet werden.*
- *Verwenden Sie Rosmarinöl Ct. Cineol nicht auf oder in der Nähe des Gesichts von Säuglingen und Kindern.*

TIPPS

- *Geben Sie Aromaöl erst dann zum Badewasser, wenn das Wasser eingelaufen ist.*
- *Für die Bademischungen können Sie anstelle der Milch die gleiche Menge neutral-milde Flüssigseife nehmen.*
- *Verwenden Sie ätherische Öle kurz vor dem Baden oder Duschen, können Sie deren Wirkung wie folgt intensivieren: Mischen Sie sie mit einem Trägeröl und reiben Sie die Haut vor dem Baden oder Duschen mit dieser Mischung ein.*

ÖLE
- *Manuka*
- *Myrrhe*
- *Palmarosa*
- *Teebaum*

weißer Pusteln. Achten Sie auf sorgfältige Hygiene und teilen Sie Kleidung und Bettwäsche nicht mit anderen Personen.

Mischung gegen Ringelflechte

16 Tropfen Manukaöl
16 Tropfen Palmarosaöl
16 Tropfen Sandelholz- oder Zedernholzöl
16 Tropfen Teebaumöl

Geben Sie die ätherischen Öle in eine 5-ml-Glas-Tropfflasche und schütteln Sie sie gründlich. Es stehen unterschiedliche Anwendungen zur Verfügung.

ANWENDUNGEN

Äußerliche/lokale Anwendung: Mischen Sie in einer kleinen Glas- oder Porzellanschale 3 Tropfen der »Mischung gegen Ringelflechte« und 1 TL (5 ml) Traubenkern- oder Mandelöl und verrühren Sie alles gründlich. Betupfen Sie den betroffenen Bereich 3–4 Wochen lang mehrmals täglich mit einem getränkten Wattebausch. Obwohl es so aussehen kann, als sei die Ringelflechte geheilt, kann sie als versteckte Infektion wochenlang weiterbestehen. Setzen Sie die tägliche Behandlung mindestens 2 Monate nach Abklingen aller Beschwerden fort, mit Ringelflechte-Vollbädern (siehe unten) und anschließender Ringelflechten-Lotion (siehe unten).

Lotion: Füllen Sie eine 125-ml-Flasche zur Hälfte mit parfümfreier Lotion und geben Sie 16 Tropfen Mischung gegen Ringelflechte hinzu (für Kinder unter 13 Jahren verwenden Sie nur 8 Tropfen). Schütteln Sie die Flasche, um den Inhalt zu vermischen. Füllen Sie die Flasche bis zur Unterkante des Halses mit parfümfreier Lotion auf und schütteln Sie sie erneut kräftig, damit sich die Öle gleichmäßig verteilen. Tragen Sie die Lotion zweimal täglich auf die betroffenen Hautstellen auf.

Vollbad: Füllen Sie eine 125-ml-Flasche mit 125 ml parfümfreiem Bade- bzw. Waschgel und geben Sie 32 Tropfen »Mischung gegen Ringelflechte« hinzu (für Kinder unter 13 Jahren verwenden Sie nur 16 Tropfen). Schütteln Sie die Flasche kräftig, um den Inhalt gut zu vermischen. Geben Sie 3 TL (15 ml) davon ins warme Badewasser und baden Sie wie gewohnt.

Röteln

Röteln sind eine hochinfektiöse Viruserkrankung mit leichtem Fieber, juckendem Hautausschlag und geschwollenen Lymphknoten im Hals- und Nackenbereich. Die Symptome dauern normalerweise nur wenige Tage. Die folgenden Anwendungen beruhigen die Haut und erschweren die Ausbreitung der Infektion.

ANWENDUNGEN

Vollbad: Füllen Sie die Wanne mit warmem Wasser. In der Zwischenzeit mischen Sie in einer kleinen Glas- oder Porzellanschale 4 Tropfen Lavendelöl und ¼ Tasse (60 ml) Natron. Geben Sie die Mischung ins Wasser und verteilen Sie sie gut. Lassen Sie das Kind dann 30 Minuten (oder länger) in diesem Bad sitzen (bitte lassen Sie kleine Kinder dabei nicht unbeaufsichtigt). Dieses Bad lindert den Juckreiz und hat zusätzlich den Vorteil, dass sich der Patient entspannt.

Lotion: Geben Sie 1 Tasse (250 ml) Natron bzw. Natriumbikarbonat in eine kleine Glas- oder Porzellanschale. Fügen Sie je 5 Tropfen Lavendel- und Kamillenöl tropfenweise hinzu, sodass sich keine Klümpchen bilden. Verrühren Sie alles gründlich und füllen Sie die Mischung in ein wiederverschließbares Gefäß. Mischen Sie in einer anderen kleinen Glas- oder Porzellanschale 1–2 TL (5–10 ml) der Natronmischung mit gerade so viel kaltem Wasser, dass Sie eine milchige Lotion erhalten. Betupfen Sie die juckenden Stellen mit einem getränkten Wattebausch und wiederholen Sie die Behandlung so oft wie nötig.

Variante: Honig hat sich bei der Behandlung von Röteln als sehr wirksam erwiesen. Sie können die ätherischen Öle mit 3 TL (15 ml) nicht-pasteurisiertem flüssigem Honig vermischen, statt die Lotion herzustellen. Bewahren Sie übrig gebliebene Mischung in einem kleinen luftdichten Gefäß auf.

Hautspray: Mischen Sie in einer 125-ml-Sprühflasche je 16 Tropfen Lavendel- und Kamillenöl mit 1 TL (5 ml) nicht-pasteurisiertem flüssigem Honig. Fügen Sie ¼ Tasse (60 ml) Hamamelis- oder Immortellenhydrolat hinzu und schütteln Sie gründlich. Füllen Sie die Flasche mit destilliertem oder gefiltertem Wasser auf und schütteln Sie sie erneut. Besprühen Sie die betroffenen Stellen, um den Juckreiz zu lindern.

ÖLE

- *Kamille*
- *Lavendel*
- *Teebaum*

TIPPS

- *Geben Sie Aromaöl erst dann zum Badewasser, wenn das Wasser eingelaufen ist. Ansonsten könnten einige der wertvollen Essenzen verdunsten und Sie nicht in den vollen Genuss der ätherischen Öle kommen.*
- *Für die Bademischungen können Sie anstelle der Milch die gleiche Menge neutral-milde Flüssigseife nehmen, wenn Ihnen das lieber ist.*
- *Verwenden Sie ätherische Öle kurz vor dem Baden oder Duschen, können Sie deren Wirkung wie folgt intensivieren: Mischen Sie sie mit einem Trägeröl und reiben Sie die Haut vor dem Baden oder Duschen mit dieser Mischung ein. Auf diese Weise können die Aromaöle von der Haut aufgenommen werden und in den Blutkreislauf gelangen. Und Sie profitieren gleich doppelt, denn das warme Wasser fördert die Verdunstung der ätherischen Öle, sodass Sie sie leichter einatmen können.*

Rückenschmerzen

Nach einem Tag im Garten oder einer anderen körperlichen Anstrengung tut uns oft alles weh. Das erinnert uns daran, was wir geschafft haben und dass wir es verdienen, uns nun genüsslich in die Wanne zu legen. Mit etwas Glück bekommen wir anschließend sogar noch eine Massage!

Bademischung gegen Rückenschmerzen

4 Tropfen	Geranium- oder Lavendelöl
2 Tropfen	Eukalyptus- oder Zypressenöl
2 Tropfen	Pfefferminzöl
2 Tropfen	Muskatnuss- oder Ingweröl

Geben Sie die ätherischen Öle in eine 5-ml-Glas-Tropfflasche und schütteln Sie die Mischung gründlich. Füllen Sie die Wanne mit warmem Wasser. In der Zwischenzeit mischen Sie in einer kleinen Glas- oder Porzellanschale 1 TL (5 ml) Milch und 4–6 Tropfen der Bademischung gegen Rückenschmerzen und verrühren Sie alles gründlich. Geben Sie die Mischung ins Wasser und verteilen Sie sie gut. Tauchen Sie dann für 30 Minuten in das Bad ein und massieren Sie in dieser Zeit umherschwimmende Öltropfen in die Haut ein.

Massageöl gegen Rückenschmerzen

2 Tropfen	Rosmarin- oder Plai-Öl
1 Tropfen	Pfefferöl (schwarz)
1 Tropfen	Eukalyptusöl

Geben Sie die ätherischen Öle in eine 5-ml-Glas-Tropfflasche und schütteln Sie die Mischung gründlich. Mischen Sie in einer kleinen Glas- oder Porzellanschale Öl gegen Rückenschmerzen und 1 TL (5 ml) Mandel- oder Erdnussöl und verrühren Sie alles gründlich. Lassen Sie sich damit den Rücken massieren.

ÖLE

- *Anis*
- *Balsamtanne*
- *Basilikum Ct. Linalool*
- *Eukalyptus citriodorus*
- *Fenchel*
- *Geranium*
- *Ingwer*
- *Lavendel*
- *Muskatnuss*
- *Nelke (Knospe)*
- *Niaouli*
- *Pfefferminze*
- *Rosmarin*
- *Zypresse*

TIPP

- *Geben Sie Aromaöl erst dann zum Badewasser, wenn das Wasser eingelaufen ist. Ansonsten könnten einige der wertvollen ätherischen Essenzen verdunsten und Sie nicht in den vollen Genuss der ätherischen Öle kommen.*

VORSICHT

- *Bevor Sie ein ätherisches Öl verwenden, beachten Sie bitte die jeweiligen Hinweise im Teil 1 dieses Buchs, »Die wichtigsten Öle von A bis Z« (Seite 37).*

Ruhr

Ruhr bzw. Dysenterie, auch Shigellose genannt, ist eine sehr ansteckende Krankheit, verursacht durch einen Keim in kontaminiertem Wasser und Nahrung. Sie wird vor allem durch menschlichen Kontakt und durch Fliegen verbreitet. Man benötigt auf jeden Fall medizinische Hilfe bei der Behandlung dieser Erkrankung. Ätherische Öle können helfen, die Ausbreitung der Krankheit zu verhindern und Pfleger zu schützen.

ÖLE

- *Bergamotte*
- *Ingwer*
- *Lavendel*
- *Thymian Ct. Linalool*
- *Zimtrinde*

ANWENDUNGEN

Raumspray: Mischen Sie in einer 125-ml-Sprühflasche je 36 Tropfen Bergamotte- und Lavendelöl, 3 Tropfen Zimtöl und 1 TL (5 ml) Wodka. Schütteln Sie die Flasche gründlich. Füllen Sie die Flasche mit destilliertem oder gefiltertem Wasser auf (siehe »Tipps«) und schütteln Sie die Mischung erneut. Verwenden Sie das Raumspray oft, sowohl im Krankenzimmer als auch im ganzen Haus.

Vollbad: Füllen Sie die Wanne mit warmem Wasser. In der Zwischenzeit mischen Sie in einer kleinen Glas- oder Porzellanschale 1 TL (5 ml) Milch, 3 Tropfen Thymian- und 2 Tropfen Lavendelöl. Geben Sie die Mischung ins Wasser und verteilen Sie sie gut. Tauchen Sie dann für 30 Minuten in das Bad ein und massieren Sie in dieser Zeit umherschwimmende Öltropfen in die Haut ein.

Händewaschen für Pfleger: Nach dem Umgang mit dem Patienten (siehe oben) waschen Sie die Hände mindestens 30 Sekunden lang mit Seife und einer Nagelbürste. Widmen Sie sich dabei besonders den Nägeln und Handgelenken. Mischen Sie in einer mittelgroßen Glas- oder Porzellanschale 6 Tropfen Thymianöl mit 4 Tropfen Lavendelöl und 1 TL (5 ml) Milch. Füllen Sie die Schüssel mit Wasser und stellen Sie sie neben das Waschbecken. Spülen Sie die Hände und Unterarme gründlich in dieser Schüssel und trocknen Sie sich gründlich mit Papierhandtüchern ab.

Massage: Mischen Sie in einer kleinen Glas- oder Porzellanschale 2 TL (10 ml) Traubenkern- oder Mandelöl und je 2 Tropfen Thymian- und Lavendelöl. Ist alles gründlich vermischt, können Sie den ganzen Körper damit einreiben.

TIPPS

- *Wenn Sie möchten, können Sie bei der Herstellung von Aromaspray Solubol statt Wodka verwenden. Dazu nehmen Sie pro 1 Tropfen Aromaöl 4 Tropfen Solubol.*
- *Bei der Herstellung von Aromaspray geben Sie bitte immer das ätherische Öl zuerst in die Flasche, danach den gewählten Zusatz (Wodka oder Solubol). So stellen Sie sicher, dass sich das Aromaöl tatsächlich ganz fein im Wasser verteilen wird (das macht es nicht von sich aus).*

Scheidenausfluss (Leukorrhö)

Der Begriff »Leukorrhö« bedeutet nichts anderes als »weißer Ausfluss«. Dieser normale, nicht ansteckende und von farblos bis dick-weiß variierende Ausfluss wird oft – manchmal sehr stark – vom hormonellen Zyklus beeinflusst.

ÖLE

- *Lavendel*
- *Myrrhe*
- *Niaouli*
- *Rosmarin Ct. Verbenon*
- *Zimtrinde*

Sitzbad-Mischung

1 TL (5 ml)	Apfelessig
1 Tropfen	Lavendelöl
1 Tropfen	Rosmarinöl

Mischen Sie die Zutaten in einer kleinen Glas- oder Porzellanschale. Verrühren Sie alles gründlich und lassen Sie die Mischung 2–3 Minuten ruhen, damit sich die Öle ein wenig auflösen können. In der Zwischenzeit füllen Sie die Wanne mit gerade so viel warmem Wasser, dass es bis zum Unterbauch reicht. Geben Sie die Mischung ins Wasser und verteilen Sie sie gut. Setzen Sie sich 10–20 Minuten ins Wasserbad.

Schlaflosigkeit

Eine gelegentliche schlaflose Nacht ist nicht das Gleiche wie echte Schlaflosigkeit, wenn man regelmäßig zu wenig Schlaf bekommt. Wenn Sie nicht schlafen können, bleiben Sie besser nicht im Bett und wälzen sich hin und her. Stehen Sie lieber auf und tun etwas Entspannendes: ein Buch lesen oder sich ein Glas Milch warm machen. Ätherische Öle, z. B. bei einer Massage, im Badewasser oder in einem Aromazerstäuber oder auch in einem Aroma-Raumspray, helfen Ihnen auf einfache und angenehme Weise, Ihre Chancen auf eine gute Nachtruhe zu erhöhen.

ÖLE

- *Angelikawurzel*
- *Atlaszeder/Zedernholz*
- *Baldrian*
- *Bergamotte*
- *Cistrose*
- *Jasmin*
- *Lavendel*
- *Majoran*
- *Mandarine*
- *Melisse*
- *Muskatellersalbei*
- *Narde*
- *Römische Kamille*
- *Sandelholz*
- *Vetiver*
- *Ylang Ylang*

Tiefschlaf-Öl

45 Tropfen	Vetiveröl
20 Tropfen	Sandelholz- oder Zedernholzöl
15 Tropfen	Ylang-Ylang-Öl

Geben Sie die ätherischen Öle in eine 5-ml-Glasflasche und schütteln Sie sie gründlich. Es stehen Ihnen unterschiedliche Anwendungsmöglichkeiten zur Verfügung.

ANWENDUNGEN

Aroma-Raumspray: Mischen Sie in einer 125-ml-Sprühflasche 75 Tropfen »Tiefschlaf-Öl« und 1 TL (5 ml) Wodka. Füllen Sie die Flasche mit destilliertem oder gefiltertem Wasser auf und schütteln Sie sie gründlich. Auch vor jedem Gebrauch kräftig schütteln.

VORSICHT

- *Die hier genannten Anwendungen beziehen sich auf Erwachsene. Bei Schlaflosigkeit von Kindern siehe »Babys und Kinder« (Seite 355).*

Vollbad: Füllen Sie die Wanne mit warmem Wasser. In der Zwischenzeit mischen Sie in einer kleinen Glas- oder Porzellanschale 1 TL (5 ml) Milch und 4–6 Tropfen »Tiefschlaf-Öl«. Geben Sie die Mischung ins Wasser und verteilen Sie sie gut. Tauchen Sie dann für 30 Minuten in das Bad ein und massieren Sie in dieser Zeit umherschwimmende Öltropfen in die Haut ein. Genießen Sie eine Tasse Kamillentee in kleinen Schlucken, während Sie in der Wanne liegen.

Aromazerstäuber: Geben Sie 4–6 Tropfen »Tiefschlaf-Öl« in einen Aromazerstäuber und befolgen Sie dabei die Anweisungen des Herstellers (siehe »Bezugsquellen«, Seite 478). Lassen Sie das Gerät 20 Minuten vor dem Schlafengehen laufen.

Inhalierstift: Geben Sie 21 Tropfen »Tiefschlaf-Öl« in eine kleine Glas- oder Porzellanschale. Legen Sie einen Inhalierdocht in die Schale, damit er die Öle aufsaugt. Führen Sie ihn danach in das Riechelement ein und verschließen Sie den Boden des Inhalierstifts. Schieben Sie den Deckel über den Riechstift und schrauben Sie ihn fest zu.

Massage: Mischen Sie in einer kleinen Glas- oder Porzellanschale 2 TL (10 ml) Traubenkern- oder Mandelöl und 4 Tropfen »Tiefschlaf-Öl«. Ist alles gründlich vermischt, können Sie Schläfen und Nacken damit einreiben.

Roll-On: Geben Sie 16 Tropfen »Tiefschlaf-Öl« in eine 10-ml-Roll-On-Flasche und füllen Sie sie mit fraktioniertem Kokosöl auf (passen Sie auf, dass Sie sie nicht überfüllen). Setzen Sie den Roll-On-Einsatz auf, verschließen Sie die Flasche mit der Schraubkappe und schütteln Sie sie gründlich. Tragen Sie die Zubereitung vor dem Schlafengehen auf den Schlüsselbeinen und Schläfen auf.

TIPPS

- *Geben Sie Aromaöl erst dann zum Badewasser, wenn das Wasser eingelaufen ist. Ansonsten könnten einige der wertvollen Essenzen verdunsten und Sie nicht in den vollen Genuss der ätherischen Öle kommen.*
- *Für die Bademischungen können Sie anstelle der Milch die gleiche Menge neutral-milde Flüssigseife nehmen, wenn Ihnen das lieber ist.*
- *Verwenden Sie ätherische Öle kurz vor dem Baden oder Duschen, können Sie deren Wirkung wie folgt steigern: Mischen Sie sie mit einem Trägeröl und reiben Sie die Haut vor dem Baden oder Duschen mit dieser Mischung ein.*

Schleimbeutelentzündung (Bursitis)

Eine Schleimbeutelentzündung ist gekennzeichnet durch starke Schmerzen in einem Gelenk (üblicherweise in der Schulter, dem Knie oder dem Ellenbogen), vor allem bei Bewegung, mit Überwärmung und Schwellung des betroffenen Bereichs. Die Ursache ist meist eine mechanische Überlastung. Manchmal ist sie Folge einer entzündlichen Gelenkerkrankung. Sobald Sie die ersten Anzeichen spüren, schonen Sie

ÖLE

- *Eukalyptus*
- *Kamille*
- *Muskatellersalbei*
- *Nelke*
- *Rosmarin*
- *Wacholder*
- *Ysop*
- *Zypresse*
- *Johanniskrautöl*

VORSICHT

Bevor Sie ein ätherisches Öl verwenden, beachten Sie bitte die jeweiligen Hinweise im Teil 1 dieses Buchs, »Die wichtigsten Öle von A bis Z« (Seite 37).

das erkrankte Gelenk und beseitigen Sie – wenn möglich – die Ursachen der Überlastung. Versuchen Sie, falls machbar, das betroffene Gelenk so zu lagern, dass es höher liegt als der Kopf, damit weniger Blut in den Bereich fließt.

Schleimbeutel-Massagemischung

18 TL (90 ml)	Traubenkern- oder Mandelöl
6 TL (30 ml)	Johanniskrautöl
22 Tropfen	Rosmarinöl
16 Tropfen	Eukalyptusöl
16 Tropfen	Kamillenöl
16 Tropfen	Wacholderöl

Geben Sie die Öle in eine 125-ml-Glasflasche und schütteln Sie die Mischung gründlich. Massieren Sie die betroffenen Bereiche dreimal täglich sanft mit der Massagemischung.

Mischung für Schleimbeutel-Kompressen

50 Tropfen	Zypressenöl
30 Tropfen	Muskatellersalbeiöl
20 Tropfen	Ysop-Öl

Geben Sie die Öle in eine 5-ml-Glasflasche und vermischen Sie alles gut. Geben Sie ½ Tasse (125 ml) kühles (nicht eiskaltes) Wasser in eine Glas- oder Porzellanschale und fügen Sie 4 Tropfen Mischung für Schleimbeutel-Kompressen hinzu. Rühren Sie gründlich um, damit sich die Öle gut vermischen. Tauchen Sie ein Tuch ein und wringen Sie es gerade so weit aus, dass es nicht tropft. Legen Sie das Tuch auf die betroffene Stelle und wiederholen Sie diesen Vorgang bei Bedarf dreimal täglich.

Schluckauf

ÖLE

- *Lavendel*
- *Mandarine*
- *Römische Kamille*

Es gibt ebenso viele »Mittel« gegen Schluckauf wie gegen Warzen! Geben Sie den folgenden Vorschlägen eine Chance.

ANWENDUNGEN

Innere Einnahme: Geben Sie 1 Tropfen Mandarine auf einen Würfel oder ½ TL (2,5 ml) Zucker. Lassen Sie den Zucker sich langsam im Mund auflösen.

Inhalation: Geben Sie 1 Tropfen Lavendel- oder Kamillenöl in eine Papiertüte und halten Sie diese Tüte über Nase und Mund. Atmen Sie langsam ein und aus, bis der Schluckauf aufhört (das kann einige Minuten dauern).

Schmerzende Füße

ANWENDUNGEN

Fuß- und Beinmassage: Geben Sie etwas »Fuß- und Beingel« (siehe unten) oder »Wellnessöl für die Füße« (Seite 310) in die Handfläche und massieren Sie damit die Füße und Knöchel bis hinauf zu den Waden. Geben Sie etwas »Beruhigende Fußlotion« (Seite 310) in die Handfläche und massieren Sie damit die Füße.

Fußbad: Nehmen Sie eine so große Glas- oder Porzellanschüssel (Edelstahl ist auch in Ordnung), dass die Füße bequem hineinpassen. Mischen Sie darin unter ständigem Rühren ½ Tasse (125 ml) Bittersalz und tropfenweise 6 Tropfen des gewählten Öls (oder Öle), sodass sich keine Klümpchen bilden. Füllen Sie mit warmem Wasser auf und rühren Sie kräftig, um die Öle im Wasser zu verteilen und das Salz aufzulösen. Baden Sie die Füße 10 Minuten lang. Massieren Sie anschließend die Füße mit »Wellnessöl für die Füße« (Seite 310).

ÖLE

- *Benzoe*
- *Lavendel*
- *Lemongras*
- *Pfefferminze*
- *Rosmarin*
- *Zypresse*

Fuß- und Beingel

Da dieses Gel nicht fettet, kann es überall und jederzeit verwendet werden. Tragen Sie stets eine kleine Flasche davon bei sich, dann können Sie bei Bedarf die müden Füße und Beine sanft einreiben. Es ist eine angenehme, beruhigende Alternative für schmerzende Beine, wenn Sie gerade keine Möglichkeit zu einem Fußbad haben oder Öl nicht in Frage kommt.

6 TL (30 ml)	parfümfreies Aloe-vera-Gel
8 Tropfen	Pfefferminzöl

Mischen Sie die Zutaten in einer kleinen Glas- oder Porzellanschale und verrühren Sie sie gut. Füllen Sie die Mischung in ein wiederverschließbares 30-ml-Glasgefäß um und bewahren Sie sie kühl und dunkel auf.

TIPP

- *Das Umfüllen von parfümfreier Lotion in eine kleinere Flasche, um sie mit ätherischen Ölen zu vermischen, kann eine ziemliche Schmiererei sein. Ein Pumpspender ist sehr hilfreich, um eine kleinere Flasche zu befüllen.*
- *Geben Sie immer zuerst eine kleine Menge Lotion in die Flasche, dann die ätherischen Öle. Schütteln Sie die Flasche. Fügen Sie anschließend den Rest der Lotion hinzu und schütteln Sie die Flasche erneut. Auf diese Weise verteilen sich die Öle gleichmäßiger in der Lotion.*

VORSICHT

- *Vermeiden Sie Weizenkeimöl, wenn Sie eine Weizenallergie oder Glutenunverträglichkeit haben. Nehmen Sie stattdessen die im Rezept genannte Menge Vitamin E. Stechen Sie die Vitamin-E-Weichkapseln mit der Spitze eines sauberen, scharfen Messers auf und fügen Sie den Inhalt zur Mischung hinzu. Es gibt Vitamin E auch in Tropfflaschen. Falls Sie diese benutzen, verwenden Sie 2 Tropfen.*

Beruhigende Fußlotion

Wenn die Arbeit Sie zwingt, viel zu stehen, schmerzen Ihre Füße wahrscheinlich und sind geschwollen, wenn Sie nach Hause kommen. Bereiten Sie die folgende Lotion zu und behandeln Sie die Füße täglich damit.

½ Tasse (125 ml)	parfümfreie Lotion
10 Tropfen	Grapefruitöl
10 Tropfen	Lavendelöl
10 Tropfen	Pfefferöl (schwarz)
10 Tropfen	Rosmarin Ct. Verbenon
5 Tropfen	Thymian Ct. Linalool

Mischen Sie in einer 125-ml-Flasche die Hälfte der Lotion mit den ätherischen Ölen und schütteln Sie sie gründlich. Füllen Sie die Flasche mit den Rest der Lotion bis ca. 1 cm unter den Rand auf und schütteln Sie sie kräftig, bis alles gut vermischt ist (siehe »Tipp«).

Wellnessöl für die Füße

Wenden Sie diese Ölmischung an, um den Füßen eine außergewöhnlich entspannende Erfahrung zu schenken. Es macht sich auch gut als Nachbehandlung nach einem Fußbad.

4 TL (20 ml)	Traubenkern- oder Mandelöl
2 TL (10 ml)	Avocadoöl
2 TL (10 ml)	Jojobaöl
1 TL (10 ml)	Weizenkeimöl oder 2 Vitamin-E-Weichkapseln (250 IE)
1 TL (5 ml)	Wodka
10 Tropfen	Rosmarinöl
10 Tropfen	Lavendelöl
5 Tropfen	Benzoe-Öl

Geben Sie die Zutaten in eine 60-ml-Glasflasche und schütteln Sie sie gründlich. Bewahren Sie die Mischung kühl und dunkel auf. Vor Gebrauch kräftig schütteln.

Schnittwunden

ANWENDUNGEN

Wundwaschung: Mischen Sie in einer Glas- oder Porzellanschale 1 TL (5 ml) neutral-milde Flüssigseife und je 1 Tropfen Geranium-, Lavendel- und Teebaumöl. Fügen Sie ½ Tasse (125 ml) kochendes Wasser hinzu und rühren Sie gründlich um. Säubern Sie die betroffene Stelle gründlich mit einem getränkten Wattebausch. Sollte ein Pflaster erforderlich sein, geben Sie 1 Tropfen Teebaumöl auf die Gaze bzw. den Mull (siehe »Tipp«). Wiederholen Sie dies bei jedem neuen Pflaster, bis die Wunde sich geschlossen hat. Dann lassen Sie die Wunde unbedeckt, damit sie trocknen und verschorfen kann.

Wenn ein Schnitt genäht werden muss, befeuchten Sie einen Wattebausch mit destilliertem Hamamelis und säubern Sie damit die betroffene Stelle. Geben Sie 2 Tropfen Teebaum- oder Lavendelöl auf einen Verband und drücken Sie damit auf die Wunde, bis Sie medizinische Hilfe bekommen.

ÖLE

- *Atlaszeder/Zedernholz*
- *Balsamtanne*
- *Bergamotte*
- *Geranium*
- *Immortelle*
- *Kamille*
- *Lavendel*
- *Niaouli*
- *Rose*
- *Rosenholz*
- *Schafgarbe*
- *Teebaum*
- *Weihrauch*
- *Zitrone*

TIPP

- *Verwenden Sie, falls möglich, wasserdichtes Pflaster, das die Wundauflage vollständig abdichtet. So vermeiden Sie, dass das ätherische Öl verdampft.*

Schock

Ein Schock ist ein ernster, lebensbedrohlicher Zustand, der umgehend einen Notarzt erfordert.

Ein Schock tritt auf, wenn der Körper nicht genügend durchblutet wird und zu wenig Sauerstoff erhält. Infolgedessen können niedriger Blutdruck, kühle Haut, schwacher und flacher Puls und schnelle Atmung auftreten. Auslöser können sein: seelischer Schock, bakterielle Infektionen, allergische Reaktion, Herzschäden, Hitzeschlag oder Blutverlust. In leichten Fällen von Schock (verursacht etwa durch schlechte Nachrichten, extrem stressige Situationen oder den Schreck durch einen kleinen Unfall) können entspannende Aromaöle helfen, die Nerven zu beruhigen.

ANWENDUNG

Inhalation: Träufeln Sie 2 Tropfen Pfefferminzöl auf ein Taschentuch und inhalieren Sie den Duft.

ÖLE

- *Kamille*
- *Lavendel*
- *Pfefferminze*

TIPP

- *Zusätzlich zu ätherischen Ölen sollte jeder Erste-Hilfe-Kasten ein Fläschchen Notfall-Tropfen (Seite 476) (Bachblüten) enthalten. Es handelt sich um eine Mischung aus fünf Blütenessenzen, die bei Notfällen oder Krisen helfen sollen. Nehmen Sie ein paar Notfall-Tropfen unter die Zunge, oder reiben Sie 2–3 Tropfen auf die Innenseiten Ihrer Handgelenke.*

Schürfwunden

ÖLE

- *Immortelle*
- *Lavendel*
- *Manuka*
- *Teebaum*

Schürfwunden an sich sind meist nicht schlimm, können aber sehr schmerzhaft sein, weil dabei Nervenenden verletzt werden. Für gewöhnlich genügt es, sie vorsichtig zu reinigen. Verwenden Sie dazu eine Lösung, die ätherische Öle enthält, kann die Heilung beschleunigt werden.

Desinfizierende Wundspülung

½ TL (2,5 ml)	nicht-pasteurisierter flüssiger Honig
5 Tropfen	Lavendelöl
5 Tropfen	Teebaumöl
3 Tropfen	Manukaöl
3 Tropfen	Immortellenöl
¼ Tasse (60 ml)	destilliertes oder gefiltertes Wasser

Mischen Sie in einer 60-ml-Glasflasche den Honig und die ätherischen Öle. Schütteln Sie das Gemisch. Fügen Sie das Wasser hinzu. Vor Gebrauch kräftig schütteln.

Variante: Für eine noch bessere Wirkung verwenden Sie Manukahonig und ersetzen Sie das Wasser durch Immortellenhydrolat.

TIPP

- *Verwenden Sie, falls möglich, einen wasserdichten Verband, der den Verbandsmull komplett abdichtet. So vermeiden Sie, dass das ätherische Öl verdampft.*

ANWENDUNG

Lokale Anwendung: Säubern Sie die betroffene Stelle gründlich mit einem getränkten Wattebausch und der »Desinfizierenden Wundspülung«. Lassen Sie die Wunde möglichst unbedeckt. Sollte ein Verband erforderlich sein, geben Sie 1 Tropfen Lavendel-, Teebaum- oder Manukaöl auf die Gaze bzw. den Mull (siehe »Tipp«). Wiederholen Sie dies bei jedem Verbandswechsel, bis die Wunde sich geschlossen hat. Dann lassen Sie die Wunde unbedeckt, damit sie trocknen und verschorfen kann.

Mischen Sie in einer kleinen Glasflasche 2 Tropfen Lavendelöl mit 1 TL (5 ml) Jojobaöl und schütteln Sie das Gemisch. Bis der Schorf abgefallen ist, tupfen Sie es nach dem Waschen/Duschen mit einem Wattebausch auf die trockene Wunde.

Sodbrennen

ANWENDUNG

Innere Einnahme: Mischen Sie in einem 250-ml-Glas 1 Tropfen Pfefferminzöl und 1 TL (5 ml) nicht-pasteurisierten flüssigen Honig. Füllen Sie das Glas mit lauwarmem Wasser auf und verrühren Sie alles gründlich. Je nach Bedarf zwei- bis dreimal täglich in kleinen Schlucken trinken.

ÖLE

- *Atlaszeder/Zedernholz*
- *Pfefferminze (siehe »Vorsicht«)*
- *Römische Kamille*
- *Sandelholz*
- *Zitrone*

VORSICHT

- *Liegt bei Ihnen ein Gallenstau (Cholestase) vor oder leiden Sie unter Refluxösophagitis (GERD), sollten Sie Pfefferminzöl nicht einnehmen. Unerwünschte und gefährliche Wechselwirkungen sind bekannt.*

Sonnenbrand

Wir sollten uns alle darüber bewusst sein, wie schädlich ein Zuviel an ultravioletter (UV) Strahlung ist. Um die für unseren Körper erforderliche Menge an Vitamin D zu produzieren, brauchen wir unsere Haut nur eine relativ kurze Zeit pro Tag dem Sonnenschein auszusetzen. Doch auch wenn wir vorsichtig sind, bekommen wir manchmal einen schmerzhaften, juckenden Sonnenbrand. Ätherische Öle können die Beschwerden lindern.

ANWENDUNGEN

Vollbad: Füllen Sie die Wanne mit so viel kühlem Wasser, dass Sie bis zum Hals darin eintauchen können. In der Zwischenzeit mischen Sie in einer kleinen Glas- oder Porzellanschale 1 TL (5 ml) Milch und 4–6 Tropfen Lavendel- oder Kamillenöl (je nach Alter, Seite 355). Geben Sie die Mischung ins Wasser und verteilen Sie sie gut. Tauchen Sie dann für 15–30 Minuten in das Bad ein und massieren Sie in dieser Zeit umherschwimmende Öltropfen sanft in die Haut ein. Tupfen Sie sich trocken. Verteilen Sie danach die Sonnenbrandmischung auf der verbrannten Haut. Machen Sie das ganz vorsichtig, sonst werden die Schmerzen nur noch stärker!

Kühle Kompresse: Geben Sie 2 Tassen (500 ml) kühles (nicht eiskaltes) Wasser in eine Glas- oder Porzellanschale und fügen Sie 4–6 Tropfen Römische Kamille, Ingwer-, Lavendel- oder Zitronenöl hinzu. Rühren Sie gründlich um, damit sich die Öle gut vermischen. Tauchen Sie ein Tuch ein und wringen Sie es gerade so weit aus, dass es nicht tropft. Legen Sie das Tuch auf die betroffene Hautstelle.

Äußerliche/lokale Anwendung: Geben Sie 8 TL (40 ml) Joghurt oder 4 TL (20 ml) Aloe-vera-Gel in eine kleine Glas- oder Porzellanschale. Fügen Sie 20 Tropfen Lavendelöl hinzu und vermischen Sie alles gründlich.

ÖLE

- *Geranium*
- *Kamille (marokkanisch)*
- *Lavendel*
- *Pfefferminze*

VORSICHT

- *Bevor Sie ein ätherisches Öl verwenden, beachten Sie bitte die jeweiligen Hinweise im Teil 1 dieses Buchs, »Die wichtigsten Öle von A bis Z« (Seite 37).*

Tupfen Sie die Mischung mit einem Wattebausch auf blasig-sonnenverbrannte Stellen.

Sonnenbrandmischung

4 TL (20 ml)	Aloe-vera-Gel oder -Saft
1 TL (5 ml)	Arnika-Mazerat (nicht auf verletzter Haut anwenden) oder Küsten-Sanddorn-Öl
20 Tropfen	Lavendelöl

Geben Sie die Zutaten in ein doppelwandiges 30-ml-Gefäß und verrühren Sie alles gründlich. Verwenden Sie zum Auftragen einen Wattebausch. Rühren Sie die Mischung gut um, bevor Sie sie erneut verwenden.

Sonnenstich und Hitzeschlag

Sonnenstich ist ein Notfall – er bedeutet nämlich, dass die Hitzeregulation des Körpers nicht funktioniert. Deshalb kann die Körpertemperatur gefährlich hoch ansteigen. Kernpunkt der Behandlung ist, den Patienten so schnell wie möglich zu kühlen.

ÖLE

- *Eukalyptus citriodora*
- *Kaffernlimette*
- *Lavendel*
- *Lemongras*
- *Palmarosa*
- *Pfefferminze*
- *Rose*
- *Zitrone*

VORSICHT

- *Wenn Sie Zitronenöl verwenden, sollten Sie 12 Stunden lang die Sonne meiden. Um Fototoxizität zu vermeiden, können Sie auch Zitronenöl verwenden, das aus der ganzen Frucht destilliert wurde.*

ANWENDUNGEN

Vollbad: Um die Temperatur zu senken, füllen Sie die Wanne mit so viel kühlem Wasser, dass Sie bis zum Hals darin eintauchen können. In der Zwischenzeit mischen Sie in einer kleinen Glas- oder Porzellanschale 1 TL (5 ml) Milch und 4 Tropfen Lavendelöl, 2 Tropfen Eukalyptus citriodora und 3 Tropfen Zitronenöl. Geben Sie die Mischung ins Wasser und verteilen Sie sie gut. Tauchen Sie dann für 15–30 Minuten in das Bad ein und massieren Sie in dieser Zeit umherschwimmende Öltropfen sanft in die Haut ein. Legen Sie kühle Kompressen auf den Kopf, während Sie im Badewasser liegen (siehe unten). Behandeln Sie sich bis zu 48 Stunden lang weiter, mit häufigen kühlen Duschen oder Schwammbädern. Stellen Sie die Blutzirkulation wieder her, indem Sie Arme und Beine reiben.

Kühle Kompresse: Mischen Sie 1 Tasse (250 ml) kaltes (nicht eiskaltes) Wasser in einer Glas- oder Porzellanschale und 250 ml Geranium- oder Pfefferminzhydrolat. Geben Sie je 1 Tropfen Lavendel-, Eukalyptus citriodora- und Zitronenöl hinzu. Rühren Sie gründlich um, damit sich die Öle gut vermischen. Tauchen Sie ein Tuch ein und wringen Sie es gerade so weit aus, dass es nicht tropft. Legen Sie während des Badens sehr nasse, kalte Kompressen auf den gesamten Kopf und wechseln Sie sie häufig, um sie kalt zu halten.

Getränk: Elektrolyte helfen den Körpersystemen, ordnungsgemäß zu funktionieren. Ohne dieses geordnete Funktionieren kann es passieren, dass sich das Nervensystem »abschaltet«. Um Ihr eigenes elektrolythaltiges Wasser herzustellen, mischen Sie 4 Tassen (1 Liter) kühles (nicht eiskaltes) Wasser, ½ TL (2,5 ml) Natron, 30 ml Agavendicksaft sowie 1½ TL (7,5 ml) Himalaya-Salz (rosa) und rühren gründlich um. Trinken Sie bis zu 12 Tassen (3 Liter), um verlorene Körperflüssigkeiten und Elektrolyte zu ersetzen.

Spannungskopfschmerz

Spannungs- oder Stresskopfschmerzen sind die häufigste Art von Kopfschmerzen. Obwohl der Schmerz Sie nicht unbedingt davon abhält, Ihren täglichen Aktivitäten nachzugehen, ist er doch wirklich lästig. Spannungskopfschmerzen können immer wieder auftreten, wenn Sie unter Stress stehen. Treten die Schmerzen an mehr als 15 Tagen pro Monat auf, gelten sie als chronisch. Kopfschmerzen können kurz oder lang anhalten, von 30 Minuten bis zu mehreren Tagen. Die folgenden Anwendungen helfen, die Häufigkeit und Dauer der Kopfschmerzen zu reduzieren.

ÖLE
- *Lavendel*
- *Majoran*
- *Pfefferminze*

Spannungskopfschmerz-Mischung

48 Tropfen Lavendelöl
30 Tropfen Majoranöl
18 Tropfen Pfefferminzöl

Geben Sie die ätherischen Öle in eine 5-ml-Glas-Tropfflasche und schütteln Sie sie gründlich. Die Mischung eignet sich für unterschiedliche Anwendungen.

ANWENDUNGEN

Vollbad: Füllen Sie die Wanne mit warmem Wasser. In der Zwischenzeit mischen Sie in einer kleinen Glas- oder Porzellanschale 1 TL (5 ml) Milch und 4–6 Tropfen »Spannungskopfschmerz-Mischung« und verrühren Sie sie gründlich. Geben Sie die Mischung ins Wasser und verteilen Sie sie gut. Tauchen Sie dann für 30 Minuten in das Bad ein und massieren Sie in dieser Zeit umherschwimmende Öltropfen in die Haut

TIPPS

- *Wenn Sie möchten, können Sie bei der Herstellung von Aromaspray Solubol statt Wodka verwenden. Dazu nehmen Sie pro 1 Tropfen Aromaöl 4 Tropfen Solubol.*
- *Bei der Herstellung von Aromaspray geben Sie bitte immer das ätherische Öl zuerst in die Flasche, danach den gewählten Zusatz (Wodka oder Solubol).*
- *Geben Sie beim Vollbad das Aromaöl erst dann zum Badewasser, wenn das Wasser eingelaufen ist. Sonst könnten einige der wertvollen Essenzen verdunsten und Sie nicht in den vollen Genuss der ätherischen Öle kommen.*
- *Für die Bademischungen können Sie anstelle der Milch die gleiche Menge neutral-milde Flüssigseife nehmen.*
- *Verwenden Sie ätherische Öle kurz vor dem Baden oder Duschen, können Sie deren Wirkung wie folgt steigern: Mischen Sie sie mit einem Trägeröl und reiben Sie die Haut vor dem Baden oder Duschen mit dieser Mischung ein.*

SO VERWENDEN SIE EINEN INHALIERSTIFT

Verschließen Sie mit einem Finger sanft Ihr linkes Nasenloch und atmen Sie durch das rechte Nasenloch ein. Verschließen Sie dann Ihr rechtes Nasenloch mit dem Finger und atmen Sie durch das linke Nasenloch ein. Machen Sie insgesamt 2 Durchgänge pro Nasenloch. Atmen Sie durch den Mund aus, nicht durch die Nase.

ein. Konzentrieren Sie sich dabei auf den Nacken, und besonders auf den Bereich direkt unterhalb des Schädels.

Aroma-Raumspray: Mischen Sie in einer 125-ml-Sprühflasche 75 Tropfen »Spannungskopfschmerz-Mischung« und 1 TL (5 ml) Wodka. Füllen Sie die Flasche mit destilliertem oder gefiltertem Wasser auf (siehe »Tipps«). Schütteln Sie die Flasche kräftig vor jedem Gebrauch und sprühen Sie nach Belieben.

Roll-On: Geben Sie 15 Tropfen »Spannungskopfschmerz-Mischung« in eine 10-ml-Roll-On-Flasche und füllen Sie sie mit fraktioniertem Kokosöl auf (passen Sie auf, dass Sie sie nicht überfüllen). Setzen Sie den Roll-On-Einsatz auf, verschließen Sie die Flasche mit der Schraubkappe und schütteln Sie sie gründlich. Tragen Sie diese Zubereitung auf den Schläfen und dem Nacken auf. Massieren Sie dabei das Öl mit den Fingerspitzen ein.

Inhalierstift gegen Spannungskopfschmerzen

12 Tropfen Lavendelöl
5 Tropfen Rosmarinöl
4 Tropfen Pfefferminzöl
4 Tropfen Majoranöl

Mischen Sie die ätherischen Öle in einer kleinen Glas- oder Porzellanschale. Legen Sie einen Inhalierdocht in die Schale, damit er die Öle aufsaugt. Führen Sie ihn danach in das Riechelement ein und verschließen Sie den Boden des Inhalierstifts. Schieben Sie den Deckel über den Riechstift und schrauben Sie ihn fest zu. Inhalieren Sie nach

Bedarf, um Kopfschmerzen zu lindern, den Kopf freizubekommen und Anspannungen zu lösen.

Sport

Wenn man sportlich aktiv ist, ist es wichtig, den Körper entsprechend der Belastung vorzubereiten, und auch die Nachbereitung ist von großer Bedeutung. Nutzen Sie die folgenden Anwendungen bei körperlicher Aktivität.

Es gibt auch einige sportbedingte Verletzungen bzw. Beschwerden. Auf die folgenden gehen wir gesondert ein: Achillessehnenentzündung (Seite 175), Knorpelverletzung (Seite 255), Verstauchung sowie Zerrung (Seite 333).

»Jetzt-geht's-los«-Öl

Dieses Massageöl bereitet die Muskeln auf den Einsatz beim Fußball, Marathonlauf, Triathlon oder jeder anderen Aktivität vor. Es wird Ihnen auch dabei helfen, in eine ruhige, positive Stimmung zu kommen.

10 Tropfen	Rosmarinöl
10 Tropfen	Zypressenöl
8 Tropfen	Lavendelöl
5 Tropfen	Wacholderöl
¼ Tasse (60 ml)	Traubenkern- oder Mandelöl

SPORTBEDINGTER STRESS

Unterschätzen Sie nie, wie viel Stress durch Sport entsteht, besonders bei Leistungssport. Es gibt den Stress vor dem Wettkampf, mit all den Sorgen, ob man ein würdiges Mitglied des Teams ist, und es gibt den nicht abgebauten Stress nach dem Spiel, falls man sich als Versager fühlt oder meint, man habe mehr erreichen können. Darum an dieser Stelle ein Plädoyer an alle Eltern, deren Kinder Sport treiben: Erinnern Sie die Kinder daran, dass Spiele Spaß machen sollen (siehe auch »Stress und emotionale Probleme«, Seite 322)!

VORSICHT

- *Es besteht ein mittleres Risiko der Hautsensibilisierung.*
- *Personen, die auf Muskatellersalbei empfindlich reagieren, verwenden für äußere/lokale Anwendungen wie Massage- oder Körperlotionen nicht mehr als 1 Tropfen pro 4 TL (20 ml) Trägeröl oder Lotion.*

TIPPS

- *Geben Sie Aromaöl erst dann zum Badewasser, wenn das Wasser eingelaufen ist.*
- *Für die Bademischungen können Sie anstelle der Milch die gleiche Menge neutral-milde Flüssigseife nehmen.*
- *Verwenden Sie ätherische Öle kurz vor dem Baden oder Duschen, können Sie deren Wirkung wie folgt intensivieren: Mischen Sie sie mit einem Trägeröl und reiben Sie die Haut vor dem Baden oder Duschen mit dieser Mischung ein.*

Geben Sie die ätherischen Öle in eine kleine Glasflasche. Fügen Sie das Traubenkernöl hinzu und schütteln Sie die Flasche gründlich. Geben Sie eine kleine Menge »Jetzt-geht's-los«-Öl in die Handfläche und massieren Sie die Muskeln vor anstrengenden sportlichen Einsätzen oder Wettkämpfen.

Sportheldenöl

Dieses Öl hilft, Muskelkater zu vermeiden, und lindert auch emotionale Schmerzen! Wenden Sie es so bald wie möglich nach der sportlichen Aktivität an.

15 Tropfen	Rosmarinöl
15 Tropfen	Zitronenöl
12 Tropfen	Muskatellersalbeiöl (siehe »Vorsicht«)
6 Tropfen	Pfefferöl (schwarz) oder Pfefferminzöl
½ Tasse (125 ml)	Traubenkern- oder Mandelöl

Mischen Sie die ätherischen Öle in einer 125-ml-Glasflasche. Fügen Sie das Traubenkernöl hinzu und schütteln Sie die Flasche gründlich. Nutzen Sie die Mischung für ein Vollbad oder eine Massage.

ANWENDUNGEN

Massage: Geben Sie 1–2 TL (5–10 ml) Sportheldenöl in die Handfläche und massieren Sie die Muskeln vor dem Duschen oder Baden.

Vollbad: Füllen Sie die Wanne mit warmem Wasser. Geben Sie 1–2 TL (5–10 ml) Sportheldenöl ins Wasser und verteilen Sie es gut. Baden Sie 30 Minuten lang.

Stress in Job und Schule

Die täglichen Anforderungen des Arbeitsplatzes (und der Schule) schaffen oft körperlichen, geistigen und emotionalen Stress. Und es ist gut möglich, dass Sie schon fix und fertig sind, bevor Sie ankommen, vor allem, wenn Sie Pendler (Seite 294) sind.

Entspannende Aromaduschen oder -bäder sind wunderbare Möglichkeiten, den Stress des Tages wegzuspülen. Wenn Sie nicht bis abends warten können, gibt es andere Alternativen, die Aromatherapie in Ihren Arbeitstag und auf dem Weg zur Arbeit oder Schule zu integrieren.

Sie können einen Riechstift oder andere Tascheninhalatoren nutzen und so auf diskretem Weg Aromatherapie im Alltag nutzen. Während der Autofahrt können Sie Aromaspray verwenden, ein paar duftende Wattebäusche in die Lüftungsschlitze stecken oder Duftsteine in den Getränkehalter legen. Auch Duftvernebler fürs Auto können Sie im Handel finden.

Kinder haben mit ihren eigenen Belastungen zu kämpfen. Ätherische Öle können zu einem produktiven und glücklichen Schultag beitragen. Wir haben die Erfahrung gemacht, dass Kinder schneller als Erwachsene auf ätherische Öle reagieren und es lieben, ihre eigene persönliche Mischung mitzunehmen. Alle folgenden Rezepte können von und für Kinder verwendet werden, allerdings ist es wichtig, die Konzentration dem Alter anzupassen (siehe »Babys und Kinder«, Seite 355). Es ist wahrscheinlich keine gute Idee, einem Kind unter 10 Jahren eine Flasche Öl in die Hand zu drücken. Stattdessen mischen Sie Ihrem Kind einen eigenen Riechstift oder eine kleine Flasche Lotion und stecken sie in den Rucksack, in die Schultasche oder einen anderen guten Platz, wo es zur Hand ist, wenn das Kind unterwegs ist.

In den Kapiteln »(Berufs-)Pendeln« (Seite 294), »Umweltstress und physische Belastungen« (Seite 328) sowie »Burnout« (Seite 195) finden Sie weitere spezielle Informationen und Anwendungen.

»Mach-mal-Pause-Mischung für Mädels«

1 TL (5 ml)	Lavendelöl
68 Tropfen	Bergamotteöl
68 Tropfen	Geraniumöl
20 Tropfen	Pfefferminzöl
20 Tropfen	Muskatellersalbeiöl

Geben Sie die ätherischen Öle in eine 15-ml-Glas-Tropfflasche und schütteln Sie sie gründlich. Bewahren Sie die Mischung kühl und dunkel auf. Es stehen verschiedene Anwendungsmöglichkeiten zur Verfügung.

ANWENDUNGEN

Hand- und Körperlotion: Mischen Sie in einer 60-ml-Flasche eine kleine Menge parfümfreie Lotion und 20 Tropfen (30 Tropfen bei Kindern über 10 Jahren) »Mach-mal-Pause-Mischung für Mädels«. Schütteln Sie kräftig, bis alles gut vermischt ist. Füllen Sie die Flasche bis zur Unterkante des Halses mit parfümfreier Lotion auf und schütteln Sie sie erneut kräftig, damit sich alles gut vermischt.

ÖLE

- *Atlaszeder/Zedernholz*
- *Bergamotte*
- *Geranium*
- *Lavendel*
- *Muskatellersalbei*
- *Pfefferminze*
- *Rosmarin*
- *Zitrone*

VORSICHT

- *Bevor Sie ein ätherisches Öl verwenden, beachten Sie bitte die jeweiligen Hinweise im Teil 1 dieses Buchs, »Die wichtigsten Öle von A bis Z« (Seite 37).*

Inhalation: Geben Sie 2 Tropfen »Mach-mal-Pause-Mischung für Mädels« auf einen Wattebausch und stecken Sie ihn in den BH. Die Körperwärme wird das Öl verdunsten lassen, sodass es in die Nase steigt. Hinweis: Achten Sie darauf, dass die Seite mit dem Öl nicht auf der Haut liegt.

Inhalierstift: Geben Sie 21 Tropfen »Mach-mal-Pause-Mischung für Mädels« in eine kleine Glas- oder Porzellanschale. Legen Sie einen Inhalierdocht in die Schale, damit er die Öle aufsaugt. Führen Sie ihn danach in das Riechelement ein und verschließen Sie den Boden des Inhalierstifts. Schieben Sie den Deckel über den Riechstift und schrauben Sie ihn fest zu.

△ VORSICHT

Bevor Sie ein ätherisches Öl verwenden, beachten Sie bitte die jeweiligen Hinweise im Teil 1 dieses Buchs, »Die wichtigsten Öle von A bis Z« (Seite 37).

Massage: Mischen Sie in einer kleinen Glas- oder Porzellanschale 2 TL (10 ml) Traubenkernöl und 3 Tropfen »Mach-mal-Pause-Mischung für Mädels«. Ist alles gründlich vermischt, können Sie den ganzen Körper damit einreiben.

Sprühnebel: Mischen Sie in einer 60-ml-Sprühflasche 25 Tropfen »Mach-mal-Pause-Mischung für Mädels« und 1 TL (5 ml) Glycerin und schütteln Sie sie gründlich. Füllen Sie die Flasche mit destilliertem oder gefiltertem Wasser auf und schütteln Sie sie erneut. Sprühen Sie in einer Armeslänge entfernt in die Luft und laufen Sie durch den herabfallenden Nebel. Halten Sie die Augen dabei geschlossen.

Roll-On: Geben Sie 15 Tropfen »Mach-mal-Pause-Mischung für Mädels« in eine 10-ml-Roll-On-Flasche und füllen Sie sie mit fraktioniertem Kokosnussöl auf (passen Sie auf, dass Sie sie nicht überfüllen). Setzen Sie den Roll-On-Einsatz auf, verschließen Sie die Flasche mit der

SO VERWENDEN SIE EINEN INHALIERSTIFT

Verschließen Sie mit einem Finger sanft Ihr linkes Nasenloch und atmen Sie durch das rechte Nasenloch ein. Verschließen Sie dann Ihr rechtes Nasenloch mit dem Finger und atmen Sie durch das linke Nasenloch ein. Machen Sie insgesamt 2 Durchgänge pro Nasenloch. Atmen Sie durch den Mund aus, nicht durch die Nase.

Schraubkappe und schütteln Sie die Mischung erneut. Tragen Sie diese Zubereitung nach Bedarf auf den Schläfen, Handgelenken und/oder Schlüsselbeinen auf.

»Mach-mal-Pause-Mischung für Männer«

1 TL (5 ml)	Bergamotteöl
1 TL (5 ml)	Zitronenöl
68 Tropfen	Rosmarinöl
68 Tropfen	Zedernholzöl

Geben Sie die ätherischen Öle in eine 30-ml-Glas-Tropfflasche und schütteln Sie sie gründlich. Bewahren Sie die Mischung kühl und dunkel auf. Zu dieser Mischung gibt es unterschiedliche Anwendungen.

ANWENDUNGEN

Aftershave: Mischen Sie in einer 60-ml-Glasflasche 18 Tropfen »Mach-mal-Pause-Mischung für Männer« und 1 TL (5 ml) nicht-pasteurisierten flüssigen Honig. Füllen Sie die Flasche mit Pfefferminz- oder Hamamelishydrolat (alkoholfrei) auf und schütteln Sie kräftig, bis alles gut vermischt ist. Träufeln Sie ein paar Tropfen davon auf einen Wattebausch und tupfen Sie nach der Rasur das Gesicht damit ab.

Hand- und Körperlotion: Mischen Sie in einer 60-ml-Flasche eine kleine Menge parfümfreie Lotion und 20 Tropfen (30 Tropfen bei Kindern über 10 Jahren) »Mach-mal-Pause-Mischung für Männer«. Schütteln Sie kräftig, bis alles gut vermischt ist. Füllen Sie die Flasche bis zur Unterkante des Halses mit parfümfreier Lotion auf und schütteln Sie sie erneut kräftig, damit sich alles gut vermischt (siehe »Tipp«).

Inhalation: Geben Sie 2–3 Tropfen »Mach-mal-Pause-Mischung für Männer« auf einen Wattebausch und stecken Sie ihn in die Tasche. Ziehen Sie ihn heraus und schnuppern Sie daran, wann immer Sie einen belebenden Duftkick gebrauchen können.

Inhalierstift: Geben Sie 21 Tropfen »Mach-mal-Pause-Mischung für Männer« in eine kleine Glas- oder Porzellanschale. Legen Sie einen Inhalierdocht in die Schale, damit er die Öle aufsaugt. Führen Sie ihn danach in das Riechelement ein und verschließen Sie den Boden des Inhalierstifts. Schieben Sie den Deckel über den Riechstift und schrauben Sie ihn fest zu.

TIPP

Das Umfüllen von Lotion in eine kleinere Flasche, um sie mit ätherischen Ölen zu vermischen, kann eine ziemliche Schmiererei sein. Ein Pumpspender ist sehr hilfreich, um eine kleinere Flasche zu befüllen. Geben Sie immer zuerst eine kleine Menge Lotion in die Flasche, dann die ätherischen Öle. Schütteln Sie die Flasche. Fügen Sie den Rest der Lotion hinzu und schütteln Sie die Flasche erneut. Auf diese Weise verteilen sich die Öle gleichmäßiger in der Lotion.

Massage: Mischen Sie in einer kleinen Glas- oder Porzellanschale 2 TL (10 ml) Traubenkernöl und 3 Tropfen »Mach-mal-Pause-Mischung für Männer«. Ist alles gründlich vermischt, können Sie den ganzen Körper damit einreiben.

Roll-On: Geben Sie 15 Tropfen »Mach-mal-Pause-Mischung für Männer« in eine 10-ml-Roll-On-Flasche und füllen Sie sie mit fraktioniertem Kokosnussöl auf (passen Sie auf, dass Sie sie nicht überfüllen). Setzen Sie den Roll-On-Einsatz auf, verschließen Sie die Flasche mit der Schraubkappe und schütteln Sie die Mischung erneut. Tragen Sie diese Zubereitung nach Bedarf auf den Schläfen, Handgelenken und/ oder Schlüsselbeinen auf.

Sprühnebel: Mischen Sie in einer 60-ml-Sprühflasche 25 Tropfen »Mach-mal-Pause-Mischung für Männer« und 1 TL (5 ml) Glycerin und rühren Sie gründlich um. Füllen Sie die Flasche mit destilliertem oder gefiltertem Wasser auf und schütteln Sie sie erneut. Sprühen Sie in einer Armeslänge entfernt in die Luft und laufen Sie durch den herabfallenden Nebel. Halten Sie die Augen dabei geschlossen.

Stress und emotionale Probleme

Stress ist die Ursache sehr vieler Erkrankungen und ein ständiger Teil unseres Lebens. Es gibt zwei Arten von Stress: den sogenannten Eustress und den Disstress.

Eustress (»guter Stress«) ist gesund und verleiht unserem Leben Glanz. Wir brauchen ihn, um in Gang zu kommen und aufmerksam zu sein. Er kennt einen Anfang, eine Mitte und – was am wichtigsten ist – ein Ende.

Disstress (»ungesunder Stress«) ist nicht abgebaute Anspannung, die emotional und körperlich schädlich ist. Die chemischen Stoffe, wie z. B. Adrenalin, die unser Körper in diesen Situationen erzeugt, werden nicht abgebaut und können zu einer Vielzahl von Krankheiten beitragen, einschließlich Bluthochdruck, Herzproblemen, Verdauungsproblemen, Diabetes, Fettleibigkeit, Migräne, Rückenproblemen, Depressionen und Nervenzusammenbrüche.

Wenn Sie die folgenden Symptome beobachten, müssen Sie Ihr Stress- und Spannungslevel unter die Lupe nehmen, bevor Sie ausbrennen:

- Keine Begeisterung für Arbeit, Spiel, Familie oder Freunde
- Es fällt Ihnen schwer zu lachen und Sie sind schnell aufgeregt und leicht gereizt
- Gefühl eines drohenden Unheils
- Ständige Rücken-, Kopf- oder Bauchschmerzen
- Sie können nicht schlafen oder wachen am Morgen auf und fühlen sich genauso ängstlich und müde wie am Abend zuvor.

Glücklicherweise vollbringt die Aromatherapie auf diesem Gebiet wirklich Glanzleistungen! Ätherische Öle, verwendet bei Massagen, in Vollbädern und in Zerstäubern, können Ihnen helfen zu entspannen. Wenn Sie eines der genannten ätherischen Öle nicht besitzen, können Sie es durch ein anderes ersetzen, das Ihnen geeignet erscheint. Stellen Sie Ihre eigenen Mischungen her, indem Sie sich an den Gefühlen und Krankheitssymptomen orientieren, die der nachfolgende Leitfaden beschreibt.

Es ist meist keine gute Idee, alle ätherischen Öle zusammen zu benutzen, die für eine Störung vorgeschlagen werden. Versuchen Sie stattdessen lieber, nur ein oder zwei Öle für das wichtigste Problem zu wählen, und es mit einem oder zwei anderen zu ergänzen, um eine ausgewogene Mischung zu erzielen (siehe »Eigenschaften ätherischer Öle«, Seite 30).

Aroma-Vollbäder sind eine ideale Möglichkeit, ätherische Öle für den Stressabbau einzusetzen. Es ist sehr schwierig, in warmem und wundervoll duftendem Wasser zu liegen und dabei nicht zu entspannen. Atmen Sie sanft und langsam. Fühlen Sie beim Einatmen, wie die Dämpfe in jede Zelle des Körpers eindringen und alle negativen Gefühle wie einen grauen Nebel einsammeln. Stellen Sie sich beim Ausatmen vor, wie dieser Nebel den Körper verlässt. Bleiben Sie mindestens 30 Minuten in der Wanne und füllen Sie heißes Wasser nach, falls nötig. Zum Schluss stellen Sie sich vor, dass die gesamte Anspannung und alle negativen Gefühle mit dem Badewasser im Abfluss verschwinden.

Einige der unten stehenden Vorschläge können Ihnen in der Übergangszeit helfen, bis Sie eine Langzeitlösung gefunden haben. Leiden Sie an einer Depression, brauchen Sie die Hilfe eines ausgebildeten Therapeuten, doch ätherische Öle können während dieser Zeit Ihre Stimmung ein wenig heben (siehe »Ätherische Öle gegen Stress und zur Entspannung«, Seite 324).

Ätherische Öle gegen Stress und zur Entspannung

ERKRANKUNG BZW. STÖRUNG	ÄTHERISCHES ÖL
Abgestumpftheit	Basilikum, Bergamotte, Fenchel, Pfeffer (schwarz), Pfefferminze, Rosmarin, Waldmajoran, Zitrone
Ärger	Bergamotte, Geranium, Lavendel, Pfefferminze, Römische Kamille, Ylang Ylang, Zitrone, Zypresse
Angst	Basilikum, Bergamotte, Lavendel, Majoran, Melisse, Rosmarin, Ylang Ylang
Angst vor einer Operation	Kamille, Lavendel, Muskatellersalbei, Ylang Ylang; Rescue- bzw. Notfall-Tropfen (Seite 476)
Angst nach einer Operation	Grapefruit, Lavendel, Mandarine, Pfefferminze; Rescue- bzw. Notfall-Tropfen (Seite 476)
Angstzustände	Bergamotte, Bitterorange, Geranium, Lavendel, Majoran, Mandarine, Melisse, Muskatellersalbei, Neroli, Römische Kamille, Rose, Wacholder, Weihrauch, Ylang Ylang, Zypresse
Antriebslosigkeit (mentale)	Basilikum, Grapefruit, Pfeffer (schwarz), Pfefferminze, Rosmarin, Waldmajoran, Zitrone
Apathie, Gleichgültigkeit	Grapefruit, Ingwer, Jasmin, Lavendel, Majoran, Muskatellersalbei, Pfefferminze, Rosmarin, Wacholder, Zitrone
Bipolare Störung	Geranium, Grapefruit, Lavendel
Burnout	Grapefruit, Jasmin, Lavendel, Vetiver, Zitrone
Depression (Langzeit-)	Basilikum, Bergamotte, Douglasie, Grapefruit, Neroli, Orange (auch Blutorange), Petitgrain, Römische Kamille, Rose, Spearmint
Erregbarkeit	Eukalyptus smithii, Kamille, Lavendel, Majoran, Mandarine, Vetiver, Ylang Ylang, Zedernholz
Erschöpfung, nervöse	Basilikum, Geranium, Grapefruit, Lavendel, Mandarine, Muskatellersalbei, Nelke (Knospe), Rosmarin, Teebaum, Thymian Ct. Linalool, Ylang Ylang
Frustration	Bergamotte, Lavendel
Kummer, Trauer	Lavendel, Majoran, Melisse, Neroli, Rose, Salbei, Weihrauch, Zypresse
Lampenfieber, Stress vor einer Prüfung	Bergamotte, Grapefruit, Lavendel, Rosmarin, Zitrone
Lustlosigkeit	Geranium, Jasmin, Lavandin Super, Lavendel
Mentaler Stress	Basilikum, Römische Kamille, Rosmarin, Thymian Ct. Thymol, Zedernholz

ERKRANKUNG BZW. STÖRUNG	ÄTHERISCHES ÖL
Migräne	Anis, Basilikum Ct. Linalool, Eukalyptus globulus, Grapefruit, Lavandin, Lavendel, Majoran, Pfefferminze, Römische Kamille, Rosmarin (Ct. Cineol und Ct. Kampfer)
Negative Gedanken	Bergamotte, Geranium, Lavendel, Majoran, Muskatellersalbei, Orange, Pfefferminze, Römische Kamille, Rosmarin, Zitrone, Zypresse
Nervosität (mit Zittern)	Bergamotte, Geranium, Lavendel, Majoran, Weihrauch
Ohnmacht	Lavendel (auch Speik-Lavendel), Majoran, Pfefferminze, Rosmarin (Ct. Cineol und Ct. Kampfer)
Panikattacken	Basilikum, Bergamotte, Lavendel, Majoran, Melisse, Muskatellersalbei, Rosmarin, Ylang Ylang; Rescue- bzw. Notfall-Tropfen (Seite 476)
Paranoia, Verfolgungswahn	Basilikum, Bergamotte, Lavendel (extra oder fein), Majoran, Melisse, Muskatellersalbei, Rosmarin, Ylang Ylang
Reizbarkeit	Grapefruit, Römische Kamille, Zypresse
Schlaflosigkeit	Angelikawurzel, Baldrian, Basilikum Ct. Linalool, Cistrose, Lavendel, Majoran, Mandarine, Melisse, Römische Kamille, Ylang Ylang, Zedernholz
Schock	Lavendel, Majoran, Pfefferminze, Römische Kamille; Rescue- bzw. Notfall-Tropfen (Seite 476)
Schuld	Kamille, Lavendel, Muskatellersalbei, Pfefferminze, Rosmarin, Weihrauch
Schwindel	Basilikum, Lavendel, Litsea cubeba, Majoran, Melisse, Orange (auch Blutorange), Pfefferminze, Rosmarin (Ct. Cineol und Ct. Kampfer), Salbei
Sexuelle Unsicherheit	Jasmin, Muskatellersalbei, Rose, Rosenholz, Ylang Ylang
Spannungskopfschmerz	Grapefruit, Lavendel, Majoran, Pfefferminze, Rosmarin
Stimmungsschwankungen	Geranium, Jasmin, Lavendel, Majoran, Muskatellersalbei, Niaouli, Rose, Zypresse
Störungen der Sexualität (bei der Frau)	Muskatellersalbei, Muskatnuss, Pfeffer (schwarz), Rose, Sternanis, Ylang Ylang
Trauma	Lavendel, Majoran, Pfefferminze, Römische Kamille; Rescue- bzw. Notfall-Tropfen (Seite 476)
Überspanntheit, Hysterie	Litsea cubeba, Melisse, Muskatellersalbei, Narde, Pfefferminze, Rosmarin (Ct. Cineol und Ct. Kampfer)
Unruhe, Rastlosigkeit	Baldrian, Bergamotte, Majoran, Mandarine, Römische Kamille, Vetiver, Ylang Ylang
Zwanghaftigkeit	Weihrauch

TIPPS

- *Wenn Sie möchten, können Sie bei der Herstellung von Aromaspray Solubol statt Wodka verwenden. Dazu nehmen Sie pro 1 Tropfen Aromaöl 4 Tropfen Solubol.*
- *Bei der Herstellung von Aromaspray geben Sie bitte immer das ätherische Öl zuerst in die Flasche, danach den gewählten Zusatz (Wodka oder Solubol).*
- *Geben Sie Aromaöl erst dann zum Badewasser, wenn das Wasser eingelaufen ist. Ansonsten könnten einige der wertvollen Essenzen verdunsten.*
- *Für die Bademischungen können Sie anstelle der Milch die gleiche Menge neutral-milde Flüssigseife nehmen.*
- *Verwenden Sie ätherische Öle kurz vor dem Baden oder Duschen, können Sie deren Wirkung wie folgt intensivieren: Mischen Sie sie mit einem Trägeröl und reiben Sie die Haut vor dem Baden oder Duschen mit dieser Mischung ein. Auf diese Weise können die Aromaöle von der Haut aufgenommen werden und in den Blutkreislauf gelangen. Und durch die Verdunstung können Sie die ätherischen Öle leichter einatmen.*

Antistress-Basismischung

100 Tropfen	gemischte ätherische Öle gegen Stress (Seite 324)

Geben Sie die ätherischen Öle in eine 5-ml-Glas-Tropfflasche und schütteln Sie sie gründlich. Wählen Sie eine der zahlreichen Anwendungsmöglichkeiten.

ANWENDUNGEN

Aroma-Raumspray: Mischen Sie in einer 125-ml-Sprühflasche 75 Tropfen Antistress-Basismischung und 1 TL (5 ml) Wodka und schütteln Sie die Flasche. Füllen Sie die Flasche mit destilliertem oder gefiltertem Wasser auf und schütteln Sie sie erneut.

Vollbad: Füllen Sie die Wanne mit warmem Wasser. In der Zwischenzeit mischen Sie in einer kleinen Glas- oder Porzellanschale 1 TL (5 ml) Milch und 4–6 Tropfen Antistress-Basismischung. Geben Sie diese Mischung ins Badewasser und rühren Sie kräftig, um die Öle im Wasser zu verteilen. Tauchen Sie dann für 30 Minuten in das Bad ein.

Inhalierstift: Geben Sie 21–25 Tropfen Antistress-Basismischung in eine kleine Glas- oder Porzellanschale. Legen Sie einen Inhalierdocht in die Schale, damit er die Öle aufsaugt. Führen Sie ihn danach in das Riechelement ein und verschließen Sie den Boden des Inhalierstifts. Schieben Sie den Deckel über den Riechstift und schrauben Sie ihn fest zu.

Massage: Geben Sie 24 Tropfen Antistress-Basismischung in eine 60-ml-Glasflasche, füllen Sie sie mit ca. ¼ Tasse (60 ml) Passionsblumenöl (dem besten Öl gegen Stress) auf. Sie können auch Traubenkern- oder Mandelöl verwenden. Schütteln Sie die Mischung gründlich.

Roll-On: Geben Sie 25 Tropfen »Antistress-Basismischung« in eine 10-ml-Roll-On-Flasche und füllen Sie sie mit gerade so viel Passionsblumen- oder fraktioniertem Kokosnussöl auf, dass die Flasche randvoll ist (passen Sie auf, dass Sie sie nicht überfüllen). Setzen Sie den Roll-On-Einsatz auf, verschließen Sie die Flasche mit der Schraubkappe und schütteln Sie die Mischung gründlich. Wenden Sie das Roll-On an den Pulspunkten (z. B. Handgelenk, Ohrläppchen, Hals) als natürliches Parfüm an.

ÖLE ZUR ENTSPANNUNG

Beruhigende Öle sind Bergamotte, Atlaszeder, Muskatellersalbei, Weihrauch, Jasmin, Lavendel, Mandarine, Majoran, Ylang Ylang.
Hilfreich bei der Meditation sind Atlaszeder, Weihrauch, Patchouli, Rose, Vetiver.

Übelkeit

Übelkeit und das schreckliche Gefühl, erbrechen zu müssen, können das Ergebnis eines fauligen Geruchs oder eines beunruhigenden Anblicks sein. Auch zu viel Essen oder Trinken, Fieber, Migräne, Schwangerschaft oder Reisekrankheit können der Grund sein (siehe auch »Reisekrankheit/Seekrankheit«, Seite 297 und »Erbrechen/Brechreiz«, Seite 215).

ANWENDUNGEN

Inhalierstift: Mischen Sie in einer kleinen Glas- oder Porzellanschale je 5 Tropfen Bergamotte-, Cardamom-, Grapefruit- und Spearmintöl mit 3 Tropfen Geraniumöl. Legen Sie einen Inhalierdocht in die Schale, damit er die Öle aufsaugt. Führen Sie ihn danach in das Riechelement ein und verschließen Sie den Boden des Inhalierstifts. Schieben Sie den Deckel über den Riechstift und schrauben Sie ihn fest zu.

Inhalation: Geben Sie 2 Tropfen Pfefferminz- oder Lavendelöl in eine Papiertüte und halten Sie diese Tüte fest über Nase und Mund. Atmen Sie tief ein. Wenn Sie keine Papiertüte haben, geben Sie 1 Tropfen Pfefferminz- oder Lavendelöl auf die Handflächen, reiben die Hände, halten die Handflächen über Nase und Mund und atmen tief ein.

Getränk: Mischen Sie in einem Glas 1 Tropfen Pfefferminzöl, 1 TL (5 ml) nicht-pasteurisierten flüssigen Honig (oder Ingwerhonig, Seite 217) und 1 Tasse (250 ml) warmes Wasser. Verrühren Sie alles gründlich und trinken Sie in kleinen Schlucken. Trinken Sie dieses beruhigende Getränk so oft wie nötig. (Siehe »Vorsicht«).

ÖLE

- *Bergamotte*
- *Cardamom*
- *Geranium*
- *Grapefruit*
- *Lavendel*
- *Pfefferminze*
- *Spearmint*

VORSICHT

- *Das Getränk nicht bei kleinen Kindern anwenden!*

Umweltstress und physische Belastungen

ÖLE

- *Atlaszeder/Zedernholz*
- *Bergamotte*
- *Eukalyptus*
- *Grapefruit*
- *Lavendel*
- *Rosmarin*
- *Waldkiefer*
- *Zitrone*
- *Zypresse*

Es ist wahrscheinlich, dass Ihre Schule bzw. Ihr Arbeitsplatz mit Klimaanlage, Computern, synthetischen Teppichen, Kunststoff- und/oder kunststoffbeschichteten Möbeln ausgestattet ist. Dies sind Quellen nur einiger der chemischen Belastungen, denen wir tagtäglich ausgesetzt sind. Sie sind möglicherweise sehr ungesund für uns, doch zum Glück können wir eine ganze Menge dagegen tun.

Körperliche Belastung entsteht durch langes Sitzen oder Stehen, durch die Bedienung von Maschinen oder Computern und die Tatsache, dass wir den Keimen, die andere Menschen in die Luft verteilen, ausgesetzt sind. Alle 15–20 Minuten sollten Sie die Muskeln kurz strecken; 1–2 Minuten genügen schon. Und sorgen Sie mit der »Antibakteriellen Mischung« dafür, dass Sie sich schützen können, wenn kranke Kollegen so gedankenlos sind, dass sie zur Arbeit kommen und ihr gesamtes Umfeld anstecken.

TIPPS

- *Wenn Sie möchten, können Sie bei der Herstellung von Aromaspray Solubol statt Wodka verwenden. Dazu nehmen Sie pro 1 Tropfen Aromaöl 4 Tropfen Solubol. Solubol ist ein natürlicher Emulgator, der es ermöglicht, ätherische Öle mit wässrigen Flüssigkeiten zu mischen.*
- *Bei der Herstellung von Aromaspray geben Sie bitte immer das ätherische Öl zuerst in die Flasche, danach den gewählten Zusatz (Wodka oder Solubol). So stellen Sie sicher, dass sich das Aromaöl tatsächlich ganz fein im Wasser verteit.*

Antibakterielle Mischung

1 TL (5 ml)	Lavendelöl
68 Tropfen	Zypressenöl
68 Tropfen	Rosmarinöl
68 Tropfen	Eukalyptusöl

Geben Sie die ätherischen Öle in eine 15-ml-Glas-Tropfflasche und schütteln Sie sie gründlich. Bewahren Sie die Mischung kühl und dunkel auf. Wählen Sie eine der unten aufgeführten Anwendungen.

ANWENDUNGEN

Luft- und Oberflächenspray: Mischen Sie in einer 125-ml-Sprühflasche 75 Tropfen »Antibakterielle Mischung« und 1 TL (5 ml) Wodka. Füllen Sie die Flasche mit destilliertem oder gefiltertem Wasser auf (siehe »Tipps«). Sprühen Sie sie über Ihren Schreibtisch oder in die Nähe Ihres Arbeitsplatzes.

Inhalierstift: Geben Sie 21 Tropfen »Antibakterielle Mischung« in eine kleine Glas- oder Porzellanschale. Legen Sie einen Inhalierdocht in die Schale, damit er die Öle aufsaugt. Führen Sie ihn danach in das Riechelement ein und verschließen Sie den Boden des Inhalierstifts. Schieben Sie den Deckel über den Riechstift und schrauben Sie ihn fest zu.

»Frische Luft«-Mischung

Passen Sie die Auswahl und Mengen der ätherischen Öle in dieser Mischung so lange an, bis Sie und Ihre Umgebung zufrieden damit sind.

1 TL (5 ml)	Zitronenöl
68 Tropfen	Lavendelöl
68 Tropfen	Grapefruitöl
68 Tropfen	Zypressenöl

Geben Sie die ätherischen Öle in eine 15-ml-Glas-Tropfflasche und schütteln Sie sie gründlich. Bewahren Sie die Mischung kühl und dunkel auf. Die Mischung eignet sich für ein Raumspray oder einen Inhalierstift.

ANWENDUNGEN

Raumspray: Mischen Sie in einer 125-ml-Sprühflasche 75 Tropfen »Frische Luft«-Mischung und 1 TL (5 ml) Wodka. Füllen Sie die Flasche mit destilliertem oder gefiltertem Wasser auf (siehe »Tipps«) und schütteln Sie die Mischung erneut. Sprühen Sie sie über Ihren Schreibtisch oder in die Nähe Ihres Arbeitsplatzes.

Inhalierstift: Geben Sie 21 Tropfen »Frische Luft«-Mischung in eine kleine Glas- oder Porzellanschale. Legen Sie einen Inhalierdocht in die Schale, damit er die Öle aufsaugt. Führen Sie ihn danach in das Riechelement ein und verschließen Sie den Boden des Inhalierstifts. Schieben Sie den Deckel über den Riechstift und schrauben Sie ihn fest zu.

TIPPS

- *Wenn Sie möchten, können Sie bei der Herstellung von Aromaspray Solubol statt Wodka verwenden. Dazu nehmen Sie pro 1 Tropfen Aromaöl 4 Tropfen Solubol.*
- *Bei der Herstellung von Aromaspray geben Sie bitte immer das ätherische Öl zuerst in die Flasche, danach den gewählten Zusatz (Wodka oder Solubol). So stellen Sie sicher, dass sich das Aromaöl tatsächlich ganz fein im Wasser verteilen wird (das macht es nicht von sich aus).*

SO VERWENDEN SIE EINEN INHALIERSTIFT

Verschließen Sie mit einem Finger sanft Ihr linkes Nasenloch und atmen Sie durch das rechte Nasenloch ein. Verschließen Sie dann Ihr rechtes Nasenloch mit dem Finger und atmen Sie durch das linke Nasenloch ein. Machen Sie insgesamt 2 Durchgänge pro Nasenloch. Atmen Sie durch den Mund aus, nicht durch die Nase.

»Müder Kopf«-Mischung

10 Tropfen	Bergamotteöl
10 Tropfen	Zitronenöl
10 Tropfen	Rosmarinöl

Geben Sie die ätherischen Öle in eine 5-ml-Glasflasche und schütteln Sie sie gründlich. Wählen Sie eine der unten aufgeführten Anwendungen.

ANWENDUNGEN

Inhalierstift: Geben Sie 21 Tropfen »Müder Kopf«-Mischung in eine kleine Glas- oder Porzellanschale. Legen Sie einen Inhalierdocht in die Schale, damit er die Öle aufsaugt. Führen Sie ihn danach in das Riechelement ein und verschließen Sie den Boden des Inhalierstifts. Verschließen Sie den Riechstift mit seinem Deckel.

Roll-On: Geben Sie 12 Tropfen »Müder Kopf«-Mischung in eine 10-ml-Roll-On-Flasche und füllen Sie sie mit fraktioniertem Kokosnussöl auf (passen Sie auf, dass Sie sie nicht überfüllen). Setzen Sie den Roll-On-Einsatz auf, verschließen Sie die Flasche mit der Schraubkappe und schütteln Sie die Mischung erneut. Tragen Sie diese Zubereitung nach Bedarf auf den Schläfen, Handgelenken und/oder Schlüsselbeinen auf.

Sprühnebel: Mischen Sie in einer 125-ml-Sprühflasche 75 Tropfen »Müder Kopf«-Mischung und 1 TL (5 ml) Wodka. Füllen Sie die Flasche mit destilliertem oder gefiltertem Wasser auf. Sprühen Sie in einer Armeslänge entfernt in die Luft und laufen Sie durch den herabfallenden Nebel. Halten Sie die Augen dabei geschlossen.

»Produktiver Tag«-Mischung

Zitronenöl ist bekannt dafür, dass es motivieren und die Produktivität von Mitarbeitern erhöhen kann, wobei ihre Fehlerquote gleichzeitig sinkt. In Japan stiegen die Umsätze in Einzelhandelsgeschäften, in denen das Öl über die zentrale Belüftung ausgebracht wurde. Der Duft von Zitronen schafft eine glückliche Umgebung und glückliche Käufer neigen zum Verweilen und Geldausgeben.

2 TL (10 ml)	Zitronenöl
1 TL (5 ml)	Zypressenöl
1 TL (5 ml)	Zedernholzöl
1 TL (5 ml)	Waldkiefernöl

Geben Sie die ätherischen Öle in eine 30-ml-Glasflasche und schütteln Sie sie gründlich.

ANWENDUNGEN

Raumspray: Mischen Sie in einer 125-ml-Sprühflasche 75 Tropfen »Produktiver Tag«-Mischung und 1 TL (5 ml) Wodka. Füllen Sie die Flasche mit destilliertem oder gefiltertem Wasser auf (siehe »Tipps«). Sprühen Sie in die Luft.

Aromazerstäuber: Geben Sie 3–5 Tropfen »Produktiver Tag-Mischung« in einen Aromazerstäuber und befolgen Sie dabei die Anweisungen des Herstellers. Vernebeln Sie 20 Minuten lang (siehe »Bezugsquellen«, Seite 478).

Inhalierstift: Geben Sie 21 Tropfen »Produktiver Tag«-Mischung in eine kleine Glas- oder Porzellanschale. Legen Sie einen Inhalierdocht in die Schale, damit er die Öle aufsaugt. Führen Sie ihn danach in das Riechelement ein und verschließen Sie den Boden des Inhalierstifts. Schieben Sie den Deckel über den Riechstift und schrauben Sie ihn fest zu.

TIPPS

- *Wenn Sie möchten, können Sie bei der Herstellung von Aromaspray Solubol statt Wodka verwenden. Dazu nehmen Sie pro 1 Tropfen Aromaöl 4 Tropfen Solubol. Solubol ist ein natürlicher Emulgator, der es ermöglicht, ätherische Öle mit wässrigen Flüssigkeiten zu mischen.*
- *Bei der Herstellung von Aromaspray geben Sie bitte immer das ätherische Öl zuerst in die Flasche, danach den gewählten Zusatz (Wodka oder Solubol). So stellen Sie sicher, dass sich das Aromaöl tatsächlich ganz fein im Wasser verteilen wird (das macht es nicht von sich aus).*

Nachmittagstief-Mischung

Diese Mischung ist ideal, um die Spinnweben aus dem Gehirn zu fegen, die Sie nach dem Mittagessen oder am Nachmittag schläfrig werden lassen.

36 Tropfen	Rosmarinöl
24 Tropfen	Lemongrasöl
12 Tropfen	Basilikumöl

SO VERWENDEN SIE EINEN INHALIERSTIFT

Verschließen Sie mit einem Finger sanft Ihr linkes Nasenloch und atmen Sie durch das rechte Nasenloch ein. Verschließen Sie dann Ihr rechtes Nasenloch mit dem Finger und atmen Sie durch das linke Nasenloch ein. Machen Sie insgesamt 2 Durchgänge pro Nasenloch. Atmen Sie durch den Mund aus, nicht durch die Nase.

Geben Sie die ätherischen Öle in eine 5-ml-Glas-Tropfflasche und schütteln Sie sie gründlich. Geben Sie 21 Tropfen der Mischung in eine kleine Glas- oder Porzellanschale. Legen Sie einen Inhalierdocht in die Schale, damit er die Öle aufsaugt. Führen Sie ihn danach in das Riechelement ein und verschließen Sie den Boden des Inhalierstifts. Schieben Sie den Deckel über den Riechstift und schrauben Sie ihn fest zu.

Verbrennungen und Verbrühungen

ÖLE

- *Bergamotte*
- *Geranium*
- *Immortelle*
- *Lavendel*
- *Niaouli*
- *Römische Kamille*
- *Rosmarin Ct. Cineol*

TIPP

- *Drücken Sie am Tag nach der Verletzung das Öl von Vitamin-E-Weichkapseln auf die verbrannte bzw. verbrühte Stelle, um eine narbenfreie schnelle Heilung zu fördern.*

ANWENDUNGEN

Kalte Kompresse: Halten Sie bei kleineren Verbrennungen und kleinflächigen Verbrühungen die schmerzende Stelle unter kaltes Wasser oder legen Sie 10 Minuten lang eiskalte Lavendelhydrolat-Kompressen auf. Tupfen Sie anschließend sanft Lavendelöl oder Manukahonig auf den verbrannten bzw. verbrühten Bereich. Legen Sie ein Stück Gaze darüber und fixieren Sie die Ecken mit Heftpflaster oder Pflaster. Geben Sie einen Tag lang alle 2 Stunden 1 Tropfen Lavendelöl in die Mitte der Kompresse.

Äußerliche/lokale Anwendung: Mischen Sie in einer kleinen Glas- oder Porzellanschale 6 Tropfen Lavendelöl, 2 Tropfen Römische Kamille und 1 TL (5 ml) Aloe-vera-Gel. Tränken Sie einen Wattebausch darin und betupfen Sie den betroffenen Bereich 3–4 Mal täglich, bis die Stelle verheilt ist.

Mittelschwere bis schwere Verbrennungen und Verbrühungen müssen sofort ärztlich behandelt werden. Versuchen Sie nicht, an einer Brandwunde klebenden Stoff zu entfernen.

Verdauungsbeschwerden

Viele Menschen glauben, dass der Magen die Quelle aller Krankheiten ist. Wenn man an Verdauungsproblemen leidet, könnte man glauben, dass das stimmt.

Es gibt sehr viele unterschiedliche Verdauungsstörungen. Die einzelnen Beschwerden (Verstopfung (Seite 334), Durchfall (Seite 206), Sodbrennen (Seite 313), Magenverstimmung (Seite 266), Blähungen (Seite 189), Divertikulitis (Seite 204) sowie Reizdarmsyndrom, Seite 298) werden jeweils gesondert im Detail erklärt.

TIPP

— *Streuen Sie sich einmal täglich 2 TL (10 ml) geschrotete Leinsamen oder Flohsamenschalen über Ihr Müsli oder Ihren Joghurt. Achten Sie darauf, viel Obst und Gemüse zu essen.*

Verletzung durch wiederholte Belastung (RSI)

»Verletzung durch wiederholte Belastungen«, kurz RSI (vom englischen »repetitive strain injury«), ist ein schmerzhafter und sehr einschränkender Zustand, der entsteht, wenn dieselben Muskeln immer und immer wieder zum Einsatz kommen. Die Erkrankung ähnelt der Schleimbeutelentzündung (Bursitis), der Sehnenscheidenentzündung und möglicherweise dem Karpaltunnelsyndrom. Am häufigsten betroffen sind Handgelenke, Ellbogen und Schultern. Es ist wichtig, die Ursache zu identifizieren und zu korrigieren. Wiederholte Massagen der Muskeln, die am meisten benutzt werden, können dem Problem entgegenwirken. Zu den Behandlungsmöglichkeiten siehe »Karpaltunnelsyndrom« (Seite 252).

ÖLE

- *Ingwer*
- *Lavendel*
- *Majoran*
- *Manuka*
- *Muskatnuss*
- *Nelke*
- *Pfeffer (schwarz)*
- *Pfefferminze*
- *Römische Kamille*
- *Rose*
- *Rosmarin (Ct. Verbenon und Ct. Cineol)*
- *Schafgarbe*

Verstauchung und Zerrung

Verstauchungen sind Schäden an den Bändern, die ein Gelenk stützen, während Zerrungen Verletzungen der Muskeln sind. Der verletzte Bereich darf nicht massiert werden, bis die anfängliche Entzündung und Schwellung zurückgegangen ist. Legen Sie gegen die Schwellung und Entzündung Eisbeutel auf.

Arnika-Mischung

6 Tropfen	Lavendelöl
6 Tropfen	Rosmarinöl (Ct. Cineol oder Ct. Verbenon)
5 Tropfen	Römische Kamille
4 Tropfen	Majoranöl
3 Tropfen	Pfefferminzöl
¼ Tasse (60 ml)	Arnika-Mazerat

Geben Sie die ätherischen Öle in eine 60-ml-Glasflasche.

ANWENDUNGEN

Kalte Kompresse: Geben Sie 2 Tassen (500 ml) kaltes (nicht eiskaltes) Wasser in eine Glas- oder Porzellanschale und fügen Sie je 2–3 Tropfen Lavendel-, Kamillen- und Majoranöl hinzu. Rühren Sie gründlich um, damit sich die Öle gut vermischen. Tauchen Sie ein Tuch ein und wringen Sie es gerade so weit aus, dass es nicht tropft. Legen Sie das Tuch auf die betroffene Stelle. Wiederholen Sie diese Anwendung alle 2–3 Stunden, bis der erste Schmerz abgeklungen ist.

Massage: Nachdem die kalten Anwendungen ihre Wirkung erzielt haben und die anfängliche Erwärmung und Schwellung des Gewebes abgeklungen sind, massieren Sie den betroffenen Bereich mit Arnika-Mischung (nicht auf geschädigter oder verletzter Haut anwenden) oder Knorpel-Massagemischung (Seite 255), jeweils vermischt mit Trägeröl (Seite 147).

Verstopfung

ÖLE

- *Bitterorange*
- *Fenchel*
- *Grapefruit*
- *Ingwer*
- *Majoran*
- *Mandarine*
- *Pfeffer (schwarz)*
- *Pfefferminze*
- *Rosmarin Ct. Cineol*
- *Spearmint*

ANWENDUNG

Bauchmassage: Mischen Sie in einer kleinen Glas- oder Porzellanschale 1 Tropfen Pfefferöl (schwarz) und 1 TL erwärmtes Traubenkern- oder Mandelöl. Massieren Sie den Bauch zwei- bis dreimal täglich im Uhrzeigersinn mit dieser Mischung.

Virusinfektionen

Viren sind für die meisten Epidemien verantwortlich. Aromatherapie-Experten halten die folgenden ätherischen Öle für antiviral wirksam: Basilikum, Lorbeer, Westindischer Lorbeer, Bergamotte, Katzenminze, Zimt, Cistrose, Nelke (Knospe), Eukalyptus (globulus, smithii, radiata und dives), Immortelle, Lavandin Super, Zitrone, Limette, Litsea cubeba, Manuka, Melisse, Niaouli, Pfefferminze, Ravensara, Rosenholz, Schwarzfichte, Teebaum und Thymian (Ct. Linalool und Ct. Geraniol). Zu den Behandlungsmöglichkeiten siehe »Windpocken« (Seite 361), »Erkältung und Grippe« (Seite 215), »Herpes« (Seite 238), »Masern» (Seite 272), »Mumps« (Seite 284), »Röteln« (Seite 303) und »West-Nil-Virus« (Seite 335).

VORSICHT

— *Bevor Sie ein ätherisches Öl verwenden, beachten Sie bitte die jeweiligen Hinweise im Teil 1 dieses Buchs, »Die wichtigsten Öle von A bis Z« (Seite 37).*

Warzen

Warzen (medizinisch: Verrucae) werden von Viren verursacht. Leiden Sie unter immer wiederkehrenden oder extrem vielen Warzen, könnte es sein, dass das Immunsystem (Seite 246) Unterstützung braucht. Sprechen Sie mit Ihrem Arzt oder Heilpraktiker.

ÖLE

- *Teebaum*
- *Zimtrinde*
- *Zitrone*
- *Zitronenmyrte*
- *Calendulaöl/Ringelblumen-Mazerat*

ANWENDUNG

Äußerliche/lokale Anwendung: Geben Sie mithilfe eines Wattestäbchens 1 Tropfen Teebaum- oder Zitronenöl direkt auf die Warze und bedecken Sie sie mit einem Pflaster. Wiederholen Sie diese Anwendung zweimal täglich, bis die Warze verschwunden ist. Ist die Haut danach sehr trocken, reiben Sie sie mit ein wenig Calendulaöl ein.

West-Nil-Virus

Das West-Nil-Virus (WNV) wird durch infizierte Stechmücken auf den Menschen übertragen. Die Symptome werden leicht mit denen des Chronischen Erschöpfungssyndrom oder einer rheumatischen Erkrankung verwechselt, doch das WNV lässt sich durch Bluttests nachweisen. Für Vorschläge, was Sie gegen Erschöpfungszustände machen können (siehe auch »Chronisches Erschöpfungssyndrom«, Seite 200). Unter »Bisse und Stiche« (Seite 187) finden Sie Vorschläge, wie Sie sich vor Mückenstichen schützen können.

Wechseljahre

Die Menopause ist ein normaler Zustand des Alterns. Erste Symptome können sich bereits ein bis drei Jahre, bevor Periode und Eisprung aufhören, zeigen (Perimenopause) und mehrere Jahre danach fortbestehen. Die Wechseljahre sind eine der größten Veränderungen im Leben einer Frau. Wenn die Symptome (Stimmungsschwankungen, Hitzewallungen, Nachtschweiß, Trockenheit von Haut, Schleimhäuten und Vagina, Schlaflosigkeit, Angst, Verlust der Libido) gepaart sind mit anderen großen Veränderungen (etwa die Kinder von zuhause ausziehen), kann es eine stressige und seelisch sehr belastende Zeit sein. Die folgenden Vorschläge können Erleichterung bringen.

Hormonausgleichsmischung

30 Tropfen	Borretschsamenöl
30 Tropfen	Muskatellersalbeiöl
30 Tropfen	Geraniumöl
23 Tropfen	Bergamotteöl

Geben Sie die Öle in eine 5-ml-Glasflasche und schütteln Sie die Mischung gründlich. (Reste nicht länger als 6 Monate aufbewahren.)

ANWENDUNGEN

Vollbad: Füllen Sie die Wanne mit warmem Wasser. In der Zwischenzeit mischen Sie in einer kleinen Glas- oder Porzellanschale 1 TL (5 ml) Milch und 4–6 Tropfen Hormonausgleichsmischung. Geben Sie die Mischung ins Wasser und verteilen Sie sie gut. Tauchen Sie dann für 30 Minuten in das Bad ein und massieren Sie in dieser Zeit umherschwimmende Öltropfen in die Haut ein.

Inhalierstift: Geben Sie 25 Tropfen Hormonausgleichsmischung in eine kleine Glas- oder Porzellanschale. Legen Sie einen Inhalierdocht in die Schale, damit er die Öle aufsaugt. Führen Sie ihn danach in das Riechelement ein und verschließen Sie den Boden des Stifts. Schieben Sie den Deckel über den Riechstift und schrauben Sie ihn fest zu.

Massage: Mischen Sie in einer kleinen Glas- oder Porzellanschale 2 TL (10 ml) Traubenkern- oder Mandelöl und 6 Tropfen Hormonausgleichsmischung. Reiben Sie Bauch und unteren Rücken damit ein.

Variante: Aroma-Raumspray: Lassen Sie hierbei das Borretschsamenöl weg. Mischen Sie in einer 125-ml-Sprühflasche 75 Tropfen Hormonausgleichsmischung und 1 TL (5 ml) Wodka. Füllen Sie die Flasche mit destilliertem oder gefiltertem Wasser auf (siehe »Tipps«).

Hitzewallungen

»Cool-down«-Mischung

20 Tropfen Borretschsamenöl
20 Tropfen Muskatellersalbeiöl
20 Tropfen Geraniumöl
15 Tropfen Zypressen- oder Pfefferminzöl

Geben Sie die Öle in eine 5-ml-Glasflasche und schütteln Sie die Mischung gründlich. (Reste sollten Sie nicht länger als 6 Monate aufbewahren.)

ANWENDUNGEN

Vollbad: Füllen Sie die Wanne mit warmem Wasser. In der Zwischenzeit mischen Sie in einer kleinen Glas- oder Porzellanschale 1 TL (5 ml) Milch und 4–6 Tropfen »Cool-down«-Mischung. Geben Sie die Mischung ins Wasser und verteilen Sie sie gut. Tauchen Sie dann für 30 Minuten in das Bad ein und massieren Sie umherschwimmende Öltropfen in die Haut ein.

Massage: Mischen Sie in einer kleinen Glas- oder Porzellanschale 2 TL (10 ml) Traubenkern- oder Mandelöl und 6 Tropfen »Cool-down«-Mischung. Ist alles gründlich vermischt, können Sie Bauch, Brustkorb, Oberarme und unteren Rücken damit einreiben.

Bodyspray: Lassen Sie das Borretschsamenöl aus der »Cool-down«-Mischung weg. Mischen Sie in einer 125-ml-Sprühflasche die ätherischen Öle und fügen Sie dann 1 TL (5 ml) nicht-pasteurisierten flüssigen Honig hinzu. Fügen Sie ¼ Tasse (60 ml) Pfefferminzhydrolat und 6 TL (30 ml) destilliertes oder gefiltertes Wasser hinzu und schütteln Sie die Mischung gründlich (siehe Tipps). Sprühen Sie einen Nebel über den Körper, wenn Sie Hitzewallungen haben. Wenn Hitzewallungen Sie nachts wach halten, besprühen Sie sich vor dem Hinlegen und lassen Sie die Sprühflasche griffbereit neben dem Bett stehen.

TIPPS

- *Bei der Herstellung von Aromaspray können Sie Solubol statt Honig verwenden. Dazu nehmen Sie pro 1 Tropfen Aromaöl 4 Tropfen Solubol.*
- *Bei der Herstellung von Aromaspray geben Sie bitte immer das ätherische Öl zuerst in die Flasche, danach den gewählten Zusatz (Wodka oder Solubol).*

ÖLE

- *Geranium*
- *Limette*
- *Muskatellersalbei*
- *Pfefferminze*
- *Zypresse*

TIPPS

- *Lagern Sie das Körperspray im Kühlschrank, damit es Sie bei Hitzewallungen kühlen kann.*
- *Eine kleine Flasche Pfefferminzhydrolat im Kühlschrank hilft ebenfalls gegen Hitzewallungen. Sprühen Sie bei Bedarf Kopf, Schultern und Oberkörper großzügig ein.*

Depressionen in den Wechseljahren

ÖLE

- *Bergamotte*
- *Geranium*
- *Grapefruit*
- *Jasmin*
- *Lavendel*
- *Majoran*
- *Muskatellersalbei*
- *Neroli*
- *Niaouli*
- *Orange*
- *Petitgrain*
- *Rose*
- *Ylang Ylang*
- *Zypresse*

TIPPS

- *Geben Sie Aromaöl erst dann zum Badewasser, wenn das Wasser eingelaufen ist.*
- *Für die Bademischungen können Sie anstelle der Milch die gleiche Menge neutral-milde Flüssigseife nehmen.*
- *Verwenden Sie ätherische Öle kurz vor dem Baden oder Duschen, können Sie deren Wirkung wie folgt steigern: Mischen Sie sie mit einem Trägeröl und reiben Sie die Haut vor dem Baden oder Duschen mit dieser Mischung ein.*

»Stimmungsheber«-Mischung

20 Tropfen	Borretschsamenöl
50 Tropfen	Grapefruitöl
25 Tropfen	Geraniumöl
15 Tropfen	Petitgrain-Öl
1 Tropfen	Neroliöl

Geben Sie die Öle in eine 5-ml-Glasflasche und schütteln Sie die Mischung gründlich. (Reste sollten Sie nicht länger als 6 Monate aufbewahren.)

ANWENDUNGEN

Vollbad: Füllen Sie die Wanne mit warmem Wasser. In der Zwischenzeit mischen Sie in einer kleinen Glas- oder Porzellanschale 1 TL (5 ml) Milch und 4–6 Tropfen »Stimmungsheber«-Mischung. Geben Sie die Mischung ins Wasser und verteilen Sie sie gut. Tauchen Sie dann für 30 Minuten in das Bad ein und massieren Sie in dieser Zeit umherschwimmende Öltropfen in die Haut ein.

Massage: Mischen Sie in einer kleinen Glas- oder Porzellanschale 2 TL (10 ml) Traubenkern- oder Mandelöl und 6 Tropfen »Stimmungsheber«-Mischung. Ist alles gründlich vermischt, können Sie Bauch und unteren Rücken damit einreiben.

Aroma-Raumspray: Lassen Sie das Borretschsamenöl aus der »Stimmungsheber«-Mischung weg. Mischen Sie in einer 125-ml-Sprühflasche 75 Tropfen dieser Mischung mit 1 TL (5 ml) Wodka und schütteln Sie die die Flasche gründlich. Füllen Sie sie mit destilliertem oder gefiltertem Wasser auf und schütteln Sie die Mischung noch einmal. Sprühen Sie nach Bedarf einen Nebel über den Körper.

Inhalierstift: Lassen Sie das Borretschsamenöl aus der »Stimmungsheber«-Mischung weg. Geben Sie 21 Tropfen dieser Mischung in eine kleine Glas- oder Porzellanschale. Legen Sie einen Inhalierdocht in die Schale, damit er die Öle aufsaugt. Führen Sie ihn danach in das Riechelement ein und verschließen Sie den Boden des Inhalierstifts. Schieben Sie den Deckel über den Stift und schrauben Sie ihn fest zu.

Stimmungsschwankungen und Angstzustände

Beruhigende Mischung

40 Tropfen Kamillenöl
40 Tropfen Lavendelöl
30 Tropfen Majoranöl

Geben Sie die Öle in eine 5-ml-Glasflasche und schütteln Sie sie gründlich. Wählen Sie eine der unten beschriebenen Anwendungen.

ANWENDUNGEN

Aroma-Raumspray: Mischen Sie in einer 125-ml-Sprühflasche 75 Tropfen »Beruhigende Mischung« und 1 TL (5 ml) Wodka. Füllen Sie die Flasche mit destilliertem oder gefiltertem Wasser auf und schütteln Sie sie gründlich.

Vollbad: Füllen Sie die Wanne mit warmem Wasser. In der Zwischenzeit mischen Sie in einer kleinen Glas- oder Porzellanschale 1 TL (5 ml) Milch und 4–6 Tropfen »Beruhigende Mischung«. Geben Sie die Mischung ins Wasser und verteilen Sie sie gut. Tauchen Sie dann für 30 Minuten in das Bad ein und massieren Sie in dieser Zeit umherschwimmende Öltropfen in die Haut ein.

Inhalierstift: Geben Sie 25 Tropfen »Beruhigende Mischung« in eine kleine Glas- oder Porzellanschale. Legen Sie einen Inhalierdocht in die Schale, damit er die Öle aufsaugt. Führen Sie ihn danach in das Riechelement ein und verschließen Sie den Boden des Stifts. Schieben Sie den Deckel über den Riechstift und schrauben Sie ihn fest zu.

Massage: Mischen Sie in einer kleinen Glas- oder Porzellanschale 2 TL (10 ml) Traubenkern- oder Mandelöl und 6 Tropfen »Beruhigende Mischung«. Ist alles gründlich vermischt, können Sie Bauch und unteren Rücken damit einreiben.

Roll-On: Geben Sie 12–15 Tropfen »Beruhigende Mischung« in eine 10-ml-Roll-On-Flasche und füllen Sie sie mit Passionsblumenöl auf (das beste Öl bei Stress). Setzen Sie den Roll-On-Einsatz auf, verschließen Sie die Flasche mit der Schraubkappe und schütteln Sie sie gründlich. Bei Bedarf auf Schläfen, Handgelenken oder Schlüsselbein auftragen.

ÖLE

- *Atlaszeder/Zedernholz*
- *Bergamotte*
- *Geranium*
- *Jasmin*
- *Lavendel*
- *Majoran*
- *Mandarine*
- *Muskatellersalbei*
- *Römische Kamille*
- *Sandelholz*
- *Weihrauch*
- *Ylang Ylang*

TIPPS

- *Wenn Sie möchten, können Sie bei der Herstellung von Aromaspray Solubol statt Wodka verwenden. Dazu nehmen Sie pro 1 Tropfen Aromaöl 4 Tropfen Solubol. Solubol ist ein natürlicher Emulgator, der es ermöglicht, ätherische Öle mit wässrigen Flüssigkeiten zu mischen.*
- *Bei der Herstellung von Aromaspray geben Sie bitte immer das ätherische Öl zuerst in die Flasche, danach den gewählten Zusatz (Wodka oder Solubol). So stellen Sie sicher, dass sich das Aromaöl tatsächlich ganz fein im Wasser verteilen wird (das macht es nicht von sich aus).*

Zähne und Zahnfleisch

Regelmäßige zahnärztliche Untersuchungen, Zähneputzen nach dem Essen mit einer weichen Bürste, die Verwendung von Zahnseide und der Verzehr gesunder Lebensmittel wie Obst und rohes Gemüse, die Zähne und Kiefer beim Kauen trainieren – all das hilft, Zähne und Zahnfleisch stark und gesund zu erhalten.

Die folgenden Rezepte helfen, Infektionen im Mundraum zu vermeiden.

Auf die häufigsten Beschwerden an Zähnen und Zahnfleisch – Abszess am Zahn (Seite 175), Zahnfleischentzündung (Seite 341), Zahnschmerzen (Seite 342) – gehen wir in gesonderten Kapiteln ein.

TIPPS

- *Um Bakterienwachstum auf Zahnbürsten vorzubeugen, tauchen Sie sie in eine Lösung aus 2 Tropfen Teebaumöl und ½ Tasse (250 ml) destilliertem oder gefiltertem Wasser. Spülen Sie sie gründlich ab. Bewahren Sie Zahnbürsten immer an einem Platz mit guter Luftzirkulation auf.*
- *Beachten Sie auch die Hinweise im Kapitel »Mund- und Zahnpflege« (Seite 442).*

Minze-Zitronen-Zahnpuder

½ Tasse (125 ml)	Natron
¼ Tasse (60 ml)	feines Meersalz
4 TL (20 ml)	getrocknete Zitronenschale (verwenden Sie nur den gelben Teil), zu feinem Pulver gemahlen
4 TL (20 ml)	getrocknete Salbeiblätter, zu feinem Pulver gemahlen
3 Tropfen	Zitronenöl
2 Tropfen	Pfefferminzöl

Mischen Sie in einer kleinen Glas- oder Porzellanschale Natron, Salz, Zitronenschale und Salbei. Sieben Sie die Mischung mithilfe eines Löffelrückens durch ein feinmaschiges Sieb in eine saubere Glas- oder Porzellanschale. Fügen Sie nun tropfenweise, unter ständigem Rühren, die ätherischen Öle hinzu. Füllen Sie die Mischung in ein doppelwandiges 250-ml-Gefäß um und verschließen Sie es gut. Mischen Sie für jedes Familienmitglied ein eigenes Gefäß, damit sich Infektionen im Mundraum nicht übertragen können. Zum Anwenden stippen Sie eine feuchte Zahnbürste in das Minze-Zitronen-Zahnpuder, bürsten Sie sich damit die Zähne und spülen Sie den Mund wie gewohnt (gründlich) aus. Passen Sie auf, dass Sie beim Spülen alle Puderreste ausspucken.

Zahnfleischentzündung (Gingivitis)

Gingivitis ist eine Entzündung mit Blutungen des Zahnfleisches, weitgehend verursacht durch bakterielle Plaque und schlechte Zahnputztechnik. Machen Sie einen Termin bei Ihrem Zahnarzt, wenn das Problem schon länger vorliegt. Regelmäßiges (und korrektes) Zähneputzen mit einer mittelharten oder weichen Zahnbürste verhindert oder heilt Gingivitis. Es kann helfen, den Mund mehrmals täglich mit Gingivitis-Mundwasser zu spülen.

ANWENDUNG

Mundwasser: Geben Sie 2 Tropfen Teebaum- oder Myrrhenöl (oder je 1 Tropfen) auf einen Teelöffel (5 ml) nicht-pasteurisierten flüssigen Honig. Verrühren Sie alles gründlich mit einem Zahnstocher und geben Sie es in ½ Glas (125 ml) warmes Wasser. Rühren Sie gründlich um und spülen Sie den Mund mehrere Male mit dieser Mischung. Spucken Sie sie anschließend aus (nicht schlucken). Wiederholen Sie die Behandlung mehrmals täglich.

Gingivitis-Mundwasser

¼ Tasse (60 ml)	Sherry
8 TL (40 ml)	Weinbrand
1 TL (5 ml)	Glycerin
6 Tropfen	Thymian Ct. Linalool oder Salbeiöl
6 Tropfen	Pfefferminzöl
4 Tropfen	Myrrhenöl oder 1 TL (5 ml) Myrrhentinktur
2 Tropfen	Rosenöl und/oder 2 TL (10 ml) Rosenhydrolat

Geben Sie alle Zutaten in ein 125-ml-Glasgefäß und verrühren Sie sie gründlich. Seihen Sie die Mischung mithilfe eines Kaffeefilters in eine dunkle verschließbare Glasflasche ab. Mischen Sie ½ Tasse (125 ml) warmes Wasser mit 1 TL (5 ml) Gingivitis-Mundwasser und verrühren Sie alles gründlich. Spülen Sie den Mund mehrere Male mit dieser Mischung und spucken Sie sie dann aus (nicht schlucken). Wiederholen Sie die Behandlung mehrmals täglich.

ÖLE

- *Myrrhe*
- *Teebaum*

VORSICHT

- *Wie bereits erwähnt, sollten ätherische Öle für den Hausgebrauch nie geschluckt und nur in der vorgegebenen Verdünnung verwendet werden. Wenn Sie ätherische Öle in einer Gurgellösung oder im Mundwasser verwenden, achten Sie bitte auf die korrekte Verdünnung (wie angegeben) und spucken Sie die Flüssigkeit komplett aus, wenn Sie mit der Anwendung fertig sind.*

TIPP

- *Lesen Sie auch das Kapitel »Mund- und Zahnpflege« (Seite 442).*

Zahnschmerzen

ÖLE

- *Ingwer*
- *Majoran*
- *Muskatnuss*
- *Nelke*
- *Pfeffer (schwarz)*
- *Römische Kamille*
- *Zimt (Blatt)*

ANWENDUNGEN

Massage: Wärmen Sie einen Esslöffel in heißem (nicht kochendem) Wasser. Geben Sie 1 TL (5 ml) Traubenkernöl in den Löffel und rühren Sie mit einem Zahnstocher um. Fügen Sie 5 Tropfen Kamillenöl hinzu und rühren Sie gründlich um, damit sich die Öle gut vermischen. Massieren Sie das Öl mit den Fingerspitzen in Ihrem Gesicht ein. Konzentrieren Sie sich dabei vor allem auf die Wange über dem schmerzenden Zahn und massieren Sie entlang des Kiefers. Wiederholen Sie die Behandlung so oft wie nötig, damit der Schmerz nachlässt.

Äußerliche/lokale Anwendung: Geben Sie mithilfe eines Wattestäbchens 1 Tropfen Nelkenöl auf den schmerzenden Zahn und massieren Sie sanft das umgebende Zahnfleisch.

Zerebralparese

ÖLE

Bei Muskelkrämpfen:

- *Basilikum Ct. Linalool*
- *Eukalyptus*
- *Geranium*
- *Ingwer*
- *Lavendel*
- *Majoran*
- *Muskatnuss*
- *Zitrone*
- *Zypresse*

Bei Muskelschwäche:

- *Basilikum*
- *Eukalyptus*
- *Pfeffer (schwarz)*
- *Rosmarin*
- *Zitrone*
- *Johanniskrautöl*

Zerebralparese (auch als zerebrale [Kinder-]Lähmung bezeichnet) beschreibt eine Form der spastischen Lähmung, die dadurch verursacht wird, dass einige der Nervenzellen im Gehirn nicht funktionieren. Dies führt zu Koordinationsmangel und Muskelkrämpfen. Ziel einer aromatherapeutischen Behandlung ist es, die Muskeln zu stärken und das Krampfen zu reduzieren. Die Massagen müssen regelmäßig angewendet werden. Nach einer Weile finden Menschen mit dieser Erkrankung vielleicht Freude daran zu versuchen, sich selbst zu massieren.

Hinweis: Zur Anwendung bei Babys oder Kindern passen Sie die Menge des ätherischen Öls bei den folgenden Mischungen dem jeweiligen Alter an (siehe Kapitel »Babys und Kinder«, Seite 355).

Entspannende Muskelmischung

20 Tropfen	Zypressenöl
20 Tropfen	Majoranöl
15 Tropfen	Ingweröl
15 Tropfen	Lavendelöl
10 Tropfen	Eukalyptusöl
	Traubenkern- oder Mandelöl

Geben Sie die ätherischen Öle in eine 125-ml-Glasflasche. Füllen Sie die Flasche mit Traubenkernöl auf und schütteln Sie sie gründlich. Bewahren Sie die Mischung bis zu 12 Monate lang kühl und dunkel auf. Vor Gebrauch kräftig schütteln. Massieren Sie die »Entspannende Muskelmischung« auf Gliedmaßen und Rücken ein. Wiederholen Sie die Anwendung und wechseln Sie mit der »Muskelschwäche-Mischung« (unten) ab.

Muskelschwäche-Mischung

90 ml	Traubenkern- oder Mandelöl (1/4 Tasse + 6 TL)
6 TL (30 ml)	Johanniskrautöl
25 Tropfen	Zitronenöl
20 Tropfen	Basilikumöl
15 Tropfen	Ingweröl
15 Tropfen	Rosmarinöl

Geben Sie die Zutaten in eine 125-ml-Glasflasche und schütteln Sie sie gründlich. Bewahren Sie die Mischung bis zu 12 Monate lang kühl und dunkel auf. Vor Gebrauch kräftig schütteln. Massieren Sie die »Muskelschwäche-Mischung« auf Gliedmaßen und Rücken ein. Wiederholen Sie die Anwendung und wechseln Sie mit der »Entspannenden Muskelmischung« (Seite 342) ab.

VORSICHT

— *Bevor Sie ein ätherisches Öl verwenden, beachten Sie bitte die jeweiligen Hinweise im Teil 1 dieses Buchs, »Die wichtigsten Öle von A bis Z« (Seite 37).*

Zervikale Dysplasie

Zervikale Dysplasie ist ein Zustand des Gebärmutterhalses, der eine Vorstufe zu Krebs darstellt. Sie ist behandelbar, wenn sie in einem frühen Stadium diagnostiziert wird. Die folgende Intimspülung ist geeignet bei Grad 1 und Grad 2 der Dysplasie (wie von Ihrem Arzt diagnostiziert wurde). Bei Grad 3 oder Grad 4 kann sie parallel zur schulmedizinischen Behandlung angewendet werden.

ÖLE

— *Lavendel*
— *Teebaum*

ANWENDUNG

Intimspülung: Mischen Sie in einer Glas- oder Porzellanschale 2 Tropfen Teebaum- oder Lavendelöl und 2 Tassen (500 ml) warmes Wasser und verrühren Sie alles gut. Füllen Sie die Mischung in einen Irrigator (in den meisten Apotheken oder online erhältlich) und folgen Sie den Anweisungen des Herstellers.

Schwangerschaft, Geburt und Wochenbett

Die neun Monate der Schwangerschaft sollten die erfüllendste und außergewöhnlichste Zeit im Leben einer Frau sein, doch werdende Mütter werden oft von Angst und Unbehagen heimgesucht.

Jetzt dürfen und sollten Sie bestens für sich sorgen, damit Sie und Ihr Baby einen gesunden Start haben. Die Verwendung von ätherischen Ölen während der Schwangerschaft, bei der Geburt und danach kann körperlich und emotional unermesslich helfen. Die ätherischen Öle durchdringen die Haut und werden auch von Ihrem Baby erlebt, darum erhöhen Sie bitte nicht die Menge und nehmen Sie keine Änderung an dem Rezept vor. Einige Öle sollten niemals während der Schwangerschaft und Stillzeit verwendet werden. Die folgenden Rezepte sind nur für die äußerliche Anwendung bestimmt.

ÖLE

Während der Schwangerschaft:

- *Agonis fragrans*
- *Benzoe*
- *Douglasie*
- *Geranium*
- *Grapefruit*
- *Ingwer*
- *Lavendel*
- *Mandarine*
- *Neroli*
- *Orange*
- *Palmarosa*
- *Patchouli*
- *Römische Kamille (nicht aber Echte Kamille)*
- *Rose*
- *Rosenholz*
- *Thymian Ct. Linalool*
- *Wacholder (Beeren)*
- *Waldkiefer*
- *Weißtanne*
- *Ylang Ylang*
- *Zitrone*
- *Zypresse*

Unter der Geburt:

- *Geranium*
- *Jasmin*
- *Lavendel*
- *Muskatellersalbei*
- *Neroli*

Im Wochenbett:

- *Geranium*
- *Grapefruit*
- *Lavendel*
- *Muskatellersalbei*
- *Patchouli*
- *Römische Kamille*
- *Rose*
- *Weihrauch*

Morgendliche Übelkeit

Die folgenden Vorschläge wirken sehr schnell gegen morgendliche Übelkeit. Der Duft von Minze- oder Ingweröl wird Ihren Bauch in der Nacht beruhigen, sodass Sie ohne die unangenehme Übelkeit aufwachen sollten. Die folgenden Vorschläge können Erleichterung bringen.

Anti-Übelkeit-Mischung für Schwangere

30 Tropfen Zitronenöl
30 Tropfen Ingweröl
25 Tropfen Spearmintöl

ÖLE, DIE SIE IN DER SCHWANGERSCHAFT UND STILLZEIT MEIDEN SOLLTEN

Diese Öle sind in der Schwangerschaft und Stillzeit GEFÄHRLICH:

- *Anis*
- *Basilikum Ct. Linalool*
- *Birke*
- *Echter Lorbeer, Süßlorbeer*
- *Fenchel*
- *Jasmin (Absolue)*
- *Karottensamen*
- *Lavendelsalbei*
- *Lemongras*
- *Litsea cubeba*
- *Melisse*
- *Myrrhe*
- *Myrte*
- *Petersilie*
- *Poleiminze*
- *Rainfarn*
- *Ravintsara*
- *Sadebaum (Juniperus sabina)*
- *Salbei*
- *Schafgarbe*
- *Schopflavendel (Lavandula stoechas)*
- *Sternanis*
- *Thuja*
- *Wermut*
- *Wintergrün*
- *Ysop*
- *Zimtrinde*
- *Zitronenmyrte (Leptospermun petersonii)*
- *Zitronen-Thymian*
- *Zitronenverbene bzw. Zitronenstrauch*

Geben Sie die ätherischen Öle in eine 5-ml-Glas-Tropfflasche und schütteln Sie sie gründlich. Nutzen Sie die Mischung für ein Aromaspray oder einen Inhalierstift.

ANWENDUNGEN

Aromaspray: Mischen Sie in einer 125-ml-Sprühflasche 75 Tropfen »Anti-Übelkeit-Mischung für Schwangere« und 1 TL (5 ml) Wodka. Füllen Sie die Flasche mit destilliertem oder gefiltertem Wasser auf (siehe »Tipps«).

Inhalierstift: Geben Sie 21 Tropfen »Anti-Übelkeit-Mischung für Schwangere« in eine kleine Glas- oder Porzellanschale. Legen Sie einen Inhalierdocht in die Schale, damit er die Öle aufsaugt. Führen Sie ihn danach in das Riechelement ein und verschließen Sie den Boden des Inhalierstifts. Schieben Sie den Deckel über den Riechstift und schrauben Sie ihn fest zu. Inhalieren Sie nach Bedarf, um den Magen zu beruhigen.

TIPPS

- *Wenn Sie möchten, können Sie bei der Herstellung von Aromaspray Solubol statt Wodka verwenden. Dazu nehmen Sie pro 1 Tropfen Aromaöl 4 Tropfen Solubol.*
- *Bei der Herstellung von Aromaspray geben Sie bitte immer das ätherische Öl zuerst in die Flasche, danach den gewählten Zusatz (Wodka oder Solubol).*

Dehnungsstreifen

Sobald die Schwangerschaft festgestellt ist, ist es an der Zeit, der Haut an Bauch, Oberschenkeln, Gesäß und Brüsten besondere Pflege zu gönnen.

Dehnungsstreifen können (im Vorfeld) weitgehend vermieden, nicht aber leicht behandelt werden (im Nachhinein). Die Verwendung dieser Öle am Morgen und am Abend wird auf jeden Fall dazu beitragen, dass die sich ständig und schnell dehnende Haut geschmeidig und elastisch bleibt.

Bauchöl

80 ml	Wildrosen- bzw. Hagebuttenöl (¼ Tasse + 4 TL)
6 TL (30 ml)	Calendulaöl
40 Tropfen	Lavendelöl
40 Tropfen	Weihrauchöl
40 Tropfen	Rosenholzöl
4	Vitamin-E-Weichkapseln (250 IE) ODER ⅓ TL (1,5 ml) Vitamin-E-Öl

Stechen Sie die Vitamin-E-Weichkapseln mit der Spitze eines sauberen, scharfen Messers auf und geben Sie den Inhalt in eine 125-ml-Glasflasche. Fügen Sie die restlichen Öle hinzu und schütteln Sie die Flasche kräftig. Reiben Sie die Mischung gründlich auf die Brüste und hüftabwärts bis zu den Knien ein. Möglichst zweimal täglich anwenden.

Brustwarzen

Es macht Sinn, die Brustwarzen schon ein paar Monate vor der Geburt zu massieren. Das wird helfen, wunde Brustwarzen zu vermeiden, an denen so viele Mütter leiden, und die ihnen die Freude an der eigentlich erfüllenden Stillzeit verderben können. Bereiten Sie das folgende Öl zu und beginnen Sie einige Wochen vor der Ankunft des Babys mit der Anwendung. Sie können fertige Calendula-Salbe oder Calendulaöl auch einfach im Reformhaus oder Bioladen kaufen.

Wenn Sie stillen, achten Sie darauf, die Creme bzw. das Öl von den Brustwarzen zu waschen, bevor Sie Ihr Baby anlegen.

Brustwarzenöl

8 TL (40 ml) Calendula- oder Mandelöl
1 TL (5 ml) Weizenkeimöl
oder 2 Vitamin-E-Weichkapseln (250 IE)
25 Tropfen Römische Kamille

Geben Sie die Öle in eine 60-ml-Glasflasche und schütteln Sie sie gründlich. Massieren Sie Brustwarzen und Brustwarzenhof mit einer festen, sanft walkenden Bewegung. Waschen Sie alle Ölreste gründlich von der Brust ab, bevor Sie Ihr Baby anlegen.

△ VORSICHT

— *Vermeiden Sie Weizenkeimöl, wenn Sie eine Weizenallergie oder Glutenunverträglichkeit haben. Nehmen Sie stattdessen die im Rezept genannte Menge Vitamin E. Stechen Sie die Vitamin-E-Weichkapseln mit der Spitze eines sauberen, scharfen Messers auf und fügen Sie den Inhalt zur Mischung hinzu. Es gibt Vitamin E auch in Tropfflaschen. Falls Sie diese benutzen, verwenden Sie 2 Tropfen.*

Rückenschmerzen in der Schwangerschaft

Gegen Ende der Schwangerschaft kann eine anstrengende Zeit beginnen, da der Körper schwerer wird und häufig Rückenschmerzen auftreten. Dieses Öl ist sehr sanft und trägt dazu bei, das deprimierende Gefühl, sich dahinzuschleppen, zu lindern. Regelmäßig angewandt kann es helfen, Rückenschmerzen zu verhindern.

Rückenschmerz-Massagemischung

15 Tropfen Lavendelöl
10 Tropfen Zypressenöl
5 Tropfen Wacholderbeerenöl

Geben Sie die ätherischen Öle in eine 5-ml-Glasflasche und schütteln Sie sie gründlich. Mischen Sie in einer kleinen Glas- oder Porzellanschale 4 TL (20 ml) Traubenkern- oder Mandelöl und 8 Tropfen »Rückenschmerz-Massagemischung« und verrühren Sie alles gründlich. Bitten Sie eine Freundin oder Ihren Partner, Ihren unteren Rücken sanft mit dieser Ölmischung zu massieren.

Variante: Sie können das Öl auch für die Dammmassage nutzen. Es hat sich gezeigt, dass das Massieren des Damms die Gefahr eines Dammrisses bei der Geburt reduziert. Beginnen Sie 2 Monate vor dem Geburtstermin mit der Massage und massieren Sie zweimal täglich. Verwenden Sie dazu eine Mischung aus 4 TL (20 ml) Traubenkern- oder Mandelöl, 4 Tropfen Lavendelöl und je 2 Tropfen Geranium- und Wacholderöl.

Krampfadern

⚠ VORSICHT
Sollten Sie bereits Krampfadern haben, massieren Sie sie nicht.

Krampfadern sind weitgehend erblich, wenn also Mitglieder Ihrer Familie daran leiden, sollten Sie so früh wie möglich Vorsichtsmaßnahmen ergreifen.

Krampfadern-Massagemischung

4 TL (20 ml)	Traubenkern- oder Mandelöl
10 Tropfen	Geraniumöl
10 Tropfen	Neroliöl
5 Tropfen	Zypressenöl

Geben Sie die Öle in eine 30-ml-Glasflasche und schütteln Sie sie gründlich. Verwenden Sie pro Massage ca. 1 TL (5 ml). Massieren Sie die Beine von den Knöcheln aufwärts mit festen, dennoch sanften Strichen aufwärts. Falls das gegen Ende der Schwangerschaft schwierig für Sie ist, bitten Sie einen Freund oder eine Freundin oder Ihren Partner, es für Sie zu tun.

Angstzustände und Depressionen in der Schwangerschaft

⚠ VORSICHT
Bevor Sie ein ätherisches Öl verwenden, beachten Sie bitte die jeweiligen Hinweise im Teil 1 dieses Buchs, »Die wichtigsten Öle von A bis Z« (Seite 37).

Es ist ganz natürlich, dass sich im Laufe der Schwangerschaft widersprüchliche Gefühle einstellen. Ihr Körper macht unglaublich große Veränderungen durch, was – verstärkt durch Müdigkeit – zu Tränen und Unglücklichsein führen kann. Sollte das passieren, lassen Sie alles stehen und liegen und nehmen Sie ein Bad! Sich die Zeit für ein Bad zu nehmen, kann in der Schwangerschaft ziemlich tröstlich sein. Das Wasser trägt Ihren Bauch und nimmt das Schweregefühl, während die Wärme (nicht Hitze) des Wassers und die ätherischen Öle die düstere Stimmung vertreiben.

Bademischung für starke Nerven

20 Tropfen	Mandarinen- oder Lavendelöl
20 Tropfen	Grapefruit- oder Geraniumöl
10 Tropfen	Ylang-Ylang-Öl

Geben Sie die ätherischen Öle in eine 5-ml-Glas-Tropfflasche und schütteln Sie sie gründlich. Füllen Sie die Wanne mit warmem Wasser. In der Zwischenzeit mischen Sie in einer kleinen Glas- oder Porzellanschale 1 TL (5 ml) Milch und 4–6 Tropfen Bademischung für starke Nerven«. Geben Sie die Mischung ins Wasser und verteilen Sie sie gut. Tauchen Sie dann für 30 Minuten in das Bad ein und massieren Sie in dieser Zeit umherschwimmende Öltropfen auf Bauch und Brüste ein. Entspannen Sie sich, halten Sie Zwiegespräche mit Ihrem Baby und genießen Sie das Bad!

TIPP

Baden Sie dann, wenn andere Kinder in der Schule sind, oder bitten Sie eine Freundin oder Verwandte, für etwa eine halbe Stunde auf kleinere Kinder aufzupassen. Sollten Sie kein Badewannenkissen besitzen, füllen Sie eine Wärmflasche mit warmem Wasser und legen Sie sie in den Nacken (die Wärme fördert die Entspannung).

Die Geburt

Jetzt ist es soweit! Bald werden Sie den kleinen Menschen sehen, der neun Monate lang Ihr ständiger Begleiter gewesen ist. Ein paar Öle können helfen, Ihr Baby auf der Welt willkommen zu heißen. Sie werden sich sehr anstrengen müssen während der Reise des Babys aus der Gebärmutter in die Welt. Ihre Bedürfnisse und Wünsche sind zu diesem Zeitpunkt von größter Bedeutung! Also machen Sie etwas daraus. Zögern Sie nicht zu sagen, was Sie brauchen.

Die ersten Phasen der Geburt können sich wirklich hinziehen, wenn Sie nur dasitzen und auf die nächste Wehe warten. Also gehen Sie spazieren (in der Nähe Ihres Zuhauses und natürlich nicht allein), denn dies kann dazu beitragen, die Dinge zu beschleunigen. Sollten Sie zu besorgt sein, um das Haus zu verlassen, lenken Sie sich mit Hausarbeit ab.

Wenn die Wehen stärker werden und in kürzeren Abständen auftreten, könnten Sie ein warmes Bad genießen, dem Sie 6 Tropfen Lavendelöl zufügen. Auch ruhige Musik, eine Wärmflasche für den schmerzenden unteren Rücken, Lippensalbe für trockene Lippen, gefrorener Fruchtsaft oder Eiswürfel, um daran zu saugen, und verdünnter Apfelsaft, um den Blutzuckerspiegel konstant zu halten, können Ihnen jetzt helfen. Die folgende Massagemischung wird dazu beitragen, Ihre Beschwerden zu lindern, die Wehen sanft zu beschleunigen, eine ruhige und zentrierte Atmosphäre zu schaffen und Bakterien in der Luft abzutöten.

»Baby, komm!«-Massagemischung

8 TL (40 ml)	Mandelöl
5 Tropfen	Muskatellersalbeiöl
5 Tropfen	Lavendelöl

3 Tropfen	Geranium- oder Weihrauchöl
3 Tropfen	Rosen- oder co-destilliertes Rosen-/Geranienöl

Geben Sie die Öle in eine 60-ml-Glasflasche und schütteln Sie sie gründlich. Während der ersten Phase der Wehen massieren Sie Ihren Bauch nur einmal mit dieser Mischung, mit leichtesten Streichbewegungen. Lassen Sie sich den unteren Rücken so oft und so kräftig, wie es Ihnen guttut, massieren. Zeigen Sie der massierenden Person, welche Bewegungen an welchen Stellen am angenehmsten und hilfreichsten für Sie sind.

TIPPS

- *Wenn Sie möchten, können Sie bei der Herstellung von Aromaspray Solubol statt Wodka verwenden. Dazu nehmen Sie pro 1 Tropfen Aromaöl 4 Tropfen Solubol.*
- *Bei der Herstellung von Aromaspray geben Sie bitte immer das ätherische Öl zuerst in die Flasche, danach den gewählten Zusatz (Glycerin oder Solubol). So stellen Sie sicher, dass sich das Aromaöl tatsächlich ganz fein im Wasser verteilen wird (das macht es nicht von sich aus).*

Baby-Willkommensspray

Heißen Sie Ihr Baby in einem Zimmer willkommen, das nach ätherischen Ölen duftet. Ihr Baby wird später diesen Duft mit liebevollen Menschen in seinem Leben und mit Trost verbinden. Zudem entspannt es auch Sie als werdende Mutter. Soll das Baby von einem anderen Familienmitglied oder einem Freund der Familie im Arm gehalten werden, besprühen Sie zuerst dessen T-Shirt auf der Vorderseite mit der folgenden Mischung. Das Baby wird den Duft mit »Mama« assoziieren und wohl möglicherweise nicht weinen. Das funktioniert meist auch gut mit Babysittern, um Trennungsangst zu verringern.

1 TL (5 ml)	Glycerin oder Solubol
60 Tropfen	Lavendelöl
¼ Tasse (60 ml)	Lavendelhydrolat
¼ Tasse (60 ml)	destilliertes oder gefiltertes Wasser

Mischen Sie in einer 125-ml-Sprühflasche Glycerin und Lavendelöl und schütteln Sie sie gründlich. Fügen Sie Lavendelhydrolat und Wasser hinzu und schütteln Sie die Flasche erneut. Vor Gebrauch kräftig schütteln.

Nach der Geburt

Jetzt werden Sie und Ihr Baby eine wundervolle Zeit haben und einander kennenlernen. Diese Zeit kann natürlich stressig und eine große Herausforderung sein. Ätherische Öle können Ihnen helfen, einige der lästigen Probleme, die gelegentlich auftreten, zu vermeiden oder zu vertreiben. Die Auswahl an Ölen ist immer noch begrenzt, da die Öle in die Muttermilch übergehen.

Stillen

Es würde den Rahmen dieses Buches sprengen, das Stillen in der gebotenen Tiefe zu besprechen. Doch auch wenn Sie sich vielleicht schon gegen das Stillen entschieden haben, möchten wir versuchen, Sie zu überreden, es zumindest in den ersten Lebenstagen zu probieren, während das Kolostrum für Ihr Baby gebildet wird. Kolostrum ist eine dünnflüssige, cremefarbene Flüssigkeit, die wichtige Bestandteile zur Unterstützung des Immunsystems des Babys enthält.

Das Wichtigste, damit es mit dem Stillen klappt, ist, die Mutter entspannt zu halten. Trinken Sie viel Wasser und hin und wieder auch eine Tasse Fencheltee, essen Sie Haferflocken und schlafen Sie ausreichend – das alles kann helfen.

ANWENDUNGEN

Vollbad: Mischen Sie in einer kleinen Glas- oder Porzellanschale 4–6 Tropfen Lavendelöl und 1 TL (5 ml) Milch. Geben Sie die Mischung ins Badewasser und verteilen Sie sie gut. Tauchen Sie dann für 30 Minuten in das Bad ein und massieren Sie in dieser Zeit umherschwimmende Öltropfen in die Haut ein.

Inhalierstift: Träufeln Sie 1 Tropfen Lavendel- und 1 Tropfen Mandarinenöl auf ein Taschentuch und inhalieren Sie den Duft. Das ist ein belebendes und zugleich entspannendes Stärkungsmittel.

TIPPS

- *Geben Sie Aromaöl erst dann zum Badewasser, wenn das Wasser eingelaufen ist. Ansonsten könnten einige der wertvollen Essenzen verdunsten und Sie nicht in den vollen Genuss der ätherischen Öle kommen.*
- *Für die Bademischungen können Sie anstelle der Milch die gleiche Menge neutral-milde Flüssigseife nehmen, wenn Ihnen das lieber ist.*
- *Verwenden Sie ätherische Öle kurz vor dem Baden oder Duschen, können Sie deren Wirkung wie folgt intensivieren: Mischen Sie sie mit einem Trägeröl und reiben Sie die Haut vor dem Baden oder Duschen mit dieser Mischung ein. Auf diese Weise können die Aromaöle von der Haut aufgenommen werden und in den Blutkreislauf gelangen. Und Sie profitieren gleich doppelt, denn das warme Wasser fördert die Verdunstung der ätherischen Öle, sodass Sie sie leichter einatmen können.*

Brustabszess

Eine Brustinfektion kann zu diesem Zeitpunkt sehr schmerzhaft und belastend sein. Sprechen Sie mit einem Arzt, wenn Sie Fieber haben.

Mischung gegen Brustabszesse

10 Tropfen Geraniumöl
15 Tropfen Römische Kamille

Geben Sie die ätherischen Öle in eine 5-ml-Glasflasche und schütteln Sie sie gründlich.

ANWENDUNGEN

Massage: Mischen Sie in einer kleinen Glas- oder Porzellanschale 4 TL (20 ml) Traubenkern- oder Mandelöl und 8 Tropfen »Mischung gegen Brustabszesse«. Ist alles gründlich vermischt, können Sie die Brüste bis zu viermal täglich damit einreiben.

Heiße Kompresse: Geben Sie 1 Tasse (250 ml) heißes Wasser in eine Glas- oder Porzellanschale und fügen Sie 4–6 Tropfen »Mischung gegen Brustabszesse« hinzu. Rühren Sie gründlich um, damit sich die Öle gut vermischen. Tauchen Sie ein Tuch ein und wringen Sie es gerade so weit aus, dass es nicht tropft. Legen Sie das Tuch auf die Brust, bedecken Sie sie mit einem Stück Plastikfolie und fixieren Sie es mit dem BH. Wiederholen Sie diese Behandlung alle 4 Stunden.

Wunder Damm

Der Damm kann nach der Geburt sehr wund sein. Auch wenn Sie nicht genäht wurden, sind oft kleine Risse oder Wunden vorhanden, die unangenehm sind.

> △ VORSICHT
>
> *Vermeiden Sie Weizenkeimöl, wenn Sie eine Weizenallergie oder Glutenunverträglichkeit haben. Nehmen Sie stattdessen die im Rezept genannte Menge Vitamin E. Stechen Sie die Vitamin-E-Weichkapseln mit der Spitze eines sauberen, scharfen Messers auf und fügen Sie den Inhalt zur Mischung hinzu. Es gibt Vitamin E auch in Tropfflaschen. Falls Sie diese benutzen, verwenden Sie 2 Tropfen.*

Damm-Massageöl

9 TL (45 ml)	Macadamia- oder Sonnenblumenöl
1 TL (5 ml)	Weizenkeimöl oder 2 Vitamin-E-Weichkapseln (250 IE)
8 Tropfen	Lavendelöl
8 Tropfen	Geraniumöl

Geben Sie die Öle in eine 60-ml-Glasflasche und schütteln Sie sie gründlich. Beachten Sie die unten aufgeführten Anwendungshinweise.

ANWENDUNGEN

Kühle Kompresse: Geben Sie 1 Tasse (250 ml) kühles (nicht eiskaltes) Wasser in eine Glas- oder Porzellanschale und fügen Sie 5 Tropfen »Damm-Massageöl« hinzu. Verrühren Sie alles gründlich, damit sich die Öle vermischen. Tauchen Sie ein Tuch ein und wringen Sie es gerade so weit aus, dass es nicht tropft. Legen Sie das Tuch auf den Damm. Wiederholen Sie diese Behandlung häufig.

Massage: Geben Sie eine kleine Menge »Damm-Massageöl« in die Handfläche und massieren Sie den Damm zweimal täglich 2 Minuten lang.

Damm-Sitzbad

8 TL (40 ml)	Meersalz
1 TL (5 ml)	Traubenkern- oder Mandelöl
2 Tropfen	Teebaumöl
2 Tropfen	Zypressen- oder Geraniumöl

Füllen Sie die Wanne mit gerade so viel warmem Wasser, dass es die Hüften bedeckt. In der Zwischenzeit mischen Sie die Zutaten in einer kleinen Glas- oder Porzellanschale. Geben Sie diese Mischung ins Badewasser und rühren Sie kräftig, um die Öle im Wasser zu verteilen und das Salz aufzulösen. Setzen Sie sich für 10 Minuten in das Bad und massieren Sie in dieser Zeit umherschwimmende Öltropfen in die Haut ein.

Postnatale Depression

Nur wenige Menschen können postnatale Depressionen nachvollziehen und können mitfühlen, wenn sie es nicht selbst erlebt haben. Die Depression kann mild sein (das erleben die meisten Frauen am zweiten oder dritten Tag nach der Geburt), aber auch sehr schwer. Gönnen Sie sich viel Ruhe und verwöhnen Sie sich selbst – das hilft Ihnen zu entspannen. Dann haben Sie mehr Energie und Motivation, mit dem Baby und der Hausarbeit fertig zu werden. Benutzen Sie die folgenden Öle, um Ihre Stimmung zu heben und Zuversicht zu tanken.

ÖLE

- *Bergamotte*
- *Geranium*
- *Grapefruit*
- *Jasmin*
- *Lavendel*
- *Mandarine*
- *Weihrauch*
- *Zitrone*

Babyblues-Bezwinger

30 Tropfen	Bergamotteöl
30 Tropfen	Lavendelöl
20 Tropfen	Geranium- oder Weihrauchöl
20 Tropfen	Grapefruit- oder Mandarinenöl

Geben Sie die ätherischen Öle in eine 30-ml-Glasflasche und schütteln Sie sie gründlich. Wählen Sie eine der unten beschriebenen Anwendungen.

TIPPS

- *Wenn Sie möchten, können Sie bei der Herstellung von Aromaspray Solubol statt Wodka verwenden. Dazu nehmen Sie pro 1 Tropfen Aromaöl 4 Tropfen Solubol.*
- *Bei der Herstellung von Aromaspray geben Sie bitte immer das ätherische Öl zuerst in die Flasche, danach den gewählten Zusatz (Wodka oder Solubol).*
- *Geben Sie Aromaöl erst dann zum Badewasser, wenn das Wasser eingelaufen ist.*
- *Für die Bademischungen können Sie anstelle der Milch die gleiche Menge neutral-milde Flüssigseife nehmen.*
- *Verwenden Sie ätherische Öle kurz vor dem Baden oder Duschen, können Sie deren Wirkung wie folgt intensivieren: Mischen Sie sie mit einem Trägeröl und reiben Sie die Haut vor dem Baden oder Duschen mit dieser Mischung ein.*

ANWENDUNGEN

Aroma-Raumspray: Mischen Sie in einer 125-ml-Sprühflasche 75 Tropfen »Babyblues-Bezwinger« und 1 TL (5 ml) Wodka. Füllen Sie die Flasche mit destilliertem oder gefiltertem Wasser auf (siehe »Tipps«) und schütteln Sie sie gründlich.

Vollbad: Füllen Sie die Wanne mit warmem Wasser. In der Zwischenzeit mischen Sie in einer kleinen Glas- oder Porzellanschale 1 TL (5 ml) Milch und 4–6 Tropfen »Babyblues-Bezwinger«. Geben Sie die Mischung ins Wasser und verteilen Sie sie gut. Tauchen Sie dann für 30 Minuten in das Bad ein und massieren Sie in dieser Zeit umherschwimmende Öltropfen in die Haut ein.

Inhalierstift: Geben Sie 21 Tropfen »Babyblues-Bezwinger« in eine kleine Glas- oder Porzellanschale. Legen Sie einen Inhalierdocht in die Schale, damit er die Öle aufsaugt. Führen Sie ihn danach in das Riechelement ein und verschließen Sie den Boden des Inhalierstifts. Schieben Sie den Deckel über den Riechstift und schrauben Sie ihn fest zu.

Massage: Mischen Sie in einer kleinen Glas- oder Porzellanschale 4 TL (20 ml) Traubenkern- oder Mandelöl und 8 Tropfen »Babyblues-Bezwinger«. Ist alles gründlich vermischt, können Sie den ganzen Körper damit einreiben.

Babys und Kinder

Unsere Kinder verdienen das Beste. Durch die Verwendung reiner, natürlicher Öle für ihren Körper schenken Sie ihnen genau das.

Die folgende Tabelle nennt die Ölmengen, die in Zubereitungen für Babys und Kinder verwendet werden können. Die meisten ätherischen Öle sind zu intensiv für die Haut von Neugeborenen und sollten nicht verwendet werden, bevor das Baby mindestens 3 Monate alt ist. Dank ihrer sanften Natur können Römische Kamille und Lavendel auch bei Kindern unter 2 Monaten angewendet werden, wenn sie in einer reinen, parfümfreien Lotion korrekt verdünnt werden. Eine sichere Verdünnung ist 6 Tropfen in ½ Tasse (125 ml) Mandelöl.

△ VORSICHT

- *Bevor Sie ein ätherisches Öl verwenden, beachten Sie bitte die jeweiligen Hinweise im Teil 1 dieses Buchs, »Die wichtigsten Öle von A bis Z« (Seite 37).*
- *Verwenden Sie Eukalyptus smithii oder Rosmarinöl nicht auf oder in der Nähe des Gesichts von Säuglingen und Kindern unter 10 Jahren.*

Altersgerechte Aromaöle

ALTER DES KINDES	ÄTHERISCHE ÖLE
3 Tage bis 3 Monate	Römische Kamille, Lavendel, Mandarine
3 Monate bis 5 Jahre	Römische Kamille, Lavendel, Mandarine sowie Zedernholz, Bergamotte, Geranium, Ingwer, Majoran, Orange, Rose, Rosmarin, Sandelholz, Teebaum, Thymian Ct. Linalool, Weihrauch, Ylang Ylang, Zitrone
5 Jahre bis zur Pubertät	Alle Öle, die sicher für Erwachsene sind, doch in geringeren Mengen.

BABYS

BABYBAD

Baden mit einem ätherischen Öl kann eine genussvolle Erfahrung für Eltern und Kind sein. Wird das ätherische Öl während des Badens eingeatmet, kann das sehr entspannend wirken. Aus therapeutischer Sicht kann ein Bad mit ätherischen Ölen bei Hauterkrankungen helfen sowie leichte Schmerzen und kleine Wehwehchen lindern; achten Sie aber bitte darauf, altersgemäße Öle zu verwenden (siehe Tabelle!).

MISCHUNGEN FÜR'S BABYBAD

Füllen Sie die Wanne, geben Sie eine altersgemäße Bademischung hinzu und rühren Sie kräftig, um die Öle im Wasser zu verteilen.

Mischungen für's Babybad

ALTER	BABYBAD
3 Tage bis 3 Monate	Vermischen Sie 1 Tropfen Kamillenöl (Römische Kamille), Lavendelöl oder Mandarinenöl gründlich mit 1 TL (5 ml) Milch, Mandelöl oder neutral-milder Flüssigseife.
3 Monate bis 3 Jahre	Vermischen Sie 1 Tropfen altersgemäßes ätherisches Öl (Seite 355) gründlich mit 1 TL (5 ml) Milch, Mandelöl oder neutral-milder Flüssigseife.
3–7 Jahre	Vermischen Sie 2 Tropfen altersgemäßes ätherisches Öl gründlich mit 1 TL (5 ml) Milch, Mandelöl oder neutral-milder Flüssigseife.
7–10 Jahre	Vermischen Sie 3–5 Tropfen altersgemäßes ätherisches Öl gründlich mit 1 TL (5 ml) Milch, Mandelöl oder neutral-milder Flüssigseife.
10 Jahre bis zur Pubertät	Vermischen Sie 4–6 Tropfen altersgemäßes ätherisches Öl gründlich mit 1 TL (5 ml) Milch, Mandelöl oder neutral-milder Flüssigseife.

DAS ERSTE LEBENSJAHR

Wenn ein Baby 3 Tage alt ist, können Römische Kamille, Lavendel und Mandarine als Aromaöle eingeführt werden. Die Öle helfen, das Nervensystem zu beruhigen und aktivieren das Immunsystem; sie wirken auch antibakteriell und schwach antiviral. Verwenden Sie diese Öle, um Babys zu beruhigen, die unruhig sind, sich kratzen oder eine Erkältung haben. Ein Tropfen Lavendel oder Römische Kamille in einem Aromazerstäuber oder in einer Schüssel mit warmem Wasser in der Nähe von Babys Bettchen sollte erholsamen Schlaf schenken. Mandarine kann bei schmerzhaften Blähungen und Angstzuständen helfen. Sobald das Baby älter als 3 Monate ist, können Sie weitere ätherische Öle verwenden und die Dosis vorsichtig erhöhen. Überschreiten Sie jedoch nie die in den Rezepten genannten Mengen ätherischer Öle.

BABYMASSAGE

Alle Babys lieben es, massiert zu werden. Es stärkt die Bindung und hat eine beruhigende Wirkung, wenn ein Baby an Koliken leidet, unruhig oder insgesamt unglücklich ist. Achten Sie aber bitte darauf, altersgemäße Öle (Seite 355) zu verwenden. Für Neugeborene ist Mandelöl das beste Trägeröl, denn es ist rückfettend und nährend für trockene Haut. Es lindert Juckreiz und kann gereizte Babypopos beruhigen, oder auch bei Milchschorf helfen, falls dies ein Problem sein sollte. Auch Wiesenschaumkrautöl ist eine gute Alternative für Babys, da es rückfettend wirkt und gut einzieht. Wiesenschaumkrautöl und Mandelöl können in den ersten 2 Lebenstagen des Babys einzeln oder gemischt verwendet werden.

Sanftes Babyöl

¼ Tasse (60 ml)	Mandelöl
6 bzw. 9 Tropfen	»Milde Mischung fürs Baby«

Mischen Sie in einer kleinen Glasflasche das Mandelöl mit der »Milden Mischung fürs Baby« (Seite 358). Für Babys und Kinder von 2–24 Monaten verwenden Sie 6 Tropfen, für Kinder von 2–12 Jahren verwenden Sie 9 Tropfen der Milden Mischung. Dieses Öl kann vielseitig genutzt werden. Bewahren Sie es kühl und dunkel auf. Im Kühlschrank ist es bis zu 1 Jahr haltbar.

ANWENDUNGEN

Windelwechsel: Träufeln Sie »Sanftes Babyöl« auf ein Feuchttuch und reinigen Sie das Baby damit, wenn Sie seine Windel wechseln.

Massage: Nach dem Baden massieren Sie das Baby mit dem »Sanften Babyöl«, um seiner Haut Feuchtigkeit zu spenden und es zu entspannen. Lassen Sie den Genitalbereich und die Augenregion dabei aus und schenken Sie besonders den kleinen Füßen viel Beachtung.

Basis-Massageöl für Babys und Kinder

½ Tasse	Mandelöl
6, 9 bzw. 18 Tropfen	altersgemäße Öle (Seite 355), einzeln oder gemischt

Für Babys (3 Tage bis 12 Monate) verwenden Sie 6 Tropfen ätherisches Öl, für Kinder von 1–12 Jahren verwenden Sie 9 Tropfen und für ältere Kinder ab 13 Jahren verwenden Sie 18 Tropfen. Geben Sie das Mandelöl

TIPP

Um die Haltbarkeit des Massageöls zu verlängern, könnten Sie eine Mischung aus Mandelöl und 5 % bis 10 % unraffiniertem Weizenkeimöl verwenden. Weizenkeimöl ist ein natürliches Konservierungsmittel, reich an Antioxidantien und Vitamin E. Es sollte im Kühlschrank aufbewahrt und bei Gluten- oder Weizenunverträglichkeit nicht verwendet werden. Sie können auch eine Vitamin-E-Softkapsel öffnen und Ihrem Massageöl hinzufügen. Viele Faktoren können die Lebensdauer des Produkts beeinflussen, einschließlich des Alters der jeweils verwendeten Öle. Der Zusatz von Weizenkeimöl (5 % bis 10 %) oder Vitamin E (0,5 % bis 1,5 %) verlängert die Haltbarkeit einer Massageölmischung um 3–6 Monate.

in eine 125-ml-Glasflasche. Fügen Sie die ätherischen Öle hinzu und schütteln Sie die Mischung gründlich. Bewahren Sie sie kühl und dunkel auf. Vor Gebrauch kräftig schütteln.

Variante: Wenn Sie möchten, können Sie halb Wiesenschaumkrautöl, halb Mandelöl verwenden.

Milde Mischung fürs Baby

Wir empfehlen Ihnen, eine kleine Flasche dieser Mischung herzustellen, da sie in vielen der folgenden Rezepte verwendet wird. Als Beimischung in Massageölen trägt sie dazu bei, verschiedene Symptome – von Kolik bis Unruhe – zu lindern. Sie ist auch allgemein für die Hautpflege nützlich, etwa zum Lösen des Milchschorfs oder zum Einölen nach dem Baden. Sie können sie auch ins Badewasser des Babys geben (siehe »Mischungen für's Babybad«, Seite 356).

48 Tropfen Lavendelöl
30 Tropfen Kamillenöl

Geben Sie die ätherischen Öle in eine 5-ml-Glas-Tropfflasche und schütteln Sie die Mischung gründlich.

ANWENDUNGEN

Milchschorf (für Babys über 3 Monate): Um den Schorf abzulösen, mischen Sie in einer Glas- oder Porzellanschale 4 Tropfen »Milde Mischung fürs Baby«, 2 Tropfen Zedernholz- oder Sandelholzöl und ¼ Tasse (60 ml) Mandelöl. Massieren Sie die Kopfhaut des Babys sanft mit dieser Mischung. Lassen Sie sie über Nacht einwirken und waschen Sie am nächsten Morgen den Kopf des Babys mit Shampoo. Schäumen und spülen Sie gründlich – sonst könnten sich die Beschwerden verschlimmern. Wiederholen Sie die Behandlung so oft wie nötig.

VORSICHT

- *Ätherische Öle dürfen nicht eingenommen bzw. geschluckt werden und müssen vor ihrer Verwendung stets angemessen verdünnt werden. Besonders wichtig ist dies, wenn sie bei Babys und Kindern angewendet werden.*
- *Verdünnte oder unverdünnte ätherische Öle können bei Kontakt mit den Augen bleibende Schäden hinterlassen. Ist ätherisches Öl ins Auge gelangt, spülen Sie das Auge sofort mit kalter Milch oder Pflanzenöl, um das Öl zu verdünnen. Lässt das Brennen nicht nach, begeben Sie sich mit Ihrem Kind sofort in ärztliche Behandlung.*
- *Besteht die Gefahr, dass das Baby an einer Nussallergie leidet, ersetzen Sie das in einem Rezept geforderte Mandelöl durch die gleiche Menge Wiesenschaumkrautöl.*

Koliken

Wenn das Baby unter Koliken leidet, ist das sowohl für Sie als auch für das Kind sehr belastend. Beruhigende ätherische Öle wie Lavendel tragen zur Verbesserung der Lage bei.

ÖLE

- *Ingwer*
- *Kamille*
- *Lavendel*
- *Mandarine*

ANWENDUNG

Massage (für Babys über 3 Monate): Mischen Sie in einer 60-ml-Glasflasche 4 Tropfen »Milde Mischung fürs Baby« (Seite 358), je 1 Tropfen Ingwer- und Mandarinenöl und ¼ Tasse (60 ml) Mandelöl. Massieren Sie den Bauch des Babys im Uhrzeigersinn; sparen Sie die Genitalien dabei aus.

TIPP

Um die Haltbarkeit des Massageöls zu verlängern, könnten Sie eine Mischung aus Mandelöl und 5% bis 10% unraffiniertem Weizenkeimöl verwenden. Weizenkeimöl ist ein natürliches Konservierungsmittel. Im Kühlschrank aufbewahren. Bei Weizenunverträglichkeit nicht nutzen. Sie können auch eine Vitamin-E-Kapsel öffnen und Ihrem Massageöl hinzufügen. Durch Weizenkeimöl oder Vitamin E ist Massageöl 3–6 Monate länger haltbar.

Husten und Erkältung

ANWENDUNGEN

Aromazerstäuber oder Duftlampe: Für Babys, die älter als 3 Monate sind, geben Sie 2 Tropfen Teebaumöl in den Zerstäuber (befolgen Sie dabei bitte die Anweisungen des Herstellers) oder 3 Tropfen in eine Duftlampe. Neben dem Babybettchen aufgestellt, unterstützt dies die Atmung. Ist das Baby jünger als 3 Monate, verwenden Sie Eukalyptus staigeriana.

Massage (für Babys über 3 Monate): Mischen Sie in einer kleinen Glas- oder Porzellanschale je 1 Tropfen Lavendel-, Teebaum- und Zitronenöl und 6 TL (30 ml) parfümfreie Babylotion oder Mandelöl. Verwenden Sie die Mischung für eine Brust- und Rückenmassage.

ÖLE

- *Lavendel*
- *Teebaum*
- *Zitrone*

Windelausschlag

Heilende Lotion für den Babypopo

Diese beruhigende Lotion kann bei jedem Windelwechseln verwendet werden.

4 TL (20 ml)	Calendulaöl/Ringelblumen-Mazerat
4 TL (20 ml)	Mandelöl
8 Tropfen	»Milde Mischung fürs Baby« (Seite 358)
2 Tropfen	Weihrauchöl
2 Tropfen	Geraniumöl
80 ml	parfümfreie Babylotion (¼ Tasse + 4 TL)

Geben Sie die »Milde Mischung fürs Baby« mit den Ölen in eine 125-ml-Flasche und schütteln Sie die Mischung gründlich. Fügen Sie die Lotion hinzu und schütteln Sie kräftig, bis alles gut vermischt ist.

ÖLE

- *Kamille*
- *Lavendel*
- *Teebaum*

TIPPS

- *Vermeiden Sie parfümhaltige Babylotionen und verwenden Sie nur solche mit natürlichen organischen Konservierungsmitteln. Die Gesundheits- und Beautyabteilung eines vertrauenswürdigen Bioladens ist der richtige Ort, um nach einem geeigneten Produkt für das Baby zu suchen.*
- *Bei Soor (Pilzbefall) ersetzen Sie die Maisstärke durch Pfeilwurzpulver. Geben Sie den fertigen Puder in eine kleine Puderdose, um ihn bequem auftragen zu können.*

Puder gegen Windelausschlag

Dieser Puder eignet sich hervorragend, um Windelausschlag vorzubeugen.

2 Tassen (500 ml) Maisstärke
8 TL (40 ml) Zinkoxidpulver
20 Tropfen Lavendelöl

Mischen Sie in einer kleinen Glas- oder Porzellanschale die Maisstärke gründlich mit dem Zinkoxidpulver. Fügen Sie tropfenweise das Lavendelöl hinzu und rühren Sie dabei ununterbrochen, sodass sich keine Klümpchen bilden. Decken Sie die Schüssel mit Plastikfolie ab und lassen Sie sie 4 Tage lang ruhen, bis das ätherische Öl die trockenen Bestandteile durchdrungen hat. Füllen Sie den Puder in einen luftdichten Behälter um und bewahren Sie ihn bei Zimmertemperatur auf. Er ist bis zu 1 Jahr haltbar. Vor Gebrauch kräftig schütteln. Pudern Sie den Babypopo beim Windelwechsel sparsam ein.

Beruhigende Waschlotion bei Windelausschlag

1 TL (5 ml) neutral-milde Flüssigseife
2 Tropfen Teebaumöl
2 Tassen (500 ml) warmes Wasser

Mischen Sie in einer Glas- oder Porzellanschale die neutral-milde Flüssigseife gründlich mit dem Teebaumöl und rühren Sie das warme Wasser ein. Verwenden Sie diese Mischung, um den Babypopo zu waschen. Trocknen Sie die Haut sanft ab und verwenden Sie dann entweder den Puder gegen Windelausschlag oder die »Heilende Lotion für den Babypopo« (Seite 359).

Insektenstiche oder -bisse

Insektenstichpaste

1 TL (5 ml) Natron bzw. Natriumbikarbonat
1 Tropfen Lavendelöl
destilliertes oder gefiltertes Wasser

Mischen Sie in einer kleinen Glas- oder Porzellanschale das Natron bzw. Natriumbikarbonat gründlich mit dem Lavendelöl. Fügen Sie gerade so viel destilliertes oder gefiltertes Wasser hinzu, bis eine weiche Paste entsteht. Betupfen Sie die Stiche häufig.

Variante: Ersetzen Sie das Wasser durch Lavendel- oder Immortellenhydrolat, um die Insektenstichpaste noch wirksamer zu machen.

Überreiztheit

Für Babys über 3 Monate: Baden Sie das Baby mit einem Zusatz aus Mandarinen- und Lavendelöl. Füllen Sie die Wanne mit warmem Wasser. In der Zwischenzeit mischen Sie in einer kleinen Glas- oder Porzellanschale die entsprechenden Tropfen eines altersgemäßen Öls (Seite 355) und 1 TL (5 ml) Milch oder neutral-milde Flüssigseife und verrühren Sie alles gründlich. Geben Sie diese Mischung ins Badewasser und rühren Sie kräftig, um die Öle im Wasser zu verteilen. Baden Sie dann Ihr Baby.

Zahnen

Gesichtsmassage: Mischen Sie in einer kleinen Glas- oder Porzellanschale 1 Tropfen Kamillenöl und 1 TL (5 ml) Mandelöl. Massieren Sie sanft Wangen und Kiefer des Babys; sparen Sie die Augenpartie dabei aus.

KLEINKINDER UND ÄLTERE KINDER

Selbst wenn das Baby es schon bis zum fortgeschrittenen Alter von einem Jahr geschafft hat, braucht es noch kleinere Mengen an ätherischen Ölen als ein älteres Kind.

△ VORSICHT

Bevor Sie ein ätherisches Öl verwenden, beachten Sie bitte die jeweiligen Hinweise im Teil 1 dieses Buchs, »Die wichtigsten Öle von A bis Z« (Seite 37). Besonderer Hinweis: Verwenden Sie Eukalyptus smithii- oder Rosmarinöl nie im Gesicht oder in der Nähe des Gesichts eines Babys oder Kindes unter 10 Jahren.

Windpocken

Windpocken sind eine sehr ansteckende Viruserkrankung. Sie beginnen als fiebrige Erkältung, dann tritt ein fleckiger roter Hautausschlag auf, der wie Insektenstiche aussieht. Die Flecken entwickeln sich zu Blasen,

ÖLE

- *Geranium*
- *Lavendel*
- *Ravensara*
- *Römische Kamille*
- *Teebaum*
- *Weihrauch*
- *Zitrone*

die häufig sehr stark jucken. Ätherische Öle beruhigen den Juckreiz – und das Kind!

Windpockenmischung

2 Tassen (500 ml)	Natron bzw. Natriumbikarbonat
10 Tropfen	Römische-Kamille-Öl
5 Tropfen	Geraniumöl
5 Tropfen	Lavendelöl

Geben Sie das Natron bzw. Natriumbikarbonat in eine Glas- oder Porzellanschale. Fügen Sie die Öle tropfenweise hinzu, sodass sich keine Klümpchen bilden. Vermischen Sie alles gründlich und bewahren Sie die Mischung in einem luftdichten Behälter an einem kühlen, trockenen Ort auf.

ANWENDUNGEN

Lotion: Mischen Sie in einer Glas- oder Porzellanschale 1–2 TL (5–10 ml) Windpockenmischung mit gerade so viel kaltem Wasser, bis eine milchige Lotion entsteht. Betupfen Sie den betroffenen Bereich bis zu dreimal täglich mit einem getränkten Wattebausch, um den Juckreiz zu lindern.

Aromaspray: Mischen Sie in einer Glas- oder Porzellanschale 1–2 TL (5–10 ml) Windpockenmischung mit gerade so viel kaltem Wasser, dass eine sehr flüssige Lotion entsteht. Füllen Sie die Mischung in eine 30-ml-Sprühflasche und besprühen Sie die betroffenen Stellen so oft wie nötig. Vor Gebrauch kräftig schütteln.

Windpockenbad

Dieses Bad lindert den Juckreiz und hat zusätzlich den Vorteil, dass sich der kleine Patient entspannt. Sie können es auch bei Röteln verwenden.

2 Tropfen	Lavendelöl
2 Tropfen	Teebaumöl
½ Tasse (125 ml)	Natron bzw. Natriumbikarbonat

Füllen Sie die Wanne mit warmem Wasser. In der Zwischenzeit mischen Sie in einer Glas- oder Porzellanschale die Öle mit dem Natron und rühren gründlich um. Geben Sie diese Mischung ins Badewasser und rühren Sie kräftig, um die Öle im Wasser zu verteilen. Baden Sie dann Ihr Kind 30 Minuten lang und massieren Sie währenddessen die umherschwimmenden Öltropfen in die Haut ein. Wiederholen Sie dies täglich, bis der Juckreiz nachlässt und die Windpocken zu heilen beginnen.

Husten und Erkältung

Geben Sie je 1 Tropfen Teebaumöl und Thymian Ct. Linalool in einen Aromazerstäuber (befolgen Sie dabei bitte die Anweisungen des Herstellers) oder insgesamt 3 Tropfen in einen Aromazerstäuber bzw. eine Duftlampe. Verwenden Sie diese Mischungen ca. 30 Minuten lang vor dem Schlafengehen, um die Atmung zu unterstützen.

ÖLE

- *Bergamotte*
- *Lavendel*
- *Rosmarin*
- *Teebaum*
- *Thymian Ct. Linalool*
- *Zitrone*

ANWENDUNGEN

Vollbad: Füllen Sie die Wanne mit warmem Wasser. In der Zwischenzeit mischen Sie in einer kleinen Glas- oder Porzellanschale 1 TL (5 ml) neutral-milde Flüssigseife oder Milch und jeweils 1–2 Tropfen (je nach Alter, Seite 355) Lavendel-, Rosmarin- und Teebaumöl. Geben Sie diese Mischung ins Badewasser und rühren Sie kräftig, um die Öle im Wasser zu verteilen. Baden Sie dann Ihr Kind.

Massage: Mischen Sie in einer Glas- oder Porzellanschale je 1 Tropfen Lavendel-, Zitronen- oder Bergamotteöl sowie Teebaumöl und 4 TL (20 ml) parfümfreie Lotion oder Mandelöl. Verwenden Sie die Mischung für eine Brust- und Rückenmassage.

Kruppsyndrom

Die meisten Fälle von Krupp sind gutartig, wenn auch sehr beunruhigend, weil der harte, bellende Husten ziemlich erschreckend klingen kann. In ernsteren Fällen von Krupp können Atembeschwerden und Kurzatmigkeit auftreten. Am besten sind hier ätherische Öle, die die Infektion bekämpfen und gleichzeitig das Kind beruhigen. Wirksam bei Infektionen und Atembeschwerden sind Thymian Ct. Linalool und Majoran, während Rosenöl bei Angst und Weinen beruhigend wirkt.

ÖLE

- *Majoran*
- *Rose*
- *Thymian Ct. Linalool*

Kruppmischung

10 Tropfen Majoranöl
10 Tropfen Thymian Ct. Linalool
2 Tropfen Rosenöl

TIPP

Vermeiden Sie parfümhaltige Babylotionen und verwenden Sie nur solche mit natürlichen organischen Konservierungsmitteln. Die Gesundheits- und Beautyabteilung eines vertrauenswürdigen Bioladens ist der richtige Ort, um nach einem geeigneten Produkt für Ihr Baby zu suchen.

Geben Sie die ätherischen Öle in eine 5-ml-Glas-Tropfflasche und schütteln Sie die Mischung gründlich. Wählen Sie zwischen den aufgeführten Anwendungen.

ANWENDUNGEN

Massage: Mischen Sie in einer kleinen Glas- oder Porzellanschale 1 TL (5 ml) parfümfreie Lotion oder Mandelöl und 3 Tropfen Kruppmischung. Massieren Sie damit den Oberkörper des Kindes, sparen Sie Gesicht und Hals dabei aus. Setzen Sie anschließend das Kind in ein geschlossenes Badezimmer und lassen die heiße Dusche laufen, sodass es den Dampf 10 Minuten lang einatmen kann. Bei Kindern mit Asthma reiben Sie nur die Brust ein, da warme Dämpfe eventuell nicht bekömmlich sind (siehe auch die »Variante«).

Aromazerstäuber oder Duftlampe: Geben Sie 3–5 Tropfen Kruppmischung in einen Aromazerstäuber oder eine Duftlampe im Kinderzimmer. Vernebeln bzw. verdampfen Sie diese Mischungen ca. 30 Minuten lang vor dem Schlafengehen.

Variante: Bei Kindern mit Asthma geben Sie 3–5 Tropfen dieser Mischung in einen Kaltvernebler und lassen das Kind 10 Minuten lang in der Nähe sitzen.

Schnitt- und Schürfwunden

Sobald Kinder sich selbstständig bewegen können, beginnt eine Phase, in der ihre Beine und Arme in der Regel mit Schürf- und Schnittwunden sowie Prellungen übersäht sind. Schnitt- und Schürfwunden sollten mit der »Desinfizierenden Wundspülung« (Seite 312) ausgewaschen und mit einem Verband bedeckt werden.

ANWENDUNG

Wundwaschung: Tupfen Sie die Wunde mit Desinfizierender Wundspülung (Seite 312) sauber. Wenn das Kind weiter spielen will, bedecken Sie die Wunde zum Schutz vor weiteren Verletzungen oder Entzündung. Geben Sie einen Tropfen Lavendel- oder Teebaumöl auf die Wundauflage, bevor Sie den Verband anlegen. Flache bzw. oberflächliche Wunden lassen Sie über Nacht unbedeckt. Wenn die Wunde mehr ist als ein kleiner Kratzer oder Schnitt oder wenn ein Stück Haut fehlt, könnten Sie die Basis-Heilsalbe (Seite 208) auftragen.

Ohrenschmerzen

Ätherische Öle sollten nicht im Gehörgang angewendet werden. Ohrenschmerzen können ein Warnhinweis auf ernstere Probleme wie Nebenhöhlenvereiterung, Mumps, Masern oder Zahnschmerzen sein. Sie können zu ernsten Entzündungen oder anderen schweren Beschwerden führen, darum sollten sie nie ignoriert werden.

Fieber

Fieber ist die Reaktion des Körpers auf Infektionen. Kinder können sehr schnell erschreckend hohes Fieber entwickeln, doch in der Regel sinkt die Temperatur genauso rasch wieder ab. Fieber ist ein wichtiger Teil des Heilungsprozesses. Steigt es zu hoch an, ist es wichtig, die Körpertemperatur schnell zu senken, damit keine Komplikationen auftreten. Ätherische Öle, die schweißtreibend wirken, beschleunigen den Rückgang des Fiebers.

ÖLE

- *Ingwer*
- *Lavendel*
- *Römische Kamille*
- *Zitrone*

ANWENDUNGEN

Kühle Kompresse: Geben Sie 2 Tassen (500 ml) kühles (nicht eiskaltes) Wasser in eine Glas- oder Porzellanschale und fügen Sie (je nach Alter, Seite 355) 2–3 Tropfen Römische Kamille, Ingwer-, Lavendel- oder Zitronenöl hinzu. Verrühren Sie alles gründlich, damit sich die Öle vermischen. Tauchen Sie ein Tuch ein und wringen Sie es so, dass es nicht tropft. Legen Sie das Tuch auf die Stirn des Kindes und wiederholen Sie den Vorgang häufig. Anschließend baden Sie das Kind (siehe unten).

Vollbad: Füllen Sie die Badewanne mit kühlem bis lauwarmem Wasser – gerade so weit, dass der Körper des Kindes bedeckt ist. In der Zwischenzeit mischen Sie in einer kleinen Glas- oder Porzellanschale 1 TL (5 ml) neutral-milde Flüssigseife und (je nach Alter, Seite 355) 1–2 Tropfen Römische Kamille, Ingwer-, Lavendel- oder Zitronenöl. Geben Sie diese Mischung zusammen mit einigen Zitronenscheiben (bio) ins Badewasser und rühren Sie kräftig, um die Öle im Wasser zu verteilen. Baden Sie Ihr Kind, wenn möglich, 20–30 Minuten lang.

TIPP

- *Geben Sie Aromaöl erst dann in die Badewanne, wenn das Wasser eingelaufen ist. Ansonsten könnten einige der wertvollen ätherischen Essenzen verdunsten und Sie bzw. Ihr Kind nicht in den vollen Genuss der ätherischen Öle kommen.*

Schlaflosigkeit

ÖLE

- *Geranium*
- *Kamille*
- *Lavendel*
- *Mandarine*

Kinder leiden unter Schlafstörungen, wenn sie übermüdet, ängstlich oder besorgt sind, manchmal aber auch ohne ersichtlichen Grund. Versuchen Sie herauszufinden, warum Ihr Kind nicht (ein-)schlafen kann und probieren Sie einen der folgenden Vorschläge bzw. Rezepturen aus.

Fix-und-fertig-Mischung

Diese Mischung aus Lavendel- und Kamillenöl beruhigt auf vielen verschiedenen Ebenen.

2 TL (10 ml)	Mandelöl
1 Tropfen	Lavendelöl
1 Tropfen	Römische Kamille

Geben Sie die Öle in eine 10-ml-Glas-Tropfflasche und schütteln Sie die Mischung gründlich.

ANWENDUNG

Massage und Vollbad: Massieren Sie das Kind mit der Hälfte der »Fix-und-fertig«-Mischung. Anschließend bekommt es ein warmes Bad. Nach dem Bad legen Sie das Kleine zu Bett in einem schwach beleuchteten Raum und massieren den Rest der Ölmischung auf seine Arme und seinen Oberkörper (siehe auch »Überreiztheit«, Seite 368).

Monsterspray

Die Öle in diesem Spray helfen, Ängste zu mindern, und fördern so erholsamen Schlaf. Majoran wirkt sehr gut gegen Angstzustände, Unruhe und Schlaflosigkeit. Römische Kamille und Lavendel sind beruhigend und stärken die Nerven. Der süße, blumige Duft der Mandarine wirkt stimmungsaufhellend und unterstützt das Verdauungssystem.

1 TL (5 ml)	Lavendelhydrolat (Seite 141)
4 Tropfen	Lavendelöl
4 Tropfen	Mandarinenöl
2 Tropfen	Römische-Kamille-Öl
2 Tropfen	Majoranöl

destilliertes oder gefiltertes Wasser

Mischen Sie in einer 125-ml-Sprühflasche das Hydrolat mit den ätherischen Ölen. Füllen Sie die Flasche mit Wasser auf. Vor Gebrauch kräftig schütteln.

Variante: Mischen Sie in einer 125-ml-Sprühflasche 48 Tropfen Solubol (siehe »Bezugsquellen«, Seite 478) und Monsterspray-Mischung. Füllen Sie die Flasche mit destilliertem oder gefiltertem Wasser auf.

TIPP

Mithilfe eines natürlichen Produkts wie Solubol können sich ätherische Öle hervorragend mit Wasser verbinden.

ANWENDUNG

Oberflächenspray: Sprühen Sie ein wenig vom Monsterspray auf das Kopfkissen des Kindes und den Boden um das Bett oder den Schrank herum (also überall dorthin, wo Ungeheuer sich gern verstecken). Während Sie das tun, erklären Sie Ihrem Kind, dass dieses Spray alle Monster vertreiben wird.

Zaubertrost-Mischung

Diese Mischung ist für Kinder über 5 Jahren bestimmt, die sich emotional und körperlich total verausgabt haben und vor dem Schlafengehen eine Beruhigung brauchen.

5 Tropfen	Lavendelöl
5 Tropfen	Mandarinenöl
3 Tropfen	Rosmarinöl
2 Tropfen	Römische-Kamille-Öl

Geben Sie die ätherischen Öle in eine 5-ml-Glas-Tropfflasche und schütteln Sie die Mischung gründlich. Wählen Sie eine der aufgeführten Anwendungen.

ANWENDUNGEN

Vollbad: Füllen Sie die Wanne mit warmem Wasser. In der Zwischenzeit mischen Sie in einer kleinen Glas- oder Porzellanschale die altersgemäße Anzahl an Tropfen der Zaubertrost-Mischung und 1 TL (5 ml) Milch oder neutral-milde Flüssigseife. Geben Sie diese Mischung ins Badewasser und rühren Sie kräftig, um das Öl im Wasser zu verteilen. Legen Sie Ihr Kind für 10–15 Minuten in die Wanne und massieren Sie dabei seine Arme und Beine. Versuchen Sie, Ihr Kind ruhig zu halten.

TIPP

Geben Sie Aromaöl erst dann in die Badewanne, wenn das Wasser eingelaufen ist. Ansonsten könnten einige der wertvollen ätherischen Essenzen verdunsten und Sie bzw. Ihr Kind nicht in den vollen Genuss der ätherischen Öle kommen.

Massage: Mischen Sie in einer Glas- oder Porzellanschale die altersgemäße Anzahl an Tropfen der Zaubertrost-Mischung und 1 TL (5 ml) Mandelöl und verrühren Sie alles gründlich. Geben Sie eine kleine Menge dieser Mischung in die Handfläche und massieren Sie das Kind nach dem Duschen oder Baden damit. Sie können seinen Rücken, seine Beine oder jede andere schmerzhafte Stelle massieren.

Überreiztheit

ÖLE

- *Atlaszeder/Zedernholz*
- *Orange*
- *Rose*
- *Sandelholz*
- *Weihrauch*
- *Ylang Ylang*

Manchmal ist ein Kind überstimuliert oder hyperaktiv. Ein warmes Bad kann ihm helfen, so weit zu entspannen, dass es in den Schlaf finden kann.

ANWENDUNG

Vollbad: Füllen Sie die Wanne mit warmem Wasser. In der Zwischenzeit mischen Sie in einer kleinen Glas- oder Porzellanschale 1 TL (5 ml) Traubenkern- oder Mandelöl und die altersgemäße Anzahl Tropfen (Seite 355) der ätherischen Öle; das Verhältnis ist dabei egal. Geben Sie diese Mischung ins Badewasser und rühren Sie kräftig, um die Öle im Wasser zu verteilen. Lassen Sie anschließend Ihr Kind (unter Beobachtung) 10–15 Minuten still in der Wanne liegen. Versuchen Sie, Ihr Kind ruhig zu halten.

Keuchhusten

ÖLE

- *Immortelle*
- *Lavendel*
- *Ravensara*
- *Rosmarin (Ct. Cineol und Ct. Kampfer)*
- *Teebaum*
- *Thymian*
- *Zypresse*

Keuchhusten ist eine sehr ansteckende und schwere bakterielle Erkrankung, die mit heftigen und beängstigenden Hustenkrämpfen einhergeht. Professionelle Hilfe ist immer erforderlich. Die hier genannten Inhalationsmischungen stellen eine Ergänzung zur ärztlichen Behandlung dar und können dazu beitragen, die Schwere dieser Krankheit und das Unbehagen des Kindes zu reduzieren. Abwechselnde Dampfbäder (lassen Sie die heiße Dusche laufen, während das Kind auf dem WC sitzt) und frische, kühle Luft einatmen (aus einem offenen Fenster) können helfen. Lüften Sie das Schlafzimmer regelmäßig und erhöhen Sie die Luftfeuchtigkeit durch eine Schüssel mit dampfendem Wasser, einen Kaltvernebler oder einen Zerstäuber.

Inhalationsmischung gegen Keuchhusten

7 Tropfen Majoranöl
7 Tropfen Lavendelöl
7 Tropfen Zypressenöl

Geben Sie die ätherischen Öle in eine kleinen Glas- oder Porzellanschale und mischen Sie sie gründlich. Legen Sie einen Inhalierdocht bzw. Wattestift in die Schale, damit er die Öle aufsaugt. Führen Sie ihn danach in das Riechelement ein und verschließen Sie den Boden des Inhalierstifts. Schieben Sie den Deckel über den Riechstift und schrauben Sie ihn fest zu. Kinder über 3 Jahren können nach Bedarf inhalieren.

Keuchhusten-Massagemischung

24 Tropfen Zypressenöl
12 Tropfen Majoranöl
12 Tropfen Lavendelöl

Geben Sie die ätherischen Öle in eine 5-ml-Glas-Tropfflasche und schütteln Sie die Mischung gründlich. Wählen Sie eine der aufgeführten Anwendungen.

ANWENDUNGEN

Vollbad: Füllen Sie die Wanne mit warmem Wasser. Mischen Sie in einer Glas- oder Porzellanschale 1 TL (5 ml) Milch und, bei Kindern zwischen 3 und 12 Jahren, 2–4 Tropfen Keuchhusten-Massagemischung bzw. bei Kindern über 13 Jahren 4–6 Tropfen. Geben Sie diese Mischung ins Badewasser und rühren Sie kräftig, um die Öle im Wasser zu verteilen. Baden Sie dann Ihr Kind 20 Minuten lang und massieren Sie währenddessen die umherschwimmenden Öltropfen auf seinem Brustkorb, Rücken und Hals ein.

Massage für Kinder zwischen 1 und 3 Jahren: Mischen Sie in einer Glas- oder Porzellanschale 2 TL (10 ml) Traubenkern- oder Wiesenschaumkrautöl mit 1–2 Tropfen Keuchhusten-Massagemischung und verrühren Sie alles gründlich. Massieren Sie damit Rücken und Brustkorb des Kindes.

Massage für Kinder zwischen 3 und 12 Jahren: Mischen Sie in einer Glas- oder Porzellanschale 4 TL (20 ml) Traubenkern- oder Wiesenschaumkrautöl mit 4 Tropfen Keuchhusten-Massagemischung. Massieren Sie damit Rücken und Brustkorb des Kindes.

Massage für Kinder ab 13 Jahren: Mischen Sie in einer Glas- oder Porzellanschale 4 TL (20 ml) Traubenkern- oder Wiesenschaumkrautöl mit 8 Tropfen Keuchhusten-Massagemischung. Massieren Sie damit Rücken und Brustkorb des Kindes.

KINDER MIT BESONDEREN BEDÜRFNISSEN

Im Rahmen dieses Buches können wir nicht auf die vielen verschiedenen besonderen Bedürfnisse von Kindern eingehen. Doch die folgenden Mischungen können eine Erleichterung und Hilfe bei Angstzuständen, Aufmerksamkeitsstörungen, Hyperaktivität und Antriebslosigkeit sein.

Mischung gegen Angstzustände

8 Tropfen	Weihrauchöl
8 Tropfen	Rosenöl
4 Tropfen	Sandelholz- oder Zedernholzöl
4 Tropfen	Majoranöl

Geben Sie die ätherischen Öle in eine 5-ml-Glas-Tropfflasche und schütteln Sie die Mischung gründlich.

ANWENDUNGEN

Vollbad: Füllen Sie die Wanne mit warmem Wasser. In der Zwischenzeit mischen Sie in einer kleinen Glas- oder Porzellanschale 1 TL (5 ml) Milch und 2–6 Tropfen (je nach Alter, Seite 355) der Mischung gegen Angstzustände. Geben Sie diese Mischung ins Badewasser und rühren Sie kräftig, um die Öle im Wasser zu verteilen. Baden Sie dann Ihr Kind 20 Minuten lang und massieren Sie währenddessen die umherschwimmenden Öltropfen in seine Haut ein.

Roll-On: Geben Sie 15 Tropfen der Mischung gegen Angstzustände in eine 10-ml-Roll-On-Flasche und füllen Sie sie mit fraktioniertem Kokosnussöl auf (passen Sie auf, dass Sie sie nicht überfüllen). Setzen Sie den Roll-On-Einsatz auf, verschließen Sie die Flasche mit der Schraubkappe und schütteln Sie die Mischung gründlich. Tragen Sie sie nach Bedarf auf den Schläfen, Handgelenken und/oder Schlüsselbeinen auf.

△ VORSICHT

- *Bevor Sie ein ätherisches Öl verwenden, beachten Sie bitte die jeweiligen Hinweise im Teil 1 dieses Buchs, »Die wichtigsten Öle von A bis Z« (Seite 37). Besonderer Hinweis: Verwenden Sie Eukalyptus smithii- oder Rosmarinöl nie im Gesicht oder in der Nähe des Gesichts eines Babys oder Kindes unter 10 Jahren.*
- *Als Eltern eines Kindes mit besonderen Bedürfnissen wissen Sie, dass sowohl Medikamente als auch biochemische Vorgänge im Gehirn das Ergebnis jeglicher Behandlung beeinflussen können. Sollte also Ihr Kind nicht positiv auf eine in diesem Abschnitt aufgeführte Behandlung reagieren, beenden Sie sie umgehend.*

Beruhigende Aufmerksamkeitsmischung

Wenn es um Aufmerksamkeit und Konzentration geht, sollten Sie sich fragen: »Was unterdrückt die Aufmerksamkeit und Konzentrationsfähigkeit meines Kindes?« Ist es überreizt und braucht Entspannung – oder benötigt es mehr Aufmerksamkeit?

16 Tropfen Lavendelöl
16 Tropfen Weihrauchöl
11 Tropfen Zedernholzöl
8 Tropfen Vetiveröl

Geben Sie die ätherischen Öle in eine 5-ml-Glas-Tropfflasche und schütteln Sie die Mischung gründlich. Geben Sie 15 Tropfen »Beruhigende Aufmerksamkeitsmischung« in eine kleine Glas- oder Porzellanschale. Legen Sie einen Inhalierdocht bzw. Wattestift in die Schale, damit er die Öle aufsaugt. Führen Sie ihn danach in das Riechelement ein und verschließen Sie den Boden des Inhalierstifts. Wedeln Sie mit dem Riechstift mit einigen Zentimetern Abstand 15–20 Sekunden unter der Nase des Kindes hin und her. Machen Sie dies immer 20 Minuten vor jeder Aktivität, die Konzentration erfordert. Den Inhalierstift dabei nicht in die Nase oder den Mund des Kindes stecken!

TIPP

Verwenden Sie ätherische Öle kurz vor dem Baden, dadurch können Sie deren Wirkung intensivieren: Mischen Sie sie mit einem Träger-Öl und reiben Sie die Haut Ihres Kindes vor dem Baden mit dieser Mischung ein.

Anregende Mentale-Wachmacher-Mischung

20 Tropfen Basilikumöl
15 Tropfen Rosmarinöl
9 Tropfen Pfefferöl (schwarz)
3 Tropfen Melissenöl
1 Tropfen Rosenöl

Geben Sie die ätherischen Öle in eine 5-ml-Glas-Tropfflasche und schütteln Sie die Mischung gründlich. Geben Sie 15 Tropfen der »Mentalen-Wachmacher-Mischung« in eine kleine Glas- oder Porzellanschale. Legen Sie einen Inhalierdocht bzw. Wattestift in die Schale, damit er die Öle aufsaugt. Führen Sie ihn danach in das Riechelement ein und verschließen Sie den Boden des Inhalierstifts. Wedeln Sie mit dem Riechstift mit einigen Zentimetern Abstand 15–20 Sekunden unter der Nase des Kindes hin und her. Machen Sie dies immer 20 Minuten vor jeder Aktivität, die Konzentration erfordert. Den Inhalierstift dabei nicht in die Nase oder den Mund des Kindes stecken!

Beruhigungsmischung (gegen Hyperaktivität)

20 Tropfen Vetiveröl
12 Tropfen Sandelholz- oder Zedernholzöl
10 Tropfen Patchouliöl
10 Tropfen Ylang-Ylang-Öl
6 Tropfen co-destilliertes Rosen- und/oder Geraniumöl

Geben Sie die ätherischen Öle in eine 5-ml-Glas-Tropfflasche und schütteln Sie die Mischung gründlich. Wählen Sie eine Anwendung nach Belieben.

ANWENDUNGEN

Aroma-Raumspray: Mischen Sie in einer 125-ml-Sprühflasche 75 Tropfen Beruhigungsmischung und 1 TL (5 ml) Wodka. Füllen Sie die Flasche mit destilliertem oder gefiltertem Wasser auf. Sprühen Sie in die Luft über dem Kind und lassen Sie es durch den Sprühnebel gehen. Vor dem Schlafengehen können Sie das Kissen und die Bettwäsche damit besprühen.

Vollbad: Füllen Sie die Wanne mit warmem Wasser. In der Zwischenzeit mischen Sie in einer kleinen Glas- oder Porzellanschale 1 TL (5 ml) Milch und 2–6 Tropfen (je nach Alter, Seite 355) der Beruhigungsmischung. Geben Sie diese Mischung ins Badewasser und rühren Sie kräftig, um die Öle im Wasser zu verteilen. Baden Sie dann das Kind 20 Minuten lang und massieren Sie währenddessen die umherschwimmenden Öltropfen in seine Haut ein.

Aromazerstäuber: Geben Sie 3–5 Tropfen »Beruhigungsmischung« in einen Aromazerstäuber im Kinderzimmer. Lassen Sie das Gerät 20 Minuten vor dem Schlafengehen laufen. (siehe »Bezugsquellen«, Seite 478).

Inhalierstift: Geben Sie 21 Tropfen »Beruhigungsmischung« in eine kleine Glas- oder Porzellanschale. Legen Sie einen Inhalierdocht bzw. Wattestift in die Schale, damit er die Öle aufsaugt. Führen Sie ihn danach in das Riechelement ein und verschließen Sie den Boden des Inhalierstifts. Schieben Sie den Deckel über den Riechstift und schrauben Sie ihn fest zu.

Massage: Mischen Sie in einer kleinen Glas- oder Porzellanschale 2 TL (10 ml) Traubenkernöl und 2–6 Tropfen (je nach Alter, Seite 355) »Beruhigungsmischung«. Ist alles gründlich vermischt, können Sie den ganzen Körper des Kindes damit einreiben (siehe »Tipp«).

Roll-On: Geben Sie 15 Tropfen »Beruhigungsmischung« in eine 10-ml-Roll-On-Flasche und füllen Sie sie mit fraktioniertem Kokosnussöl auf (passen Sie auf, dass Sie sie nicht überfüllen). Setzen Sie den Roll-On-Einsatz auf, verschließen Sie die Flasche mit der Schraubkappe und schütteln Sie das Gemisch. Tragen Sie diese Zubereitung nach Bedarf auf den Schläfen, Handgelenken und/oder Schlüsselbeinen auf.

TIPP

Sie können die Wirkung dadurch verstärken, dass Sie Passionsblumen-Mazerat statt Traubenkernöl nehmen. Dieses Mazerat wirkt krampflösend und nervenberuhigend und lindert dadurch extreme Unruhe und Angstzustände.

Sonnenscheinmischung

Antriebslosigkeit bei Kindern kann viele Ursachen haben, darunter Verdauungsprobleme, durch Medikamente hervorgerufene toxische Leberschäden, Angstzustände oder Schlafstörungen. Diese Mischung schenkt einen klaren Kopf und fördert Entspannung, Konzentration und Verdauung. Sie ist hier speziell für die Anwendung als Aromaspray oder zur Inhalation gedacht und sollte nicht auf die Haut aufgetragen werden.

22 Tropfen	Orangenöl
9 Tropfen	Bergamotteöl
9 Tropfen	Zitronenöl
5 Tropfen	Basilikumöl
2 Tropfen	Fenchelöl
2 Tropfen	Petitgrain-Öl
1 Tropfen	Lavendelöl

Geben Sie die ätherischen Öle in eine 5-ml-Glas-Tropfflasche und schütteln Sie die Mischung gründlich. Als Aromaspray oder zur Inhalation anwenden. Nicht auf die Haut auftragen!

ANWENDUNGEN

Aroma-Raumspray: Mischen Sie in einer 125-ml-Sprühflasche 75 Tropfen Sonnenscheinmischung und 1 TL (5 ml) Wodka. Füllen Sie die Flasche mit destilliertem oder gefiltertem Wasser auf (siehe »Tipps«). Besprühen Sie die Luft des Bereichs, in dem sich das Kind aufhält.

Aromazerstäuber: Geben Sie 3–5 Tropfen »Sonnenscheinmischung« in einen Aromazerstäuber im Kinderzimmer und befolgen Sie dabei die Anweisungen des Herstellers. Lassen Sie das Gerät 20 Minuten laufen (siehe »Bezugsquellen«, Seite 478).

Inhalierstift: Geben Sie 21 Tropfen »Sonnenscheinmischung« in eine kleine Glas- oder Porzellanschale. Legen Sie einen Inhalierdocht bzw. Wattestift in die Schale, damit er die Öle aufsaugt. Führen Sie ihn danach in das Riechelement ein und verschließen Sie den Boden des Inhalierstifts. Schieben Sie den Deckel über den Riechstift und schrauben Sie ihn fest zu.

TIPPS

- *Wenn Sie möchten, können Sie bei der Herstellung von Aromaspray Solubol statt Wodka verwenden. Dazu nehmen Sie pro 1 Tropfen Aromaöl 4 Tropfen Solubol. Solubol ist ein natürlicher Emulgator, der es ermöglicht, ätherische Öle mit wässrigen Flüssigkeiten zu mischen.*
- *Bei der Herstellung von Aromaspray geben Sie bitte immer das ätherische Öl zuerst in die Flasche, danach den gewählten Zusatz (Wodka oder Solubol). So stellen Sie sicher, dass sich das Aromaöl tatsächlich ganz fein im Wasser verteilen wird (das macht es nicht von sich aus).*

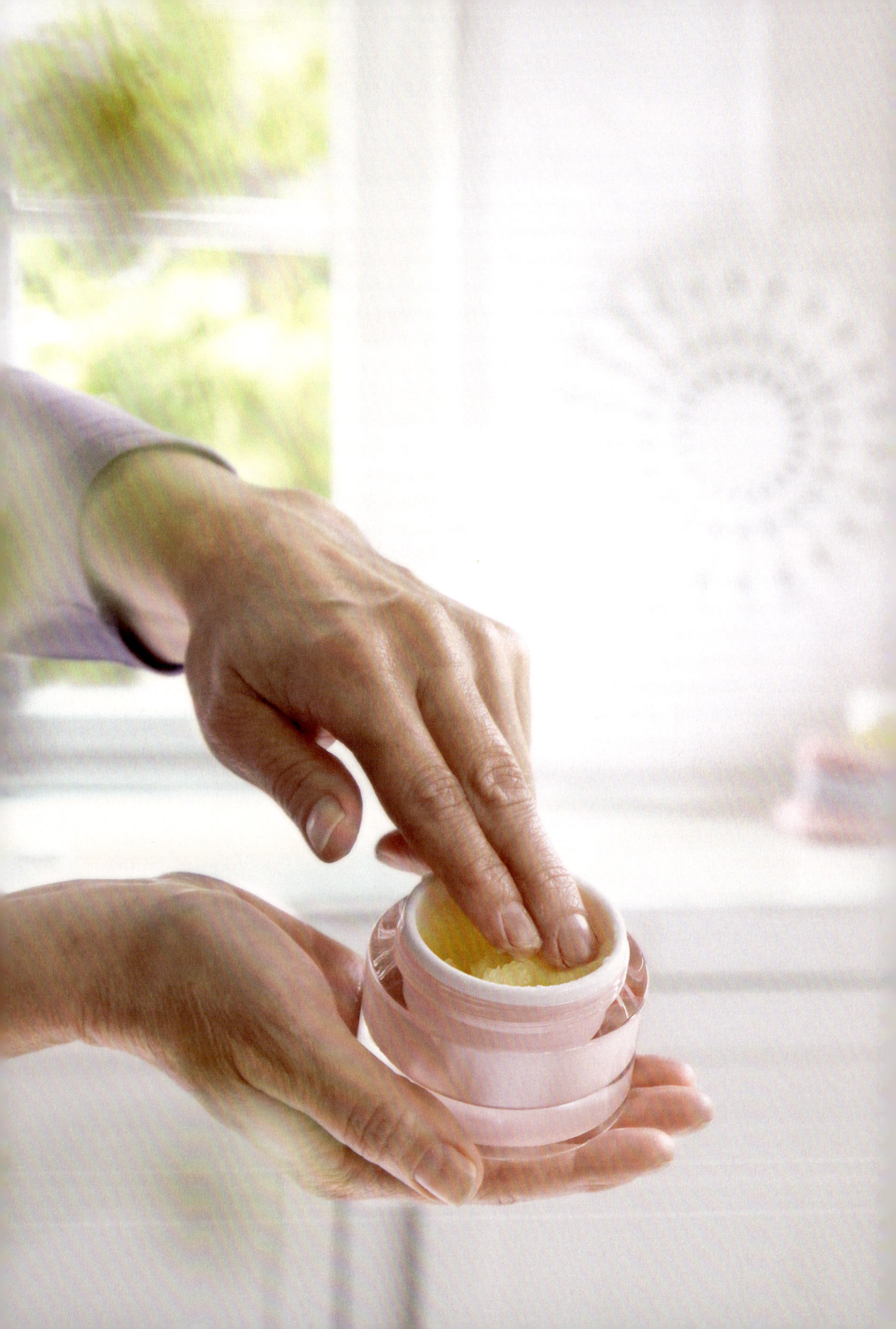

TEIL 3:

Aroma-anwendungen im Alltag

Aromaanwendungen für die Körperpflege

In diesem Buchteil erfahren Sie, wie man den Alltag in ein aromatherapeutisches Erlebnis verwandeln kann. Sie werden sehen, wie leicht die Aromatherapie sogar in den einfachsten Tätigkeiten einen Platz finden kann.

△ VORSICHT

Bevor Sie ein ätherisches Öl verwenden, beachten Sie bitte die jeweiligen Hinweise im Teil 1 dieses Buchs, »Die wichtigsten Öle von A bis Z« (Seite 37).

Selbstgemachte Produkte mit natürlichen Zutaten und reinen, ätherischen Ölen schmeicheln den Sinnen mit ihrem feinen Duft und tun auch Ihrem Körper gut. Wenn Sie erst einmal damit begonnen haben, die Duftöle zu verwenden, werden sie zum täglichen Genuss – und ihre therapeutische Wirkung wird unübersehbar.

Hautpflege

Als Babys haben wir meist perfekte Haut: weich, feucht und mit gerade so viel Fett, dass sie uns problemlos schützt. Im Zuge des Älterwerdens führen hormonelle Veränderungen, Veranlagungen und der Alterungsprozess dazu, dass sich unsere Haut verändert. Es ist wichtig, dass wir

MENGENVERHÄLTNISSE

Ätherische Öle sind unendlich wirkungsvoll und müssen exakt bemessen werden. Sieht ein Rezept 2 Tropfen Öl vor, machen 4 Tropfen es keinesfalls besser! Sie können Pipetten oder leere Spritzen und Glas- oder Kunststoffmessbehälter kaufen (siehe »Bezugsquellen«, Seite 478).
Die nachfolgende Tabelle hilft Ihnen dabei, die passenden Öle für das jeweilige Hautproblem auszuwählen. Entscheiden Sie sich für eine Mischung, die Ihrem Hauttyp entspricht.

SO VERWENDEN SIE DIE TABELLEN

Sollten Sie eines der genannten Öle nicht besitzen, können Sie es durch eines mit ähnlichen Eigenschaften ersetzen. Verwenden Sie die nachfolgende Tabelle »Ätherische Öle für die Haut«, um einen geeigneten Ersatz auszuwählen.

unsere Haut entsprechend unserem Hauttyp pflegen, damit sie so lange wie möglich in bester Form bleibt. Im folgenden Abschnitt finden Sie Rezepte und Anwendungen für jeden Hauttyp. Sie sind sowohl für Männer als auch für Frauen geeignet. Männern schlagen wir bestimmte Öle vor, da der Duft manch anderer Öle ihnen zu weiblich erscheinen könnte.

ÄTHERISCHE ÖLE FÜR DIE HAUT

Die passenden Öle für den jeweiligen Hauttyp

HAUTTYP	GEEIGNETE ÄTHERISCHE ÖLE
Für alle Hauttypen geeignet	Geranium, Jasmin, Lavendel, Neroli, Palmarosa, Rose, Rosenholz
Trockene Haut	Benzoe, Bergamotte, Geranium, Jasmin, Kamille (Echte und Römische), Karottensamen, Lavendel, Neroli, Palmarosa, Petitgrain, Perubalsam, Rose, Rosmarin Ct. Verbenon, Rosenholz, Sandelholz
Normale Haut	Geranium, Jasmin, Lavendel, Neroli, Palmarosa, Rose, Rosenholz, Ylang Ylang
Fettige Haut	Basilikum Ct. Linalool, Fenchel, Geranium, Grapefruit, Limette, Orange, Petitgrain, Speik-Lavendel, Wacholder, Ylang Ylang, Zedernholz, Zitrone, Zypresse
Empfindliche Haut	Jasmin, Kamille, Neroli, Rose

Hautpflegende Eigenschaften

EIGENSCHAFT	ÄTHERISCHE ÖLE
Adstringierend	Geranium, Pfefferminze, Sandelholz, Wacholder, Zedrat, Zitrone, Zypresse
Antiseptisch	Bis zu einem gewissen Grad alle ätherischen Öle, besonders jedoch Balsamtanne, Benzoe, Eukalyptus globulus, Fenchel, Geranium, Lavendel, Mandarine, Myrte (Grüne oder Rote), Orange, Patchouli, Rosenholz, Schafgarbe, Wacholder, Ylang Ylang, Zedernholz
Ausgleichend	Geranium, Palmarosa, Ylang Ylang, Zypresse
Elastizitätssteigernd	Karottensamen, Neroli, Palmarosa
Fixativ (für Parfüme)	Benzoe, Cistrose, Muskatellersalbei, Patchouli, Perubalsam, Sandelholz, Vetiver, Weihrauch, Westindisches Sandelholz (Amyris), Ylang Ylang
Talgregulierend	Basilikum, Lemongras, Palmarosa, Speik-Lavendel, Ylang Ylang, Zedernholz, Zypresse
Zellwachstumsfördernd	Geranium, Immortelle, Karottensamen, Lavendel, Neroli, Palmarosa, Perubalsam, Weihrauch

Hautprobleme und passende Öle

HAUTPROBLEM	GEEIGNETE ÄTHERISCHE ÖLE
Akne	Basilikum Ct. Linalool, Bergamotte, Cajeput, Galbanum, Geranium, Immortelle, Kamille, Lavendel, Lavendelsalbei, Melisse, Muskatellersalbei, Grüne Myrte, Palmarosa, Patchouli, Petitgrain, Rosmarin, Spearmint, Teebaum, Thymian, Wacholder, Zedernholz
Allergien	Echte Kamille, Immortelle, Manuka, Melisse, Ysop, Zingiber montanum (Plai)
Alternde Haut	Cistrose, Fenchel, Galbanum, Geranium, Karottensamen, Mandarine, Myrrhe, Narde, Neroli, Palmarosa, Rose, Rosenholz, Weihrauch, Westindisches Sandelholz (Amyris)
Aufgesprungene, trockene Haut	Benzoe, Bergamotte, Echte Kamille, Myrrhe, Palmarosa, Patchouli, Perubalsam, Sandelholz, Tolubalsam
Besenreiser	Kamille (Echte und Römische), Lavendel, Neroli, Orange, Patchouli, Pfefferminze, Rose, Rosenholz, Weihrauch, Zitrone, Zypresse
Cellulite	Fenchel, Grapefruit, Lemongras, Salbei, Zedernholz
Dermatitis	Benzoe, Geranium, Immortelle, Kamille, Karottensamen, Lavendel, Lavendelsalbei, Palmarosa, Patchouli, Perubalsam, Rosenholz, Spearmint, Thymian, Wacholder

HAUTPROBLEM	GEEIGNETE ÄTHERISCHE ÖLE
Ekzem	Bergamotte, Geranium, Immortelle, Kamille, Karottensamen, Lavendel, Melisse, Myrrhe, Palmarosa, Perubalsam, Rose, Rosenholz, Rosmarin, Wacholder, Ysop, Zedernholz
Entzündung/Hautreizungen	Agonis fragrans, Kamille, Lavendel, Myrrhe, Rose, Schafgarbe, Teebaum
Falten	Fenchel, Karottensamen, Lavendel, Neroli, Palmarosa, Patchouli, Rose, Rosenholz, Weihrauch
Narben	Geranium, Karottensamen, Lavendel, Myrrhe, Patchouli, Rosenholz, Wacholder, Weihrauch, Ysop, Zedernholz
Pilzinfektionen	Benzoe, Echte Kamille, Geranium, Immortelle, Lavandin Super, Lavendel, Mandarine, Manuka, Narde, Orange, Rosmarin Ct. Cineol, Rosenholz, Teebaum
Rosazea (Kupferrose)	Immortelle, Kamille (Echte und Römische), Lavendel, Neroli, Palmarosa, Rose

Ihre persönliche Gesichtspflege

Normale Haut: Normale Haut ist fein strukturiert, glatt und weich, sie zeigt keine sichtbaren, großen Poren, Mitesser oder Hautunreinheiten und keine erweiterten oder geplatzten Äderchen. Wenn Sie gleich nach dem Aufwachen ein Papiertuch auf das Gesicht drücken, sollte es nur einen Hauch von Fett zeigen. Sind Sie mit solch einer Haut gesegnet? Dann empfiehlt sich als Schutz vor Umwelteinflüssen leichte und sanfte Reinigungskosmetik, Gesichtswasser und Feuchtigkeitspflege.

Fettige Haut: Sie wissen, dass Sie fettige Haut haben, wenn Sie gleich als Erstes am Morgen ein Papiertuch auf das Gesicht drücken und dieses dann recht viel Fett aufnimmt. Weil die Poren durch übermäßigen Talg verstopft werden, ist dieHaut grob strukturiert mit sichtbaren großen Poren. Sie neigt zu Mitessern und Hautunreinheiten, doch das Gute ist, dass sie weniger anfällig ist für Falten als trockene oder normale Haut. Außerdem wird sie mit zunehmendem Alter weniger fettig. Bei fettiger Haut wäre es ein Fehler, aggressive Seifen oder stark alkoholhaltige Gesichtswässer zu benutzen, um die übermäßige Fettproduktion in den Griff zu bekommen. Denn diese Produkte neigen dazu, die Haut zu höherer Talgproduktion anzuregen, sodass sie auf lange Sicht noch mehr Fett produziert und damit alles eher schlimmer wird. Im Allgemeinen braucht fettige Haut eine ölfreie Feuchtigkeitscreme, außer im Augenbereich, an Lippen und Hals, wo reichlich Feuchtigkeit wohltuend ist. Fettige Haut reagiert gut auf regelmäßige Masken und Dampfbäder, die die Poren frei machen und verhindern, dass sich Mitesser bilden.

Mischhaut: Mischhaut ist eine Mischung aus normaler bzw. trockener und fettiger Haut. Wenn Sie morgens nach dem Aufstehen als Erstes ein Papiertuch auf das Gesicht drücken, zeigt es ein fettiges »T«. Sie können eine Tendenz zu Mitessern um die Nase herum und Pickel auf der Stirn oder am Kinn haben. Oft gibt es kleine fettige Bereiche entlang des Kinns. Ein Pflegeprogramm für diesen Hauttyp sollte sowohl Produkte für fettige und normale als auch für fettige und trockene Haut enthalten, abhängig davon, wie die Haut sich zeigt.

Trockene Haut: Trockene Haut ist fein strukturiert, zart und dünn mit Tendenz zur Faltenbildung. Menschen mit trockener Haut haben nach dem Waschen mit Wasser und Seife das Gefühl, dass die Haut spannt und reißen wird. Sie sollten vor allem reinigende Cremes und Lotionen verwenden. Wenden Sie bei trockener Haut Masken und Dampfbäder nur ganz vorsichtig an, denn die Äderchen in der Haut können leicht platzen. Neroli- und Rosenhydrolat sind hervorragende Gesichtswässer für trockene Haut.

△ VORSICHT

Wenn Sie geplatzte Äderchen oder extrem empfindliche Haut haben oder wenn Sie unter Rosazea leiden, müssen Sie sehr vorsichtig mit Dampfbädern sein. Geben Sie eine dicke Schicht Feuchtigkeitscreme oder Nachtcreme über die betroffenen Stellen und halten Sie das Gesicht mindestens 40 cm von der Dampfquelle (der heißen Wasseroberfläche) entfernt. Machen Sie nicht häufiger als alle 10 Tage ein Gesichtsdampfbad.

GESICHTSDAMPFBAD

Gesichtsdampfbäder bringen die Haut zum Schwitzen und »Atmen«, dadurch lösen sich Schmutz, abgestorbene Hautzellen und verhärteter Talg. Die Wärme erhöht die Blutversorgung an der Hautoberfläche, während die tieferen Schichten mit Feuchtigkeit versorgt werden. Sorgsam ausgewählte ätherische Öle fördern die Revitalisierung und unterstützen die notwendige Heilung. Das Ergebnis ist weichere, jugendli-

KUPFERROSE (ROSAZEA)

Rosazea kann sowohl bei Männern als auch bei Frauen auftreten. Die Symptome erscheinen in der Regel um das 30. Lebensjahr herum oder auch später und werden manchmal von Akne begleitet. Kupferrose kann durch Wärme, Schokolade, starke Gewürze, emotionale Belastung, Alkoholkonsum und bestimmte Hautpflegeprodukte verschlimmert werden. Menschen mit Rosazea brauchen einen milden Reiniger, der keine Schleifpartikel enthält, und lauwarmes Wasser; zur Feuchtigkeitspflege eignet sich Jojobaöl.

WIE MACHT MAN EIN GESICHTS-DAMPFBAD?

Bevor Sie beginnen, setzen Sie eine Duschhaube auf und reinigen Ihr Gesicht gründlich. Legen Sie sich ein großes Handtuch bereit. Stellen Sie eine große Schüssel auf den Tisch, darunter ein hitzebeständiges rutschfestes Tuch, und setzen Sie sich bequem hin. Füllen Sie die Schüssel mit 2 Liter kochend heißem Wasser. Geben Sie 1 TL (5 ml) der geeigneten Dampfbad-Mischung auf die Wasseroberfläche. Bilden Sie mit dem Handtuch über dem Kopf ein Zelt über der Schüssel, halten Sie das Gesicht in mindestens 30 cm Entfernung über die Wasseroberfläche (wenn Sie empfindliche Haut haben, halten Sie lieber 40 cm Abstand ein, siehe »Vorsicht«). Halten Sie die Augen geschlossen, um zu verhindern, dass die ätherischen Öle die Augen reizen, entspannen Sie sich und genießen Sie das Dampfbad 5–10 Minuten lang. Wenn Sie fertig sind, benetzen Sie das Gesicht mit kühlem (nicht kaltem) Wasser und vervollständigen den Reinigungsprozess mit einem Gesichtswasser und der passenden Feuchtigkeitscreme. Als i-Tüpfelchen gönnen Sie sich eine Gesichtsmaske (Seite 385) zwischen Dampfbad und abschließender Pflege.

cher aussehende Haut und ein klarerer, frischerer Teint. Menschen mit normaler, fettiger oder Mischhaut können Gesichtsdampfbäder etwa

UNGECHLORTES WASSER

Ist Ihr Leitungswasser gechlort, wäre es besser, stattdessen Regenwasser (vorausgesetzt Sie leben an einem Ort, an dem Umweltverschmutzung kein Thema ist) oder gefiltertes Wasser für das Dampfbad zu verwenden. Wenn das nicht möglich ist, stellen Sie eine Schüssel Leitungswasser für 24 Stunden an die Luft, sodass das Chlor verdunstet. Der Dampf aus chloriertem Wasser enthält Chlorgas, das die Haut schädigen kann. Grüne Kräuter und Schalen von (ungespritzten) Zitrusfrüchten, die Sie dem Wasser zusetzen, können das Chlor aus dem Wasser entfernen.

zweimal pro Woche anwenden. Wer empfindlichere Haut hat oder unter Rosazea leidet, sollte Gesichtsdampfbäder seltener anwenden oder ganz meiden.

Dampfbadmischung für normale Haut und Mischhaut

Ein Gesichtsdampfbad ist hervorragend dazu geeignet, verstopfte Poren zu öffnen, indem der Talg aufgeweicht wird. Die Haut wird gereinigt und befeuchtet. Ätherische Öle im Wasser werden vom Dampf auf die Haut getragen. Geranium-, Lavendel- und Ylang-Ylang-Öl sind für Mischhaut gut geeignet.

¼ Tasse (60 ml)	Traubenkern- oder Mandelöl
8 Tropfen	Geraniumöl
6 Tropfen	Lavendelöl
6 Tropfen	Ylang-Ylang-Öl

Geben Sie die ätherischen Öle in eine 60-ml-Glasflasche und schütteln Sie sie gründlich. Bewahren Sie die Mischung bis zu 12 Monate lang kühl und dunkel auf. Vor Gebrauch kräftig schütteln (siehe »Wie macht man ein Gesichtsdampfbad?«, Seite 381).

Dampfbadmischung für trockene Haut

Trockene Haut ist den Umwelteinflüssen wie Sonne, Wind und Kälte ausgeliefert, die die Talgproduktion hemmen können. Ein Gesichtsdampfbad kann Feuchtigkeit und heilende ätherische Öle spenden, doch trockene Haut ist in der Regel empfindlicher. Bedampfen Sie es also nicht zu lang – 5 Minuten reichen vollkommen.

¼ Tasse (60 ml)	Traubenkern- oder Mandelöl
8 Tropfen	Palmarosaöl
4 Tropfen	Rosen- oder Lavendelöl
4 Tropfen	Neroliöl
4 Tropfen	Karottensamenöl

Geben Sie die ätherischen Öle in eine 60-ml-Glasflasche und schütteln Sie sie gründlich. Bewahren Sie die Mischung bis zu 12 Monate lang kühl und dunkel auf. Vor Gebrauch kräftig schütteln (siehe »Wie macht man ein Gesichtsdampfbad?«, Seite 381).

Dampfbadmischung für fettige Haut

Überschüssiges Fett bindet Schmutz und sammelt sich in den großen Poren, die so typisch für fettige Haut sind. Schmutz in den Poren bietet Bakterien einen guten Nährboden und kann so Infektionen begünstigen. Bei fettiger Haut sind Öle wie Speik-Lavendel und Lemongras gut geeignet, die die Talgproduktion drosseln. Ätherische Öle mit bakteriziden Eigenschaften dämmen die Infektionsgefahr.

¼ Tasse (60 ml)	Traubenkern- oder Mandelöl
8 Tropfen	Lemongrasöl
4 Tropfen	Speik-Lavendelöl
4 Tropfen	Patchouliöl
4 Tropfen	Sandelholz- oder Zedernholzöl

Mischen Sie die Öle in einer 60-ml-Glasflasche und bewahren Sie die Mischung bis zu 12 Monate lang kühl und dunkel auf. Vor Gebrauch kräftig schütteln (siehe »Wie macht man ein Gesichtsdampfbad?«, Seite 381).

Dampfbadmischung für reife Haut

Wenn wir älter werden, wird unsere Haut dünner und die Produktion der "Anti-Aging"-Hormone, die Kollagen und Elastin herstellen, nimmt ab. Auch freie Radikale tragen zur Faltenbildung bei. Da alternder Haut die notwendigen Feuchtigkeitsöle fehlen, gönnen Sie sich Gesichtsdampfbäder. Sie befeuchten die Haut und bringen gleichzeitig die zur Verjüngung der Zellen nötigen Aromaöle auf die Hautoberfläche.

¼ Tasse (60 ml)	Traubenkern- oder Mandelöl
12 Tropfen	Muskatellersalbeiöl
6 Tropfen	Weihrauchöl
2 Tropfen	Lavendel- oder Rosenöl

Geben Sie die ätherischen Öle in eine 60-ml-Glasflasche und bewahren Sie die Mischung bis zu 12 Monate lang kühl und dunkel auf. Vor Gebrauch kräftig schütteln (siehe »Wie macht man ein Gesichtsdampfbad?«, Seite 381).

SO BEHANDELN SIE AKNE

Leiden Sie unter Akne? Tupfen Sie nach dem Gesichtsdampfbad die Haut mit einem in Geranienhydrolat getränkten Wattebausch ab. Geranienhydrolat, das schon seit Langem bei Akne eingesetzt wird, ist desinfizierend und antimikrobiell. Es wirkt nicht nur gegen Akne selbst, sondern trägt auch dazu bei, dass Aknenarben verblassen. Aus diesem Grund ist es eine sanfte Alternative zu den chemiebeladenen Gesichtswässern, die Sie im Handel kaufen können. Verwenden Sie stets eine ölfreie Feuchtigkeitspflege.

PEELING

Peelings können von Menschen aller Altersstufen verwendet werden. Sie lösen überschüssiges Fett, reinigen porentief, verbessern die Durchblutung und sind insgesamt nährend, sodass die Haut nach einem Peeling frisch und rosig wirkt. Wie häufig Sie ein Peeling oder eine Gesichtsmaske anwenden, hängt ganz von Ihrem Hauttyp ab. Bei fettiger, unreiner Haut können Sie diese Präparate zweimal pro Woche verwenden. Ist Ihre Haut aber eher zart und trocken, wählen Sie nur das sanfteste Mittel und verwenden Sie es nicht häufiger als alle 10 Tage. Vorsicht: Bei Besenreisern sind Peelings nicht geeignet, da sie sich möglicherweise verschlimmern könnten.

Mandel-Rosenholz-Peeling

Dieses Peeling ist für alle Hauttypen geeignet (siehe »Variante«). Sofern die Mandeln fein gemahlen sind, ist es sanft genug, um häufiger benutzt zu werden.

2 TL (10 ml)	Mandelöl
4 TL (20 ml)	fein gemahlene Mandeln bzw. Mandelmehl
1 TL (5 ml)	Apfelessig
2 Tropfen	Rosenholzöl

Mischen Sie in einer kleinen Glas- oder Porzellanschale aus allen Zutaten eine Paste. Massieren Sie sie mit den Fingerspitzen sanft auf Ihrem Gesicht und Hals ein. Spülen Sie sie gründlich mit lauwarmem Wasser ab und tupfen Sie sich trocken. Tragen Sie anschließend eine Feuchtigkeitscreme oder -lotion auf.

Variante: Zur Anwendung bei trockener Haut ersetzen Sie einen Teil des Apfelessigs durch die gleiche Menge Orangensaft und fügen Sie 1 TL (5 ml) nicht-pasteurisierten flüssigen Honig zur Mischung hinzu.

Hefe-Joghurt-Peeling

Dieses Peeling ist für fettige, trockene oder Mischhaut geeignet. Die Zutaten haben viele nützliche Eigenschaften. Hefe regt die Durchblutung der Hautoberfläche an, Joghurt wiederum reinigt und gleicht den pH-Wert aus. Mandelmehl macht die Haut weich und entfernt abgestorbene Hautzellen, und der Honig reinigt intensiv, versorgt die Haut mit Feuchtigkeit und wirkt natürlich antibakteriell. Bei der Verwendung des Hefe-Joghurt-Peelings seien Sie sehr vorsichtig an den Wangen, wo die Kapillargefäße sehr empfindlich und nah an der Hautoberfläche sind. Bei Besenreisern sollten Sie dieses Peeling nicht verwenden.

4 TL (20 ml)	Joghurt
2 TL (10 ml)	fein gemahlene Mandeln bzw. Mandelmehl
1 TL (5 ml)	Bierhefe
1 TL (5 ml)	nicht-pasteurisierter flüssiger Honig
2 Tropfen	Lavendelöl

Mischen Sie in einer kleinen Glas- oder Porzellanschale aus allen Zutaten eine Paste. Massieren Sie sie mit den Fingerspitzen sanft auf Ihrem Gesicht und Hals ein. Spülen Sie sie gründlich mit lauwarmem Wasser ab und tupfen Sie sich trocken. Tragen Sie anschließend eine Feuchtigkeitscreme oder -lotion auf.

GESICHTSMASKEN

Gesichtsmasken sind für alle Hauttypen gut. Sie können tief reinigen, abgestorbene Hautzellen entfernen und frische Farbe und Leben auf fahle Haut zaubern.

Basismaske

Diese Gesichtsmaske ist für alle Hauttypen geeignet. Sie können sie im Voraus zubereiten und im Gefrierschrank aufbewahren.

⅓ Tasse (75 ml)	Ton- bzw. Walkerde oder Kaolin-Tonerde
8 TL (40 ml)	Maisstärke

TIPP

— *Zur Herstellung von Gesichtsmasken zerkleinern Sie die Haferflocken mit einem Mixer oder einer Küchenmaschine, bis sie fein wie Mehl sind.*

4 TL (20 ml)	fein gemahlene Haferflocken
4 TL (20 ml)	fein gemahlene Mandeln bzw. Mandelmehl
20 Tropfen	ätherische Öle, passend für den Hauttyp (siehe »Ätherische Öle für die Haut«, Seite 377)

Geben Sie die trockenen Zutaten in eine kleine Glas- oder Porzellanschale und verrühren Sie sie gründlich. Fügen Sie nun tropfenweise und unter ständigem Rühren die ätherischen Öle hinzu, sodass sich keine Klümpchen bilden. Wenn alles gut vermischt ist, können Sie die Maske in einem luftdichten Gefäß im Gefrierschrank bis zu 3 Monate aufbewahren. Mischen Sie in einer kleinen Glas- oder Porzellanschale 3 TL (15 ml) Basismaske mit gerade so viel Flüssigkeit, dass Sie eine weiche Paste erhalten (siehe »Gesichtsmasken für verschiedene Hauttypen mischen«, unten). Folgen Sie den Anweisungen unter »So wenden Sie eine Gesichtsmaske an«.

So wenden Sie eine Gesichtsmaske an:

— Streichen Sie die Masken-Mischung über Gesicht und Hals. (Wenn Sie trockene Haut oder Rosazea haben, seien Sie sehr vorsichtig.)

GESICHTSMASKEN FÜR VERSCHIEDENE HAUTTYPEN MISCHEN

Wann immer Sie eine Flüssigkeit zu einer trockenen Mischung geben, fügen Sie immer nur so viel hinzu, bis Sie eine weiche Paste erhalten. Wählen Sie eine für Ihren Hauttyp passende Flüssigkeit aus der nachfolgenden Liste aus.

Trockene Haut: *Creme, Rosen- oder Geranienhydrolat, nicht-pasteurisierter flüssiger Honig (wirkt heilend), Apfelessig (gleicht den pH-Wert aus, nachdem Sie austrocknende Seifen verwendet haben).*

Normale Haut: *Wasser, Milch, Melissen- oder Nerolihydrolat, Eiweiß (wirkt straffend).*

Mischhaut: *Milch, Lavendel- oder Hamamelishydrolat (alkoholfrei), Eiweiß (wirkt straffend), Joghurt (wirkt adstringierend), nicht-pasteurisierter flüssiger Honig (wirkt heilend), Fruchtsaft.*

Fettige Haut: *Fettarme Milch, Wasser, Lavendel- oder Geranienhydrolat, Eiweiß (wirkt straffend), Joghurt (adstringierend), Fruchtsaft oder -mark.*

- Tränken Sie zwei Wattepads in (alkoholfreiem) Hamamelishydrolat (sie sollten nicht mehr tropfen) oder schneiden Sie sich zwei Scheiben Salatgurke.
- Machen Sie es sich auf Bett oder Sofa bequem, legen Sie die Wattepads bzw. Gurkenscheiben auf die geschlossenen Augenlider und entspannen Sie sich für 15–20 Minuten.
- Waschen Sie Ihr Gesicht danach gründlich mit lauwarmem Wasser und beenden Sie die Anwendung mit einem Spritzer kaltem Wasser.

Ei-Orange-Maske

Diese Maske ist für normale Haut geeignet. Da das Rosenholzöl antiseptische Eigenschaften hat, kann sie auch für trockene und empfindliche Haut verwendet werden.

1	Ei, geschlagen
2 TL (10 ml)	Orangensaft
1 TL (5 ml)	Olivenöl
1 TL (5 ml)	nicht-pasteurisierter flüssiger Honig
1 Tropfen	Rosen- oder Geraniumöl
1 Tropfen	Rosenholz- oder Jasminöl
	Milchpulver

Geben Sie die flüssigen Zutaten in eine kleine Glas- oder Porzellanschale und verrühren Sie alles gut. Fügen Sie gerade so viel Milchpulver hinzu, dass eine weiche Paste entsteht. Verwenden Sie die Mischung sofort. Folgen Sie den Anweisungen unter »So wenden Sie eine Gesichtsmaske an« (Seite 386).

Gold-Glanz-Maske

Diese Maske ist für trockene Haut geeignet. Das Karottensamenöl (optional) eignet sich besonders bei Hautalterung.

1	Eigelb, geschlagen
2 TL (10 ml)	Orangensaft
1 TL (5 ml)	Olivenöl
1 TL (5 ml)	nicht pasteurisierter flüssiger Honig
2 Tropfen	Neroli- oder Geraniumöl
1 Tropfen	Karottensamenöl (optional)
	Milchpulver

△ VORSICHT

- *Karottensamenöl nicht in der Schwangerschaft oder Stillzeit verwenden.*

Mischen Sie die flüssigen Zutaten in einer kleinen Glas- oder Porzellanschale. Verrühren Sie alles gut und fügen Sie gerade so viel Milchpulver hinzu, bis eine weiche Paste entsteht. Verwenden Sie die Mischung sofort. Folgen Sie den Anweisungen unter »So wenden Sie eine Gesichtsmaske an« (Seite 386).

Hefe-Joghurt-Maske

Diese Maske ist für fettige und Mischhaut geeignet. Zitronenöl hat eine sanft bleichende Wirkung, die matte, fettige Haut erfrischt.

4 TL (20 ml)	Bierhefe
1½ TL (7,5 ml)	Joghurt
1 TL (5 ml)	Hamamelishydrolat (alkoholfrei)
1 TL (5 ml)	Olivenöl
1 TL (5 ml)	Weizenkeimöl oder 2 Vitamin-E-Weichkapseln (250 IE)
1 Tropfen	Palmarosaöl
1 Tropfen	Zitronenöl
	fein gemahlene Haferflocken oder Kaolin-Tonerde

Mischen Sie alle Zutaten gründlich in einer kleinen Glas- oder Porzellanschale. Verrühren Sie alles gut und fügen Sie gerade so viel gemahlene Haferflocken hinzu, bis eine weiche Paste entsteht. Verwenden Sie die Mischung sofort. Folgen Sie den Anweisungen unter »So wenden Sie eine Gesichtsmaske an« (Seite 386).

Ei-Milch-Maske

Diese Maske ist für empfindliche Haut geeignet. Kamille ist eines der sanftesten ätherischen Öle und seine entzündungshemmenden Eigenschaften helfen, Hautrötungen zu mildern.

1	Eigelb, geschlagen
1 TL (5 ml)	Jojobaöl
½ TL (2,5 ml)	nicht-pasteurisierter flüssiger Honig
1 Tropfen	Kamillenöl
1 Tropfen	Karottensamenöl
1 TL (5 ml)	Milchpulver oder Maisstärke
	gefiltertes oder destilliertes Wasser oder Rosenwasser

Mischen Sie die flüssigen Zutaten in einer kleinen Glas- oder Porzellanschale und verrühren Sie alles gründlich. Fügen Sie das Milchpulver

TIPP

Zerkleinern Sie die Haferflocken mit einem Mixer oder einer Küchenmaschine, bis sie fein wie Mehl sind.

VORSICHT

Vermeiden Sie Weizenkeimöl, wenn Sie eine Weizenallergie oder Glutenunverträglichkeit haben. Nehmen Sie stattdessen die im Rezept genannte Menge an Vitamin E. Stechen Sie die Vitamin-E-Weichkapseln mit der Spitze eines sauberen, scharfen Messers auf und fügen Sie den Inhalt zur Mischung hinzu. Es gibt Vitamin E auch in Tropfflaschen. In diesem Fall nehmen Sie 2 Tropfen.

VORSICHT

Karottensamenöl nicht in der Schwangerschaft oder Stillzeit verwenden.

hinzu und verrühren Sie noch einmal gründlich. Geben Sie so viel Wasser hinzu, bis eine geschmeidige Paste entsteht. Verwenden Sie die Mischung sofort. Folgen Sie den Anweisungen unter »So wenden Sie eine Gesichtsmaske an« (Seite 386).

GESICHTSREINIGUNGSPRODUKTE

Die tägliche Reinigung ist vielleicht der wichtigste Teil des Hautpflegeprogramms. Tag für Tag ist Ihr Gesicht Umwelteinflüssen ausgesetzt, die die Poren verstopfen und die Haut stumpf und leblos aussehen lassen. In diesem Abschnitt finden Sie Rezepte für ein spezielles Reinigungswasser für empfindliche Haut, eine Reinigungscreme für trockene, alternde oder empfindliche Haut und eine Seife für normale oder fettige Haut.

Reinigungswasser

Dieses Reinigungswasser eignet sich hervorragend für sehr empfindliche Haut, bei Akne oder anderen Hautproblemen.

¼ Tasse (60 ml)	gefiltertes oder destilliertes Wasser
8 TL (40 ml)	Rosenhydrolat
¼ TL (1 ml)	pflanzliches Glycerin
6 Tropfen	ätherisches Öl, passend für den Hauttyp (Seite 377)

Geben Sie die Zutaten in eine 125-ml-Glasflasche und schütteln Sie sie gründlich. Lagern Sie die Mischung bis zu 3 Monate kühl und dunkel. Vor Gebrauch kräftig schütteln. Zur äußerlichen/lokalen Anwendung tauchen Sie einen großen Wattebausch in warmes Wasser und drücken Sie ihn gut aus. Drücken Sie ihn flach zu einem Pad, besprengen Sie ihn mit Reinigungswasser und reinigen Sie damit Hals und Gesicht. Wiederholen Sie die Behandlung so oft wie nötig.

TIPP

Pflanzliches Glycerin ist ein natürliches Feuchthaltemittel, das Feuchtigkeit aus der Luft auf die Haut bringt. Bei trockener Haut oder wenn Sie in höheren Lagen leben, verwenden Sie am besten ½ TL (2,5 ml) Glycerin.

Reinigungscreme

Diese Creme eignet sich für trockene, alternde oder empfindliche Haut, die ein sanftes Reinigungsmittel benötigt. Diese Hauttypen fühlen sich in der Regel nach dem Waschen mit Wasser und Seife unangenehm an. Diese Creme sollte nicht im Kühlschrank aufbewahrt werden, außer bei heißen Temperaturen im Sommer (über 24 °C). Sie muss ungefähr alle 2 Wochen frisch hergestellt werden.

♡ **TIPP**

Passen Sie die Konsistenz dieser Creme Ihren eigenen Vorlieben an, indem Sie mehr oder weniger Olivenöl verwenden.

1/3 Tasse (75 ml)	Kokos- oder Palmkernöl
4 TL (20 ml)	Olivenöl (siehe »Tipp«)
10 Tropfen	Rosenholzöl
10 Tropfen	Palmarosaöl
1 Tropfen	Benzoe-Öl (optional)

Geben Sie Kokos- und Olivenöl in eine kleine Glas- oder Porzellanschale, die Sie auf einen Topf mit kochendem Wasser gestellt haben, und rühren Sie, bis das Kokosöl geschmolzen ist. Nehmen Sie den Topf vom Herd und rühren Sie weiter, bis die Mischung Raumtemperatur erreicht hat. Fügen Sie die ätherischen Öle hinzu und rühren Sie, bis alles gut vermischt ist. Füllen Sie die Mischung in ein sauberes 125-ml-Glasgefäß um. Bewahren Sie die Mischung bis zu 2 Wochen lang kühl und dunkel auf.

Variante: Diese Reinigungscreme ist sowohl für Männer als auch für Frauen geeignet. Nach Wunsch ersetzen Sie Palmarosaöl durch die gleiche Menge an Sandelholzöl.

Glycerin-Honig-Seife

Bei normaler, fettiger oder Mischhaut bevorzugen Sie vielleicht eine Seife, um Gesicht und Hals zu reinigen. Diese Seife ist leicht herzustellen und vereint die Vorteile von ätherischen Ölen, Glycerin und Honig. Glycerin und Honig ziehen Feuchtigkeit aus der Luft und binden sie in der Haut.

♡ **TIPP**

Hervorragende Seifenbasis für Gießseifen sowie Seifengießformen finden Sie in Bastelläden oder im Onlinehandel.

4½ Tassen (1,125 l)	fein geraspelte reine Seife (möglichst unparfümiert, siehe »Tipp«)
8–12 TL (40–60 ml)	gefiltertes oder destilliertes Wasser
2 TL (10 ml)	pflanzliches Glycerin
2 TL (10 ml)	nicht-pasteurisierter flüssiger Honig
30 Tropfen	Rosmarinöl
10 Tropfen	Lavendelöl

Geben Sie die Seifenflocken und 8 TL (40 ml) Wasser in eine kleine Glas- oder Porzellanschale, die Sie auf einen Topf mit kochendem Wasser gestellt haben, und rühren Sie, bis die Seife geschmolzen ist und sich mit dem Wasser verbunden hat. Schaben Sie die Ränder der Schale ab, falls sich dort etwas abgesetzt haben sollte, und rühren Sie gründlich. Sollte die Mischung zu dickflüssig wirken, geben Sie etwas mehr Wasser hinzu. Erhitzen Sie es weiter, bis Blasen aufsteigen, 1–2 Minuten lang. Nehmen Sie den Topf vom Herd und fügen Sie Glycerin und Honig hinzu. Rühren Sie gründlich weiter, bis sich alles gut vermischt hat. Lassen Sie die Mischung etwas abkühlen, sodass sie noch fließt, aber kühl genug ist, um sie berühren zu können. Rühren Sie die ätherischen Öle ein. Pressen Sie die Mischung in Seifengießformen und lassen Sie sie an einem luftigen Platz 7–10 Tage trocknen.

GESICHTSWÄSSER

Gesichtswässer mit und ohne adstringierende Wirkung entfernen überschüssiges Fett auf der Haut, stellen den pH-Wert der Haut wieder her und verleihen ein frisches und sauberes Hautgefühl. Gesichtswässer, die Alkohol oder eine große Menge Hamamelishydrolat enthalten, wirken adstringierend. Sie sind kräftiger als Gesichtswässer ohne Alkohol oder Hamamelis und sollten nicht auf trockener, empfindlicher oder alternder Haut angewendet werden. Doch selbst wenn Sie sehr fettige Haut haben, sollten Sie adstringierende Gesichtswässer nicht zu oft benutzen, da sie die Drüsen zu vermehrter Talgproduktion anregen. Ein normaler Gesichtstoner hat die gleiche Wirkung, doch ist deutlich weniger aggressiv. Beide können als Make-up-Entferner oder als Erfrischung während des Tages sowie nach der Hautreinigung verwendet werden und sind gute Aftershaves für Männer.

»Top Tuning am Morgen«

Diese Mischung eignet sich hervorragend für fettige Haut und Mischhaut und kann auch als Aftershave verwendet werden.

½ Tasse (125 ml)	Hamamelishydrolat (alkoholfrei)
¼ Tasse (60 ml)	gefiltertes oder destilliertes Wasser
4 TL (20 ml)	Apfelessig
5 Tropfen	Zedernholz- oder Sandelholzöl
3 Tropfen	Benzoe-Öl
2 Tropfen	Spearmintöl
¼–½ TL (1–2,5 ml)	pflanzliches Glycerin

Geben Sie die Zutaten in eine 250-ml-Glasflasche (nehmen Sie ½ TL Glycerin bei trockener Haut oder wenn Sie in höheren Lagen oder trockenerem Klima leben) und schütteln Sie sie gründlich. Bewahren Sie die Mischung bis zu 1 Jahr lang kühl und dunkel auf. Vor Gebrauch kräftig schütteln.

Gesichtswasser »Sanfte Rose«

Dieses Gesichtswasser ist ideal für trockene oder alternde Haut, da es Rosenhydrolat enthält, eines der sanftesten Hauttonika.

¾ Tasse (175 ml)	Rosenhydrolat
¼ Tasse (60 ml)	gefiltertes oder destilliertes Wasser
3 Tropfen	Rosenholz- oder Rosenöl
3 Tropfen	Palmarosaöl
½ TL (2,5 ml)	pflanzliches Glycerin

Geben Sie die Zutaten in eine 250-ml-Glasflasche und schütteln Sie sie gründlich. Bewahren Sie die Mischung bis zu 1 Jahr lang kühl und dunkel auf. Vor Gebrauch kräftig schütteln.

Variante: Bei normaler oder Mischhaut ersetzen Sie Wasser durch die gleiche Menge Hamamelishydrolat.

Melisse-Hamamelis-Gesichtswasser

Dies ist ein beruhigendes und erfrischendes Gesichtswasser für alle Hauttypen.

½ Tasse (125 ml)	Melissenhydrolat
¼ Tasse (60 ml)	Hamamelishydrolat (alkoholfrei)
6 TL (30 ml)	gefiltertes oder destilliertes Wasser
10 Tropfen	Lavendelöl
¼ TL (1 ml)	pflanzliches Glycerin

Geben Sie die Zutaten in eine 250-ml-Glasflasche und schütteln Sie sie gründlich. Bewahren Sie die Mischung bis zu 1 Jahr lang kühl und dunkel auf. Vor Gebrauch kräftig schütteln.

Sonnenaufgang-Aftershave

Verwenden Sie dieses sanfte und doch wirkungsvolle Aftershave, um die Poren nach der Rasur wieder zu schließen. Es trocknet die Haut nicht aus.

¾ Tasse (175 ml)	Hamamelishydrolat (alkoholfrei)
¼ Tasse (60 ml)	gefiltertes oder destilliertes Wasser
5 Tropfen	Sandelholz- oder Zedernholzöl
3 Tropfen	Benzoe-Öl
2 Tropfen	Rosmarinöl
¼ TL (1 ml)	pflanzliches Glycerin

Geben Sie die Zutaten in eine 250-ml-Glasflasche und schütteln Sie sie gründlich. Bewahren Sie die Mischung bis zu 1 Jahr lang kühl und dunkel auf. Vor Gebrauch kräftig schütteln.

Aftershave »Pfefferminzkick«

Dies ist eine weitere Mischung für Männer, die als Aftershave oder Gesichtswasser verwendet werden kann. Sowohl Pfefferminze als auch Spearmint haben antibakterielle Eigenschaften und sind außerdem sehr erfrischend. Das Gesicht wird sich wunderbar kühl und sauber anfühlen.

½ Tasse (125 ml)	gefiltertes oder destilliertes Wasser
¼ Tasse (60 ml)	Hamamelishydrolat (alkoholfrei)
¼ Tasse (60 ml)	Pfefferminzhydrolat
3 Tropfen	Pfefferminzöl
2 Tropfen	Spearmintöl
2 Tropfen	Zitronenöl
2 Tropfen	Lavendelöl
2 Tropfen	Nelkenöl
1 TL (5 ml)	pflanzliches Glycerin
¼ TL (1 ml)	Benzoetinktur

Geben Sie die Zutaten in eine 250-ml-Glasflasche und schütteln Sie sie gründlich. Stellen Sie die Mischung 1 Woche lang an einen kühlen und dunklen Ort und schütteln Sie sie täglich. Seihen Sie die Mischung durch einen Kaffeefilter in eine sterile dunkle Glasflasche ab. Vor Gebrauch kräftig schütteln.

TIPP

- *Benzoetinktur ist Benzoeextrakt, der mit Tolubalsam, Styrax, Aloe vera und etwas Alkohol vermischt wird.*
- *Friar's Balsam besteht aus Benzoe, Tolu- und Perubalsam, Styrax, Myrrhe und Angelikawurzel auf einer Alkoholbasis.*
- *Mönch Balsam besteht aus Nativem Olivenöl, Dexpanthenol, Harnstoff, Stiefmütterchen-Extrakt und Weinblätter-Extrakt.*
- *Sowohl Benzoetinktur als auch Friar's Balsam bzw. Mönch Balsam sind stark antiseptisch und gut bei Schnitt- und Schürfwunden. Sie wirken darüber hinaus schleimlösend, wodurch sie bei Erkältung und Grippe von Nutzen sind.*

FEUCHTIGKEITSSPENDENDE ÖLE

Um die Haut mit Feuchtigkeit zu versorgen, benötigen Sie sowohl Öl als auch Wasser. Wasser alleine verdunstet; in einer zur Hautpflege geeigneten Form angewendetes Öl versiegelt das Wasser in der Haut, bis es vollständig absorbiert ist. Die folgenden feuchtigkeitsspendenden Öle bieten Möglichkeiten für jeden Hauttyp.

Pfingstrosen-Feuchtigkeitsöl

Dieses Öl ist besonders für trockene Haut geeignet. Verwenden Sie es als tägliche Feuchtigkeitspflege oder am Abend als Gesichtsserum für die Nacht. Männer können manche Öle je nach individueller Vorliebe austauschen.

8 TL (40 ml)	Traubenkern- oder Mandelöl
8 TL (40 ml)	Olivenöl
1 TL (5 ml)	Avocado- oder Karottensamen-Trägeröl
1 TL (5 ml)	Weizenkeimöl oder 2 Vitamin-E-Weichkapseln (250 IE)
60 Tropfen	Nachtkerzenöl
20 Tropfen	Borretschsamenöl
10 Tropfen	Jojobaöl
10 Tropfen	Palmarosaöl (für Männer: Sandelholzöl)
5 Tropfen	Karottensamenöl (ätherisch)
5 Tropfen	Rosenholzöl
5 Tropfen	Lavendelöl
2 Tropfen	Zedernholz- oder Sandelholzöl (für Männer: Benzoe)
2 Tropfen	Patchouliöl (für Männer: Neroli- oder Weihrauchöl)

Geben Sie alle Zutaten in ein wiederverschließbares 125-ml-Glasgefäß und schütteln Sie sie gründlich. Bewahren Sie die Mischung bis zu 1 Jahr lang kühl und dunkel auf. Vor Gebrauch kräftig schütteln.

△ VORSICHT

- *Vermeiden Sie Weizenkeimöl, wenn Sie eine Weizen- oder Glutenunverträglichkeit haben. Nehmen Sie stattdessen die im Rezept genannte Menge Vitamin E. Stechen Sie die Vitamin-E-Weichkapseln mit der Spitze eines sauberen, scharfen Messers auf und fügen Sie den Inhalt zur Mischung hinzu. Es gibt Vitamin E auch in Tropfflaschen. Falls Sie diese benutzen, verwenden Sie 2 Tropfen.*
- *Für Menschen mit Nussallergie ist Mandelöl nicht geeignet. Verwenden Sie stattdessen die gleiche Menge Traubenkernöl.*
- *Karottensamenöl nicht in der Schwangerschaft oder Stillzeit verwenden.*

Tautropfen-Feuchtigkeitsöl

Dieses Öl eignet sich hervorragend für normale Haut oder Mischhaut. Auch Männer werden es genießen, wenn man die Öle wie vorgeschlagen anpasst.

⅓ Tasse (75 ml)	Traubenkern- oder Mandelöl
1 TL (5 ml)	Avocadoöl
1 TL (5 ml)	Weizenkeimöl oder 2 Vitamin-E-Weichkapseln (250 IE)
30 Tropfen	Nachtkerzenöl
30 Tropfen	Jojobaöl
10 Tropfen	Palmarosaöl (für Männer: Sandelholzöl)
5 Tropfen	Karottensamenöl
5 Tropfen	Rosenholzöl
5 Tropfen	Geraniumöl (für Männer: Benzoe)
5 Tropfen	Ylang-Ylang-Öl (für Männer: Neroli- oder Weihrauchöl)

Geben Sie alle Zutaten in ein 125-ml-Glasgefäß und schütteln Sie sie gründlich. Bewahren Sie die Mischung bis zu 1 Jahr lang kühl und dunkel auf. Vor Gebrauch kräftig schütteln.

Satin-Hautgel

Dieses Gel ist ideal für fettige, normale oder Mischhaut. Aloe vera wirkt sehr beruhigend und hilft, den pH-Wert der Haut wiederherzustellen. Obendrein zieht Aloe vera schnell ein. Die ätherischen Öle, die in dieser Mischung verwendet werden, verjüngen die Haut, fördern das Zellwachstum und helfen damit allen Hauttypen bei der Heilung.

½ Tasse (125 ml)	Aloe-vera-Gel
25 Tropfen	gemischte ätherische Öle (siehe »Seidenglanz-Öl«)

Mischen Sie die Zutaten in einer kleinen Glas- oder Porzellanschale und rühren Sie sorgfältig um. In diesem Fall wird es etwas länger dauern, bis alles gut vermischt ist, daher ist Sorgfalt wichtig. Füllen Sie die Mischung in ein sauberes 125-ml-Glasgefäß um. Bewahren Sie die Mischung bis zu 1 Jahr lang kühl und dunkel auf.

Seidenglanz-Öl für Haut und Haare

Wacholder ist eines der wirkungsvollsten Öle für die Reinigung fettiger Haut. Verwenden Sie es auf dem Hals, um die Augen herum und auf den Lippen. Sie können es auch als Nachtserum verwenden; tragen Sie es dazu vor dem Schlafengehen dünn auf die Haut auf. Um es als Haarserum zu verwenden, verreiben Sie eine kleine Menge in den Handflächen (3 Tropfen bis ¼ TL bzw. 2,5 ml, je nach Haarlänge) und führen die Hände von den Haarwurzeln bis in die Haarspitzen durch das feuchte (handtuchtrockene) Haar.

⅓ Tasse (75 ml)	Traubenkernöl
30 Tropfen	Nachtkerzenöl
20 Tropfen	Jojobaöl
10 Tropfen	Karottensamenöl
10 Tropfen	Zitronenöl
10 Tropfen	Lavendelöl
5 Tropfen	Wacholderöl

Geben Sie alle Zutaten in eine 125-ml-Glasflasche und schütteln Sie sie gründlich. Bewahren Sie die Mischung bis zu 1 Jahr lang kühl und dunkel auf. Vor Gebrauch kräftig schütteln.

△ VORSICHT

— *Karottensamenöl nicht in der Schwangerschaft oder Stillzeit verwenden.*

Feuchtigkeitsspendendes Aprikosenkernöl

Dieses Öl eignet sich hervorragend für empfindliche Haut. Verwenden Sie es als Teil Ihrer Hautpflege als nährende Feuchtigkeitscreme nach der Reinigung. Geben Sie ein paar Tropfen davon auf die Fingerspitzen und klopfen Sie das Öl vorsichtig auf Gesicht und Hals, dann streichen Sie sanft die Haut glatt.

1/3 Tasse (75 ml)	Aprikosenkernöl
2 TL (10 ml)	Borretschsamenöl
45 Tropfen	Nachtkerzenöl
40 Tropfen	Weizenkeimöl oder 2 Vitamin-E-Weichkapseln (250 IE)
15 Tropfen	Karottensamen-Trägeröl
5 Tropfen	Kamillenöl
5 Tropfen	Rosenholz- oder Rosenöl
2 Tropfen	Lavendel- oder Neroliöl

Geben Sie alle Zutaten in eine 125-ml-Glasflasche und schütteln Sie sie gründlich. Bewahren Sie die Mischung kühl und dunkel auf. Vor Gebrauch kräftig schütteln.

△ VORSICHT

Vermeiden Sie Weizenkeimöl, wenn Sie eine Weizen- oder Glutenallergie bzw. -unverträglichkeit haben. Nehmen Sie stattdessen die im Rezept genannte Menge Vitamin E. Stechen Sie die Vitamin-E-Weichkapseln mit der Spitze eines sauberen, scharfen Messers auf und fügen Sie den Inhalt zur Mischung hinzu. Es gibt Vitamin E auch in Tropfflaschen. Falls Sie diese benutzen, verwenden Sie 2 Tropfen.

DIE PFLEGE DES AUGENBEREICHS

Sowohl um die Augen herum als auch am Hals bilden sich früh erste Fältchen. Und obwohl wir Lachfalten mögen, können uns Krähenfüße,

SANFT SOLL DIE BEHANDLUNG SEIN!

Die Haut um die Augen ist sehr empfindlich und kann leicht beschädigt werden, wenn Sie zu kräftig Hand anlegen. Dies ist eine grundlegende Methode zur Pflege dieses Bereichs: Benutzen Sie einen feuchten Wattebausch, um die Haut um die Augen herum anzufeuchten, und tupfen Sie dann ein paar Tropfen des Öls Ihrer Wahl auf die Haut. Klopfen Sie sie anschließend sanft mit dem Mittelfinger, damit die Mischung leichter einzieht. Lassen Sie sie 20 Minuten einwirken und entfernen Sie dann das überschüssige Öl. Passen Sie gut auf, dass kein Öl ins Auge gelangt, denn es könnte brennen und/oder zu Schwellungen führen.

Tränensäcke und dunkle Augenringe schwer zusetzen. Die folgenden natürlichen Anwendungen helfen, diesen empfindlichen Bereich in Form zu halten.

Augenheilöl

Diese Mischung beruhigt und verhindert Faltenbildung bei allen Hauttypen.

8 TL (40 ml)	Aprikosenkernöl
15 Tropfen	Borretschsamen- oder Nachtkerzenöl
15 Tropfen	Karottensamen-Trägeröl
10 Tropfen	Lavendelöl
5 Tropfen	Karottensamenöl (ätherisch)
5 Tropfen	Neroli- oder Zitronenöl
2	Vitamin-E-Weichkapseln (250 IE)

△ VORSICHT

Karottensamenöl nicht in der Schwangerschaft oder Stillzeit verwenden.

Mischen Sie alle Zutaten gründlich in einer kleinen Glas- oder Porzellanschale und rühren Sie gründlich um. Stechen Sie die Vitamin-E-Weichkapseln auf, drücken Sie ihren Inhalt in die Schale und verrühren Sie alles gut. Füllen Sie die Mischung in eine 60-ml-Flasche um und schütteln Sie die Flasche. Geben Sie zur Nacht mithilfe der Fingerspitzen nicht mehr als 1 Tropfen unter jedes Auge. Nach 10 Minuten Einwirkzeit entfernen Sie eventuell noch vorhandenes Öl vorsichtig mit einem Papiertuch. Passen Sie auf, dass dieses Öl nicht ins Auge gelangt, denn es würde brennen und könnte das Auge schädigen.

Kostbares Nachtöl

Dieses äußerst reichhaltige und luxuriöse Öl ist für jeden Hauttyp geeignet. Die ätherischen Öle tragen dazu bei, die Talgproduktion auszubalancieren und zu regulieren. Sie glätten die Haut und machen sie zart und weich. Besprühen oder bespritzen Sie die Haut leicht mit Wasser oder Rosenhydrolat und tragen Sie dann einige Tropfen dieses Öls auf.

2 TL (10 ml)	Traubenkern- oder Mandelöl
1½ TL (7,5 ml)	Aprikosenkernöl
1½ TL (7,5 ml)	Olivenöl
1 TL (5 ml)	Haselnuss- oder Traubenkernöl
1 TL (5 ml)	Borretschsamenöl
1 TL (5 ml)	Jojobaöl
1 TL (5 ml)	Avocado- oder Karottensamen-Trägeröl

△ VORSICHT

Für Menschen mit Nussallergie ist Mandelöl nicht geeignet. Verwenden Sie stattdessen die gleiche Menge Traubenkernöl.

> **VORSICHT**
> - *Vermeiden Sie Weizenkeimöl, wenn Sie eine Weizen- oder Glutenallergie bzw. -unverträglichkeit haben. Nehmen Sie stattdessen die im Rezept genannte Menge Vitamin E. Stechen Sie die Vitamin-E-Weichkapseln mit der Spitze eines sauberen, scharfen Messers auf und fügen Sie den Inhalt zur Mischung hinzu. Es gibt Vitamin E auch in Tropfflaschen. Falls Sie diese benutzen, verwenden Sie 2 Tropfen.*
> - *Karottensamenöl nicht in der Schwangerschaft oder Stillzeit verwenden.*

1 TL (5 ml)	Weizenkeimöl oder 2 Vitamin-E-Weichkapseln (250 IE)
5 Tropfen	Nachtkerzenöl
5 Tropfen	Karottensamenöl (ätherisch)
5 Tropfen	Palmarosaöl
5 Tropfen	Rosenholz- oder Rosenöl
5 Tropfen	Geraniumöl
5 Tropfen	Ylang-Ylang- oder Jasminöl

Geben Sie die Öle in eine 60-ml-Glasflasche und schütteln Sie sie gründlich. Bewahren Sie die Mischung kühl und dunkel auf. Vor Gebrauch kräftig schütteln.

Hautprobleme

AKNE

Nicht nur Jugendliche haben unter diesem belastenden Hautproblem zu leiden, auch bei Erwachsenen tritt es auf. Akne bei Jugendlichen beginnt in der Regel in der Pubertät, wenn viele hormonelle Veränderungen im Körper stattfinden. Wie die meisten Hautkrankheiten muss auch Akne sowohl äußerlich als auch innerlich behandelt werden.

Hier einige Vorschläge, wie Sie selbst etwas für einen gesunden Körper und gesunde Haut erreichen können:

Waschen Sie das Gesicht dreimal täglich mit sehr milder Seife, die pflanzliches Glycerin enthält. Spülen Sie es gründlich mit lauwarmem Wasser ab und tupfen Sie sich trocken. (Sollten Flecken im Handtuch zurückbleiben, nehmen Sie jedes Mal ein frisches.)

Vermeiden Sie (wann immer möglich) Make-up oder Concealer, um die Heilung zu unterstützen.

Lassen Sie an Ihre Haut nur »Heilendes Kräuteröl für den Tag« (Seite 400) und »Heilendes Kräuteröl für die Nacht« (Seite 400).

Machen Sie einmal oder zweimal pro Woche ein »Reinigendes Gesichtsdampfbad« (Seite 400).

Drücken Sie niemals einen Pickel aus! Das Ergebnis sind Narben und die Ausbreitung der Infektion.

Akne-Waschgel

Reinigen Sie das Gesicht zweimal täglich zuerst mit diesem Waschgel und tragen Sie dann den »Magische-3«-Toner auf. Diese Mischung ist desinfizierend, tötet Bakterien ab, heilt entzündete Pickel und Pusteln und gleicht die Talgproduktion der Haut aus.

6 TL (30 ml)	nicht-pasteurisierter flüssiger Honig
10 Tropfen	Geraniumöl
6 Tropfen	Lavendelöl
3 Tropfen	Niaouliöl
¼ Tasse (60 ml)	Geranien- oder Lavendelhydrolat (bzw. destilliertes oder gefiltertes Wasser)
6 TL (30 ml)	neutral-milde Flüssigseife

Mischen Sie in einer 125-ml-Flasche den Honig und die ätherischen Öle und schütteln Sie das Gemisch. Fügen Sie das Hydrolat und die Flüssigseife hinzu und schütteln Sie die Flasche erneut. Reinigen Sie das Gesicht mit einer kleinen Menge dieses Waschgels und spülen Sie es gut ab.

»Magische-3«-Toner

Verwenden Sie dieses Gesichtswasser nach der Reinigung mit dem Akne-Waschgel. Apfelessig wirkt antimykotisch, antiseptisch und ist ein regenerierendes Tonikum für das Gesicht. Glycerin versorgt die Haut mit Feuchtigkeit.

½ Tasse (125 ml)	Geranien- oder Lavendelhydrolat
¼ Tasse (60 ml)	destilliertes oder gefiltertes Wasser
1 TL (5 ml)	Apfelessig
¼–½ TL (1–2,5 ml)	pflanzliches Glycerin
5 Tropfen	Geraniumöl
3 Tropfen	Lavendelöl
2 Tropfen	Niaouliöl

Geben Sie die Zutaten in eine 250-ml-Glasflasche und schütteln Sie das Gemisch. Bewahren Sie die Mischung kühl und dunkel auf. Vor Gebrauch kräftig schütteln. Geben Sie zweimal täglich ein wenig »Magische-3-Toner« auf einen feuchten Wattebausch und erfrischen Sie damit das Gesicht.

Heilendes Kräuteröl für den Tag

Dieses sanfte und dennoch wirkungsvolle Öl ist für die tägliche Behandlung von Akne geeignet. Verwenden Sie es morgens und mittags.

8 TL (40 ml)	Jojobaöl
10 Tropfen	Karottensamenöl
10 Tropfen	Palmarosaöl
5 Tropfen	Teebaumöl
5 Tropfen	Geraniumöl

△ VORSICHT

— *Karottensamenöl nicht in der Schwangerschaft oder Stillzeit verwenden.*

Geben Sie die Öle in eine 60-ml-Glas-Tropfflasche und schütteln Sie das Gemisch. Vor Gebrauch kräftig schütteln. Geben Sie 3–4 Tropfen »Heilendes Kräuteröl für den Tag« auf die Fingerspitzen und tupfen Sie es auf das Gesicht. Verteilen Sie es sanft mit den Fingern und passen Sie auf, dass nichts ins Auge gelangt – das würde brennen. Nach 5–10 Minuten Einwirkzeit entfernen Sie eventuell noch vorhandenes Öl vorsichtig mit einem Papiertuch.

Heilendes Kräuteröl für die Nacht

Diese Mischung fühlt sich etwas fettiger an als die für den Tag, doch keine Sorge: Die Öle heilen und regenerieren die Haut, während Sie schlafen.

20 Tropfen	Nachtkerzen- oder Wildrosen- bzw. Hagebuttenöl
10 Tropfen	Karottensamenöl
5 Tropfen	Teebaumöl
5 Tropfen	Palmarosaöl
¼ Tasse (60 ml)	Kukuinussöl

♡ TIPP

— *Bei Akne tupfen Sie 1 oder 2 Tropfen »Heilendes Kräuteröl für die Nacht« auf die Pusteln. Achten Sie aber bitte darauf, es unverdünnt nicht zu häufig zu verwenden, da es Reizungen verursachen kann.*

△ VORSICHT

— *Für Menschen mit Nussallergie ist Kukuinussöl nicht geeignet. Verwenden Sie stattdessen die gleiche Menge Traubenkernöl.*

— *Karottensamenöl nicht in der Schwangerschaft oder Stillzeit verwenden.*

Mischen Sie die ätherischen Öle in einer 60-ml-Glas-Tropfflasche, füllen Sie sie dann mit dem Kukuinussöl auf und schütteln Sie sie gründlich. Vor Gebrauch kräftig schütteln. Geben Sie 3–4 Tropfen »Heilendes Kräuteröl für die Nacht« auf die Fingerspitzen und verteilen Sie es sanft auf Ihrem Gesicht. Passen Sie auf, dass nichts ins Auge gelangt – das würde brennen. Nach 5–10 Minuten Einwirkzeit entfernen Sie eventuell noch vorhandenes Öl vorsichtig mit einem Papiertuch.

Reinigendes Gesichtsdampfbad

Die antibakterielle Wirkung der Mischung zieht zusammen mit dem heißen Dampf Verunreinigungen aus der Haut – also nicht vor einem Termin nutzen.

1 TL (5 ml)	Palmarosaöl
1 TL (5 ml)	Lavendelöl
½ TL (2,5 ml)	Teebaumöl
30 Tropfen	Geraniumöl
20 Tropfen	Thymianöl

Geben Sie die Öle in eine 15-ml-Glas-Tropfflasche und schütteln Sie sie gründlich. Vor Gebrauch kräftig schütteln.

Heilmaske für Akne, Ekzeme und andere Hautprobleme

Diese Maske ist für empfindliche und problematische Haut geeignet. Kaolin-Tonerde dient als sanftes Reinigungsmittel und Peeling, während das Mandelmehl Vitamine beisteuert, die für die Hautfunktion und die Durchblutung wichtig sind. Feuchtigkeitsspendender Honig ist eine natürlich heilende Zutat; durch seine antibakteriellen Eigenschaften ist er eine wunderbare Zutat zu jeder Gesichtsbehandlung.

4 TL (20 ml)	fein gemahlene Mandeln bzw. Mandelmehl
2 TL (10 ml)	Kaolin-Tonerde
1 TL (5 ml)	nicht-pasteurisierter flüssiger Honig
1 Tropfen	Wacholderöl
1 Tropfen	Kamillenöl
1 Tropfen	Lavendelöl

destilliertes oder gefiltertes Wasser

Mischen Sie in einer kleinen Glas- oder Porzellanschale alle Zutaten gründlich mit gerade so viel Wasser, dass Sie eine weiche Paste erhalten. Verteilen Sie die Heilmaske sanft mit den Fingerspitzen auf Ihrem Gesicht und Hals, und sparen Sie die Augenpartie dabei aus. Legen Sie sich für 10–15 Minuten hin. Währenddessen verwöhnen Sie die Augen mit in (alkoholfreiem) Hamamelishydrolat getränkten Wattepads oder kühlen Kamillenteebeuteln. Waschen Sie die Maske mit reichlich lauwarmem Wasser ab und erfrischen Sie das Gesicht zum Abschluss mit etwas kühlem Wasser.

MITESSER

Wenn die Talgdrüsen übermäßig viel Talg produzieren und der überschüssige Talg nicht abfließt, kann sich ein Mitesser bilden. Sie können Probleme verursachen, wenn sie nicht angemessen behandelt werden.

Wird der Mitesser zu grob entfernt und die Stelle anschließend nicht desinfiziert, können sich die Poren entzünden. Peelings können Mitesser verhindern.

Der sicherste Weg, Mitesser zu entfernen und eine Infektion zu verhindern, ist, die Haut mit kochend heißem Wasser und antiseptischem Öl zu bedampfen. Dieser Vorgang löst den Talg und entspannt die Poren. Nun folgt ein grundlegendes und nützliches Verfahren zur Entfernung von Mitessern:

1. Füllen Sie eine Schüssel zu drei Vierteln voll mit kochendem Wasser. Geben Sie 1 Tropfen Teebaumöl und 2 Tropfen Geraniumöl auf die Wasseroberfläche.
2. Bilden Sie mit dem Handtuch über dem Kopf ein Zelt über der Schüssel. Halten Sie das Gesicht 30 cm über der Wasseroberfläche und lassen Sie den Dampf ca. 10 Minuten auf das Gesicht einwirken.
3. Tupfen Sie sich mit einem sauberen, weichen Handtuch trocken.
4. Wickeln Sie Wattebäusche um die Fingernägel und drücken Sie die Haut beiderseits des Mittessers mit den Fingern sanft zusammen, bis er herausspringt. Sie können aber auch einen speziellen Mitesserentferner (»Komedonheber«) verwenden, den Sie im Internet, in Drogeriemärkten oder Apotheken erhalten.
5. Benetzen Sie anschließend das Gesicht mit »Pickel-Ade«-Gesichtswasser (siehe unten), das die Poren desinfiziert.

»Pickel-Ade«-Gesichtswasser

Dieses adstringierende Gesichtswasser entfernt alle noch verbliebenen Spuren von Schmutz oder Make-up. Es schließt die Poren und lässt die Haut gesund aussehen.

½ TL (2,5 ml)	nicht-pasteurisierter flüssiger Honig
2 Tropfen	Zypressenöl
1 Tropfen	Palmarosaöl
8 TL (40 ml)	destilliertes oder gefiltertes Wasser
3 TL (15 ml)	Hamamelishydrolat (alkoholfrei)

Geben Sie die Öle in eine 60-ml-Glasflasche und schütteln Sie sie gründlich. Fügen Sie Wasser und Hamamelishydrolat hinzu und schütteln Sie die Mischung erneut. Geben Sie etwas »Pickel-Ade«-Gesichtswasser auf ein feuchtes Wattepad und tupfen Sie nach einem Dampfbad oder einer Reinigung damit das Gesicht ab.

DERMATITIS

Dermatitis ist eine Entzündung und/oder Reizung der Haut. Chronische Dermatitis wird auch häufiger als Ekzem bezeichnet. In der Regel entsteht es durch die Überempfindlichkeit gegenüber einem oder mehreren Stoffen, mit denen die Haut in Kontakt gekommen ist. Barkeeper, Reinigungsfachkräfte und Friseure leiden oft unter Dermatitis aufgrund des täglichen Hautkontakts mit Alkohol, starken Reinigungsmitteln oder den Chemikalien, die beim Friseur eingesetzt werden. Natürlich verschwindet die Reizung nicht, solange der Reizstoff nicht beseitigt wird (unter extremen Umständen kann dies bedeuten, dass Sie Ihre Beschäftigung aufgeben müssen.) Auch Stress kann den Zustand verschlimmern. Die folgende Ekzembehandlung ist auch für andere Arten von Dermatitis geeignet.

EKZEM

Als Ekzem bezeichnet man einen entzündeten Zustand der Haut, der sich unterschiedlich zeigt: entweder mit Juckreiz, Rötung, trockener und verdickter Haut und/oder mit winzigen Blasen, die platzen, nässen und sich entzünden können. Es ist ein sehr schwer zu behandelndes Problem, vor allem, wenn die Ursache nicht geklärt ist. Mögliche Ursachen sind Allergien, zu wenig Magensäure, Stress, Mangel- oder Fehlernährung, ein gestörtes Immunsystem oder eine Anhäufung von Toxinen. Die vorrangigen Ziele der Aromatherapie sind: Stresslevel senken, Juckreiz lindern und dadurch das Kratzen verhindern sowie die Bildung von gesundem neuen Hautgewebe fördern. Verschiedene Öle sollten ausprobiert werden, bis etwas Passendes gefunden ist. Wählen Sie für Ihre Mischungen aus der folgenden Tabelle ein oder zwei Öle der jeweils gewünschten Wirkung aus.

Geeignete Öle bei Ekzemen

WIRKUNG	ÖL
Anti-Stress	Bergamotte, Geranium, Kamille, Lavendel, Wacholder, Zedernholz, Zypresse
Entgiftend	Muskatellersalbei, Rosmarin, Wacholder
Entzündungshemmend	Immortelle, Kamille, Lavendel, Myrrhe, Zitrone
Heilend (Trägeröle)	Calendula-Ölauszug, Karottensamen, Wildrose/Hagebutte

△ VORSICHT

Für Menschen mit Nussallergie ist Mandelöl nicht geeignet. Verwenden Sie stattdessen die gleiche Menge Traubenkernöl.

Mischung für Heilkompressen

Verwenden Sie diese beruhigende und heilende Kompresse, um dieEntzündung und den Juckreiz im Zusammenhang mit Ekzemen zu lindern.

2 Tropfen	Geranium- oder Lavendelöl
2 Tropfen	Zitronen- oder Myrrhenöl
1 Tropfen	Kamillen- oder Zypressenöl
2 Tassen (500 ml)	kaltes Wasser

Geben Sie die ätherischen Öle in eine mittelgroße Glas- oder Porzellanschale und rühren Sie kräftig um. Fügen Sie 2 Tassen (500 ml) kaltes (nicht eiskaltes) Wasser hinzu und verrühren Sie alles gründlich. Tauchen Sie ein Tuch ein und wringen Sie es gerade so weit aus, dass es nicht tropft. Legen Sie das Tuch auf die betroffene Stelle. Zweimal täglich anwenden.

Ölmischung für trockenes Ekzem

Menschen mit trockenem Ekzem wird geraten, kurz warm (nicht heiß) zu duschen und milde Seifen zu verwenden, um übermäßiges Austrocknen der Haut zu vermeiden. Ein Omega-3-Fettsäure-Mangel könnte diese Hautkrankheit weiter verschlimmern. Versorgen Sie die Haut gut mit Feuchtigkeit und sprechen Sie mit dem Arzt darüber, welche Ernährungsform für Sie die beste ist.

8 TL (40 ml)	Traubenkern- oder Mandelöl
10 Tropfen	Nachtkerzenöl
10 Tropfen	Kamillenöl
5 Tropfen	Myrrhenöl
5 Tropfen	Lavendelöl

Geben Sie die Öle in eine 60-ml-Glasflasche und schütteln Sie sie gründlich. Verteilen Sie es sanft mit den Fingerspitzen auf dem betroffenen Bereich.

Variante: Hanfsamenöl ist reich an essenziellen Fettsäuren, gefolgt von Flachssamenöl. Überlegen Sie, ob Sie Hanfsamenöl anstelle von Traubenkernöl verwenden möchten, um eine noch wirkungsvollere Mischung zu erhalten.

NÄSSENDE EKZEME UND SHEABUTTER

Nässende Ekzeme beginnen mit roter juckender Haut, die im Laufe der Zeit reißen und bluten kann. In der trockenen, aufgesprungenen Haut kann sich Eiter bilden und abgesondert werden. Ein solches Ekzem muss von innen heraus geheilt werden. Es kann helfen, viel Wasser zu trinken und die Ernährung umzustellen. Ganz wichtig ist, die Haut feucht zu halten. Unraffinierte Sheabutter ist entzündungshemmend und regeneriert die Haut wunderbar, sodass sie ideal geeignet ist für die Behandlung von Ekzemen. Sie wirkt hautbefeuchtend, indem sie die Feuchtigkeit aus der Luft in die Haut zieht. Das hilft bei alternder, trockener oder gereizter Haut und bei Ekzemen. Häufig ist Sheabutter in Hautcremes enthalten, weil sie die Durchblutung der Kapillaren verbessert, die Haut weich machen und die Narben, die durch aufgesprungene Haut und Kratzwunden entstanden sind, verblassen lassen kann.

Creme für nässendes Ekzem

1/4 Tasse (60 ml)	Sheabutter
15 Tropfen	Lavendelöl
15 Tropfen	Weihrauchöl
15 Tropfen	Myrrhenöl
10 Tropfen	Kamillenöl
2	Vitamin-E-Weichkapseln (250 IE)

Schmelzen Sie die Sheabutter vorsichtig in einer kleinen Glas- oder Porzellanschale, die Sie auf einen Topf mit siedendem Wasser gestellt haben. Lassen Sie sie ein wenig abkühlen – sie sollte jedoch flüssig bleiben. Fügen Sie die ätherischen Öle hinzu und verrühren Sie alles gründlich. Stechen Sie die Vitamin-E-Weichkapseln mit der Spitze eines sauberen, scharfen Messers auf und geben Sie den Inhalt zur Mischung hinzu. Rühren Sie gründlich um und füllen Sie die Mischung in ein doppelwandiges 60-ml-Gefäß (siehe »Bezugsquellen«, Seite 478). Lassen Sie sie vollständig abkühlen und verschließen Sie den Deckel dann dicht. Bewahren Sie die Mischung kühl und trocken auf. Verteilen Sie sie sanft mit den Fingerspitzen auf den betroffenen Hautstellen.

SCHUPPENFLECHTE (PSORIASIS)

Psoriasis ist eine chronisch entzündliche Hauterkrankung, charakterisiert durch rosa gefärbte, sehr unterschiedlich geformte und ausgeprägte oberflächliche Hautveränderungen mit überlappenden silbrigen Schuppen. Sie erscheint normalerweise auf der Kopfhaut, an der Oberseite der Handgelenke, an Ellbogen, Knien und Knöcheln, kann aber auch an anderen Körperstellen auftreten. Die Erkrankung ist schwierig zu behandeln und kann die Geduld auf die Probe stellen.

Auslöser können Umweltfaktoren, Vererbung, Stress oder Leberschwäche sein; solange die Ursache nicht geklärt ist und behandelt wird, gibt es keine dauerhafte Heilung. Die folgenden Vorschläge werden sicherlich helfen, doch neben der Aromatherapie sollten auch ein Stressmanagement-Kurs und eine Leberreinigung gemacht werden. Vitamin D hat sich als hilfreich erwiesen, entweder als Vitaminpräparat eingenommen oder durch ausreichenden Aufenthalt im Sonnenlicht.

Schuppenflechte-Mischung

Ziel der Behandlung ist, die Symptome in den Griff zu bekommen und Infektionen zu verhindern. Eine tägliche Dusche oder ein Bad mit Hafermehl können die Haut sauber halten, sie beruhigen und Schuppen lösen.

30 Tropfen	Borretschsamenöl
30 Tropfen	Nachtkerzenöl
15 Tropfen	Manukaöl
10 Tropfen	Bergamotteöl
10 Tropfen	Thymian Ct. Linalool
10 Tropfen	Cajeput- oder Niaouliöl
½ Tasse (125 ml)	Traubenkern- oder Mandelöl

Geben Sie die ätherischen Öle in eine 125-ml-Glasflasche, füllen Sie sie dann mit dem Traubenkernöl auf und schütteln Sie sie gründlich. Wählen Sie eine der unten aufgeführten Anwendungen.

Vollbad: Füllen Sie die Wanne mit warmem Wasser. In der Zwischenzeit mischen Sie in einer kleinen Glas- oder Porzellanschale 1 TL (5 ml) Schuppenflechte-Mischung und 1 Tasse (250 ml) fein gemahlene Haferflocken. Geben Sie diese Mischung ins Badewasser und rühren Sie kräftig um. Tauchen Sie für 30 Minuten in das Bad ein und massieren Sie in dieser Zeit umherschwimmende Öltropfen in die Haut ein. Seien Sie sanft zu den betroffenen Hautstellen, um sie nicht zu reizen.

TIPP

Verwenden Sie diese oder eine andere Mischung vor dem Baden oder Duschen, ist es am besten, wenn Sie die Haut kurz vorher mit dieser Mischung einreiben. Auf diese Weise können die Aromaöle von der Haut aufgenommen werden und in den Blutkreislauf gelangen. Und Sie profitieren gleich doppelt, denn das warme Wasser fördert die Verdunstung der ätherischen Öle, sodass Sie sie leichter einatmen können.

VORSICHT

Für Menschen mit Nussallergie ist Mandelöl nicht geeignet. Verwenden Sie stattdessen die gleiche Menge Traubenkernöl.

Hand-/Fußbad: Geben Sie 1 TL (5 ml) der Schuppenflechte-Mischung in ein Becken mit warmem Wasser, verteilen Sie sie gut und tauchen Sie dann den entsprechenden Körperteil 10–20 Minuten in das Bad ein. Massieren Sie umherschwimmende Öltropfen in die Haut ein.

Massage: Sie können den ganzen Körper oder aber nur die betroffenen Stellen mit der Schuppenflechte-Mischung massieren. Geben Sie nach dem Duschen, wenn die Haut noch feucht ist, eine kleine Menge dieser Mischung in die Handfläche und reiben Sie sich damit ein.

Äußerliche/lokale Anwendung: Verteilen Sie die Schuppenflechte-Mischung mehrmals täglich sanft mit den Fingerspitzen auf den betroffenen Bereichen. Sollte es sich unangenehm anfühlen, erhöhen Sie die Menge an Traubenkernöl.

DER HALS

Die Haut am Hals ist in der Regel viel trockener als die Gesichtshaut. Oft wird sie vernachlässigt, was dazu führt, dass sie austrocknet und an Krepppapier erinnert. Die folgende Ölmischung ist sanft und reichhaltig. Regelmäßig verwendet, bremst sie die Faltenbildung und glättet bzw. mildert bereits vorhandene Falten.

Schönheitsmischung für den Hals

2 TL (10 ml)	Jojobaöl
1 TL (5 ml)	Avocadoöl
1 TL (5 ml)	Weizenkeimöl oder 2 Vitamin-E-Weichkapseln (250 IE)
½ TL (2,5 ml)	Nachtkerzenöl
5 Tropfen	Karottensamenöl
5 Tropfen	Lavendelöl
5 Tropfen	Palmarosaöl
5 Tropfen	Rosenholzöl
2	Vitamin-E-Weichkapseln (250 IE)

Mischen Sie die Öle in einer 30-ml-Glasflasche. Stechen Sie die Vitamin-E-Weichkapseln auf, drücken Sie den Inhalt in die Flasche und schütteln Sie sie gründlich. Bewahren Sie die Mischung kühl und dunkel auf. Vor Gebrauch kräftig schütteln. Benetzen Sie den Hals mit etwas Wasser. Träufeln Sie ein paar Tropfen »Schönheitsmischung für den Hals« in die Handfläche und massieren Sie den Hals sanft in Aufwärtsbewegungen, bis das Öl eingezogen ist.

△ VORSICHT

- *Vermeiden Sie Weizenkeimöl, wenn Sie eine Weizen- oder Glutenallergie bzw. -unverträglichkeit haben. Nehmen Sie stattdessen die im Rezept genannte Menge Vitamin E. Stechen Sie die Vitamin-E-Weichkapseln mit der Spitze eines sauberen, scharfen Messers auf und fügen Sie den Inhalt zur Mischung hinzu. Es gibt Vitamin E auch in Tropfflaschen. Falls Sie diese benutzen, verwenden Sie 2 Tropfen.*
- *Karottensamenöl nicht in der Schwangerschaft oder Stillzeit verwenden.*

DIE HÄNDE

Wir neigen dazu, viel Zeit und Geld für Haare und Gesicht aufzuwenden, doch unsere armen Hände vernachlässigen wir. Genau wie das Gesicht sind sie Wind und Wetter ausgesetzt, und sie haben mit Gartenarbeit, Putzen, Geschirrspülen und all den anderen Arbeiten, die der Haut so zusetzen, zu kämpfen. Diese schwer beanspruchten Körperteile brauchen alle Liebe und Fürsorge, die wir ihnen geben können. Ätherische Öle sind besonders gut für die Hände, da sie sehr schnell wirken und leicht absorbiert werden, ohne ein fettiges Gefühl zu hinterlassen. Die folgende Ölmischung ist ein Hochgenuss für die »Werkzeuge«, die wir am häufigsten nutzen – und in der Regel am wenigsten wertschätzen.

Handschmeichlercreme »Zitrone und Lavendel«

Dies ist eine Creme für trockene, raue, zerschundene Hände. Reiben Sie die Hände damit ein, bevor sie schmutzige Arbeit beginnen. Wenn die Hände wirklich sehr rau sind, cremen Sie sie abends während einer Unterhaltung oder beim Fernsehen mit dieser reichhaltigen Mischung ein. Oder tragen Sie vor dem Schlafengehen eine großzügige Portion auf die Hände auf und ziehen zum Schutz der Bettwäsche Baumwollhandschuhe über.

△ VORSICHT

Für Menschen mit Nussallergie ist Mandelöl nicht geeignet. Verwenden Sie stattdessen die gleiche Menge Traubenkernöl.

8 TL (40 ml)	Bienenwachs (Pastillen)
½ Tasse (125 ml)	Olivenöl
⅓ Tasse (75 ml)	Traubenkern- oder Mandelöl
8 TL (40 ml)	pflanzliches Glycerin
2 Tropfen	Zitronenöl
2 Tropfen	Lavendelöl

Schmelzen Sie das Bienenwachs in einer kleinen Schüssel, die Sie auf einen Topf mit siedendem Wasser gestellt haben. Fügen Sie Oliven- und Traubenkernöl hinzu und rühren Sie gut um. Rühren Sie das Glycerin ein, bis sich alles gut vermischt hat. Nehmen Sie den Topf vom Herd und lassen Sie ihn etwas abkühlen. Fügen Sie nun tropfenweise die ätherischen Öle hinzu und rühren Sie dabei gründlich um. Füllen Sie die Mischung in ein sauberes wiederverschließbares 250-ml-Glasgefäß um. Bewahren Sie die Mischung bis zu 1 Jahr lang kühl und dunkel auf.

Lavendel-Schutzcreme

Reiben Sie die Hände mit dieser Creme ein, bevor Sie mit schmutziger Arbeit beginnen.

8 TL (40 ml) Olivenöl
8 TL (40 ml) Kaolin-Tonerde
4 TL (20 ml) Lavendelhydrolat
oder destilliertes oder gefiltertes Wasser
10 Tropfen Lavendelöl

Mischen Sie alle Zutaten gründlich in einer kleinen Glas- oder Porzellanschale. Füllen Sie die Mischung in ein steriles wiederverschließbares 125-ml-Glasgefäß um. Bewahren Sie die Mischung bis zu 6 Monate lang kühl und dunkel auf.

Heilende Handcreme

Wenn Sie keine Zeit oder Lust haben, eine Creme komplett von Anfang an herzustellen, ist diese Mischung perfekt für Sie. Kaufen Sie Aloe-vera-Creme (nicht Aloe-vera-Salbe) in einem Reformhaus oder Bioladen und suchen Sie nach der mit dem höchsten Aloe-vera-Gehalt. Diese Mischung aus Aloe-vera-Creme und ätherischen Ölen wird wunde, trockene oder aufgesprungene Haut heilen. Verwenden Sie sie nach dem Händewaschen und vor dem Schlafengehen.

¼ Tasse (60 ml) Aloe-vera-Creme
½ TL (2,5 ml) Benzoetinktur oder 5 Tropfen Benzoeöl
10 Tropfen Sandelholzöl
10 Tropfen Palmarosa- oder Lavendelöl
10 Tropfen Lavendelöl

Geben Sie die Creme in eine kleine Glas- oder Porzellanschale. In einer anderen kleinen Glas- oder Porzellanschale mischen Sie die ätherischen Öle. Fügen Sie die Ölmischung unter ständigem Rühren tropfenweise zur Creme hinzu. Füllen Sie die fertige Mischung in ein steriles wiederverschließbares Glasgefäß um. Bewahren Sie die Mischung kühl und dunkel auf.

TIPP

Die Haut an den Händen enthält sehr wenig Fett. Verwenden Sie passende Handschuhe, wenn Sie im Garten oder Haushalt arbeiten, und benutzen Sie, wann immer möglich, eine reichhaltige Handcreme.

Hand- und Nagelöl

Unsere Hände sind immer im Einsatz und können sichtbare Zeichen von Verschleiß aufweisen. Achten Sie darauf, sie durch Reinigung und Feuchtigkeitsspenden in gutem Zustand zu halten.

△ **VORSICHT**

Für Menschen mit Nussallergie ist Mandelöl nicht geeignet. Verwenden Sie stattdessen die gleiche Menge Traubenkernöl.

8 TL (40 ml)	Avocadoöl
4 TL (20 ml)	Traubenkern- oder Mandelöl
2 TL (10 ml)	Olivenöl
1 TL (5 ml)	Jojobaöl
20 Tropfen	Nachtkerzenöl
10 Tropfen	Lavendelöl
10 Tropfen	Zitronen- oder Teebaumöl
5 Tropfen	Geraniumöl
5	Vitamin-E-Weichkapseln (250 IE)

Geben Sie alle Zutaten bis auf das Vitamin E in eine 125-ml-Glasflasche. Stechen Sie die Vitamin-E-Weichkapseln auf, drücken Sie den Inhalt in die Flasche und schütteln Sie sie gründlich. Für die Anwendung auf den Fingernägeln träufeln Sie 1–2 Tropfen Hand- und Nagelöl auf ein Wattestäbchen und reiben Sie es damit auf die Haut um das Nagelbett, bis das Öl eingezogen ist. Für die Anwendung auf den Händen geben Sie 8–10 Tropfen in die Handfläche und reiben Sie die Hände gründlich damit ein. Tragen Sie für die nächsten Stunden, oder über Nacht, Baumwollhandschuhe.

Haarpflege

Der Haartyp ist weitgehend genetisch vorgegeben. Wenn die Haare fein und schlaff sind oder vorzeitig dünner werden, haben Sie das wahrscheinlich von Ihren Eltern geerbt. Manche Menschen haben dickes Haar, andere dünnes, manche glänzendes, andere stumpfes. Und obwohl wir regelmäßig Shampoos und Spülungen verwenden, hat nur einer unter 1000 Menschen Haare wie in der Fernsehwerbung.

Vor vielen Jahren hatten die meisten Menschen deutlich dickere und gesündere Haare als heute. Unser Lebensstil sowie die vielen Reizstoffe in der Umwelt können den Haaren ihren Glanz rauben.

Kommerziell hergestellte Shampoos und Conditioner enthalten Chemikalien und Reinigungssubstanzen, die sich im Haar anreichern und ihm Nährstoffe entziehen. Produkte, die Sie zuhause mit reinen natürlichen Zutaten selbst zubereiten, sind handelsüblichen Produkten weit überlegen. (Den meisten industriellen Herstellern sind die Zutaten egal; sie geben lieber viel Geld für teure Verpackungen und Werbekampagnen aus.)

NUR DAS BESTE FÜR IHR HAAR

Lassen Sie uns nicht vergessen, dass Haare und Nägel nützliche Barometer der Gesundheit sind. Sie geben bei einem gesundheitlichen Problem häufig die ersten Warnhinweise. Wenn das Haar dünn, stumpf und leblos wird, oder die Nägel brüchig, mit Rillen und vielleicht mit weißen Flecken versehen sind, will Ihr Körper Ihnen etwas sagen, dem Sie sich widmen sollten. Es kann um Umweltstress, Nährstoffdefizite oder auch um ernstere Probleme gehen.
Wenn Sie ein Shampoo kaufen, lesen Sie das Etikett. Auch bei Kosmetikprodukten werden die Inhaltsstoffe nach ihrem Gewichtsanteil in abnehmender Reihenfolge aufgelistet. Wenn Sie sich im Supermarkt oder im Drogeriemarkt etwa das Etikett eines Kräutershampoos anschauen, werden Sie feststellen, dass der Kräuteranteil ganz am Ende der Liste steht. Doch auch wenn es nicht mehr als 0,0001 % Kräuterextrakt enthält, darf das Produkt »Kräuter«-Shampoo genannt werden. Wäre es nicht viel besser, genau zu wissen, wie viele gute und wirksame Bestandteile Ihr Shampoo enthält? Das ist einfach: Machen Sie es einfach selbst!

Ätherische Öle können Schäden am Haar reparieren und gebleichtes, gefärbtes oder stark bearbeitetes Haar ingutem Zustand erhalten. Verwenden Sie folgende Aromaöle in Shampoos, Spülungen, Essigspülungen und Haartonika, aber verwenden Sie sie niemals in einer höheren Konzentration als 1 %, d. h. 20 Tropfen auf etwas weniger als ½ Tasse (125 ml) Flüssigkeit. Wenn Sie Shampoo für Kinder im Alter von 5–12 Jahren herstellen, verwenden Sie nur die Hälfte der Aromaöle, bei Kindern im Vorschulalter (2–5 Jahre) nur 2 Tropfen.

HAARTYPEN

Feines Haar: Feines Haar kann schlaff sein und wenig Stand haben, doch es kann auch schön aussehen und sich gut anfühlen, wenn es zusätzlich zur Haarwäsche mit natürlichen Mitteln gepflegt wird, die den einzelnen Haaren zusätzliches Volumen und Dicke verleihen. Feines Haar muss sehr sanft behandelt werden. Verwenden Sie eine weiche Bürste mit abgerundeten Borsten. Schützen Sie Ihr Haar vor zu viel Sonne und Wind. Färben, bleichen oder ondulieren Sie feines Haar nicht zu häufig, da es schnell spröde und brüchig wird. Vermeiden Sie Frisuren, die

Lockenwickler, straffes Zurückkämmen oder Gummibänder erfordern, denn all dies bedeutet Stress für die empfindliche Struktur des Haares.

Dünnes Haar: Dünnes Haar ist meist auch feines Haar (siehe oben). Behandeln Sie es sanft, verwenden Sie niemals aggressives Shampoo und vermeiden Sie, es zu häufig zu ondulieren oder zu färben. Bürsten Sie es nicht zu viel und verwenden Sie eine weiche Büste mit abgerundeten Borsten. Verwenden Sie Haarpflegeprodukte, die Proteine (z.B. Eier, Milch) enthalten, um ihnen Fülle zu schenken.

Struppiges/störrisches Haar: Freuen Sie sich, wenn Sie struppiges bzw. störrisches Haar haben. Dick, stark und drahtig, nimmt es Ihnen kaum etwas übel und wird sich weder spalten noch brechen. Sie brauchen nicht zwangsläufig eine Spülung, doch wenn es nicht ganz so schön glänzt wie Sie das möchten, können Sie entweder eine Spülung anwenden und/oder zwischendurch ein Haartonikum verwenden.

TIPP

Wenn Sie ein Shampoo kaufen möchten, wählen Sie das natürlichste, das Sie in einem Bioladen finden können. Oder kaufen Sie ein parfümfreies Basisshampoo (siehe »Bezugsquellen«, Seite 478) und mischen Sie Ihren eigenen Duft dazu. Durch die Zugabe von ätherischen Ölen entsprechend Ihrem Haartyp können Sie Shampoos ganz einfach aufpeppen.

Fettiges Haar: Fettiges Haar ist eine Folge überaktiver Talgdrüsen. Wenn Sie die Haare jeden Tag waschen, kann das Problem schlimmer werden, weil die Talgdrüsen darauf mit noch stärkerer Produktion reagieren. Trockenshampoos sind ein guter Kompromiss, weil sie zwischen den eigentlichen Haarwäschen überschüssiges Fett entfernen. Bürsten Sie es nicht zu fest und nicht zu lang. 20–30 Bürstenstriche genügen, um das natürliche Fett gleichmäßig auf der gesamten Haarlänge zu verteilen. Verwenden Sie beim Haarewaschen und -spülen kein zu heißes Wasser, weil auch die Hitze die Produktion von Fett fördert. Eine Essigspülung reduziert überschüssiges Fett und macht das Haar glänzend und leichter kämmbar.

Trockenes Haar: Trockenes Haar ist stumpf, splisst, bricht leicht und ist nicht leicht zu stylen. Jeder Haartyp kann unter gewissen Umständen trocken werden, z.B. nach Krankheit, durch zu aggressive Shampoos, Überbeanspruchung durch Föhn oder Geräte wie Lockenstab bzw. Glätteisen oder nach zu viel Sonne und Wind. Die Behandlung sollte bei trockenem Haar daher mit einer Problemanalyse beginnen. Und sobald die Ursache geklärt ist, können Sie eines der in diesem Abschnitt beschriebenen Mittel anwenden, um das Haar wieder gesund zu machen.

Ätherische Öle für die Haare

ZUSTAND/NUTZEN	GEEIGNETE ÄTHERISCHE ÖLE
Allgemeine Haarpflege	Geranium, Karottensamen, Lavendel, Muskatellersalbei, Römische Kamille, Rosmarin, Ylang Ylang, Zedernholz
Alopezie	Karottensamen, Lavendel, Muskatellersalbei, Rosmarin, Thymian
Alterndes Haar	Galbanum, Geranium, Karottensamen, Lavendel, Neroli, Palmarosa, Rose, Weihrauch, Ylang Ylang
Brüchiges Haar	Kamille, Lavendel, Muskatellersalbei, Sandelholz
Fettiges Haar	Lavendel, Lorbeer (Echter und Westindischer), Muskatellersalbei, Rosmarin, Zitrone, Zypresse
Haarausfall	Lavendel, Muskatellersalbei, Rosmarin, Salbei, Thymian, Westindischer Lorbeer, Ylang Ylang
Kopfhauttonikum	Karottensamen, Westindischer Lorbeer, Zedernholz
Normales Haar	Geranium, Karottensamen, Lavendel, Römische Kamille, Rosmarin, Zitrone
Schuppen	Bergamotte, Lavendel, Lorbeer (Echter und Westindischer), Muskatellersalbei, Rosmarin, Salbei, Sandelholz, Teebaum, Zedernholz
Spliss	Rosenholz, Sandelholz
Trockenes Haar	Geranium, Lavendel, Palmarosa, Rosenholz, Rosmarin, Sandelholz

ANWENDUNGEN VOR DEM HAAREWASCHEN

Heiße Ölkur

Ist das Haar trocken, können Kopfhaut und Haare von einer heißen Ölkur profitieren.

4 TL (20 ml) Jojobaöl
5 Tropfen Lavendelöl
3 Tropfen Muskatellersalbeiöl
2 Tropfen Atlaszedern- oder Sandelholzöl

TIPP

Falls Sie sehr dickes oder langes Haar haben, verdoppeln Sie die Mengen.

Mischen Sie alle Zutaten in einer kleinen Glas- oder Porzellanschale und rühren Sie gründlich um, damit sich die Öle vermischen. Massieren Sie mithilfe Ihrer Finger 1–2 TL (5–10 ml) Heiße Ölkur in die Haare und auf die Kopfhaut ein (die Menge ist abhängig von der Haarlänge). Tauchen Sie ein Handtuch in Wasser und wringen Sie es so aus, dass es nicht mehr tropft. Erhitzen Sie das Handtuch 30–50 Sekunden in der Mikrowelle. (Falls Sie keine Mikrowelle haben, legen Sie das Handtuch in eine große Glasschüssel und übergießen es mit kochendem Wasser. Benutzen Sie gerade so viel Wasser, wie das Handtuch aufsaugt.) Sobald das Handtuch kühl genug ist, um es anzufassen, wringen Sie überschüssiges Wasser aus und wickeln die Haare in das heiße, feuchte Handtuch. Erhitzen Sie das Handtuch noch zwei- bis dreimal. Lassen Sie das Öl mindestens 1 Stunde einwirken und waschen Sie sich anschließend die Haare mit einem Kräutershampoo.

TIPP

Regelmäßige Massagen der Kopfhaut können die Durchblutung der Haarwurzeln anregen und den Zustand der Haare deutlich bessern. Für eine Kopfhautmassage legen Sie alle Finger (auch die Daumen) fest auf den Kopf und bewegen die Kopfhaut über den Schädel. Nicht reiben! Beim Reiben werden Haare ausgerissen – genau das, was wir verhindern wollen.

Honig-Ei-Kur für trockenes und feines Haar

Trockenes, angegriffenes und feines Haar braucht eine Kur, die Feuchtigkeit und Volumen schenkt. Rohes Ei ist ein hervorragender Conditioner und gibt Fülle und Glanz, während Honig heilend und aufbauend wirkt, Feuchtigkeit spendet und das Haar glänzen lässt.

1	Eigelb, geschlagen
2 TL (10 ml)	Traubenkernöl
1 TL (5 ml)	nicht-pasteurisierter flüssiger Honig
2 Tropfen	Zedernholz- oder Sandelholzöl
2 Tropfen	Muskatellersalbeiöl
	Milchpulver

Mischen Sie in einer kleinen Glas- oder Porzellanschale das Eigelb mit dem Traubenkernöl und Honig. Fügen Sie die ätherischen Öle hinzu und verrühren Sie alles gründlich. Geben Sie gerade so viel Milchpulver dazu, bis eine sehr weiche Paste entsteht, und verrühren Sie erneut alles gut. Massieren Sie mithilfe Ihrer Finger die Ei-Honig-Kur gründlich auf Haare und Kopfhaut ein. Bedecken Sie die Haare mit einer Duschhaube. Tauchen Sie ein Handtuch in Wasser und wringen Sie es so aus, dass es nicht mehr tropft. Erhitzen Sie das Handtuch 30–50 Sekunden in der Mikrowelle. (Falls Sie keine Mikrowelle haben, legen Sie das Handtuch in eine große Glasschüssel und übergießen es mit kochendem Wasser. Benutzen Sie gerade so viel Wasser, wie das Handtuch aufsaugt.) Sobald das Handtuch kühl genug ist, um es anzufassen, wringen Sie überschüssiges Wasser aus und wickeln das Handtuch um den Kopf. Lassen Sie die

Kur 20 Minuten einwirken. Waschen Sie sich anschließend die Haare mit einem Kräutershampoo.

»ECHTE« SHAMPOOS UND SPÜLUNGEN

Kommerzielle Haarshampoos haben im Prinzip die gleiche Zusammensetzung wie ein Teppichreiniger. Der Hauptbestandteil ist ein Schaumbildner. Wir denken, dass viel Schaum viel Sauberkeit bedeutet, doch tatsächlich sagt der Schaum nichts über die Reinigungsfähigkeiten eines Produkts aus.

Shampoos, die auf Reinigungsmitteln basieren, rauben dem Haar seine natürlichen Fette; darum werden dann wachshaltige Conditioner benötigt. Die folgenden Rezepte für natürliche Kräutershampoos verwenden Seife als Grundlage. Diese rauben den Haaren nicht die natürlichen Fette, doch sie erfordern eine saure Spülung, da Seife alkalisch ist.

Basis-Kräutershampoo

Dieses Shampoo ist eher flüssig und bildet wenig Schaum, doch es reinigt die Haare gründlich. Allerdings ist das Haar am Ende ziemlich verheddert, darum sollten Sie unbedingt nach dem Waschen eine saure Spülung (Seite 416) machen, um die Haaroberfläche zu glätten.

½ Tasse (125 ml)	neutral-milde Flüssigseife
½ Tasse (125 ml)	destilliertes oder gefiltertes Wasser
4 TL (20 ml)	Kokos-, Macadamia- oder Wiesenschaumkrautöl
25 Tropfen	ätherische Öle (siehe Tabelle »Ätherische Öle für die Haare«, Seite 413)

Mischen Sie in einem Glasmessbecher die neutral-milde Flüssigseife mit der Hälfte des Wassers und rühren Sie gründlich um. Fügen Sie das Kokosöl hinzu (nur, wenn das Haar nicht leicht fettet) und rühren Sie erneut um. Füllen Sie die Mischung in eine 250-ml-Sprühflasche und geben Sie die gewählten ätherischen Öle hinzu. Füllen Sie die Sprühflasche mit dem restlichen Wasser auf und schütteln Sie sie gründlich. Wählen Sie nach Belieben eine der unten genannten Varianten.

Varianten des Basis-Kräutershampoos:

Variante 1: Für einen cremigen, feuchtigkeitsspendenden Schaum: Fügen Sie ½ Tasse (125 ml) Kokosmilch hinzu, am besten den milchigen Teil, nicht die dicke Creme, die oben in der Dose schwimmt.

TIPPS

- *Neutral-milde Flüssigseife erhalten Sie in Reformhäusern, Bioläden oder gut sortierten Drogeriemärkten.*
- *Zunächst kann sich das Basis-Kräutershampoo ganz anders anfühlen als Ihre bisherigen Produkte. Nach ca. 3 Wochen jedoch werden Sie die neue Haarpflege nicht mehr missen wollen (so lange dauert es, bis sämtliche Rückstände von früher verwendeten wachshaltigen Spülungen oder Kuren oder andere chemische Spuren am Haarschaft entfernt sind).*

Variante 2: Für trockenes Haar: Fügen Sie 6 TL (30 ml) pflanzliches Glycerin hinzu, das ein natürlicher Feuchtigkeitsbewahrer ist.

Variante 3: Zum Aufhellen oder für Highlights im Haar: Geben Sie 3 Kamillenteebeutel für 6 Minuten in ½ Tasse (125 ml) kochendes Wasser. Entfernen Sie die Teebeutel und fügen Sie genug destilliertes oder gefiltertes Wasser hinzu, um auf ½ Tasse (125 ml) aufzufüllen. Verwenden Sie diese Flüssigkeit anstelle von Wasser im Basis-Kräutershampoo und fügen Sie noch 2 TL (10 ml) Zitronensaft hinzu.

Saure Spülung

2 Tassen (500 ml)	Apfelessig
1 TL (5 ml)	gemischte oder einzelne ätherische Öle (siehe Tabelle »Ätherische Öle für die Haare«, Seite 413)

Geben Sie die Zutaten in eine 500-ml-Flasche und schütteln Sie sie gründlich. Mischen Sie in einer Glas- oder Porzellanschale 3 TL (15 ml) »Saure Spülung« mit 2 Tassen (500 ml) warmem Wasser. Spülen Sie damit Ihr Haar und fangen Sie die Flüssigkeit in einer Schüssel auf. Spülen Sie damit erneut das Haar.

CONDITIONER

Möglicherweise braucht das Haar nach dem Waschen und Spülen mit Essig keinen Conditioner mehr. Wenn Sie jedoch feines, schlaffes Haar

TIPPS

- *Der beste Weg zu dickem, gesundem Haar ist, die Haare mit nur lauwarmem Wasser zu waschen und am Schluss mit kaltem Wasser (oder einer Mischung aus Kräuteressig und kaltem Wasser) zu spülen.*
- *Es gibt Onlineshops, die sich auf parfümfreie Grundlagen für Shampoo, Conditioner und Dusch- oder Badegels spezialisiert haben.*
- *Gehen Sie sehr vorsichtig mit nassem Haar um. Trocknen Sie es nach dem Waschen vorsichtig mit einem Handtuch und kämmen Sie es nur mit den Fingern. Nasses Haar ist sehr elastisch und kann beschädigt werden, wenn es grob gekämmt oder gebürstet wird.*

SCHNELLES SHAMPOO

Wenn Sie nicht die Zeit oder Lust haben, Ihr eigenes Shampoo herzustellen, kaufen Sie ein mildes im Handel. Mischen Sie 1 Tasse (250 ml) Shampoo mit 12–50 Tropfen eines oder mehrerer ätherischer Öle, die für Ihren Haartyp geeignet sind (siehe Tabelle »Ätherische Öle für die Haare«, Seite 413). Nehmen Sie für Kinder im Alter von 5–10 Jahren 10 Tropfen, für Kinder zwischen 2 und 5 Jahren nur 5 Tropfen Aromaöl. Verrühren Sie alles gründlich. Geben Sie zunächst nur 12 Tropfen in 1 Tasse (250 ml) Shampoo und fügen Sie dann tropfenweise mehr ätherische Öle hinzu, bis Sie die Duftstärke erreicht haben, die Ihnen gefällt. Manche Öle riechen intensiver als andere. Sie können bis zu 50 Tropfen verwenden.

haben oder das Haar dauergewellt, gefärbt oder anders überbeansprucht wurde, könnte eine eiweißhaltige Haarspülung nötig sein. Lassen Sie nach dem Waschen den Conditioner mindestens 10 Minuten einwirken, spülen Sie ihn dann aus und schließen Sie die Haarpflege mit einer Essigspülung ab (oder besprühen Sie das Haar zum Schluss mit Essigwasser).

Die folgenden Conditioner belasten das Haar nicht mit Silikon, sondern machen es voll, weich und glänzend.

Rosmarin-Conditioner

Für alle Haartypen außer fettiges Haar.

1	Ei, geschlagen
1 TL (5 ml)	pflanzliches Glycerin
2 Tropfen	Wiesenschaumkraut-, Kokos- oder Macadamianussöl
2 Tropfen	Rosmarinöl
2 Tropfen	Lavendelöl
	Magermilchpulver

Mischen Sie die flüssigen Zutaten gründlich in einer kleinen Glas- oder Porzellanschale und geben Sie gerade so viel Magermilchpulver hinzu, bis eine sehr weiche Paste entsteht. Verrühren Sie alles gut. Massieren Sie mithilfe Ihrer Finger den Rosmarin-Conditioner nach dem Waschen in die Haare ein. Nach mindestens 10 Minuten Einwirkzeit spülen Sie das Haar sanft mit lauwarmem Wasser.

TIPP

- *Verwenden Sie einen breitzinkigen Kamm. Stehen die Zinken zu eng beieinander, können Sie viel Haar ausreißen. Beginnen Sie beim Kämmen an den Spitzen und arbeiten Sie sich bis zur Kopfhaut hoch. Geben Sie acht, dass Sie das Haar nicht beschädigen.*
- *Spülen Sie nach dem Schwimmen das Haar sofort aus und waschen Sie es möglichst bald mit Shampoo. Verwenden Sie vor und nach dem Haarewaschen einen Conditioner. Chlor- und Meerwasser greifen die Haare stark an.*

Brandy-Zitronen-Conditioner

Für fettiges Haar

⅓ Tasse (75 ml)	Branntwein
1 TL (5 ml)	nicht-pasteurisierter flüssiger Honig
1	Ei, geschlagen
2 Tropfen	Lemongrasöl
2 Tropfen	Lorbeeröl westindisch
1 Tropfen	Rosmarinöl
	Magermilchpulver

Mischen Sie die flüssigen Zutaten gründlich in einer kleinen Glas- oder Porzellanschale und geben Sie gerade so viel Magermilchpulver dazu, bis eine sehr weiche Paste entsteht. Verrühren Sie alles gut. Massieren Sie mithilfe Ihrer Finger den Conditioner nach dem Haarewaschen in die Haare ein. Nach ein paar Minuten Einwirkzeit spülen Sie das Haar sanft mit lauwarmem Wasser.

TIPP

- *Bei Alopezie können Kopfhautmassagen sehr hilfreich sein, da sie die Durchblutung der Haarwurzeln anregen. Wenden Sie sie zusammen mit der »Essigspülung bei Alopezie« an.*

Haarserum

Dieses Serum können Sie so oft verwenden, wie Sie möchten. Haarserum wird zwischen den Haarwäschen verwendet, um das Haar glänzend, geschmeidig und gesund zu erhalten. Die nicht fettenden ätherischen Öle werden vom Haarschaft aufgenommen, deshalb ist es für alle Haartypen geeignet.

15 Tropfen	ätherische Öle (siehe Tabelle »Ätherische Öle für die Haare«, Seite 413)
6 TL (30 ml)	Jojoba- oder Wiesenschaumkrautöl

Geben Sie die Zutaten in eine 30-ml-Glasflasche und schütteln Sie sie gründlich. Verreiben Sie ein paar Tropfen Haarserum in den Handflächen und rubbeln Sie sich damit sanft durch die Haare. Oder träufeln Sie 2–3 Tropfen auf eine Naturhaarbürste und bürsten Sie das Haar.

Haarprobleme

ÖLE

- *Lavendel*
- *Muskatellersalbei*
- *Rosmarin*
- *Thymian Ct. Linalool*
- *Westindischer Lorbeer*

ALOPEZIE

Alopezie bezeichnet den Haarverlust, bei dem die ausgefallenen Haare nicht wieder nachwachsen. Sie kann die Folge von Krankheiten, Schilddrüsen- oder Hypophysenstörungen, Eierstock-Fehlfunktionen oder Stress sein; sie kann nur vorübergehend auftreten oder dauerhaft sein. Der Verlust der Haare geschieht in der Regel allmählich; plötzlicher Haarausfall ist nach traumatischem Schock bekannt. Durch die Behandlung mit ätherischen Ölen kann oft gut geholfen werden, dennoch sollten Sie einen Arzt aufsuchen, der durch bestimmte Tests die Ursache des Haarausfalls herausfinden kann.

Kopfhautmassageöl bei Alopezie

4 TL (20 ml)	Jojobaöl
4 TL (20 ml)	Wiesenschaumkraut- oder Kokosöl
10 Tropfen	Lavendelöl
5 Tropfen	Rosmarinöl
5 Tropfen	Muskatellersalbeiöl

Geben Sie die Öle in eine 60-ml-Glasflasche und schütteln Sie sie gründlich. Verteilen Sie ½ TL (2,5 ml) »Kopfhautmassageöl bei Alopezie« zwischen Ihren Handflächen und tragen Sie es vorsichtig auf die Kopfhaut auf. Lassen Sie die Fingerspitzen fest auf der Kopfhaut liegen und massieren Sie sie, indem Sie sie mit kleinen kreisenden Bewegungen über den Schädel bewegen. Behandeln Sie auf diese Weise die gesamte Kopfhaut. Tauchen Sie ein Handtuch in sehr heißes Wasser, wringen Sie es gut aus und wickeln Sie es um den Kopf. Bedecken Sie den Kopf mit einer Duschhaube oder einem trockenen Handtuch. Ruhen Sie sich 30 Minuten lang mit bedecktem Kopf aus. Frühestens 1 Stunde später waschen Sie sich dann mit »Shampoo bei Alopezie« die Haare.

Shampoo bei Alopezie

½ Tasse (125 ml)	Basis-Kräutershampoo (Seite 415)
14 Tropfen	Jojobaöl
10 Tropfen	Lavendelöl
4 Tropfen	Rosmarinöl

Geben Sie die Zutaten in eine 125-ml-Flasche und schütteln Sie sie gründlich.

TIPP

Wenn Sie das Haar immer wieder über lange Zeit straff zurückgebunden tragen, können Sie dadurch selbst Haarausfall verursachen, da das Haar dabei ausgerissen wird.

Essigspülung bei Alopezie

½ Tasse (125 ml)	Apfelessig
50 Tropfen	ätherische Öle, einzeln oder gemischt (siehe Tabelle »Ätherische Öle für die Haare«, Seite 413)

Geben Sie die Zutaten in eine 125-ml-Flasche und schütteln Sie sie gründlich. Mischen Sie in einer Glas- oder Porzellanschale 3 TL (15 ml) »Essigspülung bei Alopezie« mit 2 Tassen (500 ml) warmem Wasser. Spülen Sie damit das Haar und fangen Sie die Flüssigkeit in einer Schüssel auf. Spülen Sie damit erneut das Haar und spülen Sie es am Schluss mit klarem Wasser.

HAARAUSFALL

Es gibt – abgesehen von Alopezie – viele Gründe, warum Haare schneller und mehr als üblich ausfallen. Die folgenden Medikamente können leichten bis starken Haarausfall verursachen: 2 oder mehr Aspirin pro Tag, die Antibabypille (lassen Sie sich von Ihrem Arzt bezüglich eines Präparatwechsels beraten, wenn Sie bemerken, dass Ihre Haare ausfallen), Diätpillen, Cortison (es kann daran schuld sein, dass Ihnen Haare im Gesicht wachsen und auf dem Kopf ausfallen!), Antikoagulantien, Amphetamine und Chemotherapie. Ein schweres Trauma wie ein ernster Unfall, Stress durch Tod naher Angehöriger, Scheidung, lange Krankheit und Leberschäden durch jahrelangen starken Alkoholkonsum – dies alles kann Haarausfall verursachen. Wird die Situation behoben und der Stress unter Kontrolle gebracht, ist der Haarausfall in der Regel nicht von Dauer. Die Haarwurzeln fangen normalerweise innerhalb weniger Wochen damit an, neue Haare wachsen zu lassen.

Wenn Sie schwanger sind oder gerade Mutter geworden sind, sind die emotionalen Anforderungen und der Nährstoffbedarf des Körpers groß. Die Kombination aus Stress und Ernährungsdefiziten wie Eisenmangel kann dann zu Haarausfall führen. Sehr starke Menstruationsblutungen können dazu führen, dass Sie einen Eisenmangel mit begleitendem Haarausfall entwickeln. Ist der Haarausfall stark und fühlen Sie sich sehr müde, ist eine Blutuntersuchung angebracht. Hyper- und Hypothyreose (Schilddrüsenüber- oder -unterfunktion) sind weitere Erkrankungen, bei denen es zu beträchtlichem Haarausfall kommen kann und Bluttests erforderlich sind.

Verzweifeln Sie nicht! Sofern der Haarverlust nicht genetisch bedingt ist, wird das Haar allmählich wieder wachsen, sobald die Ursache behoben ist. Verwenden Sie die unter »Alopezie« (Seite 418) genannten Öle und Anwendungen.

SCHUPPEN

Schuppen (seborrhoische Dermatitis) sind eine häufig auftretende und missliche Beschwerde, die den Betroffenen oft beschämt. Die fettigen weißen Schuppen der Kopfhaut können das gesamte Aussehen negativ beeinflussen. Die Kopfhaut ist manchmal wund oder juckt, sodass man kratzt; dies wiederum führt dazu, dass sich noch mehr Schuppen lösen. Schuppen sind eine Form eines Ekzems, aber sie können auch durch eine Pilzinfektion verursacht werden. Die Hautzellen der Kopfhaut reifen, werden schnell abgestoßen und hinterlassen eine Fülle von Schuppen. Eine Kombination aus »Peelingbehandlung bei Schuppen« und »Anti-Schuppen-Essigspülung« wirkt ausgezeichnet, da das Natron sanft die Schuppen entfernt, während der Essig den Pilz bekämpft.

Hier sind einige allgemeine Tipps zur Behandlung von Schuppen:

- Essen Sie täglich viel Obst und Gemüse. Beginnen Sie den Tag mit dem Saft einer Zitrone, gemischt in einem Glas Wasser.
- Hüte und andere Kopfbedeckungen fördern Schuppen. Lassen Sie möglichst viel Luft an den Kopf, doch vermeiden Sie direkte Sonneneinstrahlung.

- Nehmen Sie täglich Zink und einen Vitamin-B-Komplex zu sich.
- Wenden Sie alle 14 Tage eine »Heiße Ölkur« (Seite 413) an, bis Besserung eingetreten ist.

Peelingbehandlung bei Schuppen

1 Tasse (250 ml)	destilliertes Wasser
3 TL (15 ml)	Natron
3 Tropfen	Rosmarin- oder Lorbeeröl westindisch

Geben Sie die Zutaten in eine 250-ml-Flasche und schütteln Sie sie gründlich. Verteilen Sie eine Portion dieser Mischung auf dem Kopf und massieren Sie sanft die Kopfhaut. Wiederholen Sie diese Massage, bis das Peeling aufgebraucht ist. Verwenden Sie anschließend die Anti-Schuppen-Essigspülung. Machen Sie dieses Peeling zweimal pro Woche.

Schuppen-Shampoo

Dieses Shampoo ist recht flüssig und produziert nicht viel Schaum, aber denken Sie daran: Schaum ist nicht unbedingt ein Zeichen für effektive Reinigung!

½ Tasse (125 ml)	neutral-milde Flüssigseife
½ Tasse (125 ml)	destilliertes Wasser
4 TL (20 ml)	Kokos-, Macadamia- oder Wiesenschaumkrautöl
25 Tropfen	ätherische Öle (siehe Tabelle »Ätherische Öle für die Haare«, Seite 413)

Mischen Sie in einem Glasmessbecher die neutral-milde Flüssigseife mit der Hälfte des destillierten Wassers und rühren Sie gründlich um. Fügen Sie das Kokosöl hinzu (nur, wenn das Haar nicht leicht fettet) und rühren Sie wieder um. Füllen Sie die Mischung in eine 250-ml-Sprühflasche, geben Sie die gewählten ätherischen Öle hinzu und schütteln Sie gründlich. Füllen Sie die Flasche mit dem übrigen Wasser auf und schütteln Sie sie erneut. Mischen Sie in einem kleinen Glas- oder Porzellangefäß eine kleine Menge des Schuppen-Shampoos (die Menge, die Sie auch sonst zum Haarewaschen verwenden) und 1 TL (5 ml) Natron. Rühren Sie gut um und waschen Sie sich dann mit dieser Mischung wie gewohnt die Haare. Verwenden Sie anschließend die Anti-Schuppen-Essigspülung. Machen Sie dies drei- bis viermal pro Woche.

Anti-Schuppen-Mischung

½ Tasse (125 ml) destilliertes Wasser
½ Tasse (125 ml) Apfelessig
8 Tropfen Lavendelöl
8 Tropfen Lorbeer- oder Teebaumöl

Geben Sie die Zutaten in eine 250-ml-Flasche und schütteln Sie sie gründlich. Verteilen Sie eine kleine Menge Anti-Schuppen-Mischung zwischen den Handflächen und tragen Sie sie vorsichtig auf den Kopf auf. Reiben Sie die Mischung sanft auf die Kopfhaut ein und lassen Sie sie 5 Minuten einwirken. Spülen Sie sie mit klarem Wasser aus. Das Haar nicht mit Shampoo waschen! Der Geruch ist zunächst recht streng, verflüchtigt sich aber innerhalb von 1 oder 2 Stunden. Machen Sie diese Kopfhautmassage einmal pro Woche.

Anti-Schuppen-Essigspülung

½ Tasse (125 ml) Apfelessig
25 Tropfen Lavendelöl
25 Tropfen Teebaumöl

Geben Sie die Zutaten in eine 125-ml-Flasche und schütteln Sie sie gründlich. Mischen Sie in einer Glas- oder Porzellanschale 3 TL (15 ml) »Anti-Schuppen-Essigspülung« mit 2 Tassen (500 ml) warmem Wasser. Spülen Sie nach der Haarwäsche damit das Haar und fangen Sie die Flüssigkeit in einer Schüssel auf. Spülen Sie damit erneut das Haar und spülen Sie es anschließend mit warmem Wasser.

Bäder

Ruhig, warm, duftend, friedlich ... Diese Worte beschreiben die idealen Bedingungen für ein perfektes Bad. Dazu herrlich duftende ätherische Öle, Kerzen und ein Nackenkissen (oder eine gefüllte Wärmflasche), auf dem Sie den Kopf ruhen lassen können – eine perfekte Situation. Den Rest entscheiden Sie: Musik, Bücher, ein Getränk und große, flauschige Handtücher ... All das intensiviert den Genuss. Und vergessen Sie nicht, ein Schild an die Tür zu hängen: »Bitte nicht stören«! Sollten Sie zuvor schmutzige Arbeit, wie z. B. Gartenarbeit, gemacht haben, ist es vielleicht eine gute Idee, erst einmal schnell zu duschen, um den Schmutz zu entfernen, bevor Sie entspannt ins warme Wasser tauchen.

Es gibt eine Vielzahl von therapeutischen Anwendungen, die nachfolgend beschrieben werden. Warme Vollbäder sind wunderbar dafür geeignet, einen gestressten Körper und Geist zu entspannen.

THERAPEUTISCHE BÄDER

Füllen Sie die Wanne mit warmem Wasser. In der Zwischenzeit mischen Sie in einer kleinen Glas- oder Porzellanschale die gewählten ätherischen Öle mit 1 TL (5 ml) Milch und rühren gründlich um. Geben Sie diese Mischung ins Badewasser und rühren Sie kräftig, um die Öle im Wasser zu verteilen. Baden Sie wie angegeben und massieren Sie in dieser Zeit umherschwimmende Öltropfen in die Haut ein.

Heißes Bad:

38–40 °C für maximal 10–15 Minuten.
Ein heißes Bad hilft Fieber zu senken, da es schweißtreibend wirkt und die Atemfrequenz erhöht. Gleichzeitig fördert es die Ausschwemmung von Giftstoffen aus dem Körper. Erwachsene Patienten sollten – unter ständiger Aufsicht – nur etwa 10 Minuten in einem heißen Bad bleiben. Anschließend sollten sie in warme Handtücher gewickelt, abgetrocknet und in warme Nachtwäsche gekleidet ins warme Bett gepackt werden. Geben Sie dem Patienten während und nach dem Bad einen Kräutertee zu trinken, z. B. Pfefferminze oder Schafgarbe.

Menschen mit hohem Blutdruck, Herzproblemen, Diabetes, Multipler Sklerose oder Krampfanfällen sowie Kinder, Schwangere, ältere Menschen und stark übergewichtige Personen sollten nur unter professioneller Aufsicht heiß baden.

Warmes Bad:

33–38 °C für 20–60 Minuten.
Ein warmes Bad wirkt beruhigend und entspannend. Dimmen Sie das Licht im Bad, um Stress abzubauen. Gönnen Sie sich die Entspannung für 20 Minuten … oder länger, wenn Sie wollen.

Lauwarmes Bad:

27–34 °C für 20–60 Minuten.
Ein lauwarmes Bad verjüngt und kühlt Entzündungen. Entspannen Sie sich 20 Minuten, um Schmerzen und Entzündungen von Arthritis und Rheuma zu lindern.

TIPPS

- *Für die Bademischungen können Sie anstelle der Milch die gleiche Menge neutral-milde Flüssigseife nehmen, wenn Ihnen das lieber ist.*
- *Geben Sie Aromaöl erst dann zum Badewasser, wenn das Wasser eingelaufen ist. Ansonsten könnten einige der wertvollen Essenzen verdunsten und Sie nicht in den vollen Genuss der ätherischen Öle kommen.*

Kaltes Bad:

21–27 °C für höchstens 2–5 Minuten.

Ein kaltes Bad – im Altertum besonders beliebt bei den Spartanern – verbessert Atmung und Muskelspannung, verringert Müdigkeit, verbessert Schilddrüsenfunktion und Hauttonus und lindert Verstopfung. Bleiben Sie nicht zu lange im Wasser, da Sie unterkühlen könnten.

Bittersalz-Bad:

Wenn Sie sich ausgelaugt und müde fühlen, wählen Sie dieses Bad und spüren Sie, wie die Schmerzen dahinschmelzen.

Füllen Sie die Wanne mit warmem Wasser. In der Zwischenzeit mischen Sie in einer kleinen Glas- oder Porzellanschale 4–6 Tropfen Ihres Lieblingsaromaöls und 1 Tasse (250 ml) Bittersalz. Verrühren Sie alles gründlich. Streuen Sie die Mischung in das warme Bad, während das Wasser einläuft. Lösen Sie das Salz durch kräftiges Rühren auf. Tauchen Sie für mindestens 20–30 Minuten in das Bad ein und massieren Sie in dieser Zeit umherschwimmende Öltropfen in die Haut ein (siehe auch »Basis-Bittersalzbad«, Seite 436).

Kräuterbad:

Kräuterbäder werden am häufigsten für beruhigende, feuchtigkeitsspendende, heilende Zwecke verwendet und stimulieren den Körper und die Haut.

Füllen Sie einen kleinen Musselin- oder Gazebeutel mit getrockneten Kräutern und geben Sie das Päckchen in die Wanne, während das Wasser einläuft. Um den therapeutischen Nutzen zu steigern, können Sie 6 Tropfen ätherisches Öl (oder mehrere Öle) und 1 TL (5 ml) Milch in einer kleinen Glas- oder Porzellanschale mischen und die Mischung ins Badewasser geben.

TIPP

Verwenden Sie fettfreies oder -armes Milchpulver, denn es hinterlässt nicht so starke Ränder in der Badewanne!

Milchbad:

Milchbäder machen die Haut seidig und weich. Sie können sowohl frische Milch als auch Pulvermilch verwenden. Für ein schwach saures Bad bei fettiger Haut oder um Hautpilzinfektionen zu bekämpfen, verwenden Sie Buttermilch oder Joghurt.

Füllen Sie die Wanne mit warmem Wasser. In der Zwischenzeit mischen Sie in einer kleinen Glas- oder Porzellanschale 4–6 Tropfen ätherisches Öl (oder Öle) mit den gewünschten Eigenschaften (siehe »Die wichtigsten ätherischen Öle und ihre Eigenschaften«, Seite 33) und 1 TL (5 ml) Milch. Verrühren Sie alles gründlich. Geben Sie die Mischung ins Wasser und verteilen Sie sie gut. Tauchen Sie dann für 30 Minuten in das Bad ein und massieren Sie in dieser Zeit umherschwimmende Öltropfen in die Haut ein.

Honigbad:
Honigbäder werden schon seit Langem zur Behandlung verwendet, um die Haut weich zu machen und Schlaflosigkeit zu therapieren. Füllen Sie die Wanne mit warmem Wasser. In der Zwischenzeit mischen Sie in einer kleinen Glas- oder Porzellanschale 3 TL (15 ml) flüssigen Honig und ein paar Tropfen eines oder mehrerer entspannender ätherischer Öle (Seite 324). Fügen Sie ¼ Tasse (60 ml) warmes Wasser hinzu und rühren Sie gründlich, um eine flüssige Mischung zu erhalten. Geben Sie die Mischung ins Wasser und verteilen Sie sie gut. Tauchen Sie dann für 30 Minuten in das Bad ein und massieren Sie umherschwimmende Öltropfen in die Haut ein.

Essigbad:
Ein beruhigendes Essigbad ist ein altes Hausmittel bei juckender Haut. Füllen Sie die Wanne mit warmem Wasser. In der Zwischenzeit mischen Sie in einer kleinen Glas- oder Porzellanschale 8 TL (40 ml) Apfelessig und 6 Tropfen eines (oder mehrerer) beruhigenden ätherischen Öls (siehe »Juckreiz«, Seite 251). Geben Sie die Mischung ins Wasser und verteilen Sie sie gut. Tauchen Sie dann für 30 Minuten in das Bad ein und massieren Sie in dieser Zeit umherschwimmende Öltropfen in die Haut ein. Alternativ verwenden Sie einen Badeessig (Seite 433).

Sitzbad:
Bei einem Sitzbad tun Sie das, was der Name sagt: Sie sitzen im Wasser, sodass nur Beine, Hüfte und unterer Bauch bedeckt sind. Sie können eine Babybadewanne, ein großes tiefes Becken oder eine gewöhnliche Badewanne benutzen. Sitzbäder werden nach der Geburt, bei Hämorrhoiden und bei anderen Beschwerden angewandt.

DIE HAUT – UNSER GROSSES ENTGIFTUNGSORGAN

Unter optimalen Bedingungen kann die Haut bis zu einem Drittel aller Abfallstoffe, die der Körper produziert, ausscheiden. Das entlastet Leber, Nieren und Lungen ganz gewaltig. Doch um gut zu funktionieren, muss die Haut sauber und frei von abgestorbenen Zellen sein, die die Poren verstopfen könnten. Bürsten Sie den Körper vor dem Baden oder Duschen ab, können diese abgestorbenen Hautzellen entfernt werden.

Fußbäder:

Die Füße in heißes Wasser zu tauchen, ist eine ausgezeichnete Maßnahme, um einer Erkältung oder dem Anflug einer Grippe zu entkommen. Doch sie muss so früh wie möglich nach Auftreten der ersten Symptome angewendet werden, damit sie optimal wirken kann. Fußbäder beruhigen auch müde, schmerzende oder sportgestresste Füße. Wechselfußbäder können bei Spannungskopfschmerz helfen.

Heißes Fußbad:

Füllen Sie ein Becken, das groß genug für beide Füße ist, mit so heißem Wasser, dass Sie es gerade noch aushalten können. Mischen Sie in einer kleinen Glas- oder Porzellanschale 6–8 Tropfen geeignete ätherische Öle (Seite 309) mit 1 TL (5 ml) Milch. Geben Sie die Mischung ins Wasser, rühren Sie gründlich um und tauchen Sie dann die Füße für 10 Minuten hinein. Füllen Sie heißes Wasser nach, wenn die Temperatur absinkt. (Nehmen Sie die Füße aus dem Becken, bevor Sie das Wasser hinzufügen, damit Sie sich nicht verbrühen.) Sollten Sie kein geeignetes Becken haben, können Sie auch die Badewanne, auf dem Rand sitzend, für ein Fußbad nutzen. Trocknen Sie sich nach dem Fußbad zügig die Füße ab und verwöhnen Sie sie mit kuscheligen Socken oder Hausschuhen.

Wechselfußbad:

Füllen Sie zwei Becken (jeweils groß genug für beide Füße), das eine mit kaltem und das anderem mit so heißem Wasser, dass Sie es gerade noch aushalten können. Mischen Sie in einer kleinen Glas- oder Porzellanschale 6–8 Tropfen geeignete ätherische Öle (Seite 309) mit 1 TL (5 ml) Milch. Geben Sie die Mischung in das heiße Wasser und rühren Sie gründlich um. Tauchen Sie die Füße zuerst für ein paar Minuten in das heiße Fußbad, anschließend wechseln Sie für einige Minuten zum kalten Fußbad. Wiederholen Sie diese Wechselbäder etwa 15 Minuten lang.

Handbad:

Ein Handbad ist eine nützliche Behandlung für Beschwerden wie das Raynaud-Syndrom (Seite 295) oder arthritische Schmerzen (siehe »Arthritis«, Seite 184). Viele Kräuterkundige in Europa setzen bei den meisten Beschwerden Handbäder als wichtigste therapeutische Behandlung ein.

Füllen Sie ein Becken oder eine Schüssel, groß genug für beide Hände, mit so heißem Wasser, wie Sie gerade noch aushalten können. Mischen Sie in einer kleinen Glas- oder Porzellanschale 6–8 Tropfen geeignete ätherische Öle mit 1 TL (5 ml) Milch. Geben Sie die Mischung ins Wasser, rühren Sie gründlich um und tauchen Sie dann die Hände 10 Minuten lang hinein. Füllen Sie heißes Wasser nach, wenn die Temperatur absinkt. (Nehmen Sie beide Hände aus dem Becken, bevor Sie das Wasser hinzufügen, damit Sie sich nicht verbrühen.) Trocknen Sie die Hände ab und tragen Sie eine feuchtigkeitsspendende Lotion oder Creme auf.

BADEÖL-MISCHUNGEN

Die folgenden Ölmischungen sind explizit für Erwachsene. Badeöl-Mischungen für Kinder finden Sie im Kapitel »Babys und Kinder« (Seite 355).

Antibakterielle Badeöl-Mischung

Diese Badeöl-Mischung eignet sich bei Husten, Erkältungen oder Grippe und nach einem ganzen Arbeitstag draußen im Garten.

1 TL (5 ml)	Traubenkern- oder Mandelöl
2 Tropfen	Teebaumöl
2 Tropfen	Eukalyptusöl
1 Tropfen	Thymianöl
1 Tropfen	Zitronenöl

Füllen Sie die Wanne mit warmem Wasser. In der Zwischenzeit mischen Sie die Öle in einer kleinen Glas- oder Porzellanschale und rühren sie gründlich um. Geben Sie die Mischung ins Wasser und verteilen Sie sie gut. Tauchen Sie dann für 30 Minuten in das Bad ein und massieren Sie in dieser Zeit umherschwimmende Öltropfen in die Haut ein.

Antivirale Badeöl-Mischung

Verwenden Sie diese Mischung für Erkältungen, andere virusbedingte Infektionen und Atemwegserkrankungen wie Schnupfen oder Katarrh.

1 TL (5 ml)	Traubenkern- oder Mandelöl
2 Tropfen	Teebaum- oder Manukaöl
2 Tropfen	Eukalyptusöl
2 Tropfen	Lavendelöl
1 Tropfen	Thymianöl

Füllen Sie die Wanne mit warmem Wasser. In der Zwischenzeit mischen Sie die Öle in einer kleinen Glas- oder Porzellanschale und verrühren Sie sie gründlich. Geben Sie die Mischung ins Wasser und verteilen Sie sie gut. Tauchen Sie dann für 30 Minuten in das Bad ein und massieren Sie in dieser Zeit umherschwimmende Öltropfen in die Haut ein.

TIPPS

- *Geben Sie Aromaöl erst dann zum Badewasser, wenn das Wasser eingelaufen ist. Ansonsten könnten einige der wertvollen Essenzen verdunsten und Sie nicht in den vollen Genuss der ätherischen Öle kommen.*
- *Für die Bademischungen können Sie anstelle von Traubenkern- oder Mandelöl auch die gleiche Menge neutral-milde Flüssigseife oder Milch nehmen, wenn Ihnen das lieber ist.*

VORSICHT

- *Für Menschen mit Nussallergie ist Mandelöl nicht geeignet. Verwenden Sie stattdessen die gleiche Menge Traubenkernöl.*

Deodorierende Badeöl-Mischung

Erfrischen Sie sich nach dem Sporttraining mit diesem duftenden Bad.

1 TL (5 ml)	Traubenkern- oder Mandelöl
2 Tropfen	Muskatellersalbeiöl
1 Tropfen	Eukalyptusöl
1 Tropfen	Patchouliöl
1 Tropfen	Pfefferminzöl

△ VORSICHT

— *Für Menschen mit Nussallergie ist Mandelöl nicht geeignet. Verwenden Sie stattdessen die gleiche Menge Traubenkernöl.*

Füllen Sie die Wanne mit warmem Wasser. In der Zwischenzeit mischen Sie die Öle in einer kleinen Glas- oder Porzellanschale und verrühren Sie sie gründlich. Geben Sie die Mischung ins Wasser und verteilen Sie sie gut. Tauchen Sie dann für 30 Minuten in das Bad ein und massieren Sie in dieser Zeit umherschwimmende Öltropfen in die Haut ein.

Badeöl-Mischung 1 für trockene Haut

Dieses Badeöl ist besonders gut für diejenigen, die in trockenem Klima oder in hohen Lagen leben, wo die Haut häufig trocken ist.

1 TL (5 ml)	Traubenkern- oder Mandelöl
2 Tropfen	Kamillenöl
2 Tropfen	Palmarosaöl
1 Tropfen	Patchouliöl

Füllen Sie die Wanne mit warmem Wasser. In der Zwischenzeit mischen Sie die Öle in einer kleinen Glas- oder Porzellanschale und rühren Sie sie gründlich um. Geben Sie die Mischung ins Wasser und verteilen Sie sie gut. Tauchen Sie dann für 30 Minuten in das Bad ein und massieren Sie in dieser Zeit umherschwimmende Öltropfen in die Haut ein.

Badeöl-Mischung 1 für fettige Haut

Fettige Haut kann bei Menschen auftreten, die große Mengen an Wachstumshormon produzieren oder die an einer Insulinresistenz leiden. Diese Mischung kann auch bei Akne benutzt werden, die sich über Brust und Rücken ausgebreitet hat.

1 TL (5 ml)	Traubenkern- oder Mandelöl
4 Tropfen	Zitronenöl
2 Tropfen	Ylang-Ylang-Öl

Füllen Sie die Wanne mit warmem Wasser. In der Zwischenzeit mischen Sie die Öle in einer kleinen Glas- oder Porzellanschale und rühren Sie sie gründlich um. Geben Sie die Mischung ins Wasser und verteilen Sie sie gut. Tauchen Sie dann für 30 Minuten in das Bad ein und massieren Sie in dieser Zeit umherschwimmende Öltropfen in die Haut ein.

△ VORSICHT

Für Menschen mit Nussallergie ist Mandelöl nicht geeignet. Verwenden Sie stattdessen die gleiche Menge Traubenkernöl.

Badeöl-Mischung 2 für fettige Haut

Benutzen Sie diese Mischung, um fettige Haut und Rückenakne zu behandeln. Die ätherischen Öle in der Mischung können die Fettproduktion regulieren und die Haut glatt und geschmeidig machen.

1 TL (5 ml)	Traubenkern- oder Mandelöl
2 Tropfen	Wacholderöl
2 Tropfen	Zitronenöl
2 Tropfen	Patchouliöl

Füllen Sie die Wanne mit warmem Wasser. In der Zwischenzeit mischen Sie die Öle in einer kleinen Glas- oder Porzellanschale und rühren Sie sie gründlich um. Geben Sie die Mischung ins Wasser und verteilen Sie sie gut. Tauchen Sie dann für 30 Minuten in das Bad ein und massieren Sie in dieser Zeit umherschwimmende Öltropfen in die Haut ein.

Badeöl-Mischung für pickelige Haut

Diese Badeöl-Mischung eignet sich für Akne (Mitesser und Eiterpickel) und für Hautausschläge.

1 TL (5 ml)	Traubenkern- oder Mandelöl
2 Tropfen	Lavendelöl
1 Tropfen	Eukalyptusöl
1 Tropfen	Thymian Ct. Linalool
1 Tropfen	Kamillenöl

Füllen Sie die Wanne mit warmem Wasser. In der Zwischenzeit mischen Sie die Öle in einer kleinen Glas- oder Porzellanschale und rühren sie gründlich um. Geben Sie die Mischung ins Wasser und verteilen Sie sie gut. Tauchen Sie dann für 30 Minuten in das Bad ein und massieren Sie in dieser Zeit umherschwimmende Öltropfen in die Haut ein.

»Kopf-Frei«-Badeöl-Mischung

Diese Mischung ist perfekt, wenn Sie sich von Ihrem Tag erholen und die Sinne erfrischen wollen.

1 TL (5 ml)	Traubenkern- oder Mandelöl
2 Tropfen	Rosmarinöl
1 Tropfen	Pfefferminzöl
1 Tropfen	Zitronenöl
1 Tropfen	Thymianöl
1 Tropfen	Lavendelöl

Füllen Sie die Wanne mit warmem Wasser. In der Zwischenzeit mischen Sie die Öle in einer kleinen Glas- oder Porzellanschale und rühren sie gründlich um. Geben Sie die Mischung ins Wasser und verteilen Sie sie gut. Tauchen Sie dann für 30 Minuten in das Bad ein und massieren Sie in dieser Zeit umherschwimmende Öltropfen in die Haut ein.

△ VORSICHT

Für Menschen mit Nussallergie ist Mandelöl nicht geeignet. Verwenden Sie stattdessen die gleiche Menge Traubenkernöl.

Badeöl-Mischung 2 für trockene Haut

Trockene Haut kann jucken und gereizt sein. Mit diesem Badeöl kann die Haut mehr Feuchtigkeit halten und weich und strahlend werden.

1 TL (5 ml)	Traubenkern- oder Mandelöl
2 Tropfen	Lavendelöl
2 Tropfen	Rosenholz- oder Rosenöl
2 Tropfen	Palmarosaöl

Füllen Sie die Wanne mit warmem Wasser. In der Zwischenzeit mischen Sie die Öle in einer kleinen Glas- oder Porzellanschale und verrühren Sie sie gründlich. Geben Sie die Mischung ins Wasser und verteilen Sie sie gut. Tauchen Sie dann für 30 Minuten in das Bad ein und massieren Sie in dieser Zeit umherschwimmende Öltropfen in die Haut ein.

△ VORSICHT

Karottensamenöl nicht in der Schwangerschaft oder Stillzeit verwenden

Feuchtigkeitsspendende Badeöl-Mischung

Diese Mischung ist für trockene Haut geeignet und kann den Hauttonus verbessern.

1 TL (5 ml)	Traubenkern- oder Mandelöl
1 Tropfen	Römische Kamille
1 Tropfen	Lavendelöl
1 Tropfen	Karottensamenöl
1 Tropfen	Geraniumöl
1 Tropfen	Rosenöl, optional

Füllen Sie die Wanne mit warmem Wasser. In der Zwischenzeit mischen Sie die Öle in einer kleinen Glas- oder Porzellanschale und rühren Sie sie gründlich um. Geben Sie die Mischung ins Wasser und verteilen Sie sie gut. Tauchen Sie dann für 30 Minuten in das Bad ein und massieren Sie in dieser Zeit umherschwimmende Öltropfen in die Haut ein.

△ VORSICHT

Für Menschen mit Nussallergie ist Mandelöl nicht geeignet. Verwenden Sie stattdessen die gleiche Menge Traubenkernöl.

Badeöl-Mischung »Juhu!«

Diese aromatische Mischung hebt die Stimmung und weckt die Lebensgeister.

1 TL (5 ml)	Traubenkern- oder Mandelöl
2 Tropfen	Grapefruitöl
1 Tropfen	Lavendelöl
1 Tropfen	Geraniumöl
1 Tropfen	Ylang-Ylang-Öl
1 Tropfen	Patchouliöl

Füllen Sie die Wanne mit warmem Wasser. In der Zwischenzeit mischen Sie die Öle in einer kleinen Glas- oder Porzellanschale und rühren sie gründlich um. Geben Sie die Mischung ins Wasser und verteilen Sie sie gut. Tauchen Sie dann für 30 Minuten in das Bad ein und massieren Sie in dieser Zeit umherschwimmende Öltropfen in die Haut ein.

Verjüngende Badeöl-Mischung

Durch diese revitalisierende Badeöl-Mischung fühlen Sie sich wie neugeboren.

1 TL (5 ml)	Traubenkern- oder Mandelöl
4 Tropfen	Lavendelöl
3 Tropfen	Rosmarinöl
2 Tropfen	Pfefferminzöl

Füllen Sie die Wanne mit warmem Wasser. In der Zwischenzeit mischen Sie die Öle in einer kleinen Glas- oder Porzellanschale und rühren sie gründlich um. Geben Sie die Mischung ins Wasser und verteilen Sie sie gut. Tauchen Sie dann für 30 Minuten in das Bad ein und massieren Sie in dieser Zeit umherschwimmende Öltropfen in die Haut ein.

Entspannende Badeöl-Mischung

Diese euphorisierende Mischung hilft Ihnen, nach einer stressigen Zeit zur Ruhe zu kommen.

1 TL (5 ml)	Traubenkern- oder Mandelöl
2 Tropfen	Römische Kamille
2 Tropfen	Lavendelöl
2 Tropfen	Ylang-Ylang-Öl

△ VORSICHT

Für Menschen mit Nussallergie ist Mandelöl nicht geeignet. Verwenden Sie stattdessen die gleiche Menge Traubenkernöl.

Füllen Sie die Wanne mit warmem Wasser. In der Zwischenzeit mischen Sie die Öle in einer kleinen Glas- oder Porzellanschale und rühren sie gründlich um. Geben Sie die Mischung ins Wasser und verteilen Sie sie gut. Tauchen Sie dann für 30 Minuten in das Bad ein und massieren Sie in dieser Zeit umherschwimmende Öltropfen in die Haut ein.

Badeöl-Mischung »Steh auf und strahle!«

Manchmal benötigen Sie eine anregende Mischung, um am Morgen in Gang zu kommen.

1 TL (5 ml)	Traubenkern- oder Mandelöl
2 Tropfen	Bergamotteöl
2 Tropfen	Zitronenöl
1 Tropfen	Orangenöl
1 Tropfen	Rosmarinöl

Füllen Sie die Wanne mit warmem Wasser. In der Zwischenzeit mischen Sie die Öle in einer kleinen Glas- oder Porzellanschale und rühren sie gründlich um. Geben Sie die Mischung ins Wasser und verteilen Sie sie gut. Tauchen Sie dann für 30 Minuten in das Bad ein und massieren Sie in dieser Zeit umherschwimmende Öltropfen in die Haut ein.

Badeöl »Schlaf gut!«

Diese Mischung hat einen entspannenden Duft und beruhigende Eigenschaften, die Ihnen helfen, einen erholsamen Schlaf zu genießen.

1 TL (5 ml)	Traubenkern- oder Mandelöl
2 Tropfen	Römische Kamille
1 Tropfen	Lavendelöl
1 Tropfen	Majoranöl
1 Tropfen	Sandelholz- oder Zedernholzöl

△ VORSICHT

Für Menschen mit Nussallergie ist Mandelöl nicht geeignet. Verwenden Sie stattdessen die gleiche Menge Traubenkernöl.

Füllen Sie die Wanne mit warmem Wasser. In der Zwischenzeit mischen Sie die Öle in einer kleinen Glas- oder Porzellanschale und rühren sie gründlich um. Geben Sie die Mischung ins Wasser und verteilen Sie sie gut. Tauchen Sie dann für 30 Minuten in das Bad ein und massieren Sie in dieser Zeit umherschwimmende Öltropfen in die Haut ein.

Blütenbadeöl

Verwöhnen Sie die Sinne mit dieser blumigen Bademischung.

1 TL (5 ml)	Traubenkern- oder Mandelöl
2 Tropfen	Geraniumöl
2 Tropfen	Rosenholz- oder Rosenöl
2 Tropfen	Ylang-Ylang-Öl

Füllen Sie die Wanne mit warmem Wasser. In der Zwischenzeit mischen Sie die Öle in einer kleinen Glas- oder Porzellanschale und rühren Sie sie gründlich um. Geben Sie die Mischung ins Wasser und verteilen Sie sie gut. Tauchen Sie dann für 30 Minuten in das Bad ein und massieren Sie in dieser Zeit umherschwimmende Öltropfen in die Haut ein.

BADEESSIGE

Badeessig ist gut für fettige Haut, denn er stellt den Säureschutzmantel der Haut wieder her. Sie können mit Badeessig auch Muskelschmerzen und Trockenheit, Juckreiz und Schmerzen nach Sonnenbrand und Brennnesselkontakt lindern. Badeessig kann verwendet werden, um Pilzinfektionen der Haut (und der Vagina) zu behandeln. Apfelessig hat offenbar die besten therapeutischen Eigenschaften, doch jeder hochwertige Weißweinessig ist ebenso gut geeignet.

Mischen Sie in einer kleinen Glas- oder Porzellanschale 30 ml Apfel- oder Weißweinessig mit 6 Tropfen eines oder mehrerer ätherischer Öle. Verwenden Sie diese Mischung als Zusatz zu einem Vollbad. Oder mischen Sie sich eine große Flasche einer der folgenden Badeessige und geben Sie jeweils 6 TL (30 ml) zu einem Vollbad. Badeessig ist ein sogenannter »Selbst-Konservierer«; Sie können ihn daher in der Nähe der Badewanne aufbewahren.

Lavendelessig

1 Tasse (250 ml)	Apfel- oder Weißweinessig
50 Tropfen	Lavendelöl

Geben Sie die Zutaten in eine 250-ml-Flasche und schütteln Sie sie gründlich. Vor Gebrauch kräftig schütteln. Füllen Sie die Wanne mit warmem Wasser. Fügen Sie dem Badewasser 6 TL (30 ml) Lavendelessig hinzu und verteilen Sie ihn gut. Tauchen Sie für 30 Minuten in das Bad ein und massieren Sie in dieser Zeit umherschwimmende Öltropfen in die Haut ein.

Zitrus-Erlebnis-Essig

1 Tasse (250 ml)	Apfel- oder Weißweinessig
15 Tropfen	Zitronenöl
13 Tropfen	Petitgrain-Öl
10 Tropfen	Bergamotteöl
10 Tropfen	Orangenöl
2 Tropfen	Nelkenöl

Geben Sie die Zutaten in eine 250-ml-Flasche und schütteln Sie sie gründlich. Vor Gebrauch kräftig schütteln. Füllen Sie die Wanne mit warmem Wasser. Fügen Sie dem Badewasser 6 TL (30 ml) »Zitrus-Erlebnis-Essig« hinzu und verteilen Sie ihn gut. Tauchen Sie für 30 Minuten in das Bad ein und massieren Sie in dieser Zeit umherschwimmende Öltropfen in die Haut ein.

Minzduft-Essig

1 Tasse (250 ml)	Apfel- oder Weißweinessig
20 Tropfen	Pfefferminzöl
20 Tropfen	Spearmintöl
8 Tropfen	Lavendelöl
2 Tropfen	Nelkenöl

Geben Sie die Zutaten in eine 250-ml-Flasche und schütteln Sie sie gründlich. Vor Gebrauch kräftig schütteln. Füllen Sie die Wanne mit warmem Wasser. Fügen Sie dem Badewasser 6 TL (30 ml) »Minzduft-Essig« hinzu und verteilen Sie ihn gut. Tauchen Sie für 30 Minuten in das Bad ein und massieren Sie in dieser Zeit umherschwimmende Öltropfen in die Haut ein.

Waldfantasie-Essig

1 Tasse (250 ml)	Apfel- oder Weißweinessig
20 Tropfen	Waldkiefernöl
10 Tropfen	Ysop-Öl
10 Tropfen	Zitronenöl
5 Tropfen	Zypressenöl
5 Tropfen	Pfefferminzöl

Geben Sie die Zutaten in eine 250-ml-Flasche und schütteln Sie sie gründlich. Vor Gebrauch kräftig schütteln. Füllen Sie die Wanne mit warmem Wasser. Fügen Sie dem Badewasser 6 TL (30 ml) »Waldfantasie-Essig« hinzu und verteilen Sie ihn gut. Tauchen Sie für 30 Minuten in das Bad ein und massieren Sie in dieser Zeit umherschwimmende Öltropfen in die Haut ein.

Duschgel

Diejenigen, die den Genuss einer Dusche bevorzugen, finden im Internethandel unparfümierte natürliche Duschgelbasis, aus der sich ein individualisiertes Duschgel mischen lässt.

¼ Tasse (60 ml)	unparfümierte Duschgelbasis
12–40 Tropfen	ätherisches Öl bzw. ätherische Öle

Geben Sie die Zutaten in eine 250-ml-Flasche und schütteln Sie sie gründlich. Füllen Sie die Flasche bis ca. 2,5 cm unter den Rand mit weiterer Duschgelbasis auf und schütteln Sie die Flasche erneut. Wenn Sie einen stärkeren Duft wünschen, können Sie weitere 10 Tropfen ätherisches Öl beimischen. Wann immer Sie ein parfümfreies Duschgel mit Duftölen versetzen, beginnen Sie zunächst mit einer kleineren Menge ätherischen Öls – 0,25 % bzw. 3–12 Tropfen pro 1 Tasse (250 ml) – und erhöhen Sie die Menge langsam auf maximal 1 % bzw. 12–50 Tropfen pro 1 Tasse (250 ml).

Schaumbad

Lieben Sie Schaumbäder? Sie können parfümfreie natürliche Schaumbad- bzw. Badeschaum-Basis im Internet bestellen. Auch unparfümiertes Shampoo kann als Basis verwendet werden.

¼ Tasse (60 ml)	unparfümierte Schaumbad-Basis
12–40 Tropfen	ätherisches Öl bzw. ätherische Öle

Mischen Sie in einer 250-ml-Flasche parfümfreie Schaumbad-Basis und die ätherischen Öle. Schütteln Sie die Flasche gründlich. Füllen Sie die Flasche bis ca. 2,5 cm unter den Rand mit weiterer Schaumbad-Basis auf und schütteln Sie sie erneut. Wenn Sie einen stärkeren Duft wünschen, können Sie weitere 10 Tropfen ätherisches Öl beimischen. Wann immer Sie ein parfümfreies Schaumbad mit Duftölen versetzen, beginnen Sie zunächst mit einer kleineren Menge ätherischen Öls – 0,25 % bzw. 3–12 Tropfen pro 1 Tasse (250 ml) – und erhöhen Sie die Menge langsam auf maximal 1 % bzw. 12–50 Tropfen pro 1 Tasse (250 ml).

BADESALZ

Badesalz wird hauptsächlich dazu verwendet, hartes Wasser weicher zu machen. Mit ätherischen Ölen versetzt können Sie zudem das Wasser parfümieren und ihm eine therapeutische Wirkung hinzufügen.

Basis-Bittersalzbad

Bittersalzbäder helfen auf angenehme Art, schmerzende Muskeln und Gelenke zu beruhigen, Nervenschmerzen zu lindern, die Haut zu glätten, bei Arthritis die Durchblutung zu fördern, den Körper von schädlichen Chemikalien und Schwermetallen zu entgiften und bei Schlaflosigkeit ruhigen Schlaf zu schenken. Das zugefügte Natron lindert Ekzeme und beruhigt juckende, gereizte und trockene Haut.

1 Tasse (250 ml)	Natron
1 Tasse (250 ml)	Bittersalz
25 Tropfen	ätherisches Öl bzw. ätherische Öle

Mischen Sie in einer kleinen Glas- oder Porzellanschale Natron und Bittersalz. Geben Sie nun in 5-Tropfen-Schritten ätherisches Öl hinzu und rühren Sie jedes Mal gründlich um. Füllen Sie die Wanne mit warmem Wasser. Geben Sie ½ Tasse (125 ml) Badesalz ins Wasser und verteilen Sie es gut. Tauchen Sie für 30 Minuten in das Bad ein und massieren Sie in dieser Zeit umherschwimmende Öltropfen in die Haut ein.

Basis-Meersalzbad

Meersalz enthält hohe Konzentrationen von Mineralstoffen und Spurenelementen. Sie machen das Wasser weich, ziehen Giftstoffe aus der Haut und verjüngen sie. Das Eintauchen in ein Meersalzbad kann fehlende Mineralien im Körper auffüllen, aber auch Hautkrankheiten und Arthritis behandeln und das Immunsystem stärken.

1 Tasse (250 ml)	Natron
1 Tasse (250 ml)	Meersalz
25 Tropfen	ätherisches Öl bzw. ätherische Öle

Mischen Sie in einer kleinen Glas- oder Porzellanschale Natron und Meersalz. Geben Sie nun in 5-Tropfen-Schritten ätherisches Öl hinzu und rühren Sie jedes Mal gründlich um. Füllen Sie die Wanne mit warmem Wasser. Geben Sie ½ Tasse (125 ml) Badesalz ins Wasser und

TIPP

Totes-Meer-Salz enthält besonders viele Mineralstoffe.

verteilen Sie es gut. Tauchen Sie für 30 Minuten in das Bad ein und massieren Sie in dieser Zeit umherschwimmende Öltropfen in die Haut ein.

»Mädelsabend«- Badesalz

Dies ist eine entspannende Mischung für einen ruhigen Abend zu Hause.

1 Tasse (250 ml)	Weinsäure oder Meersalz
1 Tasse (250 ml)	Natron
½ Tasse (125 ml)	Pfeilwurzpulver
15 Tropfen	Lavendelöl
15 Tropfen	Sandelholz- oder Zedernholzöl
3 Tropfen	Gewürznelkenöl

Geben Sie Weinsäure bzw. Meersalz, Natron und Pfeilwurzpulver in eine Glas- oder Porzellanschale und verrühren Sie alles gründlich. Fügen Sie nun tropfenweise und unter ständigem Rühren Lavendel-, Sandelholz- und Gewürznelkenöl hinzu, sodass sich keine Klümpchen bilden. Geben Sie die Mischung in ein wiederverschließbares luftdichtes Gefäß und verschließen Sie es gut. Schütteln Sie es 4 Tage lang täglich. Bewahren Sie es bis zu 3 Monate lang an einem kühlen, dunklen Ort auf. Füllen Sie die Wanne mit warmem Wasser. Während das Wasser einläuft, streuen Sie ½ Tasse (125 ml) »Mädelsabend«-Badesalz in die Wanne und verteilen es gründlich. Tauchen Sie für 30 Minuten in das Bad ein und massieren Sie in dieser Zeit umherschwimmende Öltropfen in die Haut ein.

Duftwasser

Der größte Unterschied zwischen Parfüm, Eau de Toilette und Duftwasser ist das Verhältnis der ätherischen oder duftenden Öle zum Alkohol.

Parfüm enthält 18 % bis 25 % ätherische Öle, während Eau de Toilette zwischen 8 % und 14 % enthält. Ein Duftwasser ist ein Eau de Cologne und enthält 3 % bis 8 % ätherische Öle – und somit mehr Alkohol als ein Parfüm oder Eau de Toilette. Duftwässer sind in vielerlei Hinsicht angenehmer als konzentrierte Parfüme, denn man kann sie auf den Körper spritzen oder sprühen, um sich mit einem duftenden Hauch zu umgeben, der nicht erdrückend wird. Sie können Duftwässer großzügig nach dem Duschen oder Baden verwenden, um die Haut kühl, trocken und köstlich duftend zu halten.

Basis-Duftwasser

Verwenden Sie diese Formel für jede der ätherischen Ölmischungen, die im Folgenden aufgeführt sind.

60 ml	Alkohol
65–135 Tropfen	einer Duftölmischung

Geben Sie die Zutaten in eine 60-ml-Glassprühflasche und schütteln Sie sie gründlich. Bewahren Sie die Mischung 2–24 Wochen lang kühl und dunkel auf. Kontrollieren Sie sie wöchentlich, da der Duft im Lauf der Zeit reift. Sobald Sie mit dem Duft zufrieden sind, können Sie das Duftspray verwenden.

Variante: Für 125 ml Duftwasser mischen Sie in einer 125-ml-Glassprühflasche 135–270 Tropfen einer der hier aufgeführten Duftölmischungen und 125 ml Alkohol.

DUFTÖLMISCHUNGEN

Dies sind einige gute Duftölmischungen für Anfänger.

Blumengarten-Duftwasser:

- 65 Tropfen Bergamotteöl
- 65 Tropfen Geraniumöl
- 20 Tropfen Petitgrain- oder Neroliöl
- 20 Tropfen Palmarosaöl
- 2 Tropfen Sandelholzöl

Duftwasser »Liebling«:

- 135 Tropfen Rosenholzöl
- 20 Tropfen Ylang-Ylang-Öl
- 10 Tropfen Jasminöl
- 10 Tropfen Bergamotteöl

Duftwasser »Verlockung«:

- 135 Tropfen Ylang-Ylang-Öl
- 15 Tropfen Patchouliöl
- 15 Tropfen Sandelholzöl
- 5 Tropfen Jasminöl
- 5 Tropfen Rosenöl

TIPP

Zur Herstellung von Parfümen ist unvergällter Weingeist (Ethanol) besonders gut geeignet. Alternativ dazu können Sie erstklassigen Wodka verwenden, der aus Trauben destilliert wurde. Ciroc Wodka wird aus Trauben hergestellt und ist daher ein guter Ersatz für Weingeist. Auch 95 %iger Alkohol (»Trinkalkohol«, »Ethanol in Trinkqualität«) ist gut geeignet, in kleineren Mengen jedoch nicht immer zu finden. Möchten Sie ein alkoholfreies Parfüm oder Duftwasser herstellen, nehmen Sie Jojobaöl.

DAS ABMESSEN GRÖSSERER MENGEN ÄTHERISCHER ÖLE

Ätherische Öle werden in Tropfflaschen verkauft. Sie können entweder die Tropfen zählen oder den Tropfeinsatz entfernen und eine Pipette verwenden (siehe »Bezugsquellen«, Seite 478), um Milliliter abzumessen. Rechnen Sie dabei wie folgt um (Circa-Werte):

- *54 Tropfen = 2 ml*
- *65 Tropfen = 2,5 ml*
- *135 Tropfen = 5 ml*
- *200 Tropfen = 7,5 ml*

Duftwasser »Lavendel Lady«:

- 200 Tropfen Lavendelöl
- 10 Tropfen Zitronenöl
- 10 Tropfen Palmarosaöl

Duftwasser »Macho Man«:

- 135 Tropfen Sandelholzöl
- 30 Tropfen Zedernholzöl
- 10 Tropfen Rosenholzöl
- 5 Tropfen Zitronenöl

Geben Sie die im jeweiligen Rezept angegebenen ätherischen Öle in eine 5-ml-Glas-Tropfflasche und schütteln Sie diese gründlich. Verwenden Sie die Mischungen, um Ihr persönliches Duftwasser herzustellen (siehe »Basis-Duftwasser«, Seite 438).

Deodorant

Im Gegensatz zu einem Antitranspirant stoppt ein Deo nicht das Schwitzen an sich, es schützt nur vor dem unangenehmen Geruch. Schwitzen ist eine natürliche und nötige Körperfunktion. Eine gesunde Ernährung kann dazu beitragen, dass Ihr Schweiß nicht riecht. Die folgenden Basis-Deomischungen enthalten Zinkoxidpulver, das den Geruch neutralisiert, Aloe-vera-Saft, der die Haut befeuchtet, und

Hamamelis, um den Schweißfluss zu reduzieren. Die ätherischen Öle halten die Bakterien in Schach, die für den typischen Schweißgeruch verantwortlich sind.

TIPPS

- *Zinkoxidpulver ist nicht vollständig wasserlöslich und setzt sich ab. Schütteln Sie daher die Flasche vor jedem Gebrauch.*
- *Tragen Sie die Mischung auf frisch gewaschene und getrocknete Haut auf, damit sich die deodorierende Wirkung voll entfalten kann.*

Basis-Deo

⅔ Tasse (150 ml)	Hamamelishydrolat (alkoholfrei)
6 TL (30 ml)	Aloe-vera-Saft
2 TL (10 ml)	Zinkoxidpulver
30 Tropfen	Geraniumöl

Geben Sie die Zutaten in eine dunkle 250-ml-Glassprühflasche und schütteln Sie sie gründlich. Zur Anwendung sprühen Sie das Basis-Deo in die sauberen, trockenen Achselhöhlen. Lassen Sie es trocknen, bevor Sie sich anziehen, um weiße Flecken auf der Kleidung zu vermeiden. Das mag etwas umständlich erscheinen, doch das Spray wirkt sehr gut und ist vollkommen natürlich, mal ganz abgesehen davon, dass es Ihrer Haut gut tut!

Variante: Bei starkem Schwitzen ersetzen Sie das Geraniumöl durch Salbeiöl.

Deo-Bodyspray »Gänseblümchen«

Das folgende Rezept ergibt ein leichtes Deodorant für Frauen, das sehr angenehm und sicher im Gebrauch ist. Der Essiggeruch verfliegt nach kurzer Zeit und zurück bleibt der Duft der ätherischen Öle.

CO_2-EXTRAKTE

CO_2-Extrakte sind Pflanzenauszüge, bei denen die ätherischen Bestandteile unter Einsatz von CO_2 (Kohlendioxid) gewonnen werden, statt durch Dampfdestillation. Da die Öle nicht erhitzt werden, ist ihr Duft dem der Herkunftspflanze ähnlicher. CO_2-Extrakte sind etwas dickflüssiger als ätherische Öle und enthalten Pflanzenstoffe, die in destillierten ätherischen Ölen meist nicht zu finden sind. Im Laufe des Herstellungsprozesses werden alle CO_2-Spuren vollständig entfernt, sodass die Öle in der Aromatherapie eingesetzt werden können.

½ Tasse (125 ml) Apfelessig
½ Tasse (125 ml) Hamamelishydrolat (alkoholfrei)
20 Tropfen Bergamotteöl
20 Tropfen Lavendelöl
10 Tropfen Patchouliöl
10 Tropfen Rosenholzöl
10 Tropfen Benzoe-Öl
½ TL (2,5 ml) pflanzliches Glycerin

TIPP

Wenn Sie der Geruch von Apfelessig stört, können Sie stattdessen Weingeist oder Ethanol verwenden.

Geben Sie die Zutaten in eine 250-ml-Sprühflasche und schütteln Sie sie gründlich. Bewahren Sie die Mischung bis zu 1 Jahr lang kühl und dunkel auf. Zur Anwendung sprühen oder tragen Sie die Mischung nach dem Duschen und bei Bedarf auf.

Deo-Bodyspray »Waldfantasie«

Der Duft dieses Deos sagt vor allem Männern zu.

½ Tasse (125 ml) Apfelessig
½ Tasse (125 ml) Hamamelishydrolat (alkoholfrei)
20 Tropfen Benzoe-Öl
20 Tropfen Bergamotteöl
20 Tropfen Zypressenöl
10 Tropfen Eukalyptusöl
5 Tropfen Rosenholzöl
½ TL (2,5 ml) pflanzliches Glycerin

Geben Sie die Zutaten in eine 250-ml-Sprühflasche und schütteln Sie sie gründlich. Bewahren Sie die Mischung bis zu 1 Jahr lang kühl und dunkel auf. Zur Anwendung sprühen oder tragen Sie die Mischung nach dem Duschen und bei Bedarf auf.

Puder-Deo

Puder-Deos werden – insbesondere im Sommer – an den Stellen verwendet, wo ein Zuviel an Schweiß problematisch sein kann, etwa im Genitalbereich sowie an Brustkorb oder Rücken.

½ Tasse (125 ml) Pfeilwurzpulver
½ Tasse (125 ml) Maisstärke
20 Tropfen Lavendelöl
20 Tropfen Myrrhenöl
10 Tropfen Patchouliöl
5 Tropfen Zitronenöl

TIPP

Herkömmliche Puderdosen eignen sich hervorragend, um das Puder-Deo aufzubewahren und anzuwenden. Sie können im Internet oder im Drogeriemarkt gekauft werden.

Sieben Sie die trockenen Zutaten in eine kleine Glas- oder Porzellanschale. In einer anderen kleinen Glas- oder Porzellanschale mischen Sie die ätherischen Öle. Fügen Sie nun tropfenweise und unter ständigem Rühren die Ölmischung zur Pudermischung hinzu, sodass sich keine Klümpchen bilden. Füllen Sie das Puder in ein luftdichtes Gefäß und stellen Sie es für eine Woche an einen kühlen, dunklen Platz. Schütteln Sie das Gefäß einmal am Tag, damit die ätherischen Öle das Puder durchdringen. Bewahren Sie das Puder bis zu 6 Monate lang kühl und dunkel auf. Tragen Sie das Puder-Deo auf Brustkorb und Rücken auf, bevor Sie sich anziehen. Sie können das Puder auch in der Unterwäsche verwenden und damit wunde Stellen vermeiden, die von Feuchtigkeit in Hautfalten und im Genitalbereich verursacht werden.

Mund- und Zahnpflege

Solange wir jung sind, fühlen wir uns unbesiegbar. Wir sind überzeugt davon, dass wir am Tag unseres Todes noch all unsere Zähne im Mund haben werden. Wir knacken Nüsse mit ihnen, öffnen Flaschen und zerbeißen dicke Baumwollfäden. Und wir vergessen die Zahnseide, essen Süßigkeiten zwischen den Mahlzeiten und gehen insgesamt eher abschätzig mit den Zähnen um. Doch es ist nie zu spät, etwas zu ändern! Die folgenden Rezepte helfen Ihnen dabei, Zähne, Zahnfleisch und Lippen gesund zu halten. (Mit dem Zahnputzpulver können Sie auch Gebisse, Zahnersatz und Prothesen reinigen. Auch sie wollen gepflegt sein, ebenso wie das Zahnfleisch.)

TIPP

Lesen Sie auch den Abschnitt »Zähne und Zahnfleisch« (Seite 340).

Zahnputzpulver

Zahnputzpulver ist eine Alternative zur kommerziellen Zahnpasta, wenn Sie die Zähne sauber und den Mundraum gesund erhalten möchten.

½ Tasse (125 ml)	feines Meersalz
½ Tasse (125 ml)	Natron
8 Tropfen	Pfefferminzöl
5 Tropfen	Zitronenöl
2 Tropfen	Myrrhenöl

Mischen Sie in einer kleinen Glas- oder Porzellanschale Meersalz und Natron. In einer anderen kleinen Glas- oder Porzellanschale mischen Sie die ätherischen Öle. Fügen Sie nun tropfenweise und unter ständigem Rühren die Ölmischung zur Pudermischung hinzu, sodass sich keine Klümpchen bilden. Füllen Sie die Mischung in einen luftdichten Behälter. Sie ist bis zu 6 Monate haltbar. Zur Anwendung geben Sie ¼ TL (1 ml) Zahnputzpulver in die Handfläche, feuchten die Zahnbürste an und stippen sie in das Pulver. Bürsten Sie anschließend die Zähne (oder Zahnersatz, Prothesen bzw. Gebiss). Das Pulver säubert, desinfiziert und entfernt schlechte Gerüche. Spülen Sie den Mund gründlich aus und spucken Sie das Wasser aus. Spülen Sie noch einmal.

TIPP

Halten Sie sich stets an die Mengenangaben eines Rezepts. Sieht ein Rezept 1 Tropfen Öl vor, machen 2 Tropfen es keinesfalls besser!

Pfefferminz-Myrrhe-Mundwasser

Ein Mundwasser kann frischen Atem schenken und zur Heilung von Geschwüren, Aphthen und entzündetem Zahnfleisch beitragen.

⅓ Tasse (75 ml)	Apfelessig
4 TL (20 ml)	Weinbrand oder Teebaumhydrolat
1 TL (5 ml)	pflanzliches Glycerin
10 Tropfen	Pfefferminzöl
10 Tropfen	Zitronenöl
5 Tropfen	Myrrhenöl

Geben Sie alle Zutaten in ein steriles wiederverschließbares 125-ml-Glasgefäß, verschließen Sie es und schütteln Sie es gründlich. Stellen Sie es für 4 Tage an einen kühlen und dunklen Ort und schütteln Sie es hin und wieder. Seihen Sie es durch ein feines Sieb in ein anderes steriles wiederverschließbares Gefäß. Bewahren Sie die Mischung in einem dunklen Schrank auf. Zur Anwendung mischen Sie in einem Glas

MUNDGERUCH ADE!

Zur schnellen Erfrischung des Mundes mischen Sie sich ein »Schnelles Mundwasser« aus 1 TL (5 ml) Apfelessig und 1 Tropfen Pfefferminzöl in einem Glas Wasser. Spülen Sie den Mund und spucken Sie die Mischung anschließend aus (nicht schlucken).

Haben Sie ständig Mundgeruch, wäre es ratsam, die Ursache dafür herauszufinden. Ein Besuch beim Zahnarzt kann dabei helfen. Steht der Mundgeruch in Zusammenhang mit Verdauungsstörungen, sollten Sie täglich 250–500 ml (ca. 1–2 Becher) Joghurt essen, der sowohl Acidophilus- als auch Bifiduskulturen enthält. Sie tragen zu einem gesünderen Verdauungssystem bei.

1 TL (5 ml) Pfefferminz-Myrrhe-Mundwasser und ¼ Tasse (60 ml) lauwarmes Wasser. Spülen Sie den Mund gründlich mit dieser Mischung und spucken Sie sie dann aus (nicht schlucken).

Zitrone-Lippenbalsam

Lippen haben eine viel dünnere, trockenere Haut als der Rest des Gesichts. Spröde, aufgesprungene Lippen können schmerzhaft sein und sehen nicht schön aus. Verwenden Sie diesen Lippenbalsam regelmäßig, um sie weich und feucht zu halten. Wenn Sie keinen Lippenstift tragen, können Sie ein kleines Döschen mit Lippenbalsam in Ihrer Handtasche mitnehmen und ihn tagsüber immer wieder anwenden.

3 TL (15 ml)	Bienenwachs (Pastillen)
6 TL (30 ml)	Natives Olivenöl Extra
3 TL (15 ml)	Honig
30 Tropfen	Zitronenöl
3	Vitamin-E-Weichkapseln (250 IE)

Schmelzen Sie das Bienenwachs in einem Simmertopf bei geringer Hitze (oder alternativ in einem Wasserbad). Rühren Sie Olivenöl und Honig ein. Nehmen Sie den Topf vom Herd. Stechen Sie die Vitamin-E-Weichkapseln mit der Spitze eines sauberen, scharfen Messers auf und geben Sie den Inhalt zur Mischung hinzu. (Die leeren Kapseln können Sie wegwerfen.) Fügen Sie das Zitronenöl hinzu und rühren Sie, bis alles gut vermischt ist. Füllen Sie die Mischung in kleine Döschen um und lassen Sie sie vollständig abkühlen. Dann können Sie die Döschen schließen (siehe »Tipp«).

TIPP

Um den Lippenbalsam schneller abzukühlen, stellen Sie die Döschen auf ein kleines Backblech und dann für 10 Minuten in den Kühl- oder Gefrierschrank. Danach verschließen Sie sie gut.

Aromaanwendungen im Haushalt

Benutzen Sie ätherische Öle, um aus Ihrem Haus einen Ort der Ruhe und der liebevollen Begegnungen werden zu lassen. Aromatherapie erschafft eine Oase, in der Sie Ihre Ängste loslassen und Ihre Kraftreserven wieder auffüllen können. Jeder von uns profitiert von solch einem positiven Umfeld.

Sie können mit ätherischen Ölen eine breite Palette an Haushaltsprodukten aufpeppen – vom Raumspray über die Möbelpolitur bis hin zum Küchenreiniger oder Desinfektionsmittel. Die ätherischen Öle können so gemischt werden, dass die Düfte in den verschiedenen Bereichen Ihres Zuhauses garantiert miteinander harmonieren. Mit jedem Atemzug, den Sie und Ihre Lieben tun, wird das körperliche und geistige Wohlbefinden gesteigert.

Aroma-Raumsprays

Handelsübliche Desinfektionsmittel, Raumsprays, Teppichreiniger und andere Haushaltsprodukte sind fast ausschließlich synthetisch und können den Menschen, die sie verwenden (besonders Allergikern), möglicherweise mehr schaden als nutzen. Die Duftstoffe dieser Produkte sind oft sehr intensiv und kollidieren miteinander. Sie haben kaum therapeutischen Nutzen, abgesehen von der keimtötenden Wirkung der Desinfektionsmittel. Und auch dies können ätherische Öle leisten. Die folgenden Vorschläge haben weitere Vorteile: Sie sind umweltfreundlich, enthalten weitgehend natürliche Inhaltsstoffe und kosten nicht viel. Und sie wirken!

Vielleicht ist es sinnvoll, dass Sie zunächst nur eine kleine Menge anmischen, um zu testen, ob Sie den Duft mögen. Die Rezepte sind einfach und ideal für Raumsprays oder zur Verwendung im Aromazerstäuber. (Sprühen Sie sie aber nicht auf empfindliche Stoffe.)

»Willkommen Daheim«-Mischung

Diese Mischung schafft eine glückliche, entspannte Atmosphäre in Wohn- und Esszimmer. Der Duft wird Freunde und Verwandte willkommen heißen, nicht jedoch die Bakterien und Viren, die sie mitbringen könnten.

45 Tropfen	Bergamotteöl
45 Tropfen	Geraniumöl
45 Tropfen	Lavendelöl
45 Tropfen	Zitronenöl
17 Tropfen	Zimtöl
6 Tropfen	Nelkenöl

Geben Sie die ätherischen Öle in eine 10-ml-Glasflasche und schütteln Sie sie gründlich. Mischen Sie in einer 125-ml-Sprühflasche 75 Tropfen »Willkommen Daheim«-Mischung und 1 TL (5 ml) Wodka oder pflanzliches Glycerin. Schütteln Sie die Flasche gründlich. Füllen Sie die Flasche mit destilliertem oder gefiltertem Wasser auf und schütteln Sie sie erneut. Vor Gebrauch kräftig schütteln.

TIPPS

- *Wenn Sie möchten, können Sie bei der Herstellung von Aromaspray Solubol statt Wodka verwenden. Dazu nehmen Sie pro 1 Tropfen Aromaöl 4 Tropfen Solubol. Solubol ist ein natürlicher Emulgator, der es ermöglicht, ätherische Öle mit wässrigen Flüssigkeiten zu mischen.*
- *Bei der Herstellung von Aromaspray geben Sie bitte immer das ätherische Öl zuerst in die Flasche, danach den gewählten Zusatz (Wodka oder Solubol). So stellen Sie sicher, dass sich das Aromaöl tatsächlich ganz fein im Wasser verteilen wird (das macht es nicht von sich aus).*

»Happy Family«-Mischung

Diese Mischung macht fröhlich und gute Laune – und ist ein nützliches Gegenmittel bei familiärem Stress.

90 Tropfen	Lavendelöl
90 Tropfen	Grapefruitöl
21 Tropfen	Bergamotteöl
18 Tropfen	Zedernholz- oder Sandelholzöl

Geben Sie die ätherischen Öle in eine 10-ml-Glasflasche und schütteln Sie sie gründlich. Mischen Sie in einer 125-ml-Sprühflasche 75 Tropfen »Happy Family«-Mischung und 1 TL (5 ml) Wodka oder pflanzliches Glycerin. Schütteln Sie die Flasche gründlich. Füllen Sie die Flasche mit destilliertem oder gefiltertem Wasser auf und schütteln Sie sie erneut. Vor Gebrauch kräftig schütteln.

Antivirale Mischung

Es gibt Zeiten, in denen Besucher oder Familienangehörige Husten, Erkältung, Grippe oder andere ansteckende Krankheiten haben. Mit dieser Mischung können Sie sich davor schützen.

45 Tropfen	Eukalyptusöl
45 Tropfen	Teebaumöl
45 Tropfen	Lavendelöl
45 Tropfen	Waldkiefernöl
22 Tropfen	Thymianöl
22 Tropfen	Zimtöl oder Nelkenöl

Geben Sie die ätherischen Öle in eine 10-ml-Glasflasche und schütteln Sie sie gründlich. Mischen Sie in einer 125-ml-Sprühflasche 75 Tropfen »Antivirale Mischung« und 1 TL (5 ml) Wodka oder pflanzliches Glycerin. Schütteln Sie die Flasche gründlich. Füllen Sie die Flasche mit destilliertem oder gefiltertem Wasser auf und schütteln Sie sie erneut. Vor Gebrauch kräftig schütteln.

Variante: Inhalierstift: Geben Sie 25 Tropfen »Antivirale Mischung« in eine kleine Glas- oder Porzellanschale. Legen Sie einen Inhalierdocht in die Schale, damit er die Öle aufsaugt. Führen Sie ihn danach in das Riechelement ein und verschließen Sie den Boden des Inhalierstifts. Schieben Sie den Deckel über den Riechstift und schrauben Sie ihn fest zu.

Haushaltshelfer

TEPPICHE UND VORLEGER

Teppichauffrischer

Dieses Pulver ist für alle Arten von Teppichen, Läufern und Vorlegern geeignet. Besitzer von Haustieren werden es besonders schätzen, da es desinfizierend und deodorierend wirkt.

2 Tassen (500 ml)	Natron
¼ Tasse (60 ml)	Maisstärke
¼ Tasse (60 ml)	Borax
30 Tropfen	Zitronenöl

20 Tropfen	Lavendelöl
10 Tropfen	Zimtöl
10 Tropfen	Waldkiefernöl

Sieben Sie die trockenen Zutaten in eine mittelgroße Glas- oder Porzellanschale. Geben Sie die ätherischen Öle in eine 5-ml-Glas-Tropfflasche und schütteln Sie sie gründlich. Fügen Sie nun tropfenweise und unter ständigem Rühren die Ölmischung zur Pulvermischung hinzu, sodass sich keine Klümpchen bilden. Füllen Sie die fertige Mischung in ein steriles Glasgefäß oder einen Behälter mit Schüttdeckel um. Lassen Sie sie 3 Tage stehen und rühren Sie sie zweimal täglich um. Zur Anwendung streuen Sie den Teppichauffrischer dünn über den Teppich. Lassen Sie ihn ein paar Stunden, am besten über Nacht, einwirken und entfernen Sie ihn dann mit dem Staubsauger.

STAUBSAUGER

Die Öle, die in den Aroma-Raumsprays (Seite 445) und im Teppichauffrischer enthalten sind, können auch den üblen Geruch nach Staub vertreiben, der sich in Staubsaugern offenbar so gern ausbreitet. Sprenkeln Sie die Öle auf einen Stoff-Staubsaugerbeutel oder auf einen Wattebausch, den Sie in den Auffangbeutel im Staubsauger legen. Oder geben Sie 5 Tropfen ätherisches Öl auf ein Papiertaschentuch und lassen Sie es vom Staubsauger einsaugen. Der Ventilator des Staubsaugers wird dann einen frischen Duft verteilen.

LUFTBEFEUCHTUNG

Die Luft in einigen Zimmern des Hauses kann während der kälteren Monate, wenn die Heizung läuft, sehr trocken werden, was wiederum die Haut austrocknet. Befeuchten und erfrischen Sie die Luft, indem Sie ein paar Tropfen Ihres Lieblingsöls oder Ihrer Lieblingsmischung in eine kleine Schüssel mit Wasser geben. Stellen Sie die Schüssel in die Nähe einer Wärmequelle (und passen Sie auf, dass nichts versehentlich verschüttet wird).

MÖBEL

Zitronenmöbelpolitur

Diese Politur gibt lackierten Holzmöbeln einen schönen Glanz. Geben Sie eine kleine Menge auf ein weiches Tuch und tragen Sie sie vorsichtig auf die Möbel auf. Verwenden Sie diese Politur etwa alle 14 Tage.

¼ Tasse (60 ml)	Olivenöl
¼ Tasse (60 ml)	frisch gepresster Zitronensaft, gesiebt
1 TL (5 ml)	Zitronen- oder Orangenöl

Geben Sie die Zutaten in eine 125-ml-Sprühflasche und schütteln Sie sie gründlich. Sparsam verwenden.

HIMMLISCHE DÜFTE

Lesezeichen: Steigern Sie den Genuss, ein Buch zu lesen, mit einem duftenden Lesezeichen. Träufeln Sie ein paar Tropfen Ihres Lieblingsöls oder Ihrer Lieblingsmischung auf ein gekauftes oder selbst gemachtes Papierlesezeichen. Oder kaufen Sie einen Lederstreifen, auf den Sie Ihren Duft auftragen können. Das ist ein großartiges Geschenk für eifrige Leser im Freundeskreis.

Briefpapier: Duftbriefe zu empfangen ist ein Genuss; und sie dienen auch als wunderbares Geschenk. Das Öl sollte die Persönlichkeit des Empfängers widerspiegeln – aber tragen Sie es nicht zu dick auf. Wählen Sie ein passendes ätherisches Öl oder eine Mischung aus diesem Buch und geben Sie einige Tropfen auf ein Stück Löschpapier oder ein dünnes Tuch. Legen Sie es zwischen die Blätter und Umschläge. Es dauert etwa eine Woche, bis der Duft das Papier durchdrungen hat.

Tischwäsche: Sie können einige Tropfen ätherisches Öl auf die Unterseite von Tischdecken oder Platzdeckchen auftragen, sodass die Wärme der Teller den Duft freisetzt. Wählen Sie unbedingt Öle aus, die nicht

NATÜRLICHER GLAS- UND SPIEGELREINIGER

Wenn der Glasreiniger mal wieder leer ist, machen Sie einfach Ihren eigenen! Spülen Sie die alte Flasche aus und füllen Sie 1 Tasse (250 ml) weißen Essig und 10 Tropfen Zitronenöl hinein. Schütteln Sie die Flasche gründlich und füllen Sie sie mit destilliertem oder gefiltertem Wasser zu etwa drei Viertel auf. Schütteln Sie die Flasche erneut. Sprühen Sie die Scheibe ein und wischen Sie sie entweder mit Küchenpapier, Zeitungspapier oder einem fusselfreien Tuch sauber. Vor jedem Gebrauch die Flasche kräftig schütteln.

mit dem Duft der Speisen kollidieren oder diesen überdecken. Am besten geeignet sind Zitrus- und Gewürzöle.

Toilettenpapier: Geben Sie 3–5 Tropfen ätherisches Öl in das Papprohr einer Rolle Toilettenpapier. Mit jeder Drehung der Rolle wird der Duft das Badezimmer durchströmen.

Schlafzimmer

Das Schlafzimmer ist der Ort, an dem wir etwa ein Drittel unseres Lebens verbringen, mit Schlafen, Träumen, Reden, Lesen und Liebe machen. Leider wird das Schlafzimmer nur allzu oft zum Schlachtfeld, weil Eltern oft warten, bis sie alleine sind, um sich ihren Ärger von der Seele zu reden. Tragen Sie Meinungsverschiedenheiten nur im Auto aus (nur im geparkten Auto, bitte!) oder im Garten, nicht jedoch im Schlafzimmer.

Achten Sie darauf, dass Öle, die in verschiedenen Bereichen des Schlafzimmers verwendet werden, die gleiche Duftrichtung haben. Ein schwerer, moschusartiger Duft im Wettstreit mit einer Zitrus- oder Blütenmischung wäre störend. Bereiten Sie sich erst nur ganz kleine Mengen der folgenden Mischungen zu, bis Sie wissen, was am besten für Sie passt.

Die Duftmischungen können Sie wie folgt verwenden:

- Als Aroma-Raumspray oder in einem Aromazerstäuber, ein paar Minuten vor dem Schlafengehen (siehe »Tipps«), oder direkt auf die Bettwäsche getropft.
- Träufeln Sie ein wenig von der Mischung auf einen Wattebausch und legen Sie ihn unter das Bett.
- Machen Sie aus zwei Taschentüchern oder zwei viereckigen Stücken Stoff, an drei Seiten zusammengenäht, ein kleines Säckchen. Geben Sie 1–3 Tropfen der Ölmischung auf Wattebäusche und stecken Sie diese in das Säckchen. Legen Sie es auf den Nachttisch oder auf ein Regal neben dem Bett.
- Träufeln Sie einige Tropfen Öl auf Wattebäusche und legen Sie sie zwischen die Bettwäsche im Wäscheschrank.
- Fügen Sie ein paar Tropfen Ölmischung zum Waschwasser hinzu, mit dem Sie die Oberflächen und Fenster im Schlafzimmer reinigen.

Romantische Nächte

Lassen Sie sich und Ihren Partner von dieser warmen und exotischen Mischung in den Abend entführen.

45 Tropfen Ylang-Ylang-Öl
22 Tropfen Limettenöl
22 Tropfen Petitgrain-Öl
6 Tropfen Sandelholz- oder Zedernholzöl
5 Tropfen Patchouliöl
1 Tropfen Nelkenöl

Geben Sie die ätherischen Öle in eine 5-ml-Glas-Tropfflasche und schütteln Sie sie gründlich. Bewahren Sie die Mischung kühl und dunkel auf. Vor Gebrauch kräftig schütteln.

Schlafenszeit

Diese Mischung hilft, wenn das Einschlafen ohne besonderen Grund schwerfällt.

65 Tropfen Kamillenöl
65 Tropfen Lavendelöl
20 Tropfen Majoranöl
20 Tropfen Neroli- oder Muskatellersalbeiöl

Geben Sie die ätherischen Öle in eine 10-ml-Glasflasche und schütteln Sie sie gründlich. Bewahren Sie die Mischung kühl und dunkel auf. Vor Gebrauch kräftig schütteln.

Seelentröster

Diese Mischung hilft, Ängste und Stress des Tages zu vertreiben, sodassder Geist ruhig und bereit für den Schlaf wird.

45 Tropfen Bergamotteöl
22 Tropfen Lavendelöl
6 Tropfen Mandarinenöl
7 Tropfen Zedernholzöl
7 Tropfen Sandelholz-, Pfefferminz- oder Wacholderöl

Geben Sie die ätherischen Öle in eine 5-ml-Glas-Tropfflasche und schütteln Sie sie gründlich. Bewahren Sie die Mischung kühl und dunkel auf. Vor Gebrauch kräftig schütteln.

TIPPS

- *Wenn Sie eine dieser schlafzimmerfreundlichen Mischungen als Aroma-Raumspray verwenden wollen, dann füllen Sie 1 TL (5 ml) Wodka und 75 Tropfen der gewählten Mischung in eine 125-ml-Sprühflasche und schütteln Sie sie gründlich. Füllen Sie die Flasche mit destilliertem oder gefiltertem Wasser auf. Sie können Solubol statt Wodka verwenden. Vor Gebrauch kräftig schütteln.*
- *Wenn Sie eine dieser Mischungen in einem Aromazerstäuber benutzen wollen, nehmen Sie 3–5 Tropfen und befolgen Sie die Anweisungen des Herstellers. Lassen Sie das Gerät 20 Minuten laufen.*

Der weibliche Touch

Dies ist eine süße, weibliche, blumige Mischung mit einem Hauch von Gewürz, um den Tag zu beleben.

45 Tropfen	Rosengeranienöl
45 Tropfen	Orangen- oder Mandarinenöl
22 Tropfen	Geraniumöl
7 Tropfen	Petitgrain-Öl
3–4 Tropfen	Patchouliöl
3–4 Tropfen	Zimtöl

Geben Sie die ätherischen Öle in eine 5-ml-Glas-Tropfflasche und schütteln Sie sie gründlich. Bewahren Sie die Mischung kühl und dunkel auf. Vor Gebrauch kräftig schütteln.

Antimottenmischung

Viele kommerzielle Antimottenmittel riechen schlecht genug, um auch Menschen abzustoßen. Diese Mischung hält Schränke und Schubladen frisch und frei von Insekten und Motten, ohne sich mit Ihrem Tagesparfüm oder Aftershave zu beißen oder mit Ihrer gewählten Schlafzimmermischung zu kollidieren.

45 Tropfen	Lavendelöl
45 Tropfen	Rosmarinöl
45 Tropfen	Zitronenöl

Geben Sie die ätherischen Öle in eine 5-ml-Glas-Tropfflasche und schütteln Sie sie gründlich. Bewahren Sie die Mischung kühl und dunkel auf. Vor Gebrauch kräftig schütteln. Verwenden Sie die Mischung in Schränken und Schubladen. Zur Anwendung in Schränken: Geben Sie 2–3 Tropfen Antimottenmischung auf einen gepolsterten Kleiderbügel. Mischen Sie 2–3 Tropfen Antimottenmischung und 2 Tassen (500 ml) Wasser und verwenden Sie es, wenn Sie die Innenseiten der Kleiderschränke und Wandschränke säubern. Zur Anwendung in Schubladen: Träufeln Sie 2–3 Tropfen Antimottenmischung auf das Schrankpapier der Schubladen mit Unterwäsche, Wolle oder Sportbekleidung, oder geben Sie einige Tropfen auf mehrere Wattebäusche und legen Sie diese zwischen die Kleidung.

Kinderzimmer

Erwachsene denken oft, dass sie ein Monopol auf Sorgen haben und dass Kinder ganz unbeschwert sind (oder sein sollten). Doch Prüfungsstress, Leistungsdruck vor sportlichen Wettkämpfen, Angst vor dem »Bösen Mann«, überstimulierende Filme, Druck durch Gleichaltrige und Unzufriedenheit mit ihrem Äußeren sowie viele andere reale oder eingebildete Sorgen und Ängste können Kindern und Jugendlichen das Leben sehr schwer machen. Versuchen Sie, die letzte halbe Stunde vor der Schlafenszeit so ruhig wie möglich zu gestalten, z.B. mit einem warmen Bad, einem Glas warmer Milch oder Kamillentee und einer Gute-Nacht-Geschichte mit gemeinsamem Kuscheln.

Kindermischung

Es ist wichtig, dass Kinder sich auch alleine in ihrem Schlafzimmer sicher fühlen. Die Mischung hilft dabei, eine Art »Schlafoase« zu schaffen.

45 Tropfen Lavendelöl
45 Tropfen Kamillenöl
45 Tropfen Mandarinenöl

Geben Sie die ätherischen Öle in eine 5-ml-Glas-Tropfflasche und schütteln Sie sie gründlich. Bewahren Sie die Mischung kühl und dunkel auf. Vor Gebrauch kräftig schütteln. Wenn Sie die Kindermischung verwenden, befolgen Sie auch die Vorschläge für die Schlafzimmer der Erwachsenen (Seite 450). Beachten Sie im Kapitel »Babys und Kinder« die Tabelle der altersgerechten ätherischen Öle (Seite 355).

Küche

Die Küche kann unseren Geruchssinn herausfordern, da viele Gerüche alles andere als angenehm sind: Zwiebeln und Knoblauch, gekochter Kohl, gebratenes oder gegrilltes Fleisch und Fisch, Müll und Abfluss, um nur einige zu nennen. Küchen können auch ein Gesundheitsrisiko darstellen, da sie Nährboden für Bakterien sind. 30% der Keime, die lebensmittelbedingte Krankheiten auslösen (z.B. E. coli, Listerien und Salmonellen), finden sich in der Küche. Die ätherischen Öle, die wir in der Küche verwenden, müssen leistungsfähige Bakterienbremsen sein, aber sie sollten auch frisch und sauber duften.

Reinigung von Problemzonen in der Küche

PROBLEMZONE	REINIGUNGSMETHODE
Arbeitsflächen	Verwenden Sie »Desinfizierendes Reinigungsspray« (Seite 455)
Schränke	Wischen Sie die Oberflächen mit 8 Tropfen »Bakterien-Schreck«-Mischung (Seite 457) oder 1–2 TL (5–10 ml) »Desinfizierendem Reinigungskonzentrat« (Seite 456) ab, jeweils in 4 Tassen (1 Liter) warmem Wasser. Oder verwenden Sie das »Desinfizierende Reinigungsspray« (Seite 455).
Abflüsse	Träufeln Sie zur Geruchsverbesserung und Desinfektion 4–6 Tropfen »Bakterien-Schreck«-Mischung (Seite 457) oder Zitronenöl in den Abguss, nachdem Sie Geschirr gespült haben.
Mülleimer	Kleine Behälter: Wischen Sie sie mit »Desinfizierendem Reinigungsspray« (Seite 455) aus. Träufeln Sie 4 Tropfen »Bakterien-Schreck«-Mischung (Seite 457) in den Mülleimer. Größere Behälter: Verwenden Sie 1–2 TL (5–10 ml) »Desinfizierendes Reinigungskonzentrat« (Seite 456) in 4 Tassen (1 Liter) warmem Wasser.
Fußböden	Verwenden Sie 32 Tropfen »Bakterien-Schreck«-Mischung (Seite 457) oder 4–8 TL (20–40 ml) »Desinfizierendes Reinigungskonzentrat« (Seite 456) in 16 Tassen (4 Liter) warmem Wasser.
Spülbecken	Verwenden Sie »Natürliche milde Scheuermilch« (Seite 456).
Schneidebretter	Reinigen Sie diese gründlich mit heißem Wasser und neutral-milder Flüssigseife. Geben Sie 5 Tropfen Zitronenöl auf einen Schwamm und reiben Sie die gesamte Oberfläche des Schneidebretts kräftig ab.
Geschirrspülen von Hand	Fügen Sie dem Waschwasser 1 TL (5 ml) »Desinfizierendes Reinigungskonzentrat« (Seite 456) hinzu.
Geschirrspülmaschine	Geben Sie 2 Tropfen »Bakterien-Schreck«-Mischung (Seite 457) oder Zitronen- bzw. Lavendelöl zum Geschirrspülmittel in das Waschmittelfach.
Aroma-Raumspray	Mischen Sie in einer 125 ml Sprühflasche 75 Tropfen »Bakterien-Schreck«-Mischung (Seite 457) und 1 TL (5 ml) Wodka. Füllen Sie die Flasche mit destilliertem oder gefiltertem Wasser auf. Vor Gebrauch kräftig schütteln.

Zitrusfrische

Verwenden Sie diese Mischung, um eine ruhige, vertrauenswürdige, fröhliche Atmosphäre zu schaffen, in der Ihre Lebensmittel zubereitet werden.

45 Tropfen Zitronenöl
22 Tropfen Bergamotteöl
22 Tropfen Grapefruitöl
8 Tropfen Sandelholzöl
10 Tropfen Vanilleessenz oder Perubalsamöl

Geben Sie die ätherischen Öle in eine 5-ml-Glas-Tropfflasche und schütteln Sie sie gründlich. Bewahren Sie die Mischung kühl und dunkel auf. Vor Gebrauch kräftig schütteln. Mischen Sie in einer 125-ml-Sprühflasche 75 Tropfen »Zitrusfrische« und 1 TL (5 ml) Wodka. Füllen Sie die Flasche mit destilliertem oder gefiltertem Wasser auf (siehe »Tipps«), schütteln Sie sie gründlich und sprühen Sie in die Luft. Vor jedem Gebrauch Flasche kräftig schütteln.

Geruchskiller

1 TL (5 ml) Wodka
10 Tropfen Zitronenöl
5 Tropfen Rosmarinöl
5 Tropfen Pfefferminzöl
destilliertes oder gefiltertes Wasser

Geben Sie die Zutaten in eine 60-ml-Sprühflasche und schütteln Sie sie gründlich. Füllen Sie die Flasche mit destilliertem oder gefiltertem Wasser auf, schütteln Sie sie erneut und sprühen Sie in die Luft. Vor jedem Gebrauch Flasche kräftig schütteln.

Desinfizierendes Reinigungsspray

Mit diesem Desinfektionsspray können Sie Küchentresen, Tür- und Schubladengriffe, Spülbecken, Plastik-Schneidebretter und Kühlschrankfächer reinigen.

3 TL (15 ml) neutral-milde Flüssigseife
40 Tropfen Zitronenöl
37 Tropfen Waldkiefernöl
3 Tropfen Zimtöl
3 TL (15 ml) weißer Essig
destilliertes oder gefiltertes Wasser

Mischen Sie in einem 500-ml-Glasmessbecher die neutral-milde Flüssigseife mit den ätherischen Ölen und rühren Sie gründlich um. Füllen Sie mit Wasser auf 250 ml auf und rühren Sie erneut gut um. Rühren Sie den Essig ein. Sobald alles gut verrührt ist, füllen Sie die Mischung in eine 250-ml-Sprühflasche. Vor jedem Gebrauch die Flasche kräftig schütteln.

TIPPS

- *Wenn Sie möchten, können Sie bei der Herstellung von Aromaspray Solubol statt Wodka verwenden. Dazu nehmen Sie pro 1 Tropfen Aromaöl 4 Tropfen Solubol.*
- *Bei der Herstellung von Aromaspray geben Sie bitte immer das ätherische Öl zuerst in die Flasche, danach den gewählten Zusatz (Wodka oder Solubol). So stellen Sie sicher, dass sich das Aromaöl tatsächlich ganz fein im Wasser verteilen wird (das macht es nicht von sich aus).*

TIPP

- *Träufeln Sie ein paar Tropfen Zitronen-, Lavendel- oder Orangenöl auf einen Schwamm. Legen Sie ihn in den oberen Korb der Geschirrspülmaschine, um den Schwamm zu desinfizieren und einen frischen Duft zu hinterlassen.*

Desinfizierendes Reinigungskonzentrat

Diesem Konzentrat kann Wasser zugesetzt werden, um größere Flächen zu reinigen.

½ Tasse (125 ml)	biologisch abbaubare phosphatfreie Waschseife
1 TL (5 ml)	weißer Essig
1⅓ Tassen (325 ml)	Wasser
80 Tropfen	Zitronenöl
64 Tropfen	Waldkiefernöl
6 Tropfen	Zimtöl

Geben Sie die Zutaten in eine 500-ml-Flasche und schütteln Sie sie gründlich. Bewahren Sie die Mischung kühl und dunkel auf.

Natürliche milde Scheuermilch

Verwenden Sie diese Mischung, wenn Sie die Spüle oder den Herd schrubben, oder überall, wo ein mildes Scheuermittel benötigt wird.

¼ Tasse (60 ml)	neutral-milde Flüssigseife
25 Tropfen	Zitronenöl
15 Tropfen	Teebaumöl
10 Tropfen	Lavendel- oder Thymianöl
1 Tasse (250 ml)	Natron
4 TL (20 ml)	weißer Essig

TÖTEN SIE DIE KEIME, WO SIE ENTSTEHEN!

Einer der schlimmsten Förderer der Ausbreitung garstiger bakterieller Eindringlinge ist der Küchenschwamm bzw. Spüllappen. Wie sauber ist Ihrer, wenn Sie ihn wiederholt für verschüttete Milch, rohen Fleischsaft und ausgelaufene Lebensmittelverpackungen verwendet haben? Spülen Sie Schwämme und Tücher nach jedem Gebrauch in heißem Seifenwasser aus und wringen Sie sie gut aus. Träufeln Sie ein paar Tropfen Zitronenöl darauf für einen frischen Duft und um allen verbliebenen Bakterien den Garaus zu machen.

Mischen Sie in einer großen Glas- oder Porzellanschale die Flüssigseife mit den ätherischen Ölen und verrühren Sie alles vorsichtig. Fügen Sie unter ständigem Rühren das Natron hinzu. Fügen Sie den Essig hinzu und verrühren Sie alles gründlich. Die Mischung soll die Konsistenz einer weichen, glatten Paste haben. Füllen Sie sie mit einem Löffel in ein 500-ml-Glasgefäß mit weiter Öffnung.

»Bakterien-Schreck«-Mischung

Dies ist eine wirkungsvolle Mischung zur Beseitigung von Bakterien und geruchsbelästigenden Keimen. Verwenden Sie es, um Reinigungsmittel zu parfümieren, und halten Sie sich an die Angaben in Tabelle.

90 Tropfen	Zitronenöl
67 Tropfen	Waldkiefern- oder Thymianöl
18 Tropfen	Zimtöl
5 Tropfen	Teebaumöl

Geben Sie die ätherischen Öle in eine 10-ml-Glas-Tropfflasche und schütteln Sie sie gründlich.

Badezimmer

Krankheitserreger lieben Badezimmer. Insbesondere lieben Bakterien und Schimmelpilze die Duschwände. Viele Krankheiten (z.B. Fußpilz) können über die warmen, feuchten, mit Bakterien und Pilzen besiedelten Böden der Dusche von Mensch zu Mensch übertragen werden. Egal wie oft die Dusche oder Badewanne geputzt wird: Wenn die Reinigungsverfahren ungeeignet sind, können sie weiterhin unerwünschte Mikroben beherbergen.

Badezimmer-Ölmischung

Diese Mischung enthält sowohl antibakterielle als auch fungizide Öle. Bewahren Sie die Reinigungsmittel im Bad auf und bitten Sie Ihre Familie, Dusche und Raumluft vor dem Verlassen des Badezimmers einzusprühen.

67 Tropfen	Zitronenöl
45 Tropfen	Bergamotteöl
45 Tropfen	Waldkiefernöl
22 Tropfen	Citronellaöl
22 Tropfen	Thymianöl
22 Tropfen	Teebaumöl

Geben Sie die ätherischen Öle in eine 10-ml-Glas-Tropfflasche und schütteln Sie sie gründlich.

Badreiniger

Diese Reinigungsmischung ist ideal fürs Badezimmer. Sie können damit Wand- und Bodenfliesen, Badewanne, Dusche und Waschbecken reinigen. Gegen hartnäckige Flecken verwenden Sie »Natürliche milde Scheuermilch« (Seite 456) und nehmen dazu 50 Tropfen »Badezimmer-Ölmischung« anstelle der geforderten ätherischen Öle.

3 TL (15 ml)	neutral-milde Flüssigseife
80 Tropfen	Badezimmer-Ölmischung
3 TL (15 ml)	weißer Essig

destilliertes oder gefiltertes Wasser

Mischen Sie in einem 500-ml-Glasmessbecher die neutral-milde Flüssigseife mit der Badezimmer-Ölmischung und verrühren Sie beides gut mit einem Schneebesen. Füllen Sie mit Wasser auf 250 ml auf und verrühren Sie alles erneut. Rühren Sie den Essig ein. Füllen Sie die Mischung in eine 250-ml-Sprühflasche. Vor jedem Gebrauch Flasche kräftig schütteln.

TOILETTEN

Im WC-Bereich sind Bakterien und Gerüche die beiden größten Probleme. Eine Mischung aus ätherischen Ölen kann beide lösen. Es ist nicht verkehrt, den Kindern immer wieder zu sagen, dass sie sich nach dem Toilettengang die Hände waschen sollen (als Erwachsene tun wir dies meist automatisch). Doch allein schon das Betätigen des Spülknopfs und des Wasserhahns oder des Türgriffs verteilt die Bakterien von den noch ungewaschenen Händen auf Gegenstände und somit viele andere Menschen. Jedes Mal, wenn Sie ein Aroma-Raumspray verwenden, das sowohl antibakterielle als auch luftauffrischende Wirkung hat, werden Toilettensitz, Spülknopf und andere Flächen gereinigt und die Luft verbessert.

Toilettenmischung

200 Tropfen	Teebaumöl
100 Tropfen	Lavendelöl
30 Tropfen	Zitronenöl
30 Tropfen	Waldkiefernöl
30 Tropfen	Lemongrasöl

Geben Sie die ätherischen Öle in eine 15-ml-Glas-Tropfflasche und schütteln Sie sie gründlich. Bewahren Sie die Mischung kühl und dunkel auf. Mischen Sie in einer 125-ml-Sprühflasche 75 Tropfen Toilettenmischung und 4 TL (20 ml) Wodka. Schütteln Sie die Flasche gut. Füllen Sie sie mit destilliertem oder gefiltertem Wasser auf und schütteln Sie sie gründlich. Kleben Sie ein Etikett auf die Flasche mit folgenden Anweisungen: »Nach dem Spülen des WC diese Flasche schütteln und zur Decke hin sprühen, bis der Sprühnebel auf Toilette, Waschbecken, Türgriff und diese Flasche fällt.«

REINIGUNG DER PROBLEMZONEN IM BADEZIMMER

Badewanne und Waschbecken: Sprühen Sie sie mit Badreiniger ein und lassen Sie ihn 1–2 Minuten einwirken, bevor Sie nachwischen.

Waschtisch: Sprühen Sie ihn mit Badreiniger ein und lassen Sie ihn 1–2 Minuten einwirken, bevor Sie nachwischen.

Dusche: Mischen Sie in einer 125-ml-Sprühflasche 135 Tropfen (5 ml) Badezimmer-Ölmischung (Seite 457) und ⅓ Tasse + 5 TL (100 ml) Essig. Schütteln Sie die Flasche gründlich. Fügen Sie 4 TL (20 ml) gefiltertes oder destilliertes Wasser hinzu und schütteln Sie erneut. Sprühen Sie mit dieser Mischung die Dusche nach dem Duschen ein. Machen Sie das so oft wie nötig.

Fußböden und Fliesen: Mischen Sie 2 TL (5–10 ml) »Desinfizierendes Reinigungskonzentrat« (Seite 456) und 4 Tassen (1 Liter) warmes Wasser. Wischen Sie Fußböden und Fliesen wöchentlich.

Aroma-Raumspray: Mischen Sie in einer 125-ml-Sprühflasche 75 Tropfen Badezimmer-Ölmischung (Seite 457) und 1 TL (5 ml) Wodka. Füllen Sie die Flasche mit destilliertem oder gefiltertem Wasser auf und schütteln Sie sie gründlich. Vor jedem Gebrauch kräftig schütteln.

TIPPS

- *Wenn Sie möchten, können Sie bei der Herstellung von Aromaspray Solubol statt Wodka verwenden. Dazu nehmen Sie pro 1 Tropfen Aromaöl 4 Tropfen Solubol.*
- *Bei der Herstellung von Aromaspray geben Sie bitte immer das ätherische Öl zuerst in die Flasche, danach den gewählten Zusatz (Wodka oder Solubol). So stellen Sie sicher, dass sich das Aromaöl tatsächlich ganz fein im Wasser verteilen wird (das macht es nicht von sich aus).*

TIPPS

- *Wenn Sie möchten, können Sie bei der Herstellung von Aromaspray Solubol statt Wodka verwenden. Dazu nehmen Sie pro 1 Tropfen Aromaöl 4 Tropfen Solubol.*
- *Bei der Herstellung von Aromaspray geben Sie bitte immer das ätherische Öl zuerst in die Flasche, danach den gewählten Zusatz (Wodka oder Solubol). So stellen Sie sicher, dass sich das Aromaöl tatsächlich ganz fein im Wasser verteilen wird (das macht es nicht von sich aus).*

Toiletten: Sprenkeln Sie nach dem Putzen 10 Tropfen Toilettenmischung (Seite 459) in die Toilettenschüssel und schrubben Sie sie gründlich.

WC-Brille und umgebende Holzvertäfelung: Mischen Sie in einer Glas- oder Porzellanschale 1–2 Tropfen »Desinfizierendes Reinigungskonzentrat« (Seite 456), 5 Tropfen Eukalyptus- oder Teebaumöl und 2 Tassen (500 ml) Wasser. Reiben Sie die Oberflächen mit dieser Mischung ab.

Fußboden rund um das WC: Mischen Sie 2–3 TL (10–15 ml) »Desinfizierendes Reinigungskonzentrat« (Seite 456) und 8 Tassen (2 Liter) Wasser. Putzen Sie damit den Boden.

Die Wäsche

Die Waschküche ist oft ein Mehrzweckraum. Sie kann ein Lager für Gartengeräte, Sportschuhe und Sportausrüstung, schmutzige Wäschekörbe, Schrubber, Besen und andere Reinigungsmittel, feuchte Tücher, Badeanzüge und Hunde- oder Katzenkörbe sein. Die Gerüche, die sich entwickeln und "interessant" werden können, sind meist nicht die, die für Ihr Zuhause typisch sein sollen. Was Sie möchten, ist "frisch und sauber", sodass Öle benötigt werden, die antibakteriell, antimykotisch und desodorierend wirken.

Wäschemischung

Diese Mischung lässt die Wäsche frisch und leicht duften.

120 Tropfen	Lavendelöl
60 Tropfen	Rosmarinöl
60 Tropfen	Zitronenöl
15 Tropfen	Waldkiefernöl
15 Tropfen	Lemongrasöl

Geben Sie die ätherischen Öle in eine 10-ml-Glas-Tropfflasche und schütteln Sie sie gründlich. Bewahren Sie die Mischung kühl und dunkel auf.

ANWENDUNGEN

Vorwäsche: Bei ansteckender Krankheit weichen Sie die Bett- und Nachtwäsche sowie ähnliche Kleidungsstücke in Wasser ein, dem Sie 10 Tropfen Eukalyptusöl hinzugefügt haben.

Wäsche: Fügen Sie 4–5 Tropfen Wäschemischung zum Hauptwaschgang hinzu. Um sicherzustellen, dass das Waschmittel die Öle lösen kann, sollte die Wäsche bei 40 °C gespült werden. Wird sie in kühlerem Wasser gewaschen, hängen Sie sie lieber zum Trocknen auf (siehe »Vorsicht«).

REINIGUNG DER WASCHKÜCHE

Fußböden, Schränke und Spülbecken: Reinigen Sie sie mit Desinfizierendem Reinigungsspray (Seite 455).

Aroma-Raumspray: Für ein frisches und hygienisches Umfeld besprühen Sie die Innenflächen der Schränke, Wäschekörbe und die Luft mit der »Antiviralen Mischung« (Seite 447).

Beim Bügeln: Geben Sie 2 Tropfen Wäschemischung (Seite 460) in eine 125-ml-Sprühflasche und füllen Sie die Flasche mit destilliertem oder gefiltertem Wasser auf. Vor Gebrauch kräftig schütteln. Bei Angst vor Flecken testen Sie das Spray zunächst an der Innenseite eines Saums. Füllen Sie niemals ätherische Öle ins Bügeleisen!

SCHUHE

Schuhe, die in einem Schrank aufbewahrt werden, können recht unangenehm riechen. Stellen Sie eine Portion »Teppichauffrischer« (Seite 447) her. Streuen Sie etwas davon in die Schuhe und schütteln Sie sie, um das Pulver zu verteilen. Lassen Sie es über Nacht wirken und schütten Sie es am nächsten Morgen aus.

Alternativ geben Sie ein paar Löffel Pulver in einen ausrangierten Strumpf, binden ihn zu und stecken ihn in den Schuh. Diese »Duftsocken« können mehrmals verwendet und mit etwas Aromaöl wieder aufgefrischt werden.

△ VORSICHT

Es ist vorgekommen, dass Wäschetrockner in Brand geraten sind, weil ätherische Öle nicht vollständig gelöst und ausgespült worden waren. Um einen Brand des Wäschetrockners zu vermeiden, spülen Sie die Wäsche mit heißem Wasser (mindestens 40 °C) und stellen Sie sicher, dass das Flusensieb sauber ist. Bei schönem Wetter hängen Sie die Wäsche zum Trocknen in die Sonne.

Aromamassagen

Seit Jahrhunderten werden Massagen therapeutisch eingesetzt, denn sie haben viele Vorteile auf körperlicher, aber auch psychischer Ebene. Wird die Massage korrekt angewendet, spendet sie ein wunderbares Gefühl von Wohlbefinden und Leichtigkeit.

Das Wohlbefinden und die Entspannung, die Sie nach einer Massage spüren, stammen daher, dass sie sowohl beruhigend als auch anregend auf die Nervenenden wirkt. Die vielen Systeme unseres Körpers reagieren auf therapeutische Massagen, weil sie die Durchblutung verbessern und gleichzeitig die Ausscheidung von Gift- und Abfallstoffen über das Blut fördern. Massagen unterstützen die Regeneration und Heilung der Haut, verbessern den Muskeltonus und das Aussehen. Körperliche Berührung wirkt auch tröstlich auf den Geist.

TIPP

Babys, die täglich massiert werden, nehmen im Schnitt deutlich schneller an Gewicht zu als Babys, die nicht massiert werden.

Im Zusammenhang mit Sport sind Massagen ideal, weil unsere Muskeln schnell darauf ansprechen. Muskeln können gedehnt werden, was Schmerzen und Krämpfen vorbeugt. Darüber hinaus kann eine Massage die Heilung von Verstauchungen und Zerrungen beschleunigen. Sie kann die knotigen Verspannungen lösen und Schultern, oberen Rücken und Nacken lockern, die besonders anfällig sind für Steifheit und Schmerzen. Es gibt vieles, was diese Bereiche belasten und zu Kopfschmerzen oder einem Gefühl der Enge oder des Drucks im Kopf führen kann. Bauchmassagen unterstützen die Verdauung und helfen nicht nur bei Verstopfung und Blähungen.

Damit Sie, Ihre Familie und Ihre Freunde die Vorzüge einer wunderbaren Massage mit ätherischen Ölen auch wirklich genießen können, sollten Sie die grundlegenden Techniken beherrschen. Es gibt eine Vielzahl sehr guter Bücher mit Schritt-für-Schritt-Anleitungen und viele Kurse.

Ätherische Öle, die die Massage unterstützen

Es gibt kaum etwas Herrlicheres als massiert zu werden. Werden dabei ätherische Öle eingesetzt, kennt der Genuss kein Ende. Und durch den Zusatz von Aromaölen verwandelt sich ein Massageöl, eine Massagecreme oder -lotion ganz einfach in ein therapeutisches Werkzeug. Studien belegen, dass ätherische Öle die Wirkung einer Massage um bis zu 50% steigern können!
Ätherische Öle haben eine so starke Wirkung, weil ihre Moleküle klein genug sind, um die Hautbarriere zu passieren. Sie lösen sich schnell im Körperfett auf, gelangen in die Blutbahn und so in jeden Winkel unseres Körpers. Darüber hinaus atmen Sie während einer Massage den Duft ein. Das wirkt auf den limbischen Teil des Gehirns, der Gefühle, Erinnerung, Atmung und Blutkreislauf steuert, und stimuliert den Hypothalamus, der wiederum die Hormone reguliert. Und während Sie beim Massieren atmen, gelangen die Öle auch durch die Lungen in den Körper. Die Öle helfen bei Hautproblemen, Durchblutungsstörungen, Muskel- und Gelenkbeschwerden sowie Störungen des Verdauungs-, Hormon-, Immun- und Nervensystems.

△ VORSICHT

Bevor Sie ein ätherisches Öl verwenden, beachten Sie bitte die jeweiligen Hinweise im Teil 1 dieses Buchs, »Die wichtigsten Öle von A bis Z« (Seite 37).

Die Auswahl des wirksamsten Öls

Die nachfolgende Tabelle führt die wirksamsten ätherischen Öle für bestimmte Beschwerden auf. Es gibt noch mehr Öle mit ähnlichen Eigenschaften. Detaillierte Profile finden Sie im Kapitel »Die wichtigsten Öle von A bis Z« (Seite 37).

MASSAGEÖLE

Zunächst sollten Sie entscheiden, welche Massageölbasis Sie verwenden möchten, anschließend wählen Sie aus der Tabelle die passenden ätherischen Öle aus. Es hat sich bewährt, eine Menge von ½ Tasse (125 ml) Basisöl zuzubereiten. Dieses können Sie dann auf zwei 60-ml-Flaschen aufteilen, die Sie jeweils zu einem anderen Zweck mit entsprechenden ätherischen Ölen ergänzen.
Pro 60-ml-Flasche verwenden Sie 24 Tropfen Aromaöl(e). Zur Anwendung bei alten, gebrechlichen Menschen verwenden Sie nur 12 Tropfen (bei Kindern siehe Kapitel »Babymassage«, Seite 357). Weizenkeimöl bzw. Vitamin E sind natürliche Konservierungsmittel für Massageöle.

MASSAGEÖL-BASISMISCHUNGEN

TIPPS

- *Wenn Ihnen eine Massagelotion lieber ist als ein Massageöl, finden Sie im Internet parfümfreie Basislotionen in Bioqualität.*
- *Benötigen Sie die Mischung, um eine bestimmte therapeutische Wirkung zu erzielen, etwa bei Rheuma oder Stress, ersetzen Sie das Aprikosenkernöl durch Mazerate oder andere Trägeröle. Im Kapitel »Mazerate/Ölauszüge« (Seite 162) finden Sie die Vorteile jedes einzelnen Trägeröls genau beschrieben.*

Massageöl-Basismischung 1

Nicht geeignet bei Nuss- oder Weizenallergie.

30 % Mandelöl
30 % Sonnenblumenöl
30 % Aprikosenkernöl
10 % Weizenkeimöl

Geben Sie die Öle in eine Glasflasche und schütteln Sie sie gründlich. Lagern Sie die Mischung bis zu 15 Monate kühl und dunkel.

Massageöl-Basismischung 2

Nicht geeignet für Menschen mit Nussallergie.

33 % Mandelöl
33 % Sonnenblumenöl
33 % Aprikosenkernöl
1 % Vitamin-E-Öl

Geben Sie die Öle in eine Glasflasche und schütteln Sie sie gründlich. Lagern Sie die Mischung bis zu 15 Monate kühl und dunkel.

Massageöl-Basismischung 3

Nicht geeignet für Menschen mit Weizenallergie.

30 % Traubenkernöl
30 % Sonnenblumenöl
30 % Aprikosenkernöl
10 % Weizenkeimöl

Geben Sie die Öle in eine Glasflasche und schütteln Sie sie gründlich. Lagern Sie die Mischung bis zu 15 Monate kühl und dunkel.

Massageöl-Basismischung 4

Hypoallergen.

33 % Traubenkernöl
33 % Sonnenblumenöl
33 % Aprikosenkernöl
1 % Vitamin-E-Öl

Geben Sie die Öle in eine Glasflasche und schütteln Sie sie gründlich. Lagern Sie die Mischung bis zu 15 Monate kühl und dunkel.

Passende ätherische Öle für die Massage

ERKRANKUNG BZW. STÖRUNG	ÄTHERISCHE ÖLE
Anspannung und Stress	Bergamotte, Geranium, Kamille, Lavendel, Mandarine, Pfefferminze, Rosmarin, Wacholder, Zedernholz, Zypresse
Arthritis oder Rheuma	Balsamtanne, Cajeput, Eukalyptus, Ingwer, Kamille, Majoran, Pfeffer (schwarz), Rosmarin, Thymian, Wacholder, Weißtanne, Zedernholz
Asthma	Cajeput, Eukalyptus, Lavendel, Römische Kamille, Sternanis, Thymian, Weihrauch, Ysop
Bronchitis, Husten und Katarrh	Balsamtanne, Eukalyptus, Immortelle, Lavandin grosso, Majoran, Myrte, Niaouli, Rosmarin, Waldkiefer, Ysop, Zedernholz
Durchblutungsstörungen	Bitterorange, Eukalyptus, Fenchel, Ingwer, Majoran, Muskatnuss, Pfeffer (schwarz), Rosmarin Ct. Cineol, Wacholder, Zitrone, Zypresse
Harnwegsbeschwerden	Balsamtanne, Bergamotte, Eukalyptus citriodora, Kamille, Lavendel, Sandelholz, Wacholder
Immunsystem	Agonis fragrans, Eukalyptus radiata, Immortelle, Manuka, Niaouli, Palo Santo, Ravensara, Rosenholz, Teebaum, Weihrauch, Zitronenmyrte
Koliken (Blähungen)	Angelikawurzel, Cardamom, Fenchel, Ingwer, Pfefferminze, Römische Kamille, Rosmarin Ct. Cineol, Zitrone
Muskelkrämpfe	Echter Lorbeer, Lavendel, Majoran, Pfeffer (schwarz), Rosmarin
Muskelschmerzen und -steifheit	Eukalyptus smithii, Ingwer, Lavendel, Majoran, Pfeffer (schwarz), Ravensara, Rosmarin, Wacholder
Schlaffe, blasse Haut	Grapefruit, Majoran, Muskatellersalbei, Pfeffer (schwarz), Ravensara, Rosmarin, Zimt
Schmerzen	Cajeput, Eukalyptus smithii, Lavandin grosso, Majoran, Pfefferminze, Rosmarin Ct. Cineol, Speik-Lavendel, Teebaum, Weihrauch, Weißtanne
Störungen der Sexualität	Jasmin, Muskatnuss, Pfeffer (schwarz), Rose, Rosenholz, Sandelholz, Sternanis, Ylang Ylang
Toxinansammlung	Angelikawurzel, Fenchel, Grapefruit, Pfeffer (schwarz), Wacholder, Zitrone
Verdauungsbeschwerden mit Blähungen	Basilikum Ct. Linalool, Fenchel, Ingwer, Mandarine, Pfefferminze, Sternanis, Zitrone
Verstauchungen und Zerrungen	Kamille, Lavendel, Majoran, Manuka, Pfeffer (schwarz), Rose, Schafgarbe
Verstopfung	Bitterorange, Fenchel, Ingwer, Pfeffer (schwarz), Rosmarin, Spearmint
Wassereinlagerungen	Fenchel, Geranium, Grapefruit, Rosmarin, Wacholder, Zedernholz, Zypresse

Vorbereitungen für die Massage

Sie können eine Massage auf einer Massageliege, einem stabilen Esstisch oder auf einer weichen Unterlage auf dem Fußboden durchführen. Obgleich es überall funktioniert, ist es mit einer Massageliege am einfachsten. Sollten Sie nach einer solchen Liege Ausschau halten, achten Sie darauf, dass sie gut gepolstert ist und eine angenehme Arbeitshöhe hat; ist sie zu niedrig, werden Sie bzw. der/die Massierende mit Rückenschmerzen enden. Möchten Sie auf dem Esstisch oder Fußboden massieren, sollten Sie eine Schaumstoffmatratze, eine dicke, gefaltete Bett- oder Tagesdecke oder mehrere gefaltete Decken unterlegen. Sie benötigen auch eine weiche Unterlage, auf der Sie knien können, wenn Sie auf dem Boden massieren.

Ihr Massagegast sollte sich so wohl und so warm wie möglich fühlen. Legen Sie mehrere dicke Handtücher und ein oder zwei flache Kissen bereit. Sie werden feststellen, dass die massierte Person mehr frieren wird als Sie selbst. Wenn es draußen kalt ist, sollten Sie den Raum vorher aufheizen und während der Massage immer wieder nachfragen, ob Ihrem »Klienten« warm genug ist. Die Körperteile, an denen Sie gerade nicht arbeiten, sollten immer mit den Handtüchern bedeckt sein.

Achten Sie auch auf die allgemeine Stimmung im Raum. Gedämpftes Licht, beruhigende Klänge und eine Mischung entspannender ätherischer Öle in einer Duftlampe oder einem Aromazerstäuber werden den Raum zu einem himmlischen Ort machen, an dem man gar nicht anders kann als zu entspannen.

Noch ein allgemeiner Tipp: Damit Sie, Ihre Familie und Ihre Freunde die Vorzüge einer wunderbaren Massage mit ätherischen Ölen auch wirklich genießen können, sollten Sie die grundlegenden Techniken beherrschen. Es gibt eine Vielzahl sehr guter Bücher mit Schritt-für-Schritt-Anleitungen und viele Kurse.

Wissenswertes rund ums Massieren

Sobald Sie alles für die Massage hergerichtet haben, sollten Sie auch auf Ihr eigenes Wohlergehen achten. Ihre Körperhaltung während des Massierens ist von größter Bedeutung und es ist wichtig, dass Sie sie immer wieder überprüfen. Halten Sie den Rücken gerade; bei Bedarf beugen Sie die Knie, nicht aber Ihren Rücken. Ist fester Druck beim Massieren erforderlich, legen Sie Ihr Körpergewicht mit auf die Hände, damit nicht die Arm- und Schultermuskulatur die ganze Arbeit verrichten muss. Die Schultern sollten entspannt bleiben, Ihre Bauchmuskeln angespannt, damit sie den Rücken stützen. Es mag sein, dass das gerade viele Hinweise auf einmal sind, doch sobald Sie ein wenig Übung haben, werden Sie sie ganz automatisch berücksichtigen. Spüren Sie Schmerzen oder Steifheit im Rücken, ist das ein Zeichen dafür, dass Ihre Körperhaltung nicht stimmt.

Tragen Sie lockere, bequeme Kleidung und rutschsichere Schuhe, falls Sie auf dem Fußboden stehen. Damit Sie sich beim Massieren wohlfühlen, sollten Sie für Bewegungsfreiheit sorgen. Legen Sie Schmuck ab und halten Sie die Fingernägel kurz.

EINE ANGENEHME ATMOSPHÄRE KREIEREN

Um sich selbst zu zentrieren und zu entspannen, geben Sie ein paar Tropfen eines entspannenden ätherischen Öls in eine Duftlampe oder einen Aromazerstäuber und genießen Sie den Duft, während Sie alles für die Massage vorbereiten. Setzen Sie sich dann für ein paar Minuten ruhig hin, konzentrieren Sie sich auf tiefes Ein- und Ausatmen und lassen Sie beim Ausatmen alle Anspannung von sich gleiten. Legen Sie Probleme zur Seite, mit denen Sie sich später befassen können. Stellen Sie sich hin und strecken Sie sich vom Kopf bis zu den Zehenspitzen. Jetzt werden Sie sich friedlich fühlen, bereit zum Massieren. Sie werden feststellen, dass diese Vorbereitung nicht nur der massierten Person, sondern auch Ihnen selbst sehr guttut.

Versuchen Sie, Unterbrechungen zu vermeiden. Informieren Sie Ihre Mitbewohner, dass Sie nicht gestört werden möchten, und schalten Sie, falls nötig, das Telefon aus.

Achten Sie auch auf Ihre eigene Gemütsverfassung. Wenn Sie angespannt, besorgt oder verärgert sind, kann keine positive Energie zum Empfänger der Massage fließen. Im Gegenteil: Er wird Ihre Gefühle spüren und ebenfalls angespannt sein. Unterschätzen Sie nicht diesen Energiefluss; er mag subtil sein, kann aber den Unterschied machen zwischen einer banalen und einer wunderbaren Massage.

VORSICHTSMASSNAHMEN

Manchmal ist eine Massage nicht angebracht, und es gibt Problembereiche am Körper, die nicht massiert werden sollten.

- Hat die Person Fieber oder erhöhte Körpertemperatur, sollten Sie den Körper nicht massieren. Sie können allerdings die Hände und Füße massieren, was sehr angenehm ist.
- Vermeiden Sie, bei akuten entzündlichen Zuständen wie Arthritis zu massieren, ebenso bei roten, geschwollenen Wunden, Schwellungen oder Blutergüssen. Sie können die Bereiche drumherum sanft massieren, doch vermeiden Sie die Bereiche unterhalb der Schwellung. Zum Beispiel: Geben Sie keine Fußmassage, wenn der Unterschenkel geschwollen ist.
- Sind eitrige Stellen zu sehen, etwa bei Hautgeschwüren, Furunkeln oder eitrigen Wunden, sollten Sie auf die Massage verzichten.
- Haut, die Verbrennungen, Geschwüre, Krätze, Ringelflechte oder Impetigo aufweist, darf nicht massiert werden. Es gibt jedoch Öle, die besonders gut sind für Schuppenflechte (Psoriasis) oder Ekzeme.
- Hat Ihr Massagegast Krampfadern, massieren Sie nur oberhalb dieser Krampfadern. Eine sanfte Fußmassage sowie leichte Streicheleinheiten sind in Ordnung, jede feste Massage unterhalb der Venen wird den Druck jedoch erhöhen und könnte zu Komplikationen oder weiteren Entzündungen führen.
- Ist jemand von einer Schlange oder Spinne gebissen worden, verstärkt jegliche Art der Massage den Giftfluss durch den Körper. Besser ist es, den betroffenen Bereich fest zu verbinden und ruhigzustellen, bis die Person in ärztlicher Behandlung ist.
- Nach dem Vorliegen innerer Blutungen (Hirn-, Magen-, Lungen- oder Blasenblutungen) sollte nur mit dem Einverständnis des behandelnden Arztes massiert werden.

- Thrombosepatienten dürfen überhaupt nicht massiert werden. Menschen mit schweren Herzbeschwerden sollten jegliche Form von fester Massage meiden, die die Durchblutung steigert.
- Massieren Sie nicht, wenn innere Organe oder Körperteile entzündet sind, z.B. bei Bauchspeicheldrüsenentzündung, Hirnhautentzündung, Gastritis und Blinddarmentzündung.
- Krebs- und Tuberkulosepatienten dürfen nur mit Zustimmung des behandelnden Arztes massiert werden. Wohltuende Fuß-, Hand- oder Kopfmassagen sind jedoch in der Regel unbedenklich, wenn diese Bereiche nicht betroffen sind.
- Seien Sie vorsichtig, wenn Sie eine Frau in den ersten drei Monaten der Schwangerschaft massieren, und fragen Sie nach gesundheitlichen Einschränkungen. Geben Sie keinen Druck auf den Bauch oder unteren Rücken (siehe »Massage in der Schwangerschaft«).

MASSAGE IN DER SCHWANGERSCHAFT

Während der Schwangerschaft fördern Massagen die Durchblutung und verringern so das Risiko für Krampfadern, Wassereinlagerungen und Muskelkrämpfe. Eine sanfte Bauchmassage, ohne fest zu drücken oder zu kneten, kann durchgeführt werden. Sie hilft bei Verstopfung und Verdauungsbeschwerden und kann das Auftreten von Dehnungsstreifen verringern, da sie die Durchblutung der Haut fördert, während das Öl diese weich und geschmeidig macht.

Die Anwendung sanfter Effleurage (Seite 471) im Bereich des unteren Rückens entspannt die Muskeln und lindert Schmerzen im unteren Rücken. Ist die Schwangerschaft weiter fortgeschritten, tun festere Effleurage oder Kneten dem unteren Rücken sehr gut. Während der Wehen können eine Rückenmassage und eine kräftige Fußmassage die Beschwerden lindern und für etwas Erleichterung sorgen.

In den ersten drei Monaten der Schwangerschaft gilt es, mit Massage-Anwendungen und ätherischen Ölen vorsichtig zu sein.

Beachten Sie unbedingt diese Hinweise:

- Klopfmassagen (Tapotement) sind in der gesamten Schwangerschaft tabu!
- Im ersten Schwangerschaftsdrittel sollte keine Tiefenmassage angewendet werden im Bereich des unteren Rückens oder Bauchs.
- Vermeiden Sie eine kräftige Massage der Füße, da hier Akupressurpunkte liegen, die Wehen auslösen können.
- Verwenden Sie eine geringere Menge unbedenklicher Öle in den Massagemischungen.

△ VORSICHT

- *Diese Öle sollten in der Schwangerschaft und Stillzeit gemieden werden: Anis, Sternanis, Echter Lorbeer, Birke, Karottensamen (sowohl als ätherisches Öl als auch als Trägeröl), Mönchspfeffer, Zimtrinde, Fenchel, Ysop, Jasmin Absolue, Lavendel (L. stoechas), Lemongras, Litsea cubeba, Melisse, Myrrhe, Myrte (Anis-, Honig- und Zitronenmyrte), Petersilie, Poleiminze, Ravintsara.*

- Vermeiden Sie in jedem Fall die unter »Vorsicht« aufgeführten Öle.
- Für eine Rückenmassage kann es angenehmer für die Frau sein, sich auf die Seite zu legen oder rittlings auf einen Stuhl zu setzen, mit einem weichen Kissen zwischen Bauch und Stuhllehne.
- Wann immer die schwangere Frau auf dem Rücken liegt, sollten Sie ihr einige Kissen unter die Knie schieben, um diese zu stützen. Stellen Sie sicher, dass sie sich wohlfühlt, bevor Sie mit der Massage beginnen.
- Massieren Sie den gesamten Körper, doch machen Sie keine Tiefenmassage im Bereich der Füße, des Bauchs und des unteren Rückens. Hacken, ziehen, schlagen oder klopfen Sie nicht. Reiben und kneten Sie stattdessen sanft den oberen Rücken, Beine, Arme und Kopf.

MASSAGEN FÜR BABYS UND KINDER

Babys reagieren ganz natürlich auf Berührung, denn sie haben noch keine Hemmungen entwickeln können. Massagen lassen eine Bindung zwischen Mutter bzw. Vater und Baby entstehen. Ist das Baby unruhig oder wird es von Blähungen geplagt, wird eine Massage es beruhigen und trösten.

Kinder können auf die gleiche Weise massiert werden wie Erwachsene, jedoch mit deutlich weniger Druck und nicht so tiefen Streichbewegungen. Denken Sie daran, dass Sie auch Tapotement-Techniken (Hacken, Ziehen, Schlagen, Klopfen) sanfter ausführen sollten.

Auch Kinder können verspannte Muskeln durch Sport, Fehlhaltung oder gebeugtem Sitzen bei den Hausaufgaben bekommen. Zeigen Sie Ihren Kindern, wie sie korrekt sitzen – egal ob am Schreibtisch oder vor dem Fernseher. Fehlhaltungen strapazieren die Muskeln übermäßig und führen zu Krämpfen und Schmerzen. Macht Ihr Kind Sport, stellen Sie sicher, dass der Trainer den Kindern zeigt, wie sie vor und nach dem Training die Muskeln dehnen, um Muskelkater zu vermeiden.

GRUNDLEGENDE GRIFFE

Die folgenden Griffe sind vermutlich am besten geeignet für Anfänger. Sie sind angenehm und wirkungsvoll und – wenn die oben genannten Vorsichtsmaßnahmen beachtet werden – auch unbedenklich. Wir empfehlen Ihnen, sich selbst einmal eine professionelle Massage zu gönnen, damit Sie wissen, wie sich die unterschiedlichen Griffe anfühlen.

Effleurage: Effleurage umfasst Streichen – sanft oder fest – mit langen, ununterbrochenen Aufwärtsbewegungen in Richtung Herz. Während sich die Hände wieder nach unten bewegen, sollten Sie nur ganz sanft über die Haut streichen. Zu jeder Zeit müssen die Hände im Hautkontakt mit Ihrem Massagegast sein. Üben Sie keinen Druck auf die Wirbelsäule aus. Effleurage ist ein guter Anfang und Schluss einer Massage und endet mit der sanftesten Berührung, die möglich ist.

Kneten: Geknetet werden meist die fleischigeren Bereiche des Körpers, wie Gesäß, Oberschenkel, Waden und Schultermuskulatur. Legen Sie die Hände nebeneinander auf den Muskel, den Sie bearbeiten möchten. Heben Sie das Gewebe mit Ihrer ganzen Hand, einschließlich der Handfläche, an. Drücken und pressen Sie es mit den Fingern, fest und doch sanft, während der Daumen über den Bereich gleitet. Wechseln Sie zwischen den Bewegungen des Daumens und denen der Finger ab. Während die eine Hand zum Ende kommt, beginnen Sie die gleichen Bewegungen mit der anderen Hand, sodass ein fließender und rhythmischer Bewegungsablauf entsteht. Eine der beiden Hände sollte immer Kontakt zum Körper haben.

Service

Glossar

ALKALISCHES MILIEU UND SAURES MILIEU

Die Haut hat auf ihrer Oberfläche einen flüssigen Film, der als Säureschutzmantel bekannt ist und die erste Verteidigungslinie des Körpers gegen eindringende Bakterien ist. Die pH-Skala reicht von stark sauer (0) bis stark alkalisch (14); destilliertes Wasser ist neutral (7). Der pH-Wert des Säureschutzmantels liegt zwischen 5,5 und 6,2. Dieses leicht saure Milieu schafft eine Umgebung, in der Bakterien nicht wachsen können, und schützt damit die Haut vor Infektionen und Giftstoffen. Es ist wichtig, den pH-Wert der Haut im Gleichgewicht zu halten, sodass der Säureschutzmantel seine Arbeit wirkungsvoller verrichten kann. Die meisten Seifen trocknen die Haut aus und versetzen sie in einen alkalischen Zustand, der ihre Schutzfunktion einschränkt. Die Haut ist in der Lage, dies auszugleichen, doch abhängig von bestimmten Faktoren kann das 30 Minuten bis 2 Stunden dauern – ein Zeitraum, in dem sie gefährdet ist. Ein leicht saures Tonikum stellt das Gleichgewicht sofort wieder her.

ALKOHOL

Ethanol ist ein 95%iger Alkohol, der in verschiedenen Verdünnungen verwendet wird zur Herstellung von Tinkturen und Gesichtswässern sowie zum Lösen ätherischer Öle. Wenn Sie keinen finden sollten, können Sie ebenso gut den (teureren) hochprozentigsten Alkohol in Trinkqualität verwenden. In Frage kommen nicht aromatisierter Wodka, Branntwein, Gin und ähnliche Spirituosen; es gibt sie zum Teil mit über 40% Alkohol.

ALLERGEN

Jeder Stoff, der eine allergische Reaktion verursacht, wird als Allergen bezeichnet. Es gibt nichts auf dieser Erde, das nicht bei irgendjemandem eine allergische Reaktion auslösen kann, aber bei einigen Substanzen ist die Wahrscheinlichkeit höher als bei anderen. Wenn Sie eine Neigung zu Allergien oder empfindliche Haut haben, wäre es gut, mit einem Patch-Test (Seite 15) neue Stoffe zu testen, bevor Sie sie einem Produkt zugeben und verwenden.

BALSAM

Balsam ist eine beruhigende, weichmachende und heilende Salbe.

BENZOETINKTUR

Benzoetinktur wird aus dem Harz, das aus der Rinde des indonesischen Benzoe- oder Styraxbaums gewonnen wird, hergestellt. Die Tinktur kann als Konservierungsmittel in Cremes, Lotionen und Salben verwendet werden. Da sie antibakteriell, desinfizierend und antimykotisch (pilzhemmend) wirkt, ist sie auch zur lokalen Anwendung bei Ekzemen, Mitessern, Furunkeln, Pickeln und juckenden Hautstellen geeignet. Beim Kauf der Tinktur in der Apotheke sollten Sie unbedingt reine Benzoetinktur verlangen. Gemischte Benzoe-Tinkturen enthalten Zusätze, die gefährlich sein können, wenn die Trinktur falsch angewendet wird.

BIENENWACHS

Bienenwachs ist ein natürliches Wachs, das von Bienen hergestellt und von den Wänden ihrer Honigwaben geerntet wird. Bienenwachs ist ideal für Salben und Cremes, da es eine atmungsaktive Schutzschicht auf der Haut bildet und sie weich pflegt. Zusätzlich hilft Bienenwachs, Entzündungen zu lindern, wirkt antiviral und antibakteriell (siehe Rezept »Basis-Heilsalbe«, Seite 208).

BITTERSALZ

Bittersalz oder Magnesiumsulfat ist kein Salz, sondern vielmehr eine natürlich vorkommende reine Verbindung von Magnesium, Schwefel und Sauerstoff. Den Namen trägt es aufgrund seines bitteren Geschmacks. Im Englischen ist es als »Epsom Salt« bekannt, da es an den Salzquellen in Epsom, England, entdeckt wurde. Bittersalz ist ein hervorragender Badezusatz, hilft bei müdem Körper und schmerzenden Muskeln. Therapeutisch lässt es sich auch in Fußbädern nutzen, wenn die Füße schrecklich schmerzen.

BORAX

Borax ist ein Alkalisalz, das bei der Austrocknung von Salzseen entsteht. Er kann als hochwirksamer Peelingzusatz in Reinigungslotionen gegen Akne, aber auch als Weichmacher für die Haut in Cremes eingesetzt werden. (Borax darf nicht eingenommen und nicht auf verletzter Haut oder bei Babys angewendet werden.)

EMULSION

Eine Emulsion ist eine Verbindung aus Öl und Wasser, die sich nach dem Mischen nicht mehr voneinander trennen.

GLYCERIN

Glycerin ist ein natürlicher Bestandteil tierischer und pflanzlicher Fette und entsteht am häufigsten als Nebenprodukt bei der Seifenherstellung. Nehmen Sie nur pflanzliches Glycerin für Ihre Dufterzeugnisse. Andere Sorten enthalten aggressive Chemikalien. Glycerin hat eine sirupartige Konsistenz, ist farb- und geruchlos, klebrig und süß. Wenn es in kleinen Mengen Lotionen, Cremes oder Gesichtswässern beigemischt wird, wirkt es antibakteriell und sorgt dafür, dass die Haut weich, geschmeidig und feucht bleibt (indem es die Feuchtigkeit in der Haut bindet). Sind jedoch mehr als 20 % Glycerin in einem Rezept enthalten, bewirkt es das Gegenteil und entzieht der Haut Wasser. In Verbindung mit Benzoe (4 Tropfen Benzoetinktur in 1 TL (5 ml) Glycerin), ergibt es ein schwaches Konservierungsmittel.

FEUCHTHALTEMITTEL

Ein Feuchthaltemittel ist eine Substanz, die hilft, Feuchtigkeit anzuziehen und zu halten. In Hautpflegeprodukten sind Glycerin und Honig häufig verwendete Feuchthaltemittel.

FEUCHTIGKEITSSPENDER

Jede Flüssigkeit, Lotion, Creme oder anderes Mittel, das der Haut Feuchtigkeit schenkt oder ihr hilft, Feuchtigkeit zu halten, wird als Feuchtigkeitsspender bezeichnet.

HAFER

Hafer ist ein robustes Getreide. Als Zusatz zum Badewasser macht er das Wasser weich und mit seiner entzündungshemmenden Wirkung beruhigt und glättet Hafer trockene, juckende oder gereizte Haut und reduziert Rötungen. Hafer ist zudem eine nützliche Zutat in Masken, Peelings, Seifen und Handpflegemitteln, da es zum einen reinigt und zum anderen Hände und Gesicht sanft von abgestorbenen Hautzellen befreit.

HYPERPIGMENTIERUNG

Hyperpigmentierung ist die Dunkelfärbung der Haut, oft in kleinen Flecken, verursacht durch übermäßige Sonneneinstrahlung oder durch die Verwendung von Pflanzen oder Ölen, die fototoxisch wirken, also eine Lichtempfindlichkeit auslösen (z. B. Bergamotteöl).

IRISWURZEL

Iriswurzel (Iris florentina) ist das nach Veilchen duftende getrocknete zweijährige Rhizom der florentinischen Iris oder Veilcheniris, die eine gebartete violette Blüte trägt. Die pulverisierte Wurzel wird als Fixativ verwendet, um den Duft in Potpourris, Badesalzen, Seifen und Parfüms zu halten. Viele Menschen sind allergisch gegen Iriswurzel, darum sollten Sie einen Patch-Test (Seite 15) machen, bevor Sie sie verwenden.

KAOLIN

Kaolin (auch Porzellanerde oder weiße Tonerde genannt) ist ein sehr feines weißes Tonmineral und wird für seine Saugfähigkeit geschätzt. Kaolin wird industriell für die Herstellung von Porzellan, Seife, Farbe und Papier eingesetzt. Die Kosmetikindustrie verwendet es als Grundlage für Masken und Packungen, insbesondere für fettige Haut oder Mischhaut, da es Fett absorbiert.

LANOLIN

Lanolin ist auch als Wollfett oder Wollwachs bekannt. Es ist ein klebriges gelbes Fett, das der geschorenen Schafwolle entzogen wird. Früher wurde die Reinheit von Lanolin durch Chemikalien beeinträchtigt, die bei der Aufzucht der Schafe und der Verarbeitung ihrer Wolle eingesetzt wurden. Auch wenn die moderne Landwirtschaft reineres Lanolin möglich gemacht hat, können doch Pestizidrückstände im Wollfett von Schafen gefunden werden, die auf Weiden gegrast haben, die mit Organophosphaten gedüngt wurden.

Im Hinblick auf die Gesundheit ist Lanolin eine bessere Wahl als Vaseline, doch wir empfehlen stillenden Müttern, die ihre Brustwarzen pflegen möchten, Produkte mit Kakaobutter oder Kokosnussöl anstelle von Lanolin zu verwenden.

Häufig wird Lanolin als wasserhaltiges Produkt verkauft. Das Wollwachs wird dabei mit Wasser streichfähiger gemacht. Sofern nicht anders vermerkt, erfordern die Rezepte in diesem Buch wasserfreies Lanolin, das in den Apotheken als Wollwachs (Adeps lanaeanhydricus) verkauft wird. Manche Menschen reagieren allergisch auf Lanolin, vor allem, wenn sie auch Wolle nicht vertragen.

LICHTEMPFINDLICHKEIT

Die Lichtempfindlichkeit der Haut ist eine Überempfindlichkeit gegenüber Sonnenlicht und kann auch durch die Anwendung bestimmter ätherischer Öle wie Bergamotte, Zitrone, Patchouli und Angelikawurzel

(Engelwurz) hervorgerufen werden. Die Folge können Hautausschläge, Schwellung, Rötung oder Hyperpigmentierung sein.

NATRON

Natron, das auch unter dem Namen Natriumhydrogencarbonat bzw. Natriumbikarbonat bekannt ist, ist ein Alkalisalz, das häufig als Backtriebmittel verwendet wird. Gemischt mit Salz ist es ein hervorragendes Zahnreinigungsmittel. Gemischt mit Wasser oder Essig und ätherischen Ölen ergibt es eine Paste, die durch Insektenstiche oder -bisse verursachte Schmerzen schnell lindert.

NOTFALL TROPFEN®

Notfall Tropfen® (Rescue-Tropfen) sind eine von Dr. Edward Bach entwickelte Mischung aus Blütenessenzen. Sie beruhigen und stärken bei seelischem Schock, Angst und Not, schmerzlichem Verlust oder Entsetzen. Das Mittel kann ohne Bedenken während der Schwangerschaft, Geburt und bei kleinen Babys verwendet werden, ebenso bei sehr alten Menschen und bei Tieren. Es enthält die folgenden Bachblüten-Essenzen:

— Rock Rose (Helianthemum nummularium) bzw. Gelbes Sonnenröschen gegen Entsetzen, Panik und Angst
— Clematis (Clematis vitalba) bzw. Weiße Waldrebe gegen Bewusstlosigkeit, Schwäche und Orientierungslosigkeit
— Impatiens (Impatiens glandulifera) bzw. Drüsentragendes Springkraut gegen Stress und Erregung, die zu Muskelverspannungen und Schmerz führen
— Cherry Plum (Prunus cerasifera) bzw. Kirschpflaume gegen Überspanntheit bzw. Hysterie und Angst vor dem Gefühl, »die Kontrolle zu verlieren«
— Star of Bethlehem (Ornithogalum umbellatum) bzw. Doldiger Milchstern gegen Schock sowie seelische und körperliche Traumata

STORAX

Storax, auch bekannt als Styrax, ist ein Balsam, der aus der Rinde des Orientalischen Amberbaums (Liquidam barorientalis) gewonnen wird. Die Rinde wird gesammelt, geschält und gekocht, um Rohstorax zu erhalten, der dann zu einem sirupartigen, köstlich duftenden Harz ausgekocht wird. Verwendet wird Storax als Fixativ in Parfüms und, wegen seines Dufts, in Seifen, Cremes und Lotionen.

TALG

Talg ist eine ölige Substanz, die von den Talgdrüsen unserer Haut ausgeschieden wird und Haut und Haare fettet.

TONERDE/WALKERDE

Tonerde kommt in der Natur in vielen verschiedenen Farben vor, von weiß bis graugrün. Der Name »Walkerde« stammt daher, dass sie früher in der Tuchproduktion zur Reinigung der Rohwolle verwendet wurde. Heute wird sie als fettabsorbierendes Reinigungs- und Verdickungsmittel in Seifen und Gesichtsmasken (hauptsächlich für fettige Haut) eingesetzt. Aufgrund ihrer Saugfähigkeit ist sie sehr gut geeignet als Trockenshampoo für fettiges Haar und als Puder gegen Schweißfüße.

WASSER

Weil Bakterien in Wasser gut gedeihen können, ist es nötig, gefiltertes oder destilliertes Wasser für Zubereitungen zu verwenden, um deren Haltbarkeit zu verlängern.

Bezugsquellen und weitere Informationen

Nachfolgend finden Sie eine Übersicht möglicher Bezugsquellen. Die Liste ist keinesfalls vollständig, doch sie wird Ihnen helfen, den ersten Schritt zu machen. Schauen Sie auch im Internet nach, wo in Ihrer Nähe eine Bezugsquelle sein könnte.

INTERNETSEITEN

www.blog.aromapraxis.de Blog von Eliane Zimmermann mit vielen Informationen rund um die Aromatherapie)
www.aliacura.de (Einwegpipetten)
www.asmondia.de (hat Öle, die andere nicht haben)
www.bergland.de (ätherische Öle)
www.essence.de (hat auch seltenere ätherische Öle und Zubehör)
www.farfalla.ch (Anbieter in der Schweiz für ätherische Öle, Aromazerstäuber, Duftsteine, Zubehör)
www.feeling.at (Anbieter in Österreich für ätherische Öle, Aromazerstäuber, Duftsteine, Zubehör)
www.florentia.ch (ätherische Öle, Inhalierstifte und Zubehör – Lieferung nur in die Schweiz)
www.inhalierstifte.com (Inhalierstifte zum Selbstbefüllen)
www.kapsel-handel.de (Leerkapseln)
www.lansche-versand.de (Tuben, Flaschen, Roll-Ons, Tiegel, Cremedosen, Minipipetten und Mini-Zerstäuberflaschen)
www.maienfelser-naturkosmetik.de (ätherische Öle, Hydrolate, Aromalampen und Zubehör)
www.naturrohstoffe.de (ätherische Öle, auch seltenere, und Zubehör)
www.oshadhi.de (ätherische Öle, Hydrolate, Trägeröle, Zubehör)
www.paracelsus-versand.de (Flaschen, Tiegel, Glycerin, Bachblüten)
www.pegam-aetherische-oele.com (ätherische Öle, Aromalampen, Duftsteine)
www.primaveralife.com (ätherische Öle, Hydrolate und Duftgeräte)
www.satureja-shop.de (Solubol, ätherische Öle – aber keine eigene Produktion!, Blauglasflaschen)
www.skincareonline.de/aromatherapie (ätherische Öle und Zubehör)

ZEITSCHRIFT

F·O·R·U·M, herausgegeben vom Forum Essentia e.V., erscheint zweimal jährlich: www.forum-essenzia.de

WAS SIE IN DEN MEISTEN APOTHEKEN, REFORMHÄUSERN ODER BIOLÄDEN BEKOMMEN

— Aloe-vera-Saft
— Blütenessenzen
— Mönch Balsam
— Friar's Balsam
— Dr. Bronners Flüssigseife Neutral-Mild

ORGANISATIONEN

Die folgenden Organisationen können hilfreiche Informationen über den Gebrauch der Öle, die besten Bezugsquellen und seriöse Ausbildungsinstitute liefern.

Aroma Forum International eV: www.aroma-forum-international.de
International Federation of Professional Aromatherapists (IFPA): www.ifparoma.org
Akkreditierte Schule der IFPA in der Schweiz: www.sela.info
Natural Oils Research Association (NORA): www.nora-international.de
Forum Essenzia: www.forum-essenzia.de

Literaturquellen

Akhondzadeh, S., M. Noroozian, M. Mohammadi et al. 2003. Salvia officinalis extract in the treatment of patients with mild to moderate Alzheimer's disease: A double blind, randomized and placebo-controlled trial. Journal of Clinical Pharmacy and Therapeutics 28, no. 1: 53–59.

Albuquerque, E.L., J.K. Lima, F.H. Souza et al. 2013. Insecticidal and repellence activity of the essential oil of Pogostemoncablin against urban ants species. ActaTropica 127, no. 3: 181–86.

American Chemical Society. 2001. Catnip repels mosquitoes more effectively than DEET. ScienceDaily, August 28. www.sciencedaily.com/releases/2001/08/010828075659.htm.

American College of Healthcare Sciences. 2002. Certificate in Aromatherapy Textbook. Portland, OR: ACHS.

Ammar, A.H., J. Bouajila, A. Lebrihi et al. 2012. Chemical composition and in vitro antimicrobial and antioxidant activities of Citrus aurantium L. flowers essential oil (neroli oil). Pakistan Journal of Biological Sciences 15, no. 21: 1034–40.

Ballard, C.G., J.T. O'Brien, K. Reichelt and E.K. Perry. 2002.

Aromatherapy as a safe and effective treatment for the management of agitation in severe dementia: The results of a double-blind, placebo-controlled trial with Melissa. Journal of Clinical Psychiatry 63, no. 7: 553–58.

Blakely, T. 2012. International Sandalwood Symposium (Honolulu, Hawaii). International Journal of Professional Holistic Aromatherapy 1, no. 3 (October): 47–48.

Blakely, T. 2013. Essential oil sustainability update: Sandalwood and rosewood. International Journal of Professional Holistic Aromatherapy 2, no. 3: 59–61.

Boskabady, M.H., M.N. Shafei, Z. Saberi and S. Amini. 2011.

Pharmacological effects of Rosa damascena. Iranian Journal of Basic Medical Sciences 14, no. 4: 295–307.

Bounihi, A., G. Hajjaj, R. Alnamer et al. 2013. In vivo potential anti-inflammatory activity of Melissa officinalis L. essential oil. Advances in Pharmacological Sciences 2013: 101759.

Bouzenna, H., and L. Krichen. 2012. Pelargonium graveolens L'Her. and Artemisia arborescens L. essential oils: Chemical composition, antifungal activity against Rhizoctoniasolani and insecticidal activity against Rhysoperthadominica. Natural Product Research 27, no.9: 841–46.

Braden, R., S. Reichow and M.A. Halm. 2009. The use of the essential oil lavandin to reduce preoperative anxiety in surgical patients. Journal of PeriAnesthesia Nursing 24, no.6: 348–55.

British Herbal Medicine Association. 1983. British Herbal Pharmacopoeia. Surrey: British Herbal Medicine Association.

Brudnak, M. 2013. Cancer-preventing properties of essential oil monoterpenes d-limonene and perillyl alcohol. International Journal of Professional Holistic Aromatherapy 1, no.4: 31–35.

Butje, A. and L. Byington. 2013. Natural spring cleaning. International Journal of Professional Holistic Aromatherapy 1, no.4: 42–44.

Cantele, L. 2012. Improving quality of life for children with life-limiting illnesses. Journal of the Japanese Society of Aromatherapy 11 (Suppl.).

Carroll, J.F., G. Paluch, J. Coats and M. Kramer. 2010. Elemol and amyris oil repel the ticks Ixodes scapularis and Amblyomma americanum (Acari: Ixodidae) in laboratory bioassays. Experimental and Applied Acarology 51, no.4: 383–92.

Catty, S. 2001. Hydrosols: The Next Aromatherapy. Rochester, VT: Healing Arts Press.

Chaiyana, W. and S. Okonogi. 2012. Inhibition of cholinesterase by essential oil from food plant. Phytomedicine 19, no.8/9: 836–39.

Chung, M.J., S.Y. Cho, M.J. Bhuiyan et al. 2010. Anti-diabetic effects of lemon balm (Melissa officinalis) essential oil on glucose- and lipid-regulating enzymes in type 2 diabetic mice. British Journal of Nutrition 104, no.2: 180–88.

Cooksley, V.G. Aromatherapy. 1996. New York: Prentice Hall. Cribb, A.B., and J.W. Cribb. 1982. Useful Wild Plants in Australia. Sydney: Collins (Fontana).

Culpeper, N. 1652 (reprint 1952). Culpeper's Complete Herbal. London: W. Foulsham.

Cummings, S., and D. Ullman. 1986. Everybody's Guide to Homeopathic Medicines. London: Gollancz.

Davies, S., and A. Stewart. 1987. Nutritional Medicine. London: Pan Books.

Davis, P. 1988. Aromatherapy: An A–Z. London: C.W. Daniel.

de Rapper, S., G. Kamatou, A. Viljoen and S. van Vuuren. 2013. The in vitro antimicrobial activity of Lavandula angustifolia essential oil in combination with other aroma-therapeutic oils. Evidence-Based Complementary and Alternative Medicine 2013: 852049.

Dimas, K., D. Kokkinopoulos, C. Demetzos et al. 1999. The effect of sclareol on growth and cell cycle progression of human leukemic cell lines. Leukemia Research 23, no. 3: 217–34.

Fernández, L.F., O.M. Palomino and G. Frutos. 2014. Effectiveness of Rosmarinus officinalis essential oil as antihypotensive agent in primary hypotensive patients and its influence on health-related quality of life. Journal of Ethnopharmacology 151, no. 1: 509–16.

Ferreira, A., C. Proença, M.L. Serralheiro and M.E. Araújo. 2006. The in vitro screening for acetylcholinesterase inhibition and antioxidant activity of medicinal plants from Portugal. Journal of Ethnopharmacology 108, no. 1: 31–37.

Ferreira, S., J. Santos, A. Duarte et al. 2012. Screening of antimicrobial activity of Cistus ladanifer and Arbutus unedo extracts. Natural Product Research 26, no. 16: 1558–60.

Fulcher, L. 2012. Case study: The effects of Cymbopogon martinii on rosacea. International Journal of Professional Holistic Aromatherapy 1, no. 1: 9–11.

Gerlach, S.L., R. Rathinakumar, G. Chakravarty et al. 2010. Anticancer and chemosensitizing abilities of cycloviolacin 02 from Viola odorata and psyle cyclotides from Psychotria leptothyrsa. Biopolymers 94, no. 5: 617–25.

Gladman, A.C. 2006. Toxicodendron dermatitis: Poison ivy, oak, and sumac. Wilderness Environmental Medicine 17, no. 2: 120–28.

Goëb, P. 2012. Essential oil profile: Saro. International Journal of Professional Holistic Aromatherapy 1, no. 3: 19–24.

Gordo, J., P. Máximo, E. Cabrita et al. 2012. Thymus mastichina: Chemical constituents and their anti-cancer activity. Natural Product Communications 7, no. 11: 1491–94.

Greche, H., N. Hajjaji, M. Ismaili-Alaoui et al. 2011.Chemical composition and antifungal properties of the essential oil of Tanacetum annuum. Journal of Essential Oil Research 12, no. 1: 122–24.

Grieve, M.A. 1983. Modern Herbal. London: Penguin.

Ho, C.L., O. Jie-Pinge, Y.C. Liu et al. 2010. Compositions and in vitro anticancer activities of the leaf and fruit oils of Litsea cubeba from Taiwan. Natural Product Communications 5, no. 4: 617–20.

Hoffman, D.L. 1991. Thorson's Guide to Medical Herbalism. Scarborough, ON: HarperCollins.

Jafarzadeh, M., S. Arman and F.F. Pour. 2013. Effect of aromatherapy with orange essential oil on salivary cortisol and pulse rate in children during dental treatment: A randomized controlled clinical trial. Advanced Biomedical Research 2: 10.

Jeon, J.H., H.W. Kim, M.G. Kim and H.S. Lee. 2008. Mite-control activities of active constituents isolated from Pelargonium graveolens against house dust mites. Journal of Microbiology and Biotechnology 18, no. 10: 1666–71.

Johnston, W.H., J.J. Karchesy, G.H. Constantine and A.M. Craig. 2001. Antimicrobial activity of some Pacific Northwest woods against anaerobic bacteria and yeast. Phytotherapy Research 15, no. 7: 586–88.

Kennedy, D.O., and A.B. Scholey. 2006. The psychopharmacology of European herbs with cognition-enhancing properties. Current Pharmaceutical Design 12, no. 35: 4613–23.

Kim, K.N., Y.J. Ko, H.M. Yang et al. 2013. Anti-inflammatory effect of essential oil and its constituents from fingered citron (Citrus medica L. var. sarcodactylis) through blocking JNK, ERK and NF-κB signaling pathways in LPS-activated RAW 264.7 cells. Food and Chemical Toxicology 57: 126–31.

Koutroumanidou, E., A. Kimbaris, A. Kortsaris et al. 2013. Increased seizure latency and decreased severity of pentylenetetrazol-induced seizures in mice after essential oil administration. Epilepsy Research and Treatment 2013: 532657.

Lassak, E.V., and T. McCarthy. 1983. Australian Medicinal Plants. Sydney: Methuen Australia.

Lawless, J. 1992. The Encyclopaedia of Essential Oils. Dorset, UK: Element Books.

Legault, J. 2003. Antitumor activity of balsam fir oil: Production of reactive oxygen species induced by alpha-humulene as possible mechanism of action. Planta Medica 69, no. 5: 402–7.

Low, D., B.D. Rawal and W. J. Griffin. 1974. Antibacterial action of the essential oils of some Australian Myrtaceae with special references to the activity of chromatographic fractions of oil of Eucalyptus citriodora. Planta Medica 26, no. 2: 184–85.

Lust, J. 1987. The Herb Book. New York: Bantam.

Lyth, G. 2012. Palmarosa essential oil: Versatile or undervalued? International Journal of Professional Holistic Aromatherapy 1, no. 1: 5–7.

Maddocks-Jennings, W., J.M. Wilkinson, D. Shillington and H. Cavanagh. 2005. A fresh look at manuka and kanuka essential oils from New Zealand. International Journal of Aromatherapy 15, no. 3: 141–46.

Manley, C.H. 1993. Psychological effect of odor. Critical Reviews in Food Science and Nutrition 33: 57–62.

Maury, M. 1989. Marguerite Maury's Guide to Aromatherapy. London: C.W. Daniel.

Maycock, P., and P. Mackereth. 2010. Going smoke-free: Can aromatherapy help? In Essence 8, no. 4: 9–12.

Mencherini, T., L. Campone, A.L. Piccinelli et al. 2013. HPLC-PDA-MS and NMR characterization of a hydroalcoholic extract of Citrus aurantium L. var. amara peel with antiedematogenic activity. Journal of Agricultural and Food Chemistry 61, no. 8: 1686–93.

Mindell, E. 1995. The Vitamin Bible. London: Arlington.

Mojay, G. 1996. Aromatherapy for Healing the Spirit. London: Hodder & Stoughton.

Monzote, L., G.M. Hill, A. Cuellar et al. 2012. Chemical composition and anti-proliferative properties of Bursera graveolens essential oil. Natural Product Communications 7, no. 11: 1531–34.

Morita, T., K. Jinno, H. Kawagishi et al. 2003. Hepatoprotective effect of myristicin from nutmeg (Myristica fragrans) onlipopolysaccharide/d-galactosamine-induced liver injury. Journal of Agricultural and Food Chemistry 51, no. 6: 1560–65.

Mossa, A.T., A. A. Refaie, A. Ramadan and J. Bouajila. 2013. Amelioration of prallethrin-induced oxidative stress and hepatotoxicity in rat by the administration of Origanum majorana essential oil. BioMed Research International 2013: 859085.

Mühlbauer, R.C., A. Lozano, S. Palacio et al. 2003. Common herbs, essential oils, and monoterpenes potently modulate bone metabolism. Bone 32, no. 4: 372–80.

Mumcuoglu, K.Y., S. Magdassi, J. Miller et al. 2004. Repellency of citronella for head lice: Double-blind randomized trial of efficacy and safety. Israel Medical Association Journal 6, no. 12: 756–59.

Murray, M., and J. Pizzorno. 1994. Encyclopaedia of Natural Medicine. London: Optima.

Ou, M.C., T.F. Hsu, A.C. Lai et al. 2012. Pain relief assessmentby aromatic essential oil massage on outpatients with primary dysmenorrhea:

A randomized, double-blind clinical trial. Journal of Obstetrics and Gynaecology Research 38, no. 5: 817–22.

Patil, S.B., V.A. Ghadyale, S.S. Taklikar et al. 2011. Insulin secretagogue, alpha-glucosidase and antioxidant activity of some selected spices in streptozotocin-induced diabetic rats. Plant Foods for Human Nutrition 66, no. 1: 85–90.

Petersen, D. 2013. Mastic: An aromatic journey in the eastern Mediterranean. International Journal of Professional Holistic Aromatherapy 2, no. 3: 17–22.

Pfützner, W., A. Niedermeier, P. Thomas and B. Przybilla.2003. Systemic contact eczema against balsam of Peru. Journal der Deutschen Dermatologischen Gesellschaft [Journal of the German Society of Dermatology] 1, no. 9: 719–21.

Price, L., and S. Price. 2004. Understanding Hydrolats: The Specific Hydrosols for Aromatherapy—A Guide for Professionals. London: Churchill Livingstone.

Price, L., and S. Price.2007. Aromatherapy for Health Professionals. 3rd ed. London: Churchill Livingstone.

Price, L., and S. Price. 2012. Aromatherapy for Health Professionals. 4th ed. London: Churchill Livingstone.

Reynolds., J.E.F., and A.B. Prasad, eds. 1982. Martindale: The Extra Pharmacopoeia. 28th ed. London: Pharmaceopeial Press.

Roller, S., N. Ernest and J. Buckle. 2009. The antimicrobial activity of-high-necrodane and other lavender oils on methicillin-sensitive and -resistant Staphylococcus aureus (MSSA and MRSA). Journal of Alternative and Complementary Medicine 15, no. 3: 275–79.

Rose, J.E., and F.M. Behm. 1994. Inhalation of vapor from black pepper extract reduces smoking withdrawal symptoms. Drug and Alcohol Dependence 34, no. 3: 225–29.

Sakaue, M., K. Maeda, Y. Koga et al. 2012. Absorption of lipid components in macadamia nut oil. International Journal of Professional Holistic Aromatherapy 1, no. 3: 29–34.

Schauenberg, P., and F. Paris.1977. Guide to Medicinal Plants. London: Lutterworth Press.

Schnitzler, P., et al. 2008. Melissa officinalis oil affects infectivity of enveloped herpesviruses. Phytomedicine 15, no. 9: 734–40.

Sebai, H., S. Selmi, K. Rtibi et al. 2013. Lavender (Lavandula stoechas L.) essential oils attenuate hyperglycemia and protect againstoxidative stress in alloxan-induced diabetic rats. Lipids in Health and Disease 12, no. 1: 189.

Sellar, W. 1993. The Directory of Essential Oils. London: C.W. Daniel.

Seo, S.M., J. Kim, S.G. Lee et al. 2009. Fumigant antitermitic activity of plant essential oils and components from ajowan (Trachyspermum-ammi), allspice (Pimenta dioica), caraway (Carum carvi), dill (Anethum graveolens), geranium (Pelargonium graveolens), and litsea (Litsea cubeba) oils against Japanese termite (Reticulitermes speratus Kolbe). Journal of Agricultural and Food Chemistry 57, no. 15: 6596–602.

Sienkiewicz, M., et al. 2013.The potential use of basil and rosemary essential oils as effective antibacterial agents. Molecules 18, no. 8: 9334–51.

Solowey, E. 2013. Ancient fragrant trees of Israel. International Journal of Professional Holistic Aromatherapy 2, no. 3: 37–43.

Soltani, R., S. Soheilipour, V. Hajhashemi et al. 2013. Evaluation of the effect of aromatherapy with lavender essential oil on post-tonsillectomy pain in pediatric patients: A randomized controlled trial. International Journal of Pediatric Otorhinolaryngology 77, no. 9: 1579–81.

Stanton, R. 1989. Complete Book of Food and Nutrition. Toronto: Simon & Schuster.

Tan, Y., R. Yu and J.M. Pezzuto. 2003. Betulinic acid-induced programmed cell death in human melanoma cells involves mitogen-activated protein kinase activation. Clinical Cancer Research 9, no. 7: 2866–75.

Tewtrakul, S., and S. Subhadhirasakul. 2007. Anti-allergic activity of some selected plants in the Zingiberaceae family. Journal of Ethnopharmacology 109, no. 3: 535–38.

Tisserand, R. 1979. Aromatherapy. London: Granada. Tisserand, R., and T. Balacs. 1996. Essential Oil Safety. London: Churchill Livingstone.

Tisserand, R., and R. Young. 2013. Clary sage. In Essential Oil Safety. 2nd ed. London: Churchill Livingstone.

Valnet, J., et al. 1978. New results and interpretations of 268 clinical tests using an aromatogram. Plantes médicinales et phytothérapie 12, no. 1: 43–52.

Vongsombath, C., K. Pålsson, L. Björk et al. 2012. Mosquito (Diptera: Culicidae) repellency field tests of essential oils from plants traditionally used in Laos. Journal of Medical Entomology 49, no. 6: 1398–404.

Wang, J., J. Zhao, H. Liu et al. 2010. Chemical analysis and biological activity of the essential oils of two valerianaceous species from China: Nardostachys chinensis and Valeriana officinalis. Molecules 15, no. 9: 6411–22.

Warnke, P.H., S.T. Becker, R. Podschun et al. 2009. The battle against multi-resistant strains: Renaissance of antimicrobial essential oils as a promising force to fight hospital-acquired infections. Journal of Craniomaxillofacial Surgery 37, no. 7: 392–97.

Weil, A. 1995a. Natural Health, Natural Medicine. New York: Warner.

Weil, A. 1995b. Spontaneous Healing. New York: Warner.

Williams, K. 2013. Essential oil profile: Helichrysum gymnocephalum. International Journal of Professional Holistic Aromatherapy 1, no. 3: 38–41.

Worwood, V.A. 1990. The Fragrant Pharmacy. London: Macmillan. Wren, R.C. 1998. Potter's New Cyclopaedia of Botanical Drugs and Preparations. London: C.W. Daniel.

Zeinab, R.A., M. Mroueh, M. Diab-Assaf et al. 2011. Chemopreventive effects of wild carrot oil against 7,12-dimethyl benz(a)anthracene-induced squamous cell carcinoma in mice. Pharmaceutical Biology 49, no. 9: 955–61.

Stichwortverzeichnis

LIEBE LESERIN, LIEBER LESER,

hat Ihnen dieses Buch weitergeholfen? Für Anregungen, Kritik, aber auch für Lob sind wir offen. So können wir in Zukunft noch besser auf Ihre Wünsche eingehen. Schreiben Sie uns, denn Ihre Meinung zählt!

Ihr TRIAS Verlag

E-Mail-Leserservice
kundenservice@trias-verlag.de
Lektorat TRIAS Verlag
Postfach 30 05 04 · 70445 Stuttgart
Fax: 0711 8931-748

Bibliografische Information der Deutschen Nationalbibliothek
Die Deutsche Nationalbibliothek verzeichnet diese Publikation in der Deutschen Nationalbibliografie; detaillierte bibliografische Daten sind im Internet über http://dnb.d-nb.de abrufbar.

Programmplanung: Sibylle Duelli
Übersetzung: Kristina Wrede, Dr. Renate Benz
Redaktion: Isabel Lück
Bildredaktion: Christoph Frick, Nadja Giesbrecht

Umschlaggestaltung und Layout:
CYCLUS Visuelle Kommunikation, Stuttgart

Bildnachweis:
Umschlagfoto und alle Bilder im Innenteil:
Anke Schütz, Buxtehude

Australischer Originaltitel: The Complete Aromatherapy and Essential Oils Handbook for Everyday Wellness. 2014 erschienen bei Robert Rose Inc.

1. ins Deutsche übersetzte Auflage 2017

Printed in Germany

Satz und Repro: Fotosatz Buck, Kumhausen
Gesetzt in Adobe InDesign CS6
Druck: Grafisches Centrum Cuno GmbH & Co. KG, Calbe

Gedruckt auf chlorfrei gebleichtem Papier

ISBN 978-3-432-10390-7

Auch erhältlich als E-Book:
eISBN (ePub) 978-3-432-10392-1

1 2 3 4 5 6

Wichtiger Hinweis: Wie jede Wissenschaft ist die Medizin ständigen Entwicklungen unterworfen. Forschung und klinische Erfahrung erweitern unsere Erkenntnisse. Ganz besonders gilt das für die Behandlung und die medikamentöse Therapie. Bei allen in diesem Werk erwähnten Dosierungen oder Applikationen, bei Rezepten und Übungsanleitungen, bei Empfehlungen und Tipps dürfen Sie darauf vertrauen: Autoren, Herausgeber und Verlag haben große Sorgfalt darauf verwandt, dass diese Angaben dem Wissensstand bei Fertigstellung des Werkes entsprechen. Rezepte werden gekocht und ausprobiert. Übungen und Übungsreihen haben sich in der Praxis erfolgreich bewährt.

Eine Garantie kann jedoch nicht übernommen werden. Eine Haftung des Autors, des Verlags oder seiner Beauftragten für Personen-, Sach- oder Vermögensschäden ist ausgeschlossen.

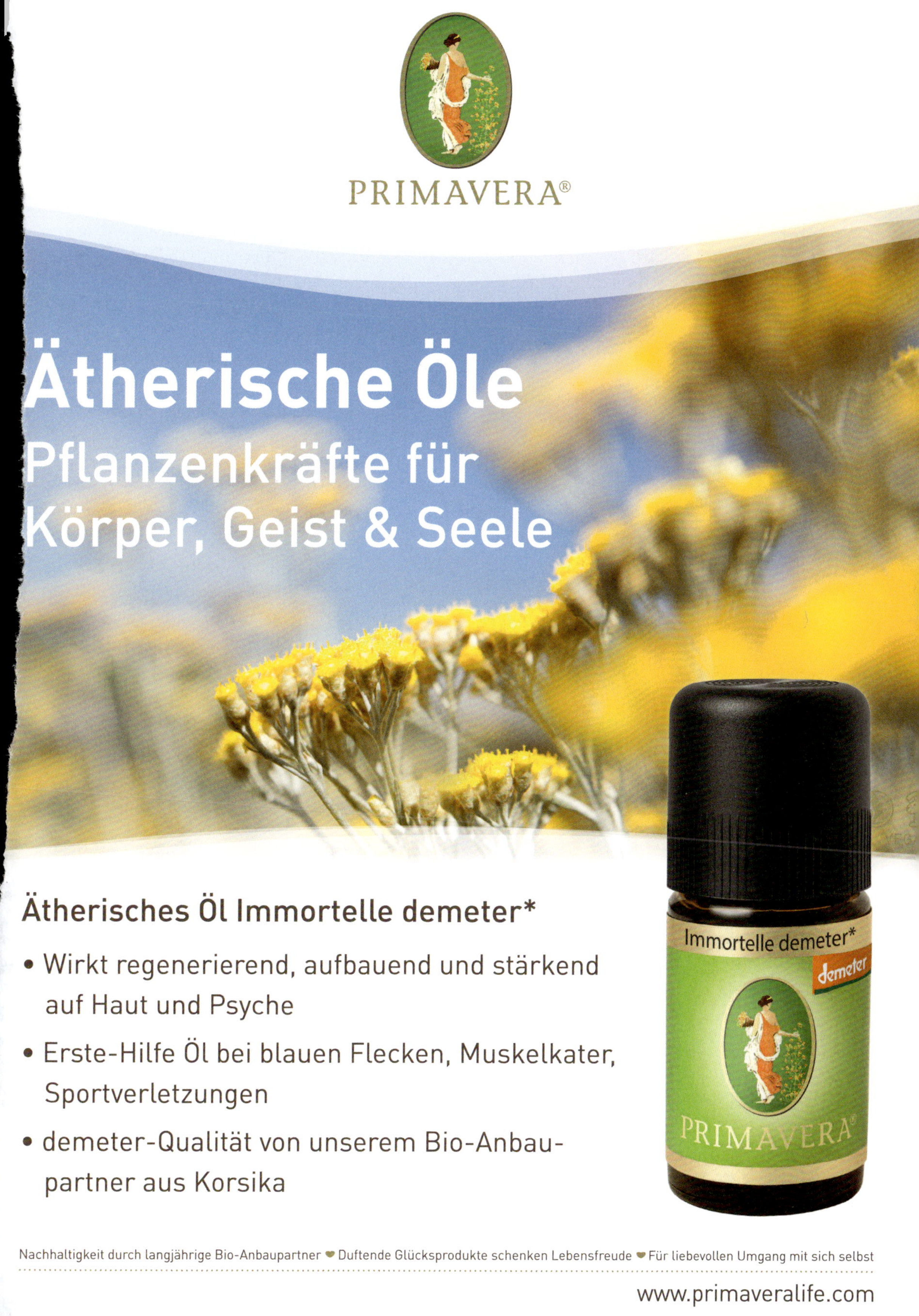
PRIMAVERA®
Ätherische Öle
Pflanzenkräfte für
Körper, Geist & Seele
Ätherisches Öl Immortelle demeter*
• Wirkt regenerierend, aufbauend und stärkend auf Haut und Psyche
• Erste-Hilfe Öl bei blauen Flecken, Muskelkater, Sportverletzungen
• demeter-Qualität von unserem Bio-Anbaupartner aus Korsika
Immortelle demeter*
demeter
PRIMAVERA®
Nachhaltigkeit durch langjährige Bio-Anbaupartner • Duftende Glücksprodukte schenken Lebensfreude • Für liebevollen Umgang mit sich selbst
www.primaveralife.com